国家卫生和计划生育委员会"十三五"规划教材

全国高等学校教材

供本科护理学类专业用

U0224702

妇产科护理学

第 6 版

主 审　郑修霞

主 编　安力彬　陆 虹

副主编　顾 炜　丁 焱　罗碧如

编 者　（按姓氏笔画排序）

丁 焱 ▸ 复旦大学附属妇产科医院

王治英 ▸ 哈尔滨医科大学附属肿瘤医院

王艳红 ▸ 厦门医学院

王爱华 ▸ 潍坊医学院护理学院

朱 秀 ▸ 北京大学护理学院

安力彬 ▸ 大连大学护理学院

何平平 ▸ 南华大学护理学院

陆 虹 ▸ 北京大学护理学院

罗碧如 ▸ 四川大学华西第二医院

周利华 ▸ 安徽医科大学护理学院

周明芳 ▸ 第三军医大学护理学院

周晓华 ▸ 大连大学护理学院（兼秘书）

耿 力 ▸ 华中科技大学同济医学院附属协和医院

顾 平 ▸ 南京医科大学护理学院

顾 炜 ▸ 西安交通大学医学部

殷艳玲 ▸ 吉林大学第二医院

高玲玲 ▸ 中山大学护理学院

康 健 ▸ 南京中医药大学护理学院

潘颖丽 ▸ 中国医科大学附属第四医院

人民卫生出版社

图书在版编目（CIP）数据

妇产科护理学 / 安力彬，陆虹主编 . —6 版 . —北京：人民卫生出版社，2017

ISBN 978-7-117-23438-2

Ⅰ . ①妇… Ⅱ . ①安… ②陆… Ⅲ . ①妇产科学 – 护理学 – 高等学校 – 教材 Ⅳ . ①R473.71

中国版本图书馆 CIP 数据核字（2017）第 079999 号

| 人卫智网 | www.ipmph.com | 医学教育、学术、考试、健康，购书智慧智能综合服务平台 |
| 人卫官网 | www.pmph.com | 人卫官方资讯发布平台 |

妇产科护理学
第 6 版

主　　编：安力彬　陆　虹
出版发行：人民卫生出版社（中继线 010-59780011）
地　　址：北京市朝阳区潘家园南里 19 号
邮　　编：100021
E - mail：pmph @ pmph.com
购书热线：010-59787592　010-59787584　010-65264830
印　　刷：北京汇林印务有限公司
经　　销：新华书店
开　　本：850×1168　1/16　印张：33
字　　数：887 千字
版　　次：1988 年 5 月第 1 版　2017 年 7 月第 6 版
　　　　　2021 年 11 月第 6 版第 10 次印刷（总第 64 次印刷）
标准书号：ISBN 978-7-117-23438-2/R·23439
定　　价：76.00 元

打击盗版举报电话：010-59787491　E-mail：WQ @ pmph.com
（凡属印装质量问题请与本社市场营销中心联系退换）

第六轮修订说明

为了在"十三五"期间，持续深化医药卫生体制改革，贯彻落实《"健康中国2030"规划纲要》，全面践行《全国护理事业发展规划（2016—2020年）》，顺应全国高等护理学类专业教育发展与改革的需要，培养能够满足人民群众多样化、多层次健康需求的护理人才。在对第五轮教材进行全面、充分调研的基础上，在国家卫生和计划生育委员会领导下，经第三届全国高等学校护理学专业教材评审委员会的审议和规划，人民卫生出版社于2016年1月进行了全国高等学校护理学类专业教材评审委员会的换届工作，同时启动全国高等学校本科护理学类专业第六轮规划教材的修订工作。

本轮教材修订得到全国百余所本科院校的积极响应和大力支持，在结合调研结果和我国护理学高等教育的特点及发展趋势的基础上，第四届全国高等学校护理学类专业教材建设指导委员会确定第六轮教材修订的指导思想为：坚持"规范化、精品化、创新化、国际化、数字化"战略，紧扣培养目标，遵循教学规律，围绕提升学生能力，创新编写模式，体现专业特色；构筑学习平台，丰富教学资源，打造一流的、核心的、经典的具有国际影响力的护理学本科教材体系。

第六轮教材的编写原则为：

1．明确目标性与系统性 本套教材的编写要求定位准确，符合本科教育特点与规律，满足护理学类专业本科学生的培养目标。注重多学科内容的有机融合，减少内容交叉重复，避免某些内容疏漏。在保证单本教材知识完整性的基础上，兼顾各教材之间有序衔接，有机联系，使全套教材整体优化，具有良好的系统性。

2．坚持科学性与专业性 本套教材编写应坚持"三基五性"的原则，教材编写内容科学、准确，名称、术语规范，体例、体系具有逻辑性。教材须符合护理学专业思想，具有鲜明的护理学专业特色，满足护理学专业学生的教学要求。同时继续加强对学生人文素质的培养。

3．兼具传承性与创新性 本套教材主要是修订，是在传承上一轮教材优点的基础上，结合上一轮教材调研的反馈意见，进行修改及完善，而不是对原教材进行彻底推翻，以保证教材的生命力和教学活动的延续性。教材编写中根据本学科和相关学科的发展，补充更新学科理论与实践发展的新成果，以使经典教材的传统性和精品教材的时代性完美结合。

4. **体现多元性与统一性** 为适应全国二百余所开办本科护理教育院校的多样化教学需要，本套教材在遵循本科教育基本标准的基础上，既包括有经典的临床学科体系教材，也有生命周期体系教材、中医特色课程教材和双语教材，以供各院校根据自身教学模式的特点选用。本套教材在编写过程中，一方面，扩大了参编院校范围，使教材编写团队更具多元性的特点；另一方面，明确要求，审慎把关，力求各章内容详略一致，整书编写风格统一。

5. **注重理论性与实践性** 本套教材在强化理论知识的同时注重对实践应用的思考，通过教材中的思考题、网络增值服务中的练习题，以及引入案例与问题的教材编写形式等，努力构建理论与实践联系的桥梁，以利于培养学生应用知识、分析问题、解决问题的能力。

全套教材采取新型编写模式，借助扫描二维码形式，帮助教材使用者在移动终端共享与教材配套的优质数字资源，实现纸媒教材与富媒体资源的融合。

全套教材共 50 种，于 2017 年 7 月前由人民卫生出版社出版，供各院校本科护理学类专业使用。

人民卫生出版社

2017 年 5 月

获取图书网络增值服务的步骤说明

❶ ▪ 扫描封底圆形图标中的二维码，登录图书增值服务激活平台。

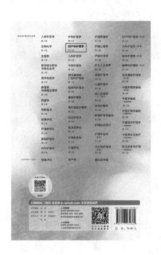

❷ ▪ 刮开并输入激活码，激活增值服务。

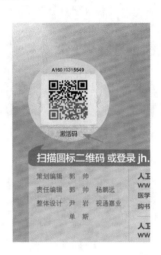

❸ ▪ 下载"人卫图书增值"客户端。

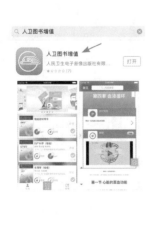

❹ ▪ 使用客户端"扫码"功能，扫描图书中二维码即可快速查看网络增值服务内容。

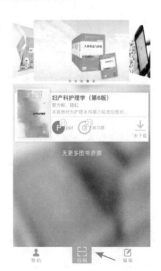

国家卫生和计划生育委员会"十三五"规划教材

全国高等学校本科护理学类专业规划教材

第六轮教材目录

1．本科护理学类专业教材目录

序号	教材	版次	主审	主编		副主编			
1	人体形态学	第4版		周瑞祥	杨桂姣	王海杰	郝立宏	周劲松	
2	生物化学	第4版		高国全		解 军	方定志	刘 彬	
3	生理学	第4版		唐四元		曲丽辉	张翠英	邢德刚	
4	医学微生物学与寄生虫学	第4版		黄 敏	吴松泉	廖 力	王海河		
5	医学免疫学	第4版	安云庆	司传平		任云青	王 炜	张 艳	胡 洁
6	病理学与病理生理学	第4版		步 宏		王 雯	李连宏		
7	药理学	第4版		董 志		弥 曼	陶 剑	王金红	
8	预防医学	第4版		凌文华	许能锋	袁 晶	龙鼎新	宋爱芹	
9	健康评估	第4版	吕探云	孙玉梅	张立力	朱大乔	施齐芳	张彩虹	陈利群
10	护理学导论	第4版		李小妹	冯先琼	王爱敏	隋树杰		
11	基础护理学	第6版		李小寒	尚少梅	王春梅	郑一宁	丁亚萍	吕冬梅
12	内科护理学	第6版		尤黎明	吴 瑛	孙国珍	王君俏	袁 丽	胡 荣
13	外科护理学	第6版		李乐之	路 潜	张美芬	汪 晖	李惠萍	许 勤
14	妇产科护理学	第6版	郑修霞	安力彬	陆 虹	顾 炜	丁 焱	罗碧如	
15	儿科护理学	第6版		崔 焱	仰曙芬	张玉侠	刘晓丹	林素兰	
16	中医护理学	第4版		孙秋华		段亚平	李明今	陆静波	
17	眼耳鼻咽喉口腔科护理学	第4版		席淑新	赵佛容	肖惠明	李秀娥		
18	精神科护理学	第4版		刘哲宁	杨芳宇	许冬梅	贾守梅		
19	康复护理学	第4版		燕铁斌	尹安春	鲍秀芹	马素慧		
20	急危重症护理学	第4版		张 波	桂 莉	金静芬	李文涛	黄素芳	
21	社区护理学	第4版		李春玉	姜丽萍	陈长香			
22	临床营养学	第4版	张爱珍	周 芸		胡 雯	赵雅宁		
23	护理教育学	第4版		姜安丽	段志光	范秀珍	张 艳		
24	护理研究	第5版		胡 雁	王志稳	刘均娥	颜巧元		

序号	教材	版次	主审	主编		副主编			
25	护理管理学	第4版	李继平	吴欣娟	王艳梅	翟惠敏	张俊娥		
26	护理心理学	第4版		杨艳杰	曹枫林	冯正直	周英		
27	护理伦理学	第2版		姜小鹰	刘俊荣	韩琳	范宇莹		
28	护士人文修养	第2版		史瑞芬	刘义兰	刘桂瑛	王继红		
29	母婴护理学	第3版		王玉琼	莫洁玲	崔仁善	罗阳		
30	儿童护理学	第3版		范玲		崔文香	陈华	张瑛	
31	成人护理学（上、下册）	第3版		郭爱敏	周兰姝	王艳玲	陈红	何朝珠	牟绍玉
32	老年护理学	第4版		化前珍	胡秀英	肖惠敏	张静		
33	新编护理学基础	第3版		姜安丽	钱晓路	曹梅娟	王克芳	郭瑜洁	李春卉
34	护理综合实训	第1版		李映兰	王爱平	李玉红	蓝宇涛	高睿	靳永萍
35	护理学基础（双语）	第2版	姜安丽	王红红	沈洁	陈晓莉	尼春萍	吕爱莉	周洁
36	内外科护理学（双语）	第2版	刘华平 李峥	李津	张静平	李卡	李素云	史铁英	张清
37	妇产科护理学（双语）	第2版		张银萍	单伟颖	张静	周英凤	谢日华	
38	儿科护理学（双语）	第2版	胡雁	蒋文慧	赵秀芳	高燕	张莹	蒋小平	
39	老年护理学（双语）	第2版		郭桂芳	黄金	谷岩梅	郭宏		
40	精神科护理学（双语）	第2版		雷慧	李小麟	杨敏	王再超	王小琴	
41	急危重症护理学（双语）	第2版		钟清玲	许虹	关青	曹宝花		
42	中医护理学基础（双语）	第2版		郝玉芳	王诗源	杨柳	王春艳	徐冬英	
43	中医学基础（中医特色）	第2版		陈莉军	刘兴山	高静	裴秀月	韩新荣	
44	中医护理学基础（中医特色）	第2版		陈佩仪		王俊杰	杨晓玮	郑方道	
45	中医临床护理学（中医特色）	第2版		徐桂华	张先庚	于春光	张雅丽	闫力	马秋平
46	中医养生与食疗（中医特色）	第2版		于睿	姚新	聂宏	宋阳		
47	针灸推拿与护理（中医特色）	第2版		刘明军		卢咏梅	董博		

2. 本科助产学专业教材目录

序号	教材	版次	主审	主编		副主编			
1	健康评估	第1版		罗碧如	李宁	王跃	邹海欧	李玲	
2	助产学	第1版	杨慧霞	余艳红	陈叙	丁焱	侯睿	顾炜	
3	围生期保健	第1版		夏海鸥	徐鑫芬	蔡文智	张银萍		

第四届全国高等学校护理学类专业

教材建设指导委员会名单

顾 问		
周 军	‣	中日友好医院
李秀华	‣	中华护理学会
么 莉	‣	国家卫生计生委医院管理研究所护理中心
姜小鹰	‣	福建医科大学护理学院
吴欣娟	‣	北京协和医院
郑修霞	‣	北京大学护理学院
黄金月	‣	香港理工大学护理学院
李秋洁	‣	哈尔滨医科大学护理学院
娄凤兰	‣	山东大学护理学院
王惠珍	‣	南方医科大学护理学院
何国平	‣	中南大学护理学院

主任委员		
尤黎明	‣	中山大学护理学院
姜安丽	‣	第二军医大学护理学院

副主任委员 （按姓氏拼音排序）		
安力彬	‣	大连大学护理学院
崔 焱	‣	南京医科大学护理学院
段志光	‣	山西医科大学
胡 雁	‣	复旦大学护理学院
李继平	‣	四川大学华西护理学院
李小寒	‣	中国医科大学护理学院
李小妹	‣	西安交通大学护理学院

刘华平	‣	北京协和医学院护理学院
陆 虹	‣	北京大学护理学院
孙宏玉	‣	北京大学护理学院
孙秋华	‣	浙江中医药大学
吴 瑛	‣	首都医科大学护理学院
徐桂华	‣	南京中医药大学
殷 磊	‣	澳门理工学院
章雅青	‣	上海交通大学护理学院
赵 岳	‣	天津医科大学护理学院

常务委员

（按姓氏拼音排序）

曹枫林	‣	山东大学护理学院
郭桂芳	‣	北京大学护理学院
郝玉芳	‣	北京中医药大学护理学院
罗碧如	‣	四川大学华西护理学院
尚少梅	‣	北京大学护理学院
唐四元	‣	中南大学湘雅护理学院
夏海鸥	‣	复旦大学护理学院
熊云新	‣	广西广播电视大学
仰曙芬	‣	哈尔滨医科大学护理学院
于 睿	‣	辽宁中医药大学护理学院
张先庚	‣	成都中医药大学护理学院

本科教材评审委员会名单

指导主委	尤黎明	‣	中山大学护理学院
主任委员	李小妹	‣	西安交通大学护理学院
	崔焱	‣	南京医科大学护理学院
副主任委员	郭桂芳	‣	北京大学护理学院
	吴瑛	‣	首都医科大学护理学院
	唐四元	‣	中南大学湘雅护理学院
委　员 （按姓氏拼音排序）	陈垦	‣	广东药科大学护理学院
	陈京立	‣	北京协和医学院护理学院
	范玲	‣	中国医科大学附属盛京医院
	付菊芳	‣	第四军医大学西京医院
	桂莉	‣	第二军医大学护理学院
	何朝珠	‣	南昌大学护理学院
	何桂娟	‣	浙江中医药大学护理学院
	胡荣	‣	福建医科大学护理学院
	江智霞	‣	遵义医学院护理学院
	李伟	‣	潍坊医学院护理学院
	李春玉	‣	延边大学护理学院
	李惠玲	‣	苏州大学护理学院

李惠萍	▸	安徽医科大学护理学院
廖 力	▸	南华大学护理学院
林素兰	▸	新疆医科大学护理学院
刘桂瑛	▸	广西医科大学护理学院
刘义兰	▸	华中科技大学同济医学院附属协和医院
刘志燕	▸	贵州医科大学护理学院
龙 霖	▸	川北医学院护理学院
卢东民	▸	湖州师范学院
牟绍玉	▸	重庆医科大学护理学院
任海燕	▸	内蒙古医科大学护理学院
隋树杰	▸	哈尔滨医科大学护理学院
王 军	▸	山西医科大学汾阳学院
王 强	▸	河南大学护理学院
王爱敏	▸	青岛大学护理学院
王春梅	▸	天津医科大学护理学院
王君俏	▸	复旦大学护理学院
王克芳	▸	山东大学护理学院
王绍锋	▸	九江学院护理学院
王玉琼	▸	成都市妇女儿童中心医院
徐月清	▸	河北大学护理学院
许 虹	▸	杭州师范大学护理学院
许燕玲	▸	上海市第六人民医院
杨立群	▸	齐齐哈尔医学院护理学院
张 瑛	▸	长治医学院护理学院
张彩虹	▸	海南医学院国际护理学院
张会君	▸	锦州医科大学护理学院
张美芬	▸	中山大学护理学院
章泾萍	▸	皖南医学院护理学院
赵佛容	▸	四川大学华西口腔医院
赵红佳	▸	福建中医药大学护理学院
周 英	▸	广州医科大学护理学院

| 秘 书 | 王 婧 | ▸ | 西安交通大学护理学院 |
| | 丁亚萍 | ▸ | 南京医科大学护理学院 |

数字教材评审委员会名单

指导主委 　　　　段志光 ▸ 山西医科大学

主任委员 　　　　孙宏玉 ▸ 北京大学护理学院

章雅青 ▸ 上海交通大学护理学院

副主任委员 　　　仰曙芬 ▸ 哈尔滨医科大学护理学院

熊云新 ▸ 广西广播电视大学

曹枫林 ▸ 山东大学护理学院

委　员 　　　　　柏亚妹 ▸ 南京中医药大学护理学院

（按姓氏拼音排序）

陈　嘉 ▸ 中南大学湘雅护理学院

陈　燕 ▸ 湖南中医药大学护理学院

陈晓莉 ▸ 武汉大学 HOPE 护理学院

郭爱敏 ▸ 北京协和医学院护理学院

洪芳芳 ▸ 桂林医学院护理学院

鞠　梅 ▸ 西南医科大学护理学院

蓝宇涛 ▸ 广东药科大学护理学院

李　峰 ▸ 吉林大学护理学院

李　强 ▸ 齐齐哈尔医学院护理学院

李彩福 ▸ 延边大学护理学院

李春卉 ▸ 吉林医药学院

李芳芳	‣	第二军医大学护理学院
李文涛	‣	大连大学护理学院
李小萍	‣	四川大学护理学院
孟庆慧	‣	潍坊医学院护理学院
商临萍	‣	山西医科大学护理学院
史铁英	‣	大连医科大学附属第一医院
万丽红	‣	中山大学护理学院
王桂云	‣	山东协和学院护理学院
谢　晖	‣	蚌埠医学院护理学系
许　勤	‣	南京医科大学护理学院
颜巧元	‣	华中科技大学护理学院
张　艳	‣	郑州大学护理学院
周　洁	‣	上海中医药大学护理学院
庄嘉元	‣	福建医科大学护理学院

秘　书

杨　萍	‣	北京大学护理学院
范宇莹	‣	哈尔滨医科大学护理学院
吴觉敏	‣	上海交通大学护理学院

网络增值服务编者名单

主　审　郑修霞

主　编　安力彬　陆　虹

副主编　顾　炜　丁　焱　罗碧如

编　者　（按姓氏笔画排序）

丁　焱	▶	复旦大学附属妇产科医院
王治英	▶	哈尔滨医科大学附属肿瘤医院
王艳红	▶	厦门医学院
王爱华	▶	潍坊医学院护理学院
朱　秀	▶	北京大学护理学院
安力彬	▶	大连大学护理学院
何平平	▶	南华大学护理学院
陆　虹	▶	北京大学护理学院
罗碧如	▶	四川大学华西第二医院
周利华	▶	安徽医科大学护理学院
周明芳	▶	第三军医大学护理学院
周晓华	▶	大连大学护理学院（兼秘书）
耿　力	▶	华中科技大学同济医学院附属协和医院
顾　平	▶	南京医科大学护理学院
顾　炜	▶	西安交通大学医学部
殷艳玲	▶	吉林大学第二医院
高玲玲	▶	中山大学护理学院
康　健	▶	南京中医药大学护理学院
潘颖丽	▶	中国医科大学附属第四医院

数字教材编者名单

主　审　郑修霞

主　编　顾　炜　安力彬

副主编　陆　虹　丁　焱　罗碧如

编　者　（按姓氏笔画排序）

丁　焱	▶	复旦大学附属妇产科医院
王治英	▶	哈尔滨医科大学附属肿瘤医院
王艳红	▶	厦门医学院（兼秘书）
王爱华	▶	潍坊医学院护理学院
卢　挈	▶	北京大学第三医院
朴东恩	▶	大连大学护理学院
毕　丹	▶	大连大学附属中山医院
朱　秀	▶	北京大学护理学院
安力彬	▶	大连大学护理学院
何平平	▶	南华大学护理学院
陆　虹	▶	北京大学护理学院
罗碧如	▶	四川大学华西第二医院
周利华	▶	安徽医科大学护理学院
周明芳	▶	第三军医大学护理学院
周晓华	▶	大连大学护理学院
耿　力	▶	华中科技大学同济医学院附属协和医院
顾　平	▶	南京医科大学护理学院
顾　炜	▶	西安交通大学医学部
殷艳玲	▶	吉林大学第二医院
高玲玲	▶	中山大学护理学院
康　健	▶	南京中医药大学护理学院
董易享	▶	大连大学护理学院
潘颖丽	▶	中国医科大学附属第四医院

主审简介

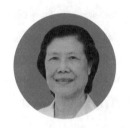

郑修霞

郑修霞，北京大学护理学院教授。曾任美国Michigan大学护理学院客座教授、北京大学护理学院院长、教育部高等学校护理学专业教学指导委员会主任委员、中华护理学会学校教育专业委员会主任委员及其他社会兼职。

1960~1980年从事妇产科医教研，开展催经止孕、妊娠期高血压疾病研究。后从事围产医学、妇女保健、护理教育学研究，承担多项国际合作课题；主讲妇产科护理学、护理教育学、社区护理研究生、本科生课程。主编《妇产科护理学》、《护理教育导论》、《社区护理学导论》、《现代教育学理论与护理教育实践》等教材，专著30余部，在国内及亚太地区医学、护理学刊物发表论文100余篇。曾获北京市高教系统先进工作者、教育创新标兵、"全国高等学校医药优秀教材"奖等多项。

主编简介

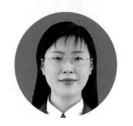

安力彬

安力彬，博士、教授、博士生导师，大连大学护理学院院长。1986年毕业于原白求恩医科大学医疗专业，曾到美国Boston University及加拿大Dalhousie University留学，曾任吉林大学护理学院院长、博导。兼任教育部高等学校护理学专业教学指导委员会副主任、全国高等学校护理学类专业教材建设指导委员会副主任、全国高等学校助产专业教材评审委员会主任、全国妇幼保健协会助产士分会副主任、世界中医药联合会护理专业委员会副会长、中华护理学会理事、《国际护理学杂志》总编、《Nursing Education Today》审稿专家。近五年，主持或参加国家社科基金、教育部"国家精品资源共享课"、全球基金项目等7项，获中华护理科技三等奖、省教学成果一等奖、吉林省卫生系统有突出贡献中青年专业人才、吉林省高校教学名师奖等。

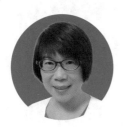

陆 虹

陆虹，教授，博士生导师，北京大学护理学院党委书记、妇儿科护理教研室主任。同时兼任中国妇幼保健协会专家委员会委员、助产士分会常务副主任委员，联合国人口基金特聘性-生殖健康专家。2006年获英国伦敦国王大学护理与助产学院博士学位。20年来一直致力于妇产科护理学的教学与科研工作，主编及参编多部妇产科护理学教材，进行了一系列助产政策、助产人力资源以及助产教育的相关研究。这些研究得到了政府与国际组织的认可，有效推动了中国助产专业的发展。此外，由于发表的高质量的SCI文章广为引用，入选爱思唯尔（ELSEVIER）2014年以及2015年中国高被引学者名单护理专业榜首。2015年被爱思唯尔（ELSEVIER）评为杰出杂志审稿专家。

副主编简介

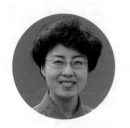

顾炜

顾炜，女，1969年11月出生于西安，副教授，硕士生导师，西安交通大学医学部护理系教研室主任。陕西省护理学会妇产科护理专业委员会副主任。从事护理教育、科研工作26年，教授本科生、研究生《妇产科护理学》、《护理管理学》、《护理研究》等课程。国家级《妇产科护理学》网络精品课程负责人。主编教材6部，副主编教材4部，参编教材11部。主持及参与国家级、校级课题10余项，发表论文30余篇。主要研究方向：妇产科护理、妇幼保健、护理教育。兼任《中华现代护理杂志》、《国际护理学杂志》等编委。

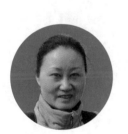

丁焱

丁焱，护理学博士，主任护师，硕士生导师，复旦大学附属妇产科医院护理部主任，临床护理教研室主任。从事妇产科临床护理及护理管理工作二十余年。学术兼职：复旦大学护理学院学术委员会成员，上海市循证护理中心委员，上海市护理学会妇产科专委会副主任委员，中国妇幼保健协会助产士分会常务理事。《中华护理杂志》、《护理学杂志》、《上海护理》杂志编委。主导和参与复旦大学护理学院"助产学"、"妇产科护理学"、"母婴保健"等课程的课堂和临床教学。以第一作者或通讯作者在学术杂志发表文章近30篇，其中SCI收录论著7篇。先后荣获上海市三八红旗手、上海市卫生系统"十佳"护士、上海市护理科技奖三等奖等荣誉。

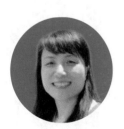

罗碧如

罗碧如，护理学硕士，公共卫生博士，主任护师，硕士生导师，四川大学华西第二医院护理部主任，中华护理学会妇产科专委会副主任委员，中国妇幼保健协会助产分会副主任委员，四川省护理学会副理事长，四川省卫生厅学术与技术带头人。曾公派到加拿大 Mountsinai Hospital 做访问学者一年。研究方向为妇产科护理、健康教育、助产。Journal of International Nursing 及中华现代护理杂志等审稿专家；在各类期刊发表论文60多篇，其中SCI 5篇；主编及参编教材、专著15本；主持及参与各类课题20项。

前　言

2015 年 5 月初，国务院发布《关于深化高等学校创新创业教育改革的实施意见》，对高层次人才培养提出新的要求。2015 年 12 月，人民卫生出版社及全国高等医药教材建设研究会在京召开了"全国高等教育护理学专业十三五规划教材主编人会议"。《妇产科护理学》第 6 版修订工作正式启动。

适应医学模式的转变及护理学的发展趋势，围绕本科护理学专业人才培养目标，以学生为中心，以能力培养为导向，突出专业特点，强调以人为核心的整体护理理念，科学承继与创新，坚持"规范化、精品化、创新化、国际化"战略，注重提高质量，着力打磨精品，是《妇产科护理学》第 6 版教材修订的指导思想。

《妇产科护理学》第 5 版在全国高等院校护理学教学中得到广泛应用，获得广大教师和学生的好评。本次修订在认真总结第 5 版教材使用的反馈意见、教学经验及临床实践的基础上，秉承"精品战略，质量第一"的编写宗旨，参照护理专业人才培养目标、教学大纲内容，参考专业规范要求，并满足"护士执业考试"改革的需要，科学承继与创新，完善教材的编写框架和内容。坚持"目标性与系统性、科学性与专业性、传承性与创新性、多元性与统一性、理论性与实践性相融合"的编写原则。

第 6 版教材继续突出"三基"、"五性"和"以人为中心"的整体护理观，每章增加了学习目标和本章小结，引导学生有效地掌握最基本、最重要的内容；坚持按护理程序系统组织内容，便于学生未来尽快适应临床护理工作。为了培养学生临床批判性思维能力及独立思考与解决问题能力，拓展学生的知识面，也为了提高教材的可读性，每章增加了具有临床实践情景的导入案例与思考、知识链接/学科前沿/历史长廊等。每章后增加了"护理学而思"，鼓励学生和临床护士运用所学知识对"护理学而思"的个案进行分析，提升知识融会贯通、临床护理和人文关怀能力。为了体现教材的传承与创新、与时俱进，注意保留了本学科特色内容，突出专业特点，删除本教材内部及与相关护理专业教材不必要的重复内容，增加了临床常见病的护理，根据相关疾病临床指南和临床护理进展，更新了临床护理实践内容。

为了满足学生自主学习的需要，适应现代互联网 + 时代信息技术的发展，注重建立立体化教材体系。除了《妇产科护理学》第 6 版教材修订外，还修订了其配套教材《妇产科护理学实践与学习指导》，增加了网络增值服务内容，编写了数字教材。

《妇产科护理学》第6版教材汇集了全国17所高等院校长期从事妇产科护理教学或临床护理的专家学者参加编写。供全国高等医药院校护理学专业本科学生、从事各层次护理学专业教学人员、在职护士、成人教育及自学高考护理学专业学员们学习使用。

本教材的编写得到大连大学护理学院、北京大学护理学院及各编者所在单位的大力支持，在此深表谢意；感谢第1版至第5版教材的编者们为本次教材修订提供了良好基础；感谢我国护理界著名专家、《妇产科护理学》第5版主编郑修霞教授，作为第6版教材的主审，全程参与教材的编审工作。

由于时间和能力所限，错误和不当之处，热诚欢迎广大读者批评指正。

安力彬　陆　虹

2017年5月

目　录

1

第一章
绪　论

学习目标

通过本章学习，学生能够：
1. 陈述妇产科护理学发展趋势。
2. 解释妇产科护理学的内容、学习目的和方法。
3. 举例说明"以家庭为中心"的产科护理内涵。

▶　妇产科护理学是护理专业课程中的一门核心课程。学好妇产科护理学，首先要了解妇产科护理学及其相关妇产科学的发展历史、现状及未来发展趋势；其次，要掌握学习妇产科护理学的目的、内容和方法；同时，要知晓妇产科护理实践的理念、范畴及特点。

01章

一、妇产科学及妇产科护理学发展简史

妇产科学及妇产科护理最早源于产科护理。自有人类以来，就有专人参与照顾妇女的生育过程，这就是早期的产科及产科护理雏形。自文字产生后，人类结束了以口述形式流传历史的方式，医学和护理学史得以文字传承。大约在公元前 1500 年（距今约 3500 年前），古埃及 Ebers 古书中就有关于妇产科学的专论，记载了古埃及民间对缓解分娩阵痛的处理、胎儿性别的判断及妊娠诊断方法，也有关于分娩、流产、月经以及一些妇科疾病处理方法的描述。因此，Ebers 古书是西方医学史中被公认最早记述有医学、特别是妇产科学及妇产科护理学发展的史书。公元前 460年，"医学之父"希波克拉底（Hippocrates）创立了著名的"希氏医学"，这部医学巨著记录了古希腊的妇产科学及其反对堕胎的誓言，也记录了关于阴道检查和妇科疾病的治疗经验。公元前 50年至公元前 25 年，古罗马的 Celsus 描述了子宫的结构，并记述了用烙术治疗宫颈糜烂。据古君士坦丁妇产科学记载，Rubbonla 主教于公元 400 年在 Edssa 创立了第一家妇人医院。100 年后（公元 500 年）印度外科学家 Susruta 首次报告了产褥感染，分析了感染原因，强调助产人员接生前必须修剪指甲并洗净双手。14 世纪，埃及医学资料记载了尿液检测妊娠的方法：用疑有妊娠妇女的尿液每日浸湿装有大麦和小麦的布袋，观察麦芽是否出现，若大麦发芽代表女性胎儿，小麦发芽代表男性胎儿。20 世纪初，德国学者 Aschleim 和 Zondek 分别证明了孕妇尿液中含有促性腺激素，并叙述了检测早孕的具体方法，称为 A-Z 试验。1576 年，P·Franco 创立了三叶产钳助产；17世纪早期，Chamberlen 家族发明了安全有效的产钳；1848 年，英国产科医师 Simpson 首次报道了产钳的构造及其使用方法，以 Simpson 命名的产钳也成为世界常用的助产器械。1625 年后，H·Van Roonhyze 著有《现代妇科和产科学》，记述了为子宫破裂和宫外孕病人施行剖宫产术、膀胱阴道瘘修补术。C·White（1728～1813 年）首先提出产科无菌手术的概念和产褥感染的理论。1809 年，美国 McDowell 医师在没有麻醉和消毒的情况下成功切除了巨大卵巢囊肿。至 19 世纪，J·Simpson（1811～1870 年）通过自身试验，创立了麻醉学，使外科及妇产科学发展达到新的阶段。

祖国医学发展历史悠久，诸多的中医护理方法、经验和理论都分别记载于浩瀚的历代古医著中。公元前 1300 年至公元前 1200 年间，在以甲骨文撰写的卜辞中就有王妃分娩时染疾的记载，这是我国关于妇产科疾病的最早记录。2000 多年前中医巨著《黄帝内经》中的《素问》篇记载对女子成长、发育、月经疾患、妊娠的诊断及相关疾病治疗的认识和解释。在晋朝太医令王叔和（公元 210～285 年）所著《脉经》里也有不少关于妇科疾病病因和诊断的描述。隋朝的巢元方（公元 610 年）著有《诸病源候论》，是当时中医病因病理学之巨著，其中有关妇人杂病、妊娠病、产病、难产及产后病等妇产科病因、病理方面的阐述。唐代医药学家孙思邈（公元 581～682年）先著有《千金要方》，其中有三卷专论《妇人方》：上卷论妊娠和胎产，中卷论杂病，下卷论调经；后著《千金翼方》，对养胎、妊娠、临产、产后护理及崩漏诸症皆有较详尽的分析和论述。书中还记有葱管导尿法，是当时护理操作技术的一大突破。唐朝大中初年（公元 8 世纪中叶）昝殷所著《经效产宝》是我国现存最早的一部中医妇产科专著，产科与内科分立；至宋朝嘉祐五年（公元 1060 年），产科已确立为独立学科，为当时规定的九科之一。从宋朝到清朝的大约 1000 年间，中医有关妇产科的研究发展较快，不乏妇产科专著，其中以宋代陈子明的《妇人大全良方》及清代乾隆御纂的《医宗金鉴·妇科心法要诀》的内容更为系统、详尽，反映了我国当时中医妇产科学的发展水平。

近代妇产科学及妇产科护理学的发展更为迅速。产科学由以母亲为中心的母体医学转向以母胎同等重要的母胎医学，并由此衍生出围生医学和胎儿医学。1978 年 Edward 和 Steptoe 采用体外

受精和胚胎移植技术诞生了世界第一例试管婴儿，标志着人类生殖医学技术的重大进展。产前筛查与产前诊断的开展为预防出生缺陷及降低出生缺陷儿发生率发挥了重要作用。妇科肿瘤及内分泌疾病的研究进入到分子水平；微创理念与技术的引入，特别是内镜技术及机器人在妇产科诊疗中的应用带来了突破性的进步；信息科学、电子通讯、计算机技术与临床医学及护理学的结合，使远程医疗护理服务得以覆盖偏远或医疗欠发达地区，让更多的病人享受到高水平的医疗卫生服务。妇女保健学的建立与发展为发现影响妇女健康的高危因素、开展妇女常见病和肿瘤的预防、改善妇女身心健康状况提供了保障。随着医学模式从生物医学模式转向生物－心理－社会医学模式，妇产科护理观念、工作范畴及护理模式也都发生了相应转变，护士除了关注病人本身外，还关注病人所处的环境、心理状态、物理因素等对疾病康复的影响，强调重视病人的生理、心理、社会、文化、精神等多方面的需求，提供适合病人的最佳整体护理。由"以疾病为中心的护理"转变为"以病人为中心的护理"，及"以孕产妇为中心的产科护理"转为"以家庭为中心的产科护理（family centered maternity care）"，标志着妇产科护理理念和模式的转变。妇产科护士的工作内容随着妇产科学内涵的拓展而更加丰富，执业场所也由医院扩展到社区及家庭。1929年我国开办了第一所国立助产学校，八十多年来，我国从事妇产科护理的专业技术人才的数量、学历层次、专业知识与技术均不断提升，特别是近年来开展的助产士专业培训，对提升孕产妇的护理保健质量发挥了重要作用。《中国实施千年发展目标报告（2000—2015年）》显示：2013年，中国孕产妇死亡率从1990年的88.8/10万下降为23.2/10万，降低了73.9%，实现了联合国降低3/4的千年发展目标；孕产妇住院分娩率由1990年的50.6%提高到99.5%，新法接生率由1990年的94%提高到99.9%。

二、妇产科护理学发展趋势

随着医学科学的发展和社会的进步，人们对健康、生育、疾病及保健的认知和需求都在发生改变，我国人口年龄结构的变化、《人口与计划生育法》的修订、妇产科诊疗技术的进步、国际妇产科护理的经验等都对我国妇产科护理未来的发展产生重要影响。

1. 以家庭为中心的产科护理　通过确定并针对个案、家庭、新生儿在生理、心理、社会等方面的需要及调适，向他们提供具有安全性和高质量的健康照顾，尤其强调提供促进家庭成员间的凝聚力和维护身体安全的母婴照顾。它有利于护士为护理对象提供连续性的健康照顾，及时获得个案及家庭的反馈信息；也有利于孕产妇建立亲密的家庭关系，产生积极的生育体验和满足感；父母易于完成及扮演称职父母的角色，并建立自信心，与新生儿之间容易建立积极的相互依附关系（亲子关系）。以家庭为中心的产科护理鼓励家庭成员积极参与孕妇的生育过程；为孕妇设立新颖的分娩环境，建立类似家庭环境的待产、分娩单位，如单房间产科系统（single-room maternity system）、非固定式的分娩中心（freestanding birth center）等，以降低产妇与家庭成员的焦虑和恐惧，减轻成员间的"分离性焦虑"；改变分娩的医疗护理模式（如待产时的外阴阴毛剔除及多次肛门检查），根据个体及实际情况，对既往待产期间的活动限制、分娩时的固定体位等均可按需求进行调整，予以满足。同时，强调产时父母及新生儿的早期接触和产后"母婴同室（rooming-in）"，提倡产妇早期出院计划，减少产妇住院期间可能造成的家庭成员间"分离性焦虑"；出院前，护士应通过提供高质量的产科照顾和有效的健康教育，使产妇及其家庭具备以下条件：①父母及责任护士间具有良好的相互信赖关系；②产妇无异常情况；③父母对护理新生儿具有自信心；④家庭中具有良好的相互信赖关系。

⊙ **知识链接** 我国现阶段的助产本科专业设置及助产士培训基地

　　我国助产专业本科教育尚未纳入教育部《普通高等学校本科专业目录（2012年）》。2015年，8所高等学校（北京大学、北京协和医学院、天津医科大学、复旦大学、南方医科大学、浙江中医药大学、四川大学、西安交通大学）作为国家卫生和计划生育委员会助产全日制本科招生培养试点单位，开始招收护理学专业（助产方向）学生。同年，8所医院（浙江大学医学院附属妇产科医院、中国福利会国际和平妇幼保健院、湖北省妇幼保健院、天津市中心妇产科医院、首都医科大学附属北京妇产医院、北京大学第三医院、南方医科大学南方医院和四川大学华西第二医院）通过国家卫生和计划生育委员会妇幼司和中国妇幼保健协会的评审，成为助产士规范化临床培训基地。2015年5月我国妇幼保健协会助产士分会成立，开展助产士的人才培养、继续教育、专科培训、科研与学术交流等活动。

　　2. 以循证护理和价值医学为指导的护理实践　随着医学由传统经验医学走向循证医学和价值医学，妇产科护理实践也将由经验护理转向循证护理，以科学、客观并经过论证的证据指导护理实践，为病人制订有效的护理计划。不仅如此，妇产科护理实践还将体现价值医学的内涵，在循证护理最佳证据基础上，以病人的利益为导向，以最少的费用使病人获得最大利益。

　　3. 以人为核心的整体护理　随着妇产科诊疗新技术的开展，特别是机器人在妇产科的应用，护士不仅要迎接诊疗配合的挑战，更要注重对病人的人文关怀和心理护理。2016年1月起我国修订后的《人口与计划生育法》开始实施，由过去提倡一对夫妻生育一个孩子改为生育两个孩子；此外，部分"失独家庭"对生育的渴望，将有一批年龄超过35岁的育龄期妇女面临再生育问题，对于这些妇女和家庭的生育咨询、孕产期保健、产后护理、新生儿喂养等方面，护士应注意其心理变化及家庭调适，给予悉心指导和帮助。

　　4. 以预防为主的健康教育与妇女保健　通过加强健康教育和妇女保健，可以预防或早期发现一些妇产科常见病和肿瘤，例如：开展预防艾滋病等性传播疾病的健康教育；实施乳腺癌、宫颈癌筛查等；随着我国人口老龄化社会进程的加速，老年妇女群体比例增加，妇女保健显得尤为重要。

⊙ **知识链接** "首届妇幼健康科学技术奖"

　　2016年2月19日，由妇幼健康研究会、中国妇女发展基金会共同主办的"第一届中国妇幼健康科技大会"暨"首届妇幼健康科学技术奖"颁奖会在北京人民大会堂隆重举行。十届全国人大常委副委员长顾秀莲；十一届全国人大常委会副委员长，中国工程院院士桑国卫；国家卫生和计划生育委员会副主任王国强、妇幼健康服务司司长秦耕等领导出席了颁奖典礼，并为获奖代表颁发证书。首届妇幼健康科技奖主要涉及妇女保健、儿童保健、计划生育、出生缺陷防治、国产保健、生殖健康、中医药基础及应用等研究领域，共评出科技成果奖63项，自然科学奖33项。妇幼健康科学技术奖每两年评选一次。

三、妇产科护理学的内容、学习目的及方法

妇产科护理学是诊断并处理女性现存和潜在的健康问题、为妇女健康提供服务的一门科学，也是现代护理学的重要组成部分。

妇产科护理学的内容与妇产科护理的任务密不可分。妇产科护理学的研究对象包括处于生命各阶段不同健康状况的女性及其相关的家庭和社会成员。妇产科护理内容分为产科护理学、妇科护理学、计划生育、妇女保健及生殖护理，其中产科护理主要围绕孕产妇、胎儿及新生儿的生理、心理及病理改变开展护理；妇科护理主要针对非妊娠期妇女生殖系统的生理与病理改变而开展护理；计划生育及生殖护理主要对女性生育调节开展指导；妇女保健为健康女性提供自我保健、预防疾病并维持健康等相关知识。

学习妇产科护理学的目的在于学好理论并掌握技能，培养评判性临床思维能力，发挥护理特有职能，帮助护理对象预防疾病、减轻痛苦、促进康复、尽快获得生活自理能力等。学好妇产科护理学必须具备医学基础学科和社会人文学科的知识，还需具有护理学基础、内科护理学、外科护理学、儿科护理学等专业知识。妇产科护理学是一门实践性很强的学科，强调理论联系实际。妇产科护理学不仅具有医学特征，而且还具有独立和日趋完整的护理及相关理论体系，诸如家庭理论、Orem 自我护理模式、Roy 的适应模式及 Maslow 人类基本需要层次论等。妇产科护士应该熟悉、理解这些理论，并在实践中去运用和发展。例如，强调"针对个案不同需求提供不同层次服务，最终使其具备不同程度的自理能力"是 Orem 护理模式的核心。妊娠是妇女生命过程中的一个特殊生理阶段，正常的孕产妇具有自我护理能力，应该摆脱"病人"的角色，主动承担相应的自我护理活动。若个体所处环境发生变化时，一方面考虑作用或刺激因素，护士可以 Roy 的适应模式为指导，充分认识环境中的主要刺激、相关刺激和固有刺激，运用有效的护理措施控制刺激强度，使其作用限于个体所能承受的范围内，从而使受作用者个体获得适应性反应；另一方面考虑受作用因素（接受刺激的个体），通过护理措施的干预扩大接受刺激个体的适应范围，使全部刺激纳入其机体的适宜性范围之内，进而通过机体适当反应，达到新的平衡。

四、妇产科护理实践的特点

妇产科护理对象绝大多数为女性，护士应对其尊重，维护其尊严，为其保守秘密；涉及暴露私密部位操作时，注意做好解释和有效遮挡，保护病人隐私。在临床实践中，护士应注重培养批判性思维，既要理解机体内生殖系统与其他系统的疾病可相互影响，也要理解生殖系统内的产科护理问题可能是由妇科疾病所致，反之亦然。由于妇产科护理的特殊性，有些妇产科护理操作可能涉及母胎（或新生儿）生命，若出现失误，将造成不可挽回的生命损失，切不可疏忽大意。

☆ **本章小结**

妇产科护理学的发展历史悠久，随着医学科学的进步，妇产科护理理念、护理内容、工作范畴及护理模式也都发生了变化，未来妇产科护理将开展以循证护理和价值医学为指导、以人为核心、以家庭为中心的整体护理，更加关注人的健康和疾病预防。学习妇产科护理学，既要注意理论学习，又要加强实践训练；既要注意病人生殖系统内各

器官疾病的相互影响，又要注意机体内不同系统间疾病的相互影响，特别要注意机体慢性病对妊娠母体和胎儿的影响。妇产科护理实践常涉及护理对象的隐私，护士应对其尊重，保护其隐私，加强人文关怀。

（安力彬）

◇ 护理学而思

　　小张是一名新护士，某天在产科门诊工作时遇到一位四十多岁的中年孕妇就诊，她看诊室内有几位孕妇在等候检查，就小声对小张说：护士，我想等她们都检查完了再做检查，好吗？小张听后不解，大声说道：您不着急啊？您这年龄妊娠不容易，抓紧时间检查完了，赶紧回去休息。该孕妇面露难色，很不情愿地躺在检查床上。

　　请思考：

1. 该孕妇推迟做检查的原因可能是什么？体现在哪些方面？
2. 若你是小张护士，遇到这件事，为了让孕妇满意，应该如何做？

第二章
女性生殖系统解剖与生理概述

学习目标

通过本章学习，学生能够：

1. 描述女性内、外生殖器的构成及解剖特点。
2. 叙述女性生殖系统的邻近器官及其临床意义。
3. 复述女性骨盆及骨盆底的解剖特点及其临床意义。
4. 描述卵巢的功能及周期性变化。
5. 描述子宫内膜的周期性变化特点。
6. 描述月经的临床表现，并能根据临床表现提出月经期的健康问题。

▶ 女性生殖系统包括内、外生殖器及相关组织。内生殖器位于骨盆内，骨盆的结构与形态和分娩密切相关。女性生殖系统既有自己独特的生理功能，又与其他系统的功能相互联系、互相影响。

导入案例与思考

张女士，44 岁，近 3 个月经常出现心悸、烦躁，易激动。既往身体健康。月经史：$13\frac{8 \sim 9}{35}$，经量较多，有血块；婚育史：已婚，育有 1 子。体格检查未见异常，心电图正常。

结合本案例，你认为：

1. 张女士出现的症状和体征可能是什么原因所致？
2. 张女士的月经是否正常？为什么？

第一节　女性生殖系统解剖

一、外生殖器

女性外生殖器（external genitalia）是女性生殖器官的外露部分，前为耻骨联合，后为会阴，包括阴阜、大阴唇、小阴唇、阴蒂和阴道前庭，统称为外阴（vulva）（图 2-1）。

（一）阴阜

阴阜（mons pubis）为耻骨联合前面隆起的脂肪垫。青春期该部皮肤开始生长阴毛，分布呈倒置的三角形。阴毛为女性第二性征之一，其疏密、精细、色泽可因人或种族而异。

（二）大阴唇

大阴唇（labium majus）为靠近两股内侧的一对隆起的皮肤皱襞，起自阴阜，止于会阴。两侧大阴唇前端左右两侧相互联合形成大阴唇前联合，后端在会阴体前相融合，称为阴唇后联合。外侧面为皮肤，多有色素沉着，皮层内有皮脂腺和汗腺；内侧面皮肤湿润似黏膜。大阴唇皮下为疏松结缔组织和脂肪组织，内含丰富的血管、淋巴管和神经，当局部受伤时，易发生出血，可形成大阴唇血肿，疼痛明显。

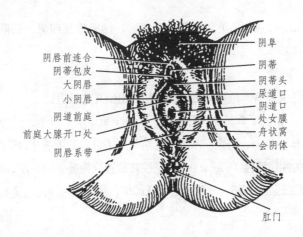

图 2-1　女性外生殖器

（三）小阴唇

小阴唇（labium minus）为位于大阴唇内侧的一对薄皱襞。两侧小阴唇前端相互融合，再分为两叶包绕阴蒂，前叶形成阴蒂包皮，后端与大阴唇的后端会合，在正中线形成一条横皱襞，称为阴唇系带（frenulum labium pudendal）。小阴唇表面湿润，微红、无阴毛，富含皮脂腺，极少汗腺，神经末梢丰富，故极敏感。

（四）阴蒂

阴蒂（clitoris）位于小阴唇顶端的联合处，类似男性的阴茎海绵体组织，有勃起性。它分为 3 部分，前端为阴蒂头，中为阴蒂体，后为两个阴蒂脚。仅阴蒂头暴露于外阴，直径 6 ~ 8mm，神经末梢丰富，为性反应器官。

（五）阴道前庭

阴道前庭（vaginal vestibule）为两侧小阴唇之间的菱形区，前为阴蒂，后为阴唇系带。在此区域内，前方有尿道外口，后方有阴道口。阴道口与阴唇系带之间有一浅窝，称舟状窝（fossa navicularis），又称阴道前庭窝，经产妇受分娩影响，此窝消失。在此区内有以下各部：

1. **前庭球**（vestibular bulb） 又称球海绵体，位于前庭两侧，由具勃起性的静脉丛组成，表面被球海绵体肌覆盖。

2. **前庭大腺**（major vestibular gland） 又称巴多林腺（Bartholin glands），位于大阴唇后部，大小如黄豆，左右各一。腺管细长（1～2cm），向内侧开口于前庭后方小阴唇与处女膜之间的沟内。在性刺激下，腺体分泌黏液，起滑润作用。正常情况下不能触及此腺，若腺管口闭塞，可形成脓肿或囊肿。

3. **尿道口**（urethral orifice） 位于阴蒂头的下方及前庭的前部，圆形，边缘折叠而合拢。尿道口后壁有一对尿道旁腺，其分泌物有滑润尿道口的作用，但此腺常为细菌潜伏之处。

4. **阴道口**（vaginal orifice）**及处女膜**（hymen） 阴道口位于尿道口下方，前庭的后部，其形状、大小常不规则。阴道口覆盖一层较薄的黏膜，称为处女膜。膜中央有一小孔，孔的形状、大小及膜的厚薄因人而异。处女膜多在初次性交时破裂，受分娩影响而进一步破损，经阴道分娩后仅留有处女膜痕。

二、内生殖器

女性内生殖器（internal genitalia）包括阴道、子宫、输卵管及卵巢，后两者合称为子宫附件（uterine adnexa）（图2-2）。

（一）阴道

阴道（vagina）为性交器官，也是排出月经血和娩出胎儿的通道。

1. **位置和形态** 阴道位于真骨盆下部中央，为一上宽下窄的管道，前壁长7～9cm，与膀胱和尿道相邻，后壁长10～12cm，与直肠贴近。上端包绕子宫颈，下端开口于阴道前庭后部。环绕子宫颈周围的组织称为阴道穹隆（vaginal fornix），按其位置分为前、后、左、右4部分，其中后穹隆最深，与子宫直肠陷凹紧密相邻，为盆腹腔最低部位，临床上可经此处进行穿刺或引流。

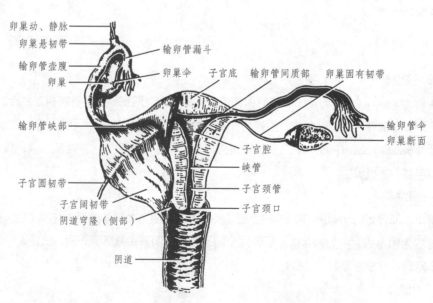

图2-2 女性内生殖器（后面观）

2．组织结构 阴道壁由黏膜层、肌层和纤维层构成。阴道黏膜为复层鳞状上皮，无腺体，其上端1/3在性激素的作用下发生周期性变化，因此，临床上阴道涂片检测女性卵巢或胎盘功能时在此采集标本。阴道壁有很多横纹皱襞及弹力纤维，具有较大伸展性。平时阴道前后壁贴合，自然分娩时皱襞展平，阴道扩张，以利胎儿通过。幼女及绝经后妇女的阴道黏膜上皮甚薄，皱襞少，伸展性小，容易受创伤及感染。阴道壁富有静脉丛，受创伤后易出血或形成血肿。

（二）子宫

子宫（uterus）是产生月经、孕育胚胎及胎儿的空腔器官。

1．位置和形态 子宫位于骨盆腔中央，呈倒置的梨形。成人的子宫重50～70g，长7～8cm，宽4～5cm，厚2～3cm；宫腔的容积约5ml。子宫上部较宽，称子宫体（corpus uteri），简称宫体，其上端隆突部分，称子宫底（fundus uteri）。子宫底两侧为子宫角（cornua uteri），与输卵管相通。子宫的下部较窄，呈圆柱状，称子宫颈（cervix uteri），简称宫颈。成人子宫体与子宫颈的比例为2:1；婴儿期为1:2（图2-3）。子宫体与子宫颈之间形成的最狭窄部分，称子宫峡部（isthmus uteri），在非孕期长约1cm。子宫峡部的上端因解剖上较狭窄，称为解剖学内口；下端宫腔内膜开始转变为宫颈黏膜，称为组织学内口。宫颈下端伸入阴道内的部分称宫颈阴道部，在阴道以上的部分称宫颈阴道上部（图2-4）。

2．组织结构

（1）宫体：由内向外分为子宫内膜层、肌层和浆膜层。子宫内膜与肌层直接相贴，其间没有内膜下层组织。内膜可分为致密层、海绵层和基底层。致密层和海绵层在卵巢激素影响下发生周

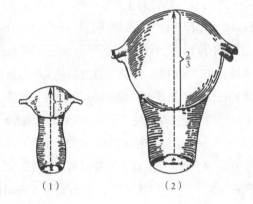

（1）　　　　　　　　　（2）

图2-3　不同年龄子宫体与子宫颈发育的比例
（1）婴儿子宫；（2）成年子宫

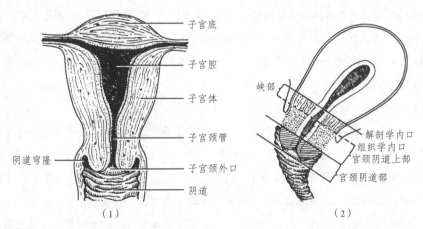

（1）　　　　　　　　　（2）

图2-4　子宫各部
（1）子宫冠状断面；（2）子宫矢状断面

期性变化，又称功能层。基底层紧贴肌层，对卵巢激素不敏感，无周期性变化。子宫肌层位于内膜层和浆膜层之间，是子宫壁最厚的一层，在非孕期厚约 0.8cm，由大量平滑肌组织、少量弹力纤维与胶原纤维组成，大致分为 3 层；外层多纵行，内层环行，中层多围绕血管交织排列如网（图 2-5），有利于子宫收缩时止血。浆膜层最薄，为覆盖在子宫底及子宫前后面的盆腔腹膜，与肌层紧贴。在子宫后面，浆膜层向下延伸，覆盖宫颈后方及阴道后穹隆再折向直肠，形成直肠子宫陷凹（rectouterine pouch），亦称道格拉斯陷凹（Douglas pouch）。

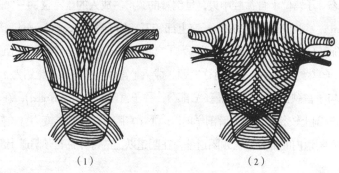

图 2-5　子宫肌层肌束排列
（1）浅层；（2）深层

（2）宫颈：主要由结缔组织构成，亦含有平滑肌纤维、血管及弹力纤维。子宫颈内腔呈梭形，称子宫颈管（cervical canal），成年未生育女性的子宫颈管长 2.5～3cm，其下端称为子宫颈外口，开口于阴道。未经阴道分娩的妇女子宫颈外口呈圆形；经阴道分娩的妇女子宫颈外口受分娩的影响形成横裂，分为宫颈前唇和宫颈后唇。子宫颈管内黏膜呈纵行皱襞，黏膜为高柱状单层上皮细胞，受性激素影响有周期性变化。黏膜层腺体分泌碱性黏液，形成宫颈管内黏液栓并堵于宫颈外口，子宫颈外口柱状上皮与鳞状上皮交界处，是子宫颈癌的好发部位。

3. 子宫韧带　共有 4 对（图 2-6），以维持子宫的正常位置。①阔韧带（broad ligament）：为一对翼形的腹膜皱襞，由子宫两侧至骨盆壁，将骨盆分为前、后两部分，维持子宫在盆腔的正中位置。子宫动、静脉和输尿管均从阔韧带基底部穿过。②圆韧带（round ligament）：呈圆索状，起于两侧子宫角的前面，穿行于阔韧带与腹股沟内，止于大阴唇前端，有维持子宫前倾位置的作用。③主韧带（cardinal ligament）：又称宫颈横韧带，位于阔韧带下部，横行于宫颈阴道上部与宫体下部两侧和骨盆侧壁之间，与子宫颈紧密相连，是固定子宫颈正常位置的重要组织，子宫血管与输尿管下段穿越此韧带。④宫骶韧带（utero-sacral ligament）：从子宫颈后面上部两侧起（相当于子宫峡部水平），绕过直肠而终于第 2～3 骶椎前面的筋膜内，将宫颈向后、向上牵引，间接保持子宫于前倾的位置。

（三）输卵管

输卵管（fallopian tube or oviduct）为卵子与精子的结合场所，也是运送受精卵的管道（图 2-7）。

1. 位置和形态　为一对细长而弯曲的管道，内侧与子宫角相连，外端游离，全长 8～14cm。根据输卵管的形态由内向外可分为 4 部分：①间质部（interstitial portion）：为通入子宫壁内的部分，长约 1cm；②峡部（isthmic portion）：间质部外侧一段管腔，较狭窄，长 2～3cm；③壶腹部（ampulla）：在峡部外侧，管腔较宽大，长 5～8cm，是正常情况下的受精部位；④伞部（fimbria）：输卵管的末端，管口为许多须状组织，呈伞状，长 1～1.5cm，开口于腹腔，有"拾卵"作用。

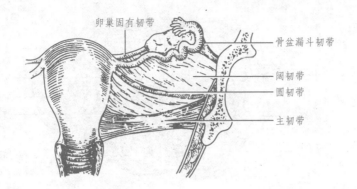

图 2-6　子宫各韧带

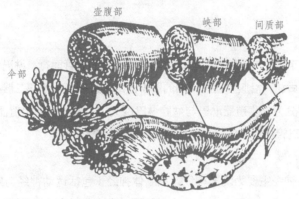

图 2-7　输卵管各部及其横断面

2．组织结构　输卵管壁分 3 层：外层为浆膜层，是腹膜的一部分；中层为平滑肌层，可有节奏收缩而引起输卵管由远端向近端蠕动；内层为黏膜层，由单层高柱状上皮组成，其中有分泌细胞及纤毛细胞，纤毛向宫腔方向摆动，协助受精卵的运行。输卵管黏膜受性激素的影响有周期性变化。

（四）卵巢

卵巢（ovary）是产生与排出卵子，并分泌甾体激素的性器官。

1．位置和形态　为一对扁椭圆形腺体，位于输卵管的后下方。其大小因个体及处于月经周期阶段的不同而不同，左右两侧卵巢的重量也不相同。成年女子的卵巢约为 4cm×3cm×1cm 大小，重 5～6g，呈灰白色，青春期开始排卵，卵巢表面逐渐变得凹凸不平；绝经后，卵巢萎缩，变小、变硬。

2．组织结构　卵巢表面无腹膜，表层为单层立方上皮即表面上皮，其下为致密纤维组织，称卵巢白膜。白膜下的卵巢组织分为皮质与髓质两部分，皮质在外侧，其中含数以万计的原始卵泡和发育程度不同的卵泡及间质组织；髓质位于卵巢的中心，内无卵泡，含有疏松的结缔组织及丰富的血管、神经、淋巴管及少量的平滑肌纤维（图 2-8）。

三、血管、淋巴及神经

（一）血管

女性内外生殖器官的血液供应，主要来自卵巢动脉、子宫动脉、阴道动脉及阴部内动脉。各部位的静脉均与同名动脉伴行，但在数量上较动脉多，并在相应器官及其周围形成静脉丛，且互相吻合，故盆腔感染易于蔓延。

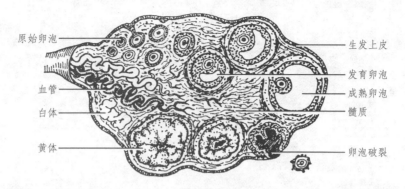

图 2-8　卵巢的结构（切面）

原始卵泡　血管　白体　黄体　生发上皮　发育卵泡　成熟卵泡　髓质　卵泡破裂

（二）淋巴

女性生殖器官有丰富的淋巴管及淋巴结，均伴随相应的血管而行，淋巴液首先汇集进入沿髂动脉的各淋巴结，然后注入沿腹主动脉周围的腰淋巴结，最后汇入于第二腰椎前方的乳糜池。女性生殖器官淋巴主要分为外生殖器淋巴与盆腔淋巴两大组。当内、外生殖器发生感染或肿瘤时，往往沿各部回流的淋巴管扩散或转移，导致相应部位的淋巴结肿大。

（三）神经

支配外生殖器的神经主要为阴部神经，系躯体神经（包括运动神经与感觉神经），由第Ⅱ、Ⅲ、Ⅳ骶神经的分支组成，与阴部内动脉途径相同，在坐骨结节内侧下方分为3支，分布于会阴、阴唇和肛门周围。内生殖器主要由交感神经和副交感神经支配，交感神经纤维自腹主动脉前神经丛分出，下行入盆腔分为卵巢神经丛及骶前神经丛，其分支分布于卵巢、输卵管、子宫、膀胱等部。子宫平滑肌有自主节律活动，完全切除其神经后仍能有节律收缩，还能完成分娩活动。临床上可见低位截瘫的孕妇能顺利自然分娩。

四、骨　盆

骨盆（pelvis）为生殖器官所在，也是胎儿娩出的通道。女性骨盆除了支持上部躯体的重量使之均匀分布于下肢外，还具有支持和保护骨盆内器官的作用。其大小、形态对分娩有直接影响。

（一）骨盆的组成

骨盆由左右2块髋骨、1块骶骨和1块尾骨组成。每块髋骨又由髂骨、坐骨和耻骨融合而成；坐骨后缘中点的突起称为坐骨棘（ischial spine），位于真骨盆腔中部，是分娩过程中衡量胎先露下降程度的重要标志，肛门指诊和阴道内诊可触及；耻骨两降支前部相连构成耻骨弓（pubic arch），所形成的角度正常为90°～100°。骶骨由5～6块骶椎融合而成，形似三角，其上缘向前突出，称为骶岬（promontory），是妇科腹腔镜手术的重要标志之一，也是产科骨盆内测量对角径的指示点。尾骨由4～5块尾椎组成（图2-9）。

骨与骨之间有耻骨联合（pubic symphysis）、骶髂关节（sacroiliac joint）及骶尾关节（sacrococcygeal joint）。以上关节和耻骨联合周围均有韧带附着，以骶、尾骨与坐骨结节之间的骶结节韧带（sacrotuberous ligament）和骶、尾骨与坐骨棘之间的骶棘韧带（sacrospinous ligament）较为重要（图2-10）。妊娠期受激素的影响，韧带松弛，各关节的活动略有增加，尤其是骶尾关节，分娩时尾骨后翘，有利于胎儿的娩出。

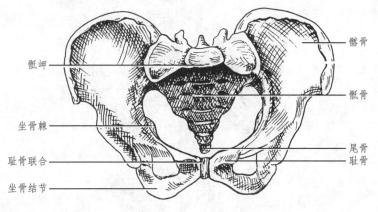

图 2-9　正常女性骨盆（前上观）

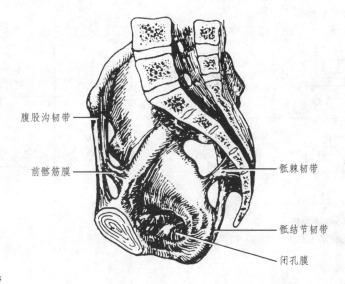

图 2-10　骨盆的韧带

（二）骨盆的分界

以耻骨联合上缘、髂耻缘、骶岬上缘的连线为界，将骨盆分为假骨盆和真骨盆两部分。分界线以上部分为假骨盆，又称大骨盆；分界线以下部分为真骨盆，又称小骨盆（图 2-11）。假骨盆与产道无直接关系，但假骨盆某些径线的长短可作为了解真骨盆大小的参考。真骨盆是胎儿娩出的骨产道，可分为骨盆入口、骨盆腔及骨盆出口 3 部分。骨盆腔为一前壁短，后壁长的弯曲管道：前壁是耻骨联合，两侧壁为坐骨、坐骨棘与骶棘韧带，后壁是骶骨和尾骨。

（三）骨盆的类型

骨盆的形态、大小因人而异，受遗传、营养、生长发育、疾病等因素的影响。通常按 Callwell 与 Moloy 的骨盆分类法，分为 4 种类型（图 2-12）：①女性型；②男性型；③类人猿型；④扁平型。女性型骨盆入口呈横椭圆形，骨盆腔浅，结构薄且平滑，坐骨棘间径≥ 10cm，有利于胎儿的娩出，是女性正常骨盆。女性型骨盆在我国妇女骨盆类型中占 52% ～ 58.9%。

五、骨盆底

骨盆底（pelvic floor）由多层肌肉和筋膜组成，封闭骨盆出口，承载和支持盆腔脏器，使之保持正常的位置，有尿道、阴道和直肠穿过。骨盆底的前面为耻骨联合下缘，后面为尾骨尖，两侧

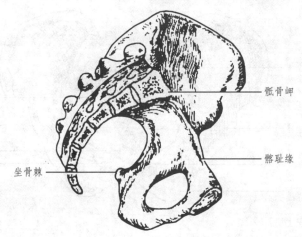

骶骨岬

坐骨棘

髂耻缘

图 2-11　骨盆的分界（侧面观）

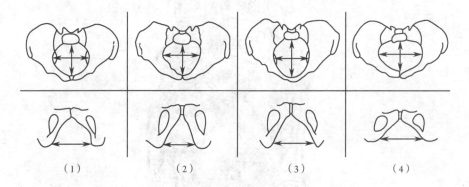

（1）　　　　（2）　　　　（3）　　　　（4）

图 2-12　骨盆的四种基本类型
（1）女性型；（2）男性型；（3）类人猿型；（4）扁平型

为耻骨降支、坐骨升支及坐骨结节。骨盆底有 3 层组织。

（一）外层

位于外生殖器、会阴皮肤及皮下组织的下面，由会阴浅筋膜及其深部的 3 对肌肉（球海绵体肌、坐骨海绵体肌及会阴浅横肌）和肛门外括约肌组成。这层肌肉的肌腱会合于阴道外口与肛门之间，形成中心腱（central tendon）（图 2-13）。

（二）中层

即泌尿生殖膈（urogenital diaphragm）。由上、下两层坚韧的筋膜及其间的一对会阴深横肌（自坐骨结节的内侧面伸展至中心腱处）和尿道括约肌组成（图 2-14）。

（三）内层

即盆膈（pelvic diaphragm）。为骨盆底的最内层，由肛提肌及其筋膜组成，自前向后依次有尿道、阴道及直肠穿过。每侧肛提肌由耻尾肌、髂尾肌和坐尾肌组成，两侧肌肉互相对称，合成漏斗形（图 2-15）。肛提肌的主要作用是加强盆底的托力，其中一部分纤维与阴道及直肠周围密切交织，加强肛门与阴道括约肌的作用。

会阴（perineum）又称会阴体（perineal body），指阴道口与肛门之间的楔形软组织，厚 3 ~ 4cm，由表及里分别为皮肤、皮下脂肪、筋膜、部分肛提肌和会阴中心腱。妊娠期会阴组织变软，伸展性很大，有利于分娩。分娩时要注意保护，以免造成会阴裂伤。

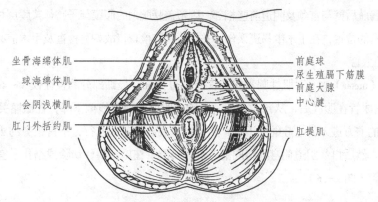

图 2-13　骨盆底浅层肌

坐骨海绵体肌　　　　　前庭球
球海绵体肌　　　　　　尿生殖膈下筋膜
　　　　　　　　　　　前庭大腺
会阴浅横肌　　　　　　中心腱
肛门外括约肌　　　　　肛提肌

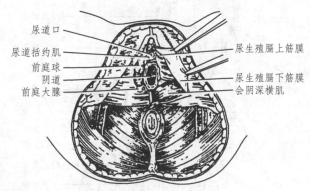

图 2-14　骨盆底中层肌肉及筋膜

尿道口　　　　　　　　尿生殖膈上筋膜
尿道括约肌
前庭球
阴道　　　　　　　　　尿生殖膈下筋膜
前庭大腺　　　　　　　会阴深横肌

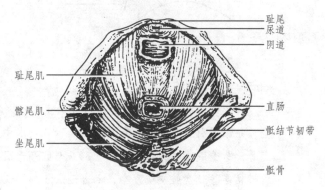

图 2-15　骨盆底内层肌肉

耻尾　　　　　　　　　耻尾肌
尿道
阴道
耻尾肌
髂尾肌　　　　　　　　直肠
　　　　　　　　　　　骶结节韧带
坐尾肌
　　　　　　　　　　　骶骨

六、邻近器官

女性生殖器官与盆腔各邻近器官不仅位置相邻，而且血管、神经、淋巴系统也相互联系。在疾病的发生、诊断和治疗方面互相影响。当生殖器官有病变时，如创伤、感染、肿瘤等，易累及邻近器官；反之亦然。

（一）尿道

尿道（urethra）位于阴道前、耻骨联合后，从膀胱三角尖端开始，穿过泌尿生殖膈，止于阴道前庭的尿道外口。女性尿道长 4 ~ 5cm，短而直，开口于阴蒂下方，邻近阴道，易发生泌尿系统感染。

（二）膀胱

膀胱（urinary bladder）为一空腔器官，位于子宫与耻骨联合之间。膀胱壁由浆膜层、肌层及黏膜层构成，膀胱后壁与宫颈及阴道前壁相邻。因覆盖膀胱顶的腹膜与子宫体浆膜层相连，充盈的膀胱可影响子宫的位置，在手术中易遭误伤，并妨碍盆腔检查，故妇科检查及手术前必须排空膀胱。

（三）输尿管

输尿管（ureter）为一对肌性圆索状长管，长约30cm，最细部分的直径仅3～4mm，最粗可达7～8mm。输尿管在腹膜后，从肾盂开始，沿腰大肌前面偏中线侧下降，在骶髂关节处，经过髂外动脉起点的前方进入骨盆腔继续下行，至阔韧带底部向前内方行，于宫颈旁约2cm处，行在子宫动脉下方，然后再经阴道侧穹隆绕向前方进入膀胱。在施行附件切除或结扎子宫动脉时，应避免损伤输尿管（图2-16）。

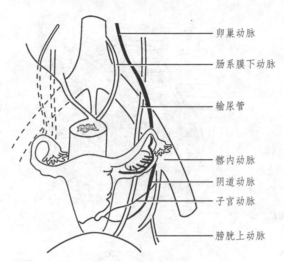

图2-16 输尿管与子宫动脉的关系

卵巢动脉
肠系膜下动脉
输尿管
髂内动脉
阴道动脉
子宫动脉
膀胱上动脉

⊙ 知识链接　　　　妇产科手术导致泌尿系统损伤的原因

妇产科手术时导致泌尿系统损伤的主要原因有：① 术前膀胱未排空、导尿管引流不畅或宫颈肌瘤压迫膀胱致术中膀胱充盈、扩张、壁变薄，易造成膀胱损伤。② 由于膀胱与宫颈形成瘢痕性粘连，或与壁腹膜粘连导致盆腔病变复杂，术者无法正确辨认生殖系统与泌尿系统的位置导致泌尿系统直接损伤。③ 在子宫全切术中，膀胱分离度不够或与阴道壁分界不清，阴道断端缝合或止血时穿透膀胱壁，可导致膀胱阴道瘘。④ 某些癌性病变如卵巢肿瘤或子宫肌瘤累及输尿管使输尿管移位造成解剖关系发生改变，易造成输尿管损伤。⑤ 若手术持续时间长，使输尿管游离时间过长，从而损伤输尿管鞘膜，导致血供减少，造成输尿管的缺血坏死或手术剥离时损伤神经导致缺血而形成尿瘘。

（四）直肠

直肠（rectum）上接乙状结肠，下接肛管，全长15～20cm。前为子宫及阴道，后为骶骨，肛管长2～3cm，在其周围有肛门内、外括约肌和肛提肌。肛门外括约肌为骨盆底浅层肌肉的一部分。妇科手术及会阴切开缝合时应注意避免损伤肛管、直肠。

（五）阑尾

阑尾（vermiform appendix）上连接盲肠，长7～9cm，通常位于右髂窝内。有的阑尾下端可达右侧输卵管及卵巢部位，因此，妇女患阑尾炎时可能累及子宫附件。妊娠时阑尾的位置可随妊娠月份增加而逐渐向上外方移位。

第二节　女性生殖系统生理

女性从胚胎形成到衰老是一个渐进的生理过程，体现了下丘脑－垂体－卵巢轴功能发育、成熟和衰退的变化过程。根据年龄和生理特点可将女性一生分为胎儿期、新生儿期、儿童期、青春期、性成熟期、绝经过渡期和绝经后期7个阶段。

一、女性一生各时期的生理特点

（一）胎儿期

胎儿期（fetal period）是指从受精卵形成至胎儿娩出，共266日（从末次月经算起为280日）。受精卵是由父系和母系来源的23对（46条）染色体组成的新个体，其中1对染色体在性发育中起决定作用，称性染色体（sex chromosome）。性染色体X与Y决定胎儿的性别，即XY合子发育为男性，XX合子发育为女性。

（二）新生儿期

新生儿期（neonatal period）是指出生后4周内。女性胎儿在子宫内受到母体性腺和胎盘产生的性激素影响，其子宫内膜和乳房均有一定程度的发育，外阴较丰满。出生后数日内，由于性激素水平下降，阴道可有少量血性分泌物排出，即假月经；乳房可稍肿大，甚至分泌少量乳汁。这些都是正常生理现象，短期内会自行消失。

（三）儿童期

儿童期（childhood）是指从出生4周至12岁左右。此期儿童体格生长发育很快，但生殖器官发育仍不成熟。儿童早期（8岁以前）下丘脑－垂体－卵巢轴功能处于抑制状态，生殖器为幼稚型，子宫、卵巢及输卵管均位于腹腔内；儿童后期（约8岁起），下丘脑促性腺激素释放激素（gonadotropin releasing hormone，GnRH）抑制状态解除，卵巢有少量卵泡发育，但不成熟也不排卵；子宫、卵巢及输卵管降至盆腔；乳房和内生殖器开始发育增大，脂肪分布开始出现女性特征，其他性征也开始出现。

（四）青春期

青春期（adolescence or puberty）是指由儿童期向性成熟期过渡的一段快速生长时期，是女性内分泌、生殖、体格、心理等逐渐发育成熟的过程。世界卫生组织（WHO）提出青春期为10～19岁。青春期的发动时间主要取决于遗传因素，也与所处地理环境、个人体质、营养状况及心理因素有关；青春期的发动通常在8～10岁。此期的生理特点有：

1. **第一性征变化**　在促性腺激素作用下，卵巢增大，卵泡开始发育和分泌雌激素；阴阜隆起，大、小阴唇变肥厚并有色素沉着；阴道长度及宽度增加，阴道黏膜变厚并出现皱襞；子宫增大，宫体和宫颈比例变为2∶1；输卵管变粗，弯曲度减小，黏膜出现许多皱襞与纤毛；卵巢增大，皮质内有不同发育阶段的卵泡，致使卵巢表面稍呈凹凸不平。此时已初步具有生育能力。

2. **第二性征出现**　除生殖器官外，其他女性特有的性征即第二性征（secondary sexual

characteristics）。乳房发育是女性第二性征的最初特征。随着肾上腺雄激素分泌增加，阴毛和腋毛开始出现；其他包括声调变高、骨盆宽大、胸和肩部皮下脂肪增多等。

3. 生长加速 由于雌激素、生长激素和胰岛素样生长因子－I分泌增加，11～12岁青春期少女体格生长呈直线加速，平均每年生长9cm，月经初潮后生长减缓。

4. 月经初潮 女性第一次月经来潮称月经初潮（menarche），为青春期的重要标志。月经来潮表明卵巢产生的雌激素已经达到一定水平，能引起子宫内膜变化而产生月经。但此时由于中枢对雌激素的正反馈机制尚未成熟，月经周期常不规律。

5. 其他 青春期女性的判断力与想象力增强，心理变化也十分明显，对异性有好奇心，关注自我形象，情绪易出现波动，容易出现行为偏差问题。

（五）性成熟期

性成熟期（sexual maturity）是指卵巢功能成熟并有周期性性激素分泌及排卵的时期，约从18岁开始，持续30年左右。在这一时期，生殖器官及乳房在性激素作用下发生周期性变化，此阶段是女性生育能力最旺盛的时期，故亦称生育期。

（六）绝经过渡期

绝经过渡期（menopausal transition period）是指卵巢功能开始衰退至最后一次月经的时期。可始于40岁，历时短至1～2年，长至10余年。此期卵巢功能逐渐减退，卵泡不能发育成熟及排卵，因而月经不规则，常为无排卵性月经。最终由于卵巢内卵泡自然消耗，对垂体促性腺激素丧失反应，导致卵巢功能衰竭，月经永久性停止，称绝经（menopause）。1994年WHO将卵巢功能开始衰退至绝经后1年内的时期定义为围绝经期（perimenopausal period）。围绝经期妇女由于卵巢功能逐渐减退，雌激素水平降低，容易出现潮热、出汗、失眠、抑郁或烦躁等，称为绝经综合征（menopausal syndrome，MPS）。

（七）绝经后期

绝经后期（postmenopausal period）是指绝经后的生命时期。女性60岁以后进入老年期（senility）。此阶段卵巢功能完全衰退、生殖器官进一步萎缩退化，主要表现为雌激素水平低落，不能维持女性第二性征；容易感染而发生老年性阴道炎；骨代谢异常而引起骨质疏松等，其他各脏器也容易发生疾病。

二、月经及其临床表现

月经（menstruation）是指伴随卵巢周期性变化而出现的子宫内膜周期性脱落及出血。规律月经的建立是生殖功能成熟的重要标志。月经初潮年龄多在13～15岁，可以早至11～12岁，或迟至15～16岁；若16岁以后月经尚未来潮，应及时就医。月经初潮年龄受遗传、营养、气候、环境等因素影响。

1. 月经血的特征 月经血呈暗红色，除血液外，尚含有子宫内膜碎片、炎性细胞、宫颈黏液及脱落的阴道上皮细胞。来自子宫内膜的大量纤维蛋白溶酶溶解纤维蛋白，因此，通常月经血不凝，若出血速度过快，也可形成血块。

2. 正常月经的临床表现 正常月经具有周期性。出血第1日为月经周期的开始，两次月经第1日的间隔时间，称为月经周期（menstrual cycle）。一般为21～35日，平均28日。每次月经的持续时间，称为经期，一般为2～8日，平均4～6日。每次月经的总失血量，称为经量，正常为20～60ml，超过80ml为月经过多。

月经属生理现象，多数女性无特殊不适，但由于盆腔充血，可以引起腰骶部酸胀等不适。个别女性可有膀胱刺激症状（如尿频）、轻度神经系统不稳定症状（如头痛、失眠、精神忧郁、易于激动）、胃肠功能紊乱（如食欲缺乏、恶心、呕吐、便秘或腹泻）以及鼻黏膜出血、皮肤痤疮等，一般不影响妇女的正常工作和学习。

三、卵巢功能及其周期性变化

卵巢具有产生卵子并排卵的生殖功能和产生女性激素的内分泌功能。

（一）卵泡发育及排卵的周期性变化

从青春期开始到绝经前，卵巢在形态和功能上发生周期性变化，称为卵巢周期（ovarian cycle）。新生儿出生时卵巢内有100万～200万个卵泡，至青春期只剩下30万～40万个；女性一生中仅400～500个卵泡发育成熟并排卵，其余卵泡发育到一定程度即通过细胞凋亡机制自行退化，称卵泡闭锁。

进入青春期后，卵泡由自主发育推进至发育成熟的过程依赖于促性腺激素的刺激。生育期每一个月经周期一般有3～11个卵泡发育，经过募集、选择，一般只有一个优势卵泡达到完全成熟，称成熟卵泡或格拉夫卵泡（Graafian follicle），直径可达18～23mm。随着卵泡的发育成熟，其逐渐向卵巢表面移行并向外突出，当接近卵巢表面时，该处表面细胞变薄，最后破裂，出现排卵（ovulation）（图2-17）。排卵多发生在两次月经中间，一般在下次月经来潮之前14日左右，卵子可由两侧卵巢轮流排出，也可由一侧卵巢连续排出。

排卵后卵泡液流出，卵泡腔内压力下降，卵泡壁塌陷，形成许多皱襞，卵泡壁的卵泡颗粒细胞和卵泡内膜细胞向内侵入，周围由卵泡外膜包围，共同形成黄体（corpus luteum），排卵后7～8日黄体体积和功能达到高峰。

排出的卵子被输卵管伞部捡拾，在输卵管蠕动及输卵管黏膜纤毛摆动等作用下进入输卵管壶腹部与峡部连接处等待受精，卵子在排出后12～24小时即失去受精能力。若卵子未受精，排卵后9～10日黄体开始萎缩变小，功能逐渐衰退，周围的结缔组织及成纤维细胞侵入黄体，逐渐由结缔组织所代替，组织纤维化，外观色白，称为白体（corpus albicans）。若卵子受精，则黄体在胚胎滋养细胞分泌的绒毛膜促性腺激素作用下增大，转变为妊娠黄体，至妊娠3个月末退化。

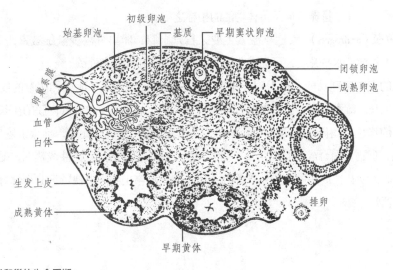

图2-17　人类卵巢的生命周期

排卵日至月经来潮为黄体期，一般为14日，黄体功能衰退后月经来潮，此时卵巢中又有新的卵泡发育，开始新的周期。

（二）卵巢分泌的性激素及其周期性变化

雌激素和孕激素是卵巢合成并分泌的主要性激素，此外，还有少量雄激素，三种激素均为甾体激素。

1．雌激素（estrogen） 卵巢主要合成雌二醇（E_2）及雌酮（E_1）。体内尚有雌三醇（E_3）和2-羟雌酮，系 E_2 的降解产物。E_2 是女性体内生物活性最强的雌激素。

在卵泡早期，雌激素分泌量很少，随卵泡的发育，分泌量逐渐增高，至排卵前达到高峰，排卵后稍减少。约在排卵后1～2日，黄体开始分泌雌激素，使血液中雌激素又逐渐增加。排卵后7～8日黄体成熟时，血液中雌激素达第二高峰。此后，黄体萎缩，雌激素水平急剧下降，于月经期前降至最低水平。

雌激素的主要生理功能有：①对生殖系统的作用：促进和维持子宫发育，增加子宫平滑肌对缩宫素的敏感性；促进子宫内膜增生和修复；使子宫颈口松弛，宫颈黏液分泌增加、性状变稀薄，有利于精子通过；协同促性腺激素促使卵泡发育；促进输卵管上皮细胞的分泌活动，增强输卵管节律性收缩的振幅；促进阴道上皮细胞的增生、分化、成熟及角化，使细胞内糖原增加；促进外生殖器发育。②对第二性征的作用：促进乳腺管增生，乳头、乳晕着色；促进其他第二性征发育。③代谢作用：促进体内水钠潴留，降低血循环中胆固醇水平，维持和促进骨基质代谢，促进钙、磷的重吸收及其在骨质中沉积等。④调节作用：通过对下丘脑和垂体的正负反馈调节，控制促性腺激素的分泌。

2．孕激素（progesterone） 孕酮是卵巢分泌的具有生物活性的主要孕激素。卵泡期卵泡不分泌孕酮；排卵前，成熟卵泡分泌少量孕酮；排卵后，卵巢黄体分泌孕酮，随着黄体的发育其分泌量显著增加，排卵后7～8日黄体成熟时孕酮分泌量达高峰；以后逐渐下降，到月经来潮时达最低水平。

孕激素常在雌激素作用基础上发挥其作用。主要生理功能有：①对生殖系统的作用：使增生期子宫内膜转化为分泌期内膜，有利于受精卵着床；可降低子宫平滑肌兴奋性及其对缩宫素的敏感性，从而抑制子宫收缩，有利于受精卵与胎儿在子宫腔内生长发育；使子宫颈口闭合，黏液变黏稠，阻止精子及微生物进入；抑制输卵管节律性收缩；促进阴道上皮细胞脱落。②对乳腺作用：促进乳腺腺泡发育。③代谢作用：促进体内水与钠的排泄。④调节作用：参与下丘脑、垂体的正负反馈调节；对体温调节中枢有兴奋作用，正常女性在排卵后基础体温可升高 0.3～0.5℃，可作为判断是否排卵、排卵日期及黄体功能的指标之一。

3．雄激素（androgen） 女性雄激素主要来自肾上腺，卵巢分泌少量雄激素，主要是睾酮。排卵前血液中雄激素水平升高，可促进非优势卵泡闭锁，并可提高性欲。

雄激素的主要生理功能有：①对生殖系统的作用：促使阴蒂、阴唇和阴阜的发育，促进阴毛、腋毛的生长；雄激素过多会对雌激素产生拮抗作用，可减缓子宫及其内膜的生长和增殖，抑制阴道上皮的增生和角化；长期使用雄激素，可出现男性化表现；此外，雄激素还与性欲有关。②代谢作用：促进蛋白合成和肌肉生长，刺激骨髓中红细胞的增生。在性成熟期，促使长骨骨基质生长和钙的沉积；性成熟后可导致骨骺的关闭，使生长停止。可促使肾远曲小管对水、钠的重吸收并保留钙。

四、其他生殖器官的周期性变化

（一）子宫内膜的周期性变化

卵巢激素的周期性变化，导致生殖器官发生相应的变化，其中子宫内膜的变化最为明显（图2-18）。现以一个正常月经周期28日为例，将子宫内膜的连续性变化分期说明如下：

1. **增殖期（proliferative phase）** 月经周期的第5～14日。在雌激素影响下，内膜上皮、腺体、间质及血管增殖，内膜逐渐生长变厚，由0.5mm增生至3～5mm。子宫内膜的增生与修复在月经周期第2～3日即已开始。

2. **分泌期（secretory phase）** 月经周期的第15～28日，与卵巢周期中的黄体期对应。排卵后，卵巢内形成黄体，分泌雌激素与孕激素，使子宫内膜在增殖期的基础上继续增厚，血管迅速增加，更加弯曲，间质疏松、水肿，腺体增大，出现分泌现象，腺体内的分泌上皮细胞分泌糖

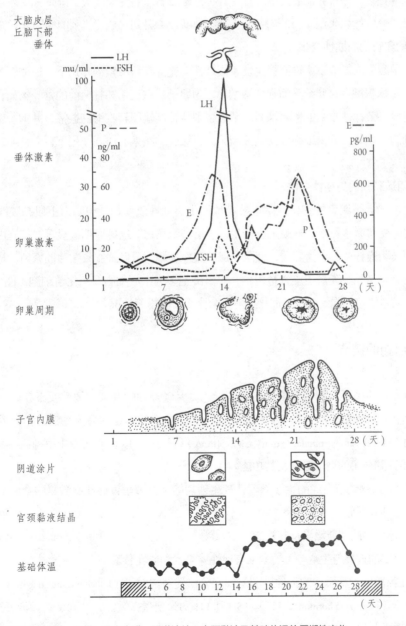

图2-18　月经周期中激素、卵巢、子宫内膜、阴道涂片、宫颈黏液及基础体温的周期性变化

原，为孕卵着床做准备。在排卵后的 6 ~ 10 日，即月经周期的第 20 ~ 24 日，分泌期的子宫内膜由非接受状态发展到接受状态，允许胚胎植入，即子宫内膜的容受性，这一时期也称为"种植窗"。至月经周期的第 24 ~ 28 日，子宫内膜可厚达 10mm，呈海绵状。

3. **月经期** 月经周期的第 1 ~ 4 日。由于卵子未受精，黄体功能衰退，雌、孕激素水平骤然下降。子宫内膜螺旋小动脉开始节律性和阵发性收缩、痉挛，血管远端的管壁及所供应的组织缺血、缺氧，继而发生缺血性局灶性坏死，坏死的子宫内膜功能层从基底层崩解剥落，与血液一起排出，表现为月经来潮。

（二）宫颈黏液的周期性变化

子宫颈内膜腺细胞的分泌活动受雌、孕激素的影响，有明显的周期性变化。宫颈黏液检查可了解卵巢的功能状态。月经过后，由于体内雌激素水平低，子宫颈黏液的分泌量少。随激素水平不断增高，宫颈黏液分泌量也逐渐增多，并变得稀薄透明，有利于精子通行。至排卵前黏液拉丝可长达 10cm 以上。取黏液涂于玻片，干燥后显微镜下可见羊齿植物叶状结晶。这种结晶于月经周期的第 6 ~ 7 日即可出现，至排卵前最典型，月经周期的第 22 日左右完全消失。排卵后，受孕激素影响，黏液分泌量减少，变浑浊黏稠，拉丝易断，涂片干燥后，镜下可见成行排列的椭圆体（图 2-18）。

（三）输卵管的周期性变化

在雌、孕激素的影响下，输卵管也发生周期性变化。在雌激素的作用下，输卵管黏膜上皮纤毛细胞生长，体积增大；非纤毛细胞分泌增加，为卵子提供运输和种植前的营养物质；输卵管发育，输卵管肌层节律性收缩的振幅增强。孕激素则能抑制输卵管收缩的振幅，并抑制输卵管黏膜上皮纤毛细胞的生长，分泌细胞分泌黏液减少。在雌、孕激素的协同作用下，受精卵才能通过输卵管正常到达子宫腔。

（四）阴道黏膜的周期性变化

随着体内雌、孕激素的变化，阴道黏膜也发生周期性改变，其中阴道上段黏膜改变更为明显。排卵前，受雌激素影响，黏膜上皮增生，表层细胞角化，以排卵期最显著。细胞内有丰富的糖原，糖原被阴道杆菌分解为乳酸，使阴道保持酸性环境，可以抑制致病菌的繁殖。排卵后，受孕激素影响，阴道黏膜表层上皮大量脱落，脱落细胞多为中层细胞或角化前细胞（图 2-18）。临床上常根据阴道脱落细胞的变化，间接了解雌激素水平和排卵情况。

五、月经周期的调节

月经是女性生殖系统周期性变化的重要标志。月经周期的调节主要涉及下丘脑、垂体和卵巢，三者之间相互调节、相互影响，形成一个完整而协调的神经内分泌系统，称为下丘脑 - 垂体 - 卵巢轴（hypothalamus-pituitary-ovary axis，HPOA）（图 2-19）。此轴还受中枢神经系统影响。

（一）下丘脑分泌的调节激素及其功能

GnRH 为下丘脑调节月经的主要激素，其生理功能是调节垂体促性腺激素的合成和分泌。其分泌特征是脉冲式释放。

（二）垂体分泌的调节激素及其功能

腺垂体分泌的直接与生殖有关的激素有促性腺激素和催乳激素。

1. **促性腺激素** 腺垂体的促性腺激素细胞分泌促卵泡激素（follicle-stimulating hormone，FSH）和黄体生成素（luteinizing hormone，LH）。FSH 和 LH 均为糖蛋白激素，共同促进卵泡发育及成熟、促进排卵并形成黄体。

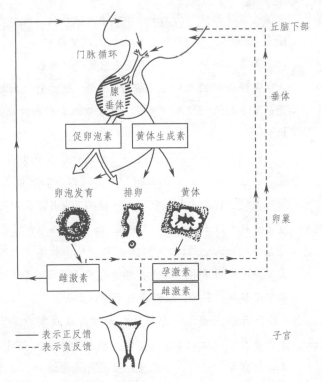

图 2-19　下丘脑－垂体－卵巢轴之间的相互关系示意图

2. 催乳激素　催乳激素（prolactin，PRL）是由腺垂体的催乳细胞分泌的多肽激素，具有促进乳汁合成的功能。

（三）下丘脑－垂体－卵巢轴之间的相互调节

月经周期的调节是一个复杂的过程。月经周期中黄体萎缩后，体内雌、孕激素水平降至最低，对下丘脑和垂体的抑制解除，下丘脑的神经细胞分泌 GnRH，通过下丘脑与垂体之间的门静脉系统进入垂体前叶，垂体在其作用下分泌并释放 FSH，促进卵泡发育，分泌雌激素，子宫内膜发生增殖期变化。随着雌激素水平增高，其对下丘脑的负反馈作用增强，抑制下丘脑分泌 GnRH，垂体分泌并释放 FSH 也减少。随着卵泡发育，成熟卵泡分泌雌激素达 200pg/ml，并持续 48 小时以上，其对下丘脑和垂体产生正反馈，形成 FSH 与 LH 高峰，促使成熟卵泡排卵。

排卵后，FSH 与 LH 水平急剧下降，黄体逐渐发育成熟，主要分泌孕激素及少量雌二醇，子宫内膜转化为分泌期内膜，排卵后第 7～8 日孕激素水平达高峰，雌激素也达到又一高峰，雌、孕激素的共同负反馈作用促使垂体 FSH 与 LH 的分泌减少，黄体逐渐萎缩，雌、孕激素分泌减少，子宫内膜功能层发生剥脱而出现月经来潮。雌、孕激素水平降至最低水平，对下丘脑和垂体的负反馈抑制解除，开始下一个月经周期，如此周而复始（见图 2-19）。

☆ **本章小结**

女性外生殖器包括阴阜、大阴唇、小阴唇、阴蒂和阴道前庭，统称为外阴。内生殖器包括阴道、子宫、输卵管和卵巢。内生殖器的正常位置维持主要依靠 4 对韧带。子宫体分为子宫内膜层、肌层和浆膜层。子宫直肠陷凹为盆腹腔最低部位，临床上可经阴道后穹隆穿刺或引流。宫颈外口柱状上皮与鳞状上皮交界处，是子宫颈癌的好发部位。输卵管为卵子与精子结合场所及运送受精卵的管道，分为间质部、峡部、壶腹部和伞部，壶腹部是正常的受精部位。

月经初潮的年龄不应晚于16岁。规律月经的建立是生殖功能成熟的重要标志。经期、经量、月经周期和经血特征是临床问诊的重要内容。

卵巢具有产生卵子并排卵的生殖功能和产生甾体激素的内分泌功能。从青春期开始到绝经前，卵巢在形态和功能上发生周期性变化。排卵多发生在两次月经中间，一般在下次月经来潮之前14日左右，通常卵子排出后1日内具有受精能力；黄体体积和功能在排卵后7～8日达高峰，若未受精，9～10日开始退化，黄体功能可维持14日。卵巢主要分泌雌激素和孕激素，两者作用于子宫内膜、宫颈黏液、输卵管及阴道黏膜等器官，使其产生周期性变化。

下丘脑－垂体－卵巢轴对女性月经周期的调节发挥着重要的作用。下丘脑分泌GnRH到垂体，刺激垂体分泌FSH和LH并作用于卵巢，使卵巢分泌雌、孕激素，后两者又通过正、负反馈作用影响下丘脑及垂体的分泌功能。

（周晓华）

◇ 护理学而思

1. 刘女士，24岁，已婚，平素月经周期规律，每隔27日月经来潮一次，末次月经时间是3月1日。夫妻想要生个宝宝。

请思考：

（1）最近且最可能发生妊娠的时间是哪一天？

（2）临床病历记载时，对于月经史的描述，还应询问哪些内容？

（3）若刘女士想知道能否妊娠，最快且最简单的方法是什么？

2. 李女士，28岁，已婚，临床诊断疑似"输卵管异位妊娠破裂"。

请思考：

（1）若发生异位妊娠破裂，血液最可能积聚在哪里？

（2）若进行诊断性穿刺，应选择哪个穿刺部位？为什么？

第三章
病史采集与检查

学习目标

通过本章学习，学生能够：

1. 陈述妇产科健康史采集方法和内容。

2. 陈述妇产科身体评估的内容和方法。

3. 说明妇产科心理 –社会评估的内容。

4. 根据有关资料正确确定妇产科常见的护理诊断。

5. 运用所学知识对妇产科就诊女性进行护理并评价护理效果。

▶ 女性出生后经历新生儿期、儿童期、青春期、性成熟期、绝经过渡期和绝经后期 6 个阶段，每一阶段女性生殖生理、生殖内分泌功能和心理 –社会发生的变化均有可能导致异常，同时也会因外界环境影响而出现妊娠、分娩和产褥异常、女性生殖器官肿瘤、感染性疾病或生殖内分泌疾病等。每一次接诊病人，护士都要依据护理程序，认真进行护理评估、确定护理诊断、制订护理目标和护理措施、做出结果评价，必要时进行随访。采集健康史与检查是为护理对象提供护理的主要依据，也是妇产科护理临床实践的基本技能。

导入案例与思考

王女士，32 岁，婚后 3 年未孕。在家中老人的催促下，与丈夫一起来医院就诊。丈夫就诊后相关不育检查结果皆正常。妻子就诊不孕症专科。

结合本案例，你认为：

1. 需要对该女性进行哪些方面的护理评估？

2. 采集该女性健康史时，采集的方法和内容有哪些？

3. 对该女性进行身体评估的内容和方法有哪些？

4. 从哪几个方面可以确定该女性的护理诊断？

5. 从哪几个方面为该女性制订护理目标和护理措施？

【护理评估】

（一）健康史采集方法

护理评估是护理程序的基础，是指全面收集有关护理对象的资料，并加以整理、综合、判断的过程。妇产科护理评估可以通过观察、会谈、对护理对象进行身体检查、心理测试等方法获得护理对象生理、心理、社会、精神和文化等各方面的资料。由于女性生殖系统疾病常常涉及病人的隐私和与性生活有关的内容，收集资料时会使病人感到害羞和不适，甚至不愿说出真情，所以，妇产科护理的护患沟通十分重要。在护理评估的过程中，要做到态度和蔼、语言亲切并通俗易懂，关心体贴和尊重病人，耐心细致地询问和进行体格检查，给病人以责任感、安全感，并给予保守秘密的承诺。在可能的情况下要避免第三者在场，这样才能收集到护理对象真实的健康史、生理、心理和社会资料。

（二）健康史采集内容

包括一般项目、主诉、现病史、月经史、婚育史、既往史、个人史和家族史8个方面。

1. 一般项目　询问护理对象的姓名、年龄、婚姻、籍贯、职业、民族、教育程度、宗教信仰、家庭住址等，记录入院日期，观察病人的入院方式。护理对象的年龄、婚姻、信仰、职业等均可能影响疾病的发生与发展。例如：孕妇年龄过小容易发生难产，35岁以上初孕妇容易在妊娠期间发生妊娠期高血压疾病、产力异常等；妇女的婚姻状况、性伴侣与妇科疾病有关。

2. 主诉　了解病人就医的主要问题、主要症状（或体征）、出现的时间、持续时间和病人的应对方式。产科常见的就诊问题有停经、停经后阴道流血和（或）下腹疼痛不适、见红、产后发热伴下腹痛等。妇科常见的症状有外阴瘙痒、阴道流血、白带异常、闭经、下腹痛、下腹部包块及不孕等。也有本人无任何不适，通过妇科常见病普查或健康体检而发现疾病。主诉通常不超过20字，一般采用症状学名称，避免使用病名，如"停经×日，阴道流血×日"，或者"普查发现子宫肌瘤×日"。若非本人陈述内容，应注明陈述者与病人的关系。

3. 现病史　围绕主诉了解发病的时间、发病的原因及可能的诱因、病情发展经过、就医经过、采取的护理措施及效果。可按照时间顺序进行询问。注意询问病人发病性质、部位、严重程度、持续时间等，还需了解病人有无伴随症状及其出现的时间、特点和演变过程，特别是与主要症状的关系。此外，详细询问病人相应的一般情况变化及心理反应，询问食欲、大小便、体重变化、活动能力、睡眠、自我感觉、角色关系、应激能力的变化；还应询问既往有无发病及诊治情况。

4. 月经史　询问初潮年龄、月经周期、经期持续时间（如13岁初潮，月经周期28～30日，经期持续4日，可简写为$13\frac{4}{28\sim30}$）。了解经量多少（询问每日更换卫生巾次数）、有无血块、经前期有无不适（如乳房胀痛、水肿、精神抑郁或易激动等）、有无痛经和疼痛部位、性质、程度、起始时间和消失时间，常规询问末次月经时间（last menstrual period，LMP）及其经量和持续时间。若其流血情况不同于以往正常月经时，还应询问再前次月经（previous menstrual period，PMP）起始日期。绝经后病人应询问绝经年龄、绝经后有无阴道出血、分泌物情况或其他不适。

5. 婚育史　包括结婚年龄、婚次、男方健康情况、是否近亲结婚（直系血亲及3代旁系）、同居情况、双方性功能、性病史。生育情况包括足月产、早产、流产次数以及现存子女数，以4个阿拉伯数字顺序表示，可简写为：足－早－流－存，如足月产1次，无早产，流产1次，现存子女1人，可记录为1-0-1-1。也可以用孕×产×方式表示，可记录为孕2产1（G_2P_1）。同时询问分娩方式、有无难产史、新生儿出生情况、有无产后大量出血或产褥感染史、末次分娩或流产的时间，采用的计划生育措施及效果。

6. 既往史　询问既往健康状况，曾患过何种疾病，特别是妇科疾病及与妇产科疾病密切相关的病史如生殖系统炎症、肿瘤、损伤、畸形等，是否肥胖，有无肺结核、肠结核、结核性腹膜炎、肝炎、心血管疾病及腹部手术史等。为防止遗漏，可按全身各系统依次询问。若病人曾患有某种疾病，应记录疾病名称、患病时间及诊疗转归。同时应询问食物过敏史、药物过敏史，并说明对何种药物过敏。

7. **个人史**　询问病人的生活和居住情况、出生地和曾居住地区、个人特殊嗜好、自理程度、生活方式、睡眠、饮食、营养、卫生习惯等。了解与他人、家人的关系，对待职业、工作、退休的满意度，有无烟酒嗜好，有无吸毒史。

8. **家族史**　了解病人的家庭成员包括父母、兄弟、姊妹及子女的健康状况，询问家族成员有无遗传性疾病（如血友病、白化病等）、可能与遗传有关的疾病（如糖尿病、高血压、肿瘤等）以及传染病（如结核等）。

（三）身体评估内容及方法

身体评估常常在采集健康史后进行，主要包括全身检查、腹部检查和盆腔检查。孕妇的身体评估还应包括产道检查和肛门指诊检查。产科检查包括全身体格检查和产科特殊检查，内容详见第四章妊娠期妇女的护理。盆腔检查为妇科检查所特有，又称为妇科检查。除病情危急外，应按下列先后顺序进行。不仅要记录与疾病有关的主要体征，还要记录有鉴别意义的阴性体征。

1. **全身体格检查**　测量体温、脉搏、呼吸、血压、身高、体重；观察精神状态、全身发育、毛发分布、皮肤、淋巴结（特别是左锁骨上淋巴结和腹股沟淋巴结）、头部器官、颈、乳房（检查其发育情况、有无皮肤凹陷及有无包块或分泌物）、心、肺、脊柱及四肢。

2. **腹部检查**　是妇产科体格检查的重要组成部分，应在盆腔检查前进行。视诊观察腹部形状和大小，有无隆起或呈蛙腹状，腹壁有无瘢痕、静脉曲张、妊娠纹、腹壁疝、腹直肌分离等。扪诊腹壁厚度，肝、脾、肾有无增大及压痛，腹部其他部位有无压痛、反跳痛及肌紧张，腹部能否扪到肿块，若扪及包块，应描述包块的部位、大小（以 cm 为单位表示或相当于妊娠月份表示，如包块相当于妊娠 3 个月大）、形状、质地、活动度、表面光滑或高低不平隆起以及有无压痛。叩诊时注意鼓音和浊音分布区，有无移动性浊音存在。必要时听诊了解肠鸣音情况。若为孕妇，应进行四步触诊和胎心率听诊检查（见第四章妊娠期妇女的护理）。

3. **骨盆测量**　骨盆大小及其形状对分娩有直接影响，是决定胎儿能否顺利经阴道分娩的重要因素。产前检查时必须做骨盆测量。骨盆测量分内测量和外测量两种（见第四章妊娠期妇女的护理）。

4. **肛门指诊检查**　一方面，可以了解宫颈消退及宫口扩张、胎先露部及其下降程度、胎方位、骶骨前面弯曲度、坐骨棘间径、坐骨切迹宽度以及骶尾关节活动度，并测量后矢状径（见第四章妊娠期妇女的护理），目前临床在第一产程观察时较少采用；另一方面，在会阴阴道损伤及缝合术后肛门指诊检查，用于了解阴道是否有血肿、直肠是否有损伤等。

5. **盆腔检查**　盆腔检查（pelvic examination）为妇科特有的检查，又称为妇科检查，包括外阴、阴道、宫颈、宫体及双侧附件。检查用物包括无菌手套、阴道窥器、鼠齿钳、长镊、子宫探针、宫颈刮板、玻片、棉拭子、消毒液、液状石蜡或肥皂水、生理盐水等。

（1）基本要求

1）检查者关心体贴病人，做到态度严肃，语言亲切，检查前向病人做好解释工作，检查时仔细认真，动作轻柔。同时，检查室温度要适中，环境要寂静，若有其他病人在场，应注意遮挡。

2）除尿失禁病人外，检查前嘱咐病人排空膀胱，必要时先导尿排空膀胱。大便充盈者应在排便或灌肠后进行。

3）每检查一人，应更换一块置于臀部下面的垫单（或塑料布、纸单）、无菌手套和检查器械，一人一换，一次性使用，以避免感染或交叉感染。

4）除尿瘘病人有时需取膝胸位外，一般妇科检查均取膀胱截石位，病人臀部置于检查台缘，头部略抬高，两手平放于身旁，以使腹肌松弛。检查者一般面向病人，立在病人两腿间。不宜搬动的危重病人不能上检查台，可在病床上检查。

5）正常月经期应避免检查，若为阴道异常出血，则必须检查。检查前应先消毒外阴，以防发生感染。

6）无性生活病人禁做阴道窥器检查和双合诊或三合诊检查，一般行直肠－腹部诊。若确有检查必要时，应先征得病人及其家属同意后，方可用示指放入阴道扪诊，或行阴道窥器或双合诊检查。

7）怀疑有盆腔内病变而腹壁肥厚、高度紧张不合作或无性生活史病人，若妇科检查不满意，可行 B 型超声检查。必要时可在麻醉下进行盆腔检查，以作出正确的判断。

8）男性护士对病人进行妇科检查时，应有一名女性医护人员在场，以减轻病人紧张心理，并可避免发生不必要的误会。

（2）检查方法：一般按下列步骤进行：

1）外阴部检查：观察外阴发育、阴毛多少和分布情况（女性型或男性型），有无畸形、水肿、炎症、溃疡、赘生物或肿块，注意皮肤和黏膜色泽或色素减退及质地变化，有无增生、变薄或萎缩。然后分开小阴唇，暴露阴道前庭、尿道口和阴道口，观察尿道口周围黏膜色泽及有无赘生物。无性生活的病人处女膜一般完整未破，其阴道口勉强可容示指；有性生活的病人阴道口能容两指通过；经产妇的处女膜仅余残痕或可见会阴后－侧切瘢痕。检查时还应让病人用力向下屏气，观察有无阴道前壁或后壁膨出、子宫脱垂或尿失禁等情况。

2）阴道窥器检查：根据病人阴道大小和阴道壁松弛情况，选用适当大小的阴道窥器。无性生活者未经本人同意，禁用阴道窥器检查。使用阴道窥器检查阴道和宫颈时，要注意阴道窥器的结构特点，以免漏诊。临床常见的阴道窥器为鸭嘴形，可以固定，便于阴道内治疗操作。

⊙ **知识链接**　　　　从阴道窥器到阴道镜和宫腔镜

19 世纪美国著名的妇产科学家锡姆斯发明了阴道窥器，对于妇科病的诊疗具有十分重要的意义。然而在当时男女正常交往都要受到约束，阴道窥器被守旧派与伪君子斥为流氓下流之作。锡姆斯一点也不灰心，他来到纽约，在竭力反对他的人面前证明了在阴道窥器的帮助下，可以依照外科手术的方法治疗当时普遍存在的膀胱阴道瘘。很快，全欧洲都开始借助阴道窥器这个工具，采用锡姆斯的方法治疗膀胱阴道瘘。上个世纪初，科学家们在阴道窥器的基础上，又设计出了阴道镜和宫腔镜。

放置阴道窥器前，将阴道窥器两叶合拢，表面涂润滑剂（生理盐水或肥皂液）润滑两叶前端，以利插入阴道，避免阴道损伤。冬天气温较低时，可将阴道窥器前端置于 40～45℃肥皂液中预先加温，防止因阴道窥器的温度过低而影响检查效果。拟做宫颈细胞学检查或取阴道分泌物涂片时，则不宜用润滑剂，以免影响涂片质量和检查结果。放置阴道窥器时，检查者左手拇指和示指将两侧小阴唇分开，暴露阴道口，右手持阴道窥器避开敏感的尿道周围区，斜行沿阴道侧后壁缓慢插入阴道内，边推进边旋转，将阴道窥器两叶转正并逐渐张开两叶，直至完全暴露宫颈、阴道壁及穹隆部（图3-1、图3-2），然后旋转阴道窥器，充分暴露阴道各壁。取出阴道窥器时应将两叶合拢后退出，以免小阴唇和阴道壁黏膜被夹入两叶侧壁间而引起病人剧痛或不适。

阴道窥器检查内容包括宫颈、阴道的视诊。①阴道视诊：观察阴道前后壁和侧壁及穹隆黏膜颜色、皱襞多少，是否有阴道隔或双阴道等先天畸形，有无溃疡、赘生物或囊肿等。并注意阴道分泌物的量、性状、色泽，有无臭味。阴道分泌物异常者应进行滴虫、假丝酵母菌、淋菌及线索细胞等检查。②宫颈视诊：暴露宫颈后，观察宫颈大小、颜色、外口形状，有无出血、肥大、糜烂样改变、撕裂、外翻、腺囊肿、损伤、息肉、赘生物、畸形，宫颈管内有无出血或分泌物。可于此时采集宫颈外口鳞-柱状上皮交界部脱落细胞或宫颈分泌物标本做宫颈细胞学检查和人乳头瘤病毒（human papilloma virus，HPV）检测。

3）双合诊：是盆腔检查中最重要的项目。检查者一手的两指（多为示指和中指）或一指放入阴道内，另一手放在腹部配合检查，称为双合诊检查。目的在于检查阴道、宫颈、宫体、输卵管、卵巢及宫旁结缔组织和韧带，以及盆腔内壁情况。

检查方法：检查者戴无菌手套，右手（或左手）示指和中指蘸润滑剂，顺阴道后壁轻轻插入，检查阴道通畅度、深度、弹性，有无先天畸形、瘢痕、结节、肿块及阴道穹隆情况。触诊宫颈的大小、形状、硬度及宫颈外口情况，有无接触性出血和宫颈举痛。当扪及宫颈外口方向朝后时，宫体为前倾；宫颈外口方向朝前时，宫体为后倾。宫颈外口朝前且阴道内手指伸达后穹隆顶部可触及子宫体时，子宫为后屈。随后将阴道内两指放在宫颈后方，另一手掌心朝下手指平放在病人下腹部，当阴道内手指向上向前方抬举宫颈时，腹部手指往下往后按压腹壁，并逐渐向耻骨联合部位移动，通过内、外手指同时抬举和按压，相互协调，扪诊子宫体位置、大小、形状、软硬度、活动度以及有无压痛（图3-3）。正常子宫位置一般是前倾略前屈。"倾"指

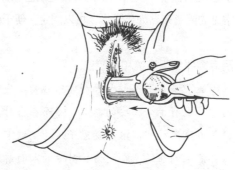

图 3-1　沿阴道侧后壁放入阴道窥器

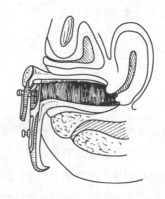

图 3-2　暴露宫颈

宫体纵轴与身体纵轴的关系。若宫体朝向耻骨，称为前倾（anteversion）；当宫体朝向骶骨，称为后倾（retroversion）。"屈"指宫体与宫颈间的关系。若两者间的纵轴形成的角度朝向前方，称为前屈（anteflexion），形成的角度朝向后方，称为后屈（retroflexion）。扪清子宫后，再行双侧附件检查。将阴道内两指由宫颈后方移至一侧穹隆部，尽可能往上向盆腔深部扪触；与此同时，另一手从同侧下腹壁髂嵴水平开始，由上往下按压腹壁，与阴道内手指相互对合，以触摸该侧子宫附件区有无肿块、增厚或压痛（图3-4）。若扪及肿块，应查清其位置、大小、形状、软硬度、活动度、与子宫的关系以及有无压痛等。正常卵巢偶可扪及，触后稍有酸胀感。正常输卵管不能扪及。

4）三合诊：经直肠、阴道、腹部联合检查，称为三合诊。方法是双合诊结束后，一手示指放入阴道，中指插入直肠，其余检查步骤与双合诊时相同（图3-5），三合诊是对双合诊检查不足的重要补充。通过三合诊能扪清后倾或后屈子宫的大小，发现子宫后壁、宫颈旁、直肠子宫凹陷、子宫骶韧带及双侧盆腔后壁的病变，估计盆腔内病变范围，及其与子宫或直肠的关系，特别是癌肿与盆壁间的关系，扪诊阴道直肠隔、骶骨前方或直肠内有无病变。三合诊在生殖器官肿瘤、结核、内膜异位症、炎症的检查时尤为重要。

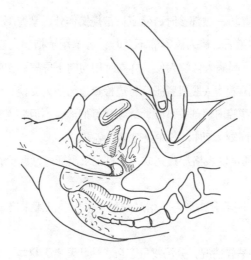

图3-3 双合诊检查子宫

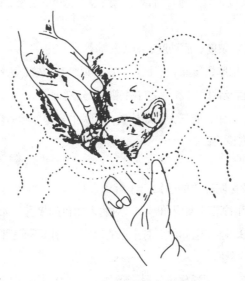

图3-4 双合诊检查子宫旁附件

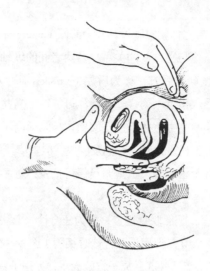

图 3-5　三合诊检查

5）直肠－腹部诊：检查者一手示指伸入直肠，另一手在腹部配合检查，称为直肠－腹部诊。一般适用于无性生活史、阴道闭锁、经期不宜做双合诊检查者或有其他原因不宜行双合诊检查的病人。

行双合诊、三合诊或直肠－腹部诊时，除应按常规操作外，掌握下述各点有利于检查的顺利进行：① 当两手指放入阴道后，病人感疼痛不适时，可单用示指替代双指进行检查；② 三合诊时，在将中指伸入肛门时，嘱病人像解大便一样同时用力向下屏气，使肛门括约肌自动放松，可减轻病人疼痛和不适感；③ 若病人腹肌紧张，可边检查边与病人交谈，使其张口呼吸而使腹肌放松；④ 当检查者无法查明盆腔内解剖关系时，继续强行扪诊，不但病人难以耐受，且往往徒劳无益，此时应停止检查。待下次检查时，多能获得满意结果。

（3）记录：产科记录通常以表格形式完成，妇科记录需通过盆腔检查，按照解剖部位的先后顺序记录检查结果：

1）外阴：发育情况、阴毛分布形态、婚产类型（未婚、已婚未产或经产），有异常发现时，应详加描述。

2）阴道：是否通畅，黏膜情况，分泌物量、色、性状及有无臭味。

3）子宫颈：大小、硬度，有无糜烂样改变、撕裂、息肉、腺囊肿，有无接触性出血、举痛及摇摆痛等。

4）子宫：位置、大小、硬度、活动度、有无压痛等。

5）附件：有无块物、增厚、压痛。若扪及肿块，记录其位置、大小、硬度、表面光滑与否、活动度、有无压痛，与子宫及盆壁关系。左右两侧情况分别记录。

6. 辅助检查　包括血、尿、粪三大常规检查，相关的实验室检查项目及相应的物理学诊断，如超声检查、X线检查、内镜检查等。

（四）心理－社会评估

1. 病人对健康问题及医院环境的感知　了解病人对健康问题的感受，对自己所患疾病的认识和态度，对住院、治疗和护理的期望和感受，对病人角色的接受。如有的病人担心住院检查发现更严重的疾病（如癌症），不知道如何面对未来的压力，所以不愿就医。也可能因为经济问题、工作忙碌或知识不足等延误就医。

2. 病人对疾病的反应　应用量化评估量表评估病人患病前及患病后的应激反应，面对压力时的解决方式，处理问题过程中遭遇到的困难。可以明确导致病人疾病的社会心理原因，以采取心理护理措施，帮助病人预防、减轻或消除心理方面对健康的影响。常用的量化评估量表为拉斯如斯（Lazarus）与弗克曼（Folkman）于 1984 年编制的应对量表。

3. 病人的精神心理状态 发病后病人的定向力、意识水平、注意力、仪表、举止、情绪、沟通交流能力、思维、记忆和判断能力有无改变。患病后病人有无焦虑、恐惧、否认、绝望、自责、沮丧、愤怒、悲哀等情绪变化。如妇科检查中的暴露常常使病人感到害羞、困扰，或将检查与性联想起来产生罪恶感。也可能因为以往不愉快的经历使病人对护理评估产生畏惧，拖延或拒绝接受妇科检查。

【常见护理诊断 / 问题】

护理诊断 / 问题是对病人生命历程中所遇到的生理、心理、精神、社会和文化等方面问题的阐述，这些问题可以通过护理措施解决。当妇产科护士全面收集了有关护理对象的资料，并加以综合整理、分析后，应根据护理对象的问题确定护理诊断。护理诊断应包括护理对象潜在性与现存性问题、自我护理的能力及妇女群体健康改变的趋势。护理诊断可以按照马斯洛（Maslow）的基本需要层次分类，也可以按照戈登（Gordon）的 11 个功能性健康型态分类。我国目前多使用北美护理诊断协会（North American Nursing Diagnosis Association，NANDA）认可的护理诊断。确认相应的护理诊断后，按照其重要性和紧迫性排列先后顺序，使护士能够根据病情轻重缓急采取先后行动。

【护理目标】

护理目标是指通过护理干预，护士期望护理对象达到的健康状态或在行为上的改变，也是护理效果的标准。制订护理目标可以明确护理工作的方向，指导护士为达到目标中期望的结果去制订护理措施，并在护理程序的最后一步对护理工作进行效果评价。

选择的护理目标是妇产科护士和护理对象双方合作的结果，使护理对象提高自我护理的能力和适应环境的能力。根据达到目标所需时间的长短，可将护理目标分为长期目标和短期目标。

1. 长期目标 又称为远期目标，是指在较长时间内（数周或数月）能够达到的目标。长期目标有利于妇产科护士针对护理对象长期存在的问题采取连续护理行动，常常用于妇科出院病人、慢性炎症病人和手术后康复者。

2. 短期目标 又称为近期目标，是指在较短的时间内（1 周或数日甚至更短的时间）能够达到的目标。常常用于病情变化较快或短期住院的妇科病人的护理计划。

有时长期目标中期望的结果往往需要一系列的短期目标才能更好实现，或者长期目标包括一系列渐进性的短期目标，这样可以使护士分清各个护理阶段的工作任务，也可因短期目标的逐步实现而增加病人达到长期目标的信心。长期目标和短期目标在时间上没有绝对的分界，有些护理计划只有短期目标，有些护理计划则可能具有长期和短期目标。

【护理措施】

护理措施是指护士为帮助护理对象达到预定目标所采取的具体护理活动。包括执行医嘱、缓解症状、促进舒适的护理措施，预防、减轻和消除病变反应的措施，用药指导和健康教育等。护理措施的内容可分为三类。

1. 依赖性护理措施　是指护士执行医师、营养师或药剂师等开出的医嘱。受过专业训练的注册护士，既执行医嘱完成护理活动，又应对给予病人的治疗和护理负有责任。

2. 协作性护理措施　是指护士与其他医务人员协同完成的护理活动。

3. 独立性护理措施　是指护士运用自己的专业知识和能力，自行或授权其他护士进行的护理活动，包括生活护理、住院评估、病人教育、对病人住院环境的管理及对病人病情和心理－社会反应的监测等，都属于护士独立提出和采取的措施。

制订护理措施时注意措施必须具有科学性、能实现护理目标、针对病人的具体情况、有充足的资源、保证病人的安全和保证健康服务活动的协调。

【结果评价】

结果评价是对整个护理效果的鉴定，可以判断执行护理措施后病人的反应，是评价预期目的是否达到的过程。将病人目前的健康状况与护理计划中的护理目标进行比较，判断目标是否达到，现实与目标之间可能会存在目标完全实现、目标部分实现和目标未实现等几种结果，若目标未能完全实现，应寻找原因，并重新收集资料，调整护理诊断和护理计划。

1. 停止　对于已解决的护理问题，目标已全部实现，其相应的护理措施可以同时停止。

2. 修订　对护理目标部分实现和未实现的情形进行分析，然后对护理诊断、护理目标、护理措施中不恰当的地方进行修改。

3. 排除　经过分析和实践，排除已经不存在的护理问题。

4. 增加　评价也是一个再评估的过程，根据对所获得的资料的判断，可发现新的护理诊断，应将这些诊断及其目标和措施加入护理计划中。

在评价过程中应注意总结经验教训，不断改进和提高护理质量，以争取病人早日康复。

附1　妇科门诊病历（问诊记录、体检记录）

主诉：发现外阴赘生物2个月。

现病史：2个月前洗澡时发现阴道口散在小而柔软的疣状物，无瘙痒疼痛，未予重视。之后疣状物逐渐增大增多，偶尔感轻微瘙痒。

月经史：$11\dfrac{4}{28}$，

孕产史：1-0-2-1。

妇科检查：

外阴：已婚已产型，发育正常，阴唇后联合、小阴唇内侧可见粉红色米粒至黄豆大小毛刺状赘生物。

阴道：通畅，阴道黏膜和分泌物无异常。阴道口可见粉红色黄豆大小毛刺状赘生物，有的融合呈桑葚状。

子宫颈：已产型，宫颈口充血，光滑。正常大小，质地柔韧。

子宫：居中，正常大小，质地中，活动度可，无压痛。

附件：未触及异常。

临床诊断：尖锐湿疣。

处理：1. 阴道分泌物检查。

　　　2. 醋酸白病变处取活检。

签字：×××

附2　护理记录（妇科病历摘要、护理病程记录）

妇科病历摘要：

张××，女，45岁，因"月经周期紊乱4年，经量增多2年，阴道不规则流血2个月余"于2016年7月1日入院。4年前开始出现月经周期缩短为25日左右，曾就医检查B型超声，发现"子宫肌壁间两个小肌瘤"，大小不详，未予重视。2年前月经周期继续缩短为18～20日左右，经量逐渐明显增多，伴有较多凝血块，经期延长为10日左右，间断服药止血治疗，药物名称不详，疗效不明显。2个月前出现阴道持续流血，血量时多时少，色暗红，伴下腹胀痛不适。患病以来，体重无明显减轻，大便无异常。既往体健，既往月经周期28日左右，周期规律，经期6日，经量中等，每次月经需用卫生巾10片左右，无痛经，初潮13岁，$13\frac{6}{28}$，LMP：2016年4月8日。婚育史：G_3P_1，末次妊娠为19年前，行人工流产术，IUD避孕。入院查体：皮肤无淤血和瘀斑，巩膜苍白，BP 130/85mmHg，P89次/分，律齐，心界正常，心尖区未闻及杂音，肺部无异常，腹软，肝脾未扪及，移动性浊音阴性。

妇科检查：

外阴：阴毛女性分布，外阴已婚已产型，大阴唇和小阴唇无红肿及溃疡，尿道口正常，前庭大腺未触及。

阴道：通畅，分泌物较多，白色黏稠状，无臭味。

宫颈：已产型，宫颈口充血，光滑。正常大小，质地柔韧。

宫体：呈前屈，子宫增大如3个月孕周大小，子宫表明凹凸不平，前壁、后壁可扪及多个大小不等的结节，直径4～5cm大小，质地硬，活动度可，无触痛。

附件：双侧附件无增厚及压痛，未触及包块。

血常规检查：Hb 110g/L，RBC $3.80×10^{12}$/L，WBC $7.6×10^9$/L，PLT $10×10^9$/L。血细胞比容45%。

初步诊断：多发性子宫肌瘤。

对病人进行入院宣教，介绍医院和病区的相关规章制度、病室环境及主管医师和主管护士，病人表示理解相关信息，已签字知情。同时告知病人第2日早晨要进行血、尿常规检查，肝肾功检查，凝血功能检查以及其他医嘱检查，嘱病人做好准备。

签名：×××

护理病程记录：

2016年7月2日

病人入院第2日，未诉特殊不适，T36.6℃。医疗诊断明确，手术指征明确，积极进行术前准备。协助病人行血、尿常规检查，肝肾功检查，凝血功能及胸透，心电图检查，阴道准备3日，择期手术。

签名：×××

2016 年 7 月 5 日

病人于今日 8:00am 在持续硬膜外麻醉下行腹部子宫次全切除术。术中渗血较多，曾输全血 600ml 和 5% 葡萄糖盐水 1000ml，手术经过顺利。11:00am 安全返回病房，测得 T 36.2℃，P92 次 / 分，R22 次 / 分，BP105/70mmHg，保留导尿管通畅，尿液清晰，神志清醒。帮助病人去枕平卧，并保持 6 小时。每 30 分钟进行一次腿部活动，每 2 小时翻身、咳嗽、做深呼吸一次。注意继续观察生命体征。

签名：×××

2016 年 7 月 5 日 11:30

测 P86 次 / 分，R22 次 / 分，BP105/70mmHg。神志清楚，敷料清洁干燥，尿管通畅，尿液清晰，尿量约 100ml，未见阴道流血。帮助病人进行腿部活动。

签名：×××

2016 年 7 月 5 日 12:00

测 P86 次 / 分，R22 次 / 分，BP110/75mmHg。神志清楚，敷料清洁干燥，尿管通畅，尿液清晰，尿量约 300ml，未见阴道流血。帮助病人进行腿部活动。

签名：×××

2016 年 7 月 5 日 12:30

测 P86 次 / 分，R22 次 / 分，BP110/75mmHg。神志清楚，敷料清洁干燥，尿管通畅，尿液清晰，未见阴道流血。帮助病人进行腿部活动。

签名：×××

2016 年 7 月 5 日 13:00

测 P86 次 / 分，R22 次 / 分，BP110/75mmHg。神志清楚，敷料清洁干燥，尿管通畅，尿液清晰，未见阴道流血。帮助病人进行腿部活动，翻身、咳嗽、做深呼吸一次。

签名：×××

2016 年 7 月 6 日

术后第 1 日，T38.5℃，P80 次 / 分，R20 次 / 分，BP110/75mmHg。主诉伤口疼痛，较难忍受。敷料洁净干燥，未见阴道流血。心、肺听诊无异常。肠鸣音活跃，但未排气，嘱病人多翻身活动。今日输液 2000ml。尿管通畅，尿液清，保留导尿管持续开放，明晨停用。继续观察病人疼痛情况、尿管及伤口情况。

签名：×××

2016 年 7 月 7 日

病人术后第 2 日，T37.1℃，P78 次 / 分，R20 次 / 分，BP110/75mmHg。主诉伤口疼痛明显减轻，不影响休息。已肛门排气。敷料洁净干燥，未见阴道流血。心、肺听诊无异常。10：00am 拔除保留导尿管，11：00am 自解小便约 400ml。告知病人明日可进普食。

签名：×××

2016 年 7 月 12 日

病人一般情况好，生命体征平稳。伤口正常拆线。预计明日出院，为病人作出院健康教育，内容包括：①休息 2 个月；②1 个月后门诊复查；③保持外阴清洁。病人表示理解信息并接受；④针对病人体质做个体化营养健康教育。

签名：×××

☆ **本章小结**

出生后女性经历 6 个阶段，接诊任何一个阶段的女性，妇产科护士都要具备将医学基础知识转化为临床护理实践应用、解决病人问题的能力。临床护理实践是理论知识转化必不可少的过程，是将所学知识运用于临床的过程。妇产科护理实践中，每一次接诊病人，均包括护理评估、护理诊断、护理目标、护理措施和结果评价，这一过程周而复始，医学基础知识就能够不断转化，临床护理经验就能够不断验证。通过本章内容的学习，应该能应用护理程序，正确采集健康史、进行体格检查、评估并分析护理对象的心理－社会状态，根据不同服务对象的需要，制订相应的护理计划并实施。

（顾　炜）

◇ **护理学而思**

1. 一名 30 岁妇女，月经规律，生育史 2-0-1-2。拟选择宫内节育器作为避孕方法。前来医院咨询。

请思考：

（1）对该妇女进行盆腔检查时，有哪些基本要求？

（2）需要对该妇女实施哪些护理措施和健康教育？

2. 一名 33 岁已婚妇女来医院行妇科普查，既往月经规律，生育史 1-0-1-1。

请思考：

（1）护士行盆腔检查时应准备的用物有哪些？

（2）如何记录妇科检查结果？

3. 一对新婚夫妇，尚未生育，暂时不打算生育，前来咨询避孕方法。

请思考：

（1）针对该妇女进行护理评估，采集健康史的内容有哪些？

（2）需要对该妇女实施哪些护理措施和健康教育？

第四章
妊娠期妇女的护理

通过本章学习，学生能够：

1. 复述妊娠、着床、仰卧位低血压综合征、胎产式、胎先露、胎方位、围产医学的定义。
2. 说出胎盘、胎膜、脐带、羊水的功能及早期妊娠诊断的依据。
3. 说明产前检查的目的和方法。
4. 解释妊娠期母体生理变化的原因及心理社会变化的特点，运用所学知识为孕妇制订整个孕期健康教育计划。
5. 能准确推算预产期，判断先兆临产。

▶ 妊娠是女性一生中可能经历的一段特殊生理时期。女性的角色发生了重要转变，成为一名准妈妈，经历着从生理和心理方面的变化；孕妇和家庭成员都将随着妊娠的进展而进行心理和社会调适，迎接新生命的到来。护士应运用所学知识和技能，进行孕期健康教育，帮助孕妇及其家庭做好分娩前准备，促进母婴健康。

导入案例与思考

孕妇，28岁，已婚，因"G_1P_0，妊娠28周"，今日在门诊常规产检。查体：体温36.8℃，BP135/85mmHg，P82次/分，R20次/分，体重62kg，身高156cm，腹围88cm，宫高26cm，胎方位LOA，胎心140次/分，双下肢脚踝有轻微水肿。实验室检查：血常规显示Hb98g/L，OGTT结果正常。该孕妇既往健康，有高血压家族史，孕前体重50kg，基础血压120/75mmHg。

结合本案例，你认为：

1. 孕妇可自我监测胎儿发育但本次检查未显示的指标是什么？
2. 如何指导该孕妇休息时的卧位？
3. 如何指导该孕妇合理饮食？

04章

第一节　妊娠生理

妊娠（pregnancy）是胚胎和胎儿在母体内发育成长的过程。成熟卵子受精是妊娠的开始，胎儿及其附属物自母体排出是妊娠的终止。从末次月经第 1 日算起，妊娠期约 40 周（280 日），妊娠是一个变化非常复杂而又极其协调的生理过程。

一、受精与受精卵着床

（一）受精

精液射入阴道后，精子离开精液经宫颈管进入子宫腔及输卵管腔，受生殖道分泌物中的 α 与 β 淀粉酶作用，解除了精子顶体酶上的"去获能因子"，此时精子具有受精的能力，此过程称精子获能。

成熟卵子从卵巢排出后，经输卵管伞端的"拾卵"作用进入输卵管内，停留在输卵管壶腹部与峡部连接处等待受精。

精子与卵子的结合过程称为受精（fertilization）。通常受精发生在排卵后 12 小时内，整个受精过程约为 24 小时。当精子与卵子相遇后，精子顶体外膜破裂，释放出顶体酶，在酶的作用下，精子穿过放射冠、透明带，与卵子的表面接触，开始受精。精子进入卵子后，卵子透明带结构改变，阻止其他精子进入透明带，称为透明带反应。逐渐地精原核与卵原核融合，核膜消失，染色体相互混合，形成二倍体的受精卵（zygote），完成受精过程。

（二）受精卵的输送与发育

受精卵进行有丝分裂的同时，借助输卵管蠕动和输卵管上皮纤毛摆动，向宫腔方向移动，约在受精后第 3 日，分裂成 16 个细胞的实心细胞团，称为桑葚胚，随后早期囊胚形成。约在受精后第 4 日，早期囊胚进入宫腔。受精后第 5～6 日，早期囊胚的透明带消失，在子宫腔内继续分裂发育成晚期囊胚。

（三）受精卵着床

晚期囊胚侵入到子宫内膜的过程，称孕卵植入，也称受精卵着床（implantation）（图 4-1）。约在受精后第 6～7 日开始，11～12 日结束。着床需经过定位、黏附和侵入三个阶段。完成着床的条件是：①透明带消失；②囊胚滋养层分化出合体滋养层细胞；③囊胚和子宫内膜同步发育并相互配合；④孕妇体内有足够量的孕酮，子宫有一个极短的窗口期，允许受精卵着床。

（四）蜕膜的形成

受精卵着床后，在孕激素、雌激素的作用下，子宫内膜腺体增大，腺上皮细胞内糖原增加，结缔组织细胞肥大，血管充血，此时的子宫内膜称为蜕膜（decidua）。按照蜕膜与囊胚的位置关系，将蜕膜分为三部分（图 4-2）：

1. **底蜕膜**（decidua basalis）　与囊胚及滋养层接触的蜕膜。将来发育成胎盘的母体部分。

2. **包蜕膜**（decidua capsularis）　覆盖在胚泡上面的蜕膜。随着囊胚的发育成长逐渐凸向宫腔，约在妊娠 12 周左右与壁蜕膜贴近并融合，子宫腔消失，包蜕膜与壁蜕膜逐渐融合，分娩时这两层已无法分开。

3. **壁蜕膜**（decidua vera）　除底蜕膜、包蜕膜以外，覆盖子宫腔表面的蜕膜。

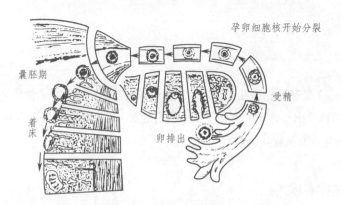

图4-1 卵子受精与孕卵着床

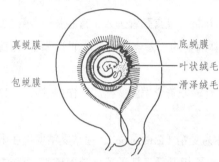

图4-2 早期妊娠的子宫蜕膜与绒毛的关系

二、胎儿附属物的形成与功能

胎儿附属物是指胎儿以外的妊娠产物，包括胎盘、胎膜、脐带和羊水，它们对维持胎儿宫内的生命及生长发育起着重要作用。

（一）胎盘

1.胎盘的结构　胎盘（placenta）由羊膜（amnion）、叶状绒毛膜（chorion frondosum）以及底蜕膜构成，是母体与胎儿间进行物质交换的重要器官（图4-3）。

（1）羊膜：是胎盘的最内层附着在胎盘的胎儿面的半透明薄膜。光滑、无血管、神经或淋巴管，有一定弹性。

（2）叶状绒毛膜：构成胎盘的胎儿部分，是胎盘的主要部分。在受精卵着床后，着床部位的滋养层细胞迅速增殖，内层为细胞滋养细胞，外层为合体滋养细胞，在滋养层内面有一层细胞称胚外中胚层，与滋养层共同组成绒毛膜。胚胎发育至13～21日时，是绒毛膜分化发育最旺盛的时期，此时绒毛逐渐形成。绒毛的形成经历3个阶段：①一级绒毛：绒毛膜周围长出不规则突起的合体滋养细胞小梁，呈放射状排列，绒毛膜深部增生活跃的细胞滋养细胞也伸入进去，形成合体滋养细胞小梁的细胞中心索，初具绒毛形态，也称初级绒毛；②二级绒毛：一级绒毛继续生长，细胞中心索伸至合体滋养细胞内面，且胚外中胚层也长入细胞中心索，形成间质中心索；③三级绒毛：胚胎血管长入间质中心索，约在受精后3周，当绒毛内血管形成时，建立起胎儿胎盘循环。

在胚胎早期，整个绒毛膜表面的绒毛发育均匀，后来与底蜕膜接触的绒毛因营养丰富高度发展，称叶状绒毛膜。胚胎表面其余部分绒毛因缺乏血液供应而萎缩退化，称平滑绒毛膜，与羊膜共同组成胎膜。绒毛滋养层合体细胞溶解周围的蜕膜形成绒毛间隙，大部分绒毛游离其中，称游离绒毛。少数绒毛紧紧附着于蜕膜深部起固定作用，称固定绒毛。绒毛间隙之间有蜕膜隔将胎盘

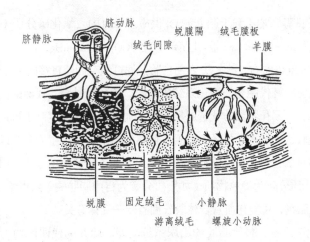

图4-3 胎盘模式图

分成若干胎盘小叶，但蜕膜隔仅达绒毛间隙的2/3高度，故绒毛间隙的胎儿侧是相通的。绒毛间隙的底为底蜕膜。

（3）底蜕膜：构成胎盘的母体部分。底蜕膜的螺旋小动脉和小静脉开口于绒毛间隙，动脉因压力高把血液喷入绒毛间隙，再散向四周，经蜕膜小静脉回流入母体血液循环，故绒毛间隙充满母血。绒毛中有毛细血管，胎儿血自脐动脉入绒毛毛细血管网，再经脐静脉而入胎体内。由此可见，胎盘有母体和胎儿两套血液循环，两者的血液在各自封闭的管道内循环，互不相混，但可以通过绒毛间隙，隔着绒毛毛细血管壁、绒毛间质及绒毛表面细胞层，靠渗透、扩散以及细胞的选择力进行物质交换。

妊娠足月时，胎盘为圆形或椭圆形盘状，重450～650g（胎盘实际重量受胎血和母血影响较大），约为足月初生儿体重的1/6，直径16～20cm，厚1～3cm，中间厚，边缘薄。胎盘分为胎儿面和母体面，胎儿面光滑，呈灰白色，表面为羊膜，中央或稍偏处有脐带附着。母体面粗糙，呈暗红色，由18～20个胎盘小叶组成。

2．胎盘的功能　胎盘的功能极其复杂，不仅仅是单纯滤过作用。通过胎盘进行物质交换及转运的方式有：①简单扩散：即物质通过细胞质膜由高浓度区向低浓度区扩散，不消耗细胞能量。如脂溶性高，相对分子质量<250，不带电荷的物质（O_2、CO_2、水、钾钠电解质等）。②易化扩散：物质也是通过细胞质膜由高浓度区向低浓度区扩散，不消耗细胞能量，但速度较简单扩散要快得多。因细胞质膜上有专一的载体，因此，当达到一定浓度时，扩散速度明显减慢，此时的扩散速度与浓度差不呈正相关。如葡萄糖等的转运。③主动转运：物质通过细胞质膜由低浓度区逆向向高浓度区扩散，需要消耗能量。如氨基酸、钙、铁及水溶性维生素等的转运。④其他：较大的物质可通过血管合体膜的裂隙或通过细胞质膜的内陷吞噬后继之膜融合，形成小泡向细胞内移动。如大分子蛋白质和免疫球蛋白等的转运。

胎盘功能包括气体交换、营养物质供应、排出胎儿代谢产物、分泌激素、防御功能和合成功能等。

（1）气体交换：O_2是维持胎儿生命最重要的物质。在母体和胎儿之间，O_2及CO_2以简单扩散的方式进行交换，替代胎儿呼吸系统的功能。母体子宫动脉血中的氧分压（PO_2）为95～100mmHg，绒毛间隙中血的PO_2为40～50mmHg，胎儿脐动脉PO_2为20mmHg，经与母血交换后，脐静脉PO_2为30mmHg以上。尽管PO_2升高并不多，但因血红蛋白对O_2的亲和力强，携氧能力由此得到改善，能从母血中获得充分的O_2。母血中的PO_2受多种因素的影响，若母亲患有心功能不全、贫血、肺功能不良等，均不利于胎儿的 O_2 供应。母血内二氧化碳分压（PCO_2）为 32mmHg，绒毛间隙内血 PCO_2 为 38～42mmHg，胎儿脐动脉血 PCO_2 为 48mmHg，因 CO_2 通过血管合体膜的扩散速度比 O_2 通过快 20 倍左右，故 CO_2 容易自胎儿通过绒毛间隙直接向母体迅速扩散。

（2）营养物质供应：替代胎儿的消化系统的功能。葡萄糖是胎儿代谢的主要能源，胎儿体内的葡萄糖均来自母体，以易化扩散方式通过胎盘。胎血内氨基酸浓度高于母血，以主动转运方式通过胎盘；脂肪酸能较快地以简单扩散方式通过胎盘；电解质及维生素多数以主动转运方式通过胎盘。胎盘中含有多种酶，可将简单物质合成后供给胎儿（如葡萄糖合成糖原、氨基酸合成蛋白质等），也可将复杂物质分解为简单物质（如脂质分解为自由脂肪酸）后供给胎儿。IgG 虽为大分子物质，但却可通过胎盘，可能与血管合体膜表面有专一受体有关。

（3）排出胎儿代谢产物：替代胎儿的泌尿系统功能。胎儿的代谢产物（如尿酸、尿素、肌酐、肌酸等）经胎盘进入母血，由母体排出体外。

（4）防御功能：胎盘的屏障功能很有限。各种病毒（如风疹病毒、流感病毒、巨细胞病毒等）易通过胎盘侵袭胎儿；细菌、弓形虫、衣原体、支原体、螺旋体等可在胎盘形成病灶，破坏绒毛结构，从而感染胎儿；分子量小、对胎儿有害的药物亦可通过胎盘作用于胎儿，导致胎儿畸形甚至死亡，故妊娠期用药应慎重。母血中的免疫物质，如 IgG 可以通过胎盘，使胎儿得到抗体，对胎儿起保护作用。

（5）合成功能：胎盘能合成数种激素和酶，激素有蛋白激素（如绒毛膜促性腺激素和人胎盘生乳素等）和甾体激素（如雌激素和孕激素等）；酶有缩宫素酶和耐热性碱性磷酸酶等。

1）人绒毛膜促性腺激素（human chorionic gonadotropin，hCG）：胚泡一经着床，合体滋养细胞即开始分泌 hCG，在受精后 10 日左右即可用放射免疫法自母体血清、尿中测出，成为诊断早孕的敏感方法之一。至妊娠第 8～10 周时分泌达高峰，持续 1～2 周后迅速下降，至妊娠中晚期血清浓度仅为峰值的 10%，持续至分娩。正常情况下，分娩后 2 周内消失。

hCG 的主要生理作用有：①作用于月经黄体，使月经黄体继续增大发育成为妊娠黄体，增加甾体激素的分泌以维持妊娠；②促进雄激素芳香化转化为雌激素，同时能刺激黄体酮的形成；③抑制淋巴细胞的免疫性，保护胚胎滋养层免受母体的免疫攻击；④刺激胎儿睾丸间质细胞活性，促进男性性分化；⑤与母体甲状腺细胞 TSH 受体结合，刺激甲状腺活性。⑥与尿促生成素合用能诱发排卵。

2）人胎盘生乳素（human placental lactogen，HPL）：由合体滋养细胞分泌。于妊娠 5～6 周开始分泌，至妊娠 34～36 周达高峰，直至分娩。产后 HPL 迅速下降，约产后 7 小时即不能测出。

HPL 的主要功能为：①促进乳腺腺泡发育，刺激乳腺上皮细胞合成乳白蛋白、乳酪蛋白、乳珠蛋白，为产后的泌乳做好准备；②有促胰岛素生成作用，使母血中胰岛素浓度增高，促进蛋白质合成；③通过脂解作用，提高游离脂肪酸、甘油的浓度，抑制母体对葡萄糖的摄取和利用，使多余葡萄糖运转给胎儿，成为胎儿的主要能源，也是蛋白质合成的能源；④抑制母体对胎儿的排斥作用；⑤促进黄体形成。因此，HPL 是通过母体促进胎儿发育的重要的"代谢调节因子"。

3）雌激素和孕激素：为甾体激素。妊娠早期由卵巢妊娠黄体产生，自妊娠第 8～10 周起，由胎盘合成。雌、孕激素的主要生理作用为共同参与妊娠期母体各系统的生理变化。

4）酶：胎盘能合成多种酶，包括缩宫素酶和耐热性碱性磷酸酶，其生物学意义尚不十分明了。缩宫素酶能使缩宫素分子灭活，起到维持妊娠的作用。当胎盘功能不良时，此酶活性降低，见于死胎、子痫前期和胎儿宫内发育迟缓等。耐热性碱性磷酸酶于妊娠 16～20 周时从母血中可以测出，随着妊娠进展而逐渐增加，胎盘娩出后此值下降，产后 3～6 日内消失。动态检测此酶的数值，可作为胎盘功能检查的一项指标。

（二）胎膜

胎膜（fetal membranes）是由绒毛膜和羊膜组成。胎膜外层为绒毛膜，在发育过程中因缺乏营养供应而逐渐退化成平滑绒毛膜，妊娠晚期与羊膜紧贴，但可与羊膜完全分开。胎膜内层为羊膜，为半透明的薄膜，与覆盖胎盘、脐带的羊膜层相连接。

（三）脐带

脐带（umbilical cord）是由胚胎发育过程中的体蒂发展而来，胚胎及胎儿借助于脐带悬浮于羊水中。脐带一端连接于胎儿腹壁脐轮，另一端附着于胎盘的子面。足月胎儿的脐带长 30 ～ 100cm，平均55cm，直径 0.8 ～ 2.0cm，脐带的表面由羊膜覆盖，内有一条管腔大而管壁薄的脐静脉和两条管腔小而管壁厚的脐动脉，血管周围有保护脐血管的胚胎结缔组织，称华通胶。因脐带较长，常呈弯曲状。胎儿通过脐带血液循环与母体进行营养和代谢物质的交换。若脐带受压，可致胎儿窘迫，甚至危及胎儿生命。

（四）羊水

羊水（amniotic fluid）为充满于羊膜腔内的液体。妊娠早期的羊水是由母体血清经胎膜进入羊膜腔的透析液，妊娠中期以后，胎儿尿液成为羊水的重要来源；羊水的吸收约 50% 由胎膜完成，羊水在羊膜腔内不断进行液体交换以保持羊水量的动态平衡。母儿间的液体交换主要通过胎盘，每小时约 3600ml；母体与羊水的交换主要通过胎膜，每小时约 400ml；羊水与胎儿的交换量较少，主要通过胎儿消化道、呼吸道、泌尿道等途径进行，故羊水是不断更新以保持母体、胎儿、羊水三者间液体平衡。随着胚胎的发育，羊水的量逐渐增加，妊娠 8 周，羊水量 5 ～ 10ml，妊娠36 ～ 38 周达高峰，可达 1000 ～ 1500ml，此后羊水量减少，正常足月妊娠羊水量为 800 ～ 1000ml。妊娠早期羊水为无色澄清液体，足月妊娠时，羊水略混浊，不透明，比重为 1.007 ～ 1.025，呈中性或弱碱性，pH 为 7.20。内含有大量的上皮细胞及胎儿的一些代谢产物。穿刺抽取羊水，进行细胞染色体检查或测定羊水中某些物质的含量，可早期诊断某些先天性畸形。

羊膜和羊水在胚胎发育中起重要的保护作用，使胚胎在羊水中自由活动；防止胎体粘连；防止胎儿受直接损伤；保持羊膜腔内恒温；有利于胎儿体液平衡，若胎儿体内水分过多，可采取胎尿方式排至羊水中；羊水还可减少胎动给母体带来的不适感；临产时，羊水直接受宫缩压力作用，能使压力均匀分布，避免胎儿局部受压；临产后，前羊水囊扩张子宫颈口及阴道，破膜后羊水冲洗和润滑阴道可减少感染的发生机会。

三、胎儿发育及生理特点

（一）胎儿发育

受精后 8 周（妊娠第 10 周）的人胚称胚胎，为主要器官结构完成分化的时期；从受精第 9 周（妊娠第 11 周）起称胎儿，为各器官进一步发育成熟的时期。胚胎及胎儿发育的特征大致为：

8 周末：胚胎初具人形，头的大小约占整个胎体的一半。可以分辨出眼、耳、口、鼻，四肢已具雏形，超声显像可见早期心脏已形成且有搏动。

12 周末：胎儿身长约 9cm，体重约 14g。胎儿外生殖器已发育，部分可辨男、女性别。胎儿四肢可活动，指（趾）甲开始形成。

16 周末：胎儿身长约 16cm，体重约 110g。从外生殖器可确定性别，头皮已长毛发，胎儿已开始有呼吸运动，除胎儿血红蛋白外，开始形成成人血红蛋白。部分孕妇自觉有胎动，X 线检查可见到脊柱阴影。

20周末：胎儿身长约25cm，体重约320g。临床可听到胎心音，全身有毳毛，皮肤暗红，出生后已有心跳、呼吸、排尿及吞咽运动。自20周至满28周前娩出的胎儿，称为有生机儿。

24周末：胎儿身长约30cm，体重约630g。各脏器均已发育，皮下脂肪开始沉积，但皮肤仍呈皱缩状。睫毛与眉毛出现。

28周末：胎儿身长约35cm，体重约1000g。皮下脂肪沉积不多，皮肤粉红色，可有呼吸运动，但肺泡Ⅱ型细胞中表面活性物质含量低，此期出生者易患特发性呼吸窘迫综合征，若加强护理，可以存活。

32周末：胎儿身长约40cm，体重1700g。皮肤深红，面部毳毛已脱，生活力尚可。此期出生者如注意护理，可以存活。

36周末：胎儿身长约45cm，体重2500g。皮下脂肪发育良好，毳毛明显减少，指（趾）甲已超过指（趾）尖，出生后能啼哭及吸吮，生活力良好。

40周末：胎儿身长约50cm，体重约3400g。胎儿已成熟，体形外观丰满，皮肤粉红色，男性睾丸已下降至阴囊内，女性大小阴唇发育良好。出生后哭声响亮，吸吮力强，能很好存活。

临床常用胎儿身长作为判断妊娠月份的依据。妊娠前5个月：胎儿身长（cm）=（妊娠月数）^{2}；妊娠后5个月，胎儿身长（cm）=妊娠月数×5。如妊娠4个月，胎儿身长（cm）=（4）^{2}=16cm；如妊娠7个月，胎儿身长（cm）=7×5=35cm。

（二）胎儿的生理特点

1. 循环系统

（1）解剖学特点

1）脐静脉1条：带有来自胎盘氧含量较高、营养较丰富之血液进入胎体，脐静脉的末支为静脉导管。

2）脐动脉2条：带有来自胎儿氧含量较低的混合血，注入胎盘与母血进行物质交换。

3）动脉导管：位于肺动脉与主动脉弓之间，出生后动脉导管闭锁成动脉韧带。

4）卵圆孔：位于左右心房之间，多在出生后6个月完全闭锁。

（2）血液循环特点：来自胎盘的血液经胎儿腹前壁分三支进入体内：一支直接入肝，一支与门静脉汇合入肝，此两支血液最后由肝静脉入下腔静脉。还有一支静脉导管直接注入下腔静脉。故进入右心房的下腔静脉血是混合血，有来自脐静脉含氧较高的血，也有来自下肢及腹部盆腔脏器的静脉血，以前者为主。

卵圆孔开口处位于下腔静脉入口，故下腔静脉入右心房之血液绝大部分立即直接通过卵圆孔进入左心房。而从上腔静脉入右心房的血液，在正常情况下很少或不通过卵圆孔而是直接流向右心室进入肺动脉。由于肺循环阻力较高，肺动脉血大部分经动脉导管流入主动脉，只有约1/3的血液通过肺静脉入左心房。左心房含氧量较高的血液迅速进入左心室，继而入升主动脉，先直接供应心、脑及上肢，小部分左心室的血液进入降主动脉至全身，后经腹下动脉，再经脐动脉进入胎盘，与母血进行交换。可见胎儿体内无纯动脉血，而是动静脉混合血，各部分血液的含氧量不同，进入肝、心、头部及上肢的血液含氧和营养较高以适应需要。注入肺及身体下部的血液含氧和营养较少。

胎儿出生后开始自主呼吸，肺循环建立，胎盘循环停止。

2. 血液

（1）红细胞：红细胞生成在妊娠早期主要是来自卵黄囊，妊娠10周时在肝脏，以后在脾、骨髓，妊娠足月时至少90%的红细胞是由骨髓产生。红细胞总数无论是早产儿或是足月儿均较高，约为$6.0×10^{12}$/L，胎儿期红细胞体积较大，生命周期短，约为成人的2/3，需不断生成红细胞。

（2）血红蛋白：胎儿血红蛋白从其结构和生理功能上可分为三种，即原始血红蛋白、胎儿血红蛋白和成人血红蛋白。随着妊娠的进展，血红蛋白的合成不只是数量的增加，其种类也从原始类型向成人类型过渡。

（3）白细胞：妊娠8周后，胎儿循环中即出现粒细胞，12周出现淋巴细胞，妊娠足月时可达（15～20）$×10^9$/L。

3. 呼吸系统　胎儿的呼吸功能是由母儿血液在胎盘进行气体交换完成的。但胎儿在出生前必须完成呼吸道（包括气管及肺泡）、肺循环及呼吸肌的发育，而且在中枢神经系统支配下能活动协调才能生存。妊娠11周时可观察到胎儿的胸壁运动。妊娠16周时可见胎儿的呼吸运动，呼吸运动次数为30～70次/分，时快时慢，有时也很平稳。但当发生胎儿窘迫时，则正常呼吸运动可暂时停止或出现大喘息样呼吸。

4. 消化系统　妊娠11周时小肠即有蠕动，妊娠16周时胃肠功能即已基本建立。胎儿可吞咽羊水，同时能排出尿液以控制羊水量。胎儿肝脏功能不够健全，特别是酶的缺乏（如葡萄糖醛酸转移酶、尿苷二磷酸葡萄糖脱氢酶），以致不能结合因红细胞破坏后产生的大量间接胆红素。胆红素主要是经过胎盘由母体肝脏代谢后排出体外，仅有小部分是在胎儿肝内结合，通过胆道氧化成胆绿素排出肠道。胆绿素的降解产物使胎粪呈黑绿色。

5. 泌尿系统　胎儿肾脏在妊娠11～14周时有排泄功能，妊娠14周的胎儿膀胱内已有尿液。妊娠后半期，胎尿成为羊水的重要来源之一。

6. 内分泌系统　胎儿甲状腺是胎儿期发育的第一个内分泌腺。妊娠12周甲状腺即能合成甲状腺素。胎儿肾上腺的发育最为突出，其重量与胎儿体重之比远超过成年人，且胎儿肾上腺皮质主要由胎儿带组成，占肾上腺的85%以上，产生大量甾体激素，尤其是脱氢表雄酮，与胎儿肝脏、胎盘、母体共同完成雌三醇的合成与排泄。因此，孕妇测定血、尿雌三醇值已成为临床上了解胎儿、胎盘功能最常见的有效方法。

第二节　妊娠期母体变化

一、生理变化

妊娠期在胎盘产生的激素作用下，母体各系统发生了一系列适应性的解剖和生理变化，并调整其功能，以满足胎儿生长发育和分娩的需要，同时为产后的哺乳做好准备。熟知妊娠期母体的变化，有助于护理人员帮助孕妇了解妊娠期的解剖及生理方面的变化；减轻孕妇及其家庭由于知识缺乏而引起的焦虑；帮助孕妇识别潜在的或现存的非正常的生理性变化。对患器质性疾病的孕妇，应根据妊娠期发生的变化，考虑能否继续妊娠，积极采取相应的措施。

（一）生殖系统

1. 子宫　妊娠期子宫的重要功能是孕育胚胎、胎儿，同时在分娩过程中起重要作用。是妊娠期及分娩后变化最大的器官。

（1）子宫体：明显增大变软，早期子宫呈球形且不对称，妊娠12周时，子宫均匀增大并超出盆腔，在耻骨联合上方可触及。妊娠晚期子宫多呈不同程度的右旋，与盆腔左侧有乙状结肠占据有关。宫腔容积由非妊娠时约5ml增加至妊娠足月时约5000ml，子宫大小由非妊娠时的7cm×5cm×3cm增大至妊娠足月时的35cm×25cm×22cm，重量约1100g，增加近20倍。子宫壁厚度非妊娠时约1cm，妊娠中期逐渐增厚达2.0~2.5cm，妊娠末期又渐薄为1.0~1.5cm或更薄。子宫增大不是由于细胞的数目增加，而主要是肌细胞的肥大，胞质内充满具有收缩活性的肌动蛋白和肌浆球蛋白，为临产后子宫收缩提供物质基础。

子宫各部的增长速度不一。宫底部于妊娠后期增长速度最快，宫体部含肌纤维最多，其次为子宫下段，宫颈部最少。此特点适应临产后子宫阵缩向下依次递减，促使胎儿娩出。

自妊娠12~14周起，子宫出现不规则的无痛性收缩，由腹部可以触及。其特点为稀发、不规律和不对称。因宫缩时宫腔内压力低（5~25mmHg），故无疼痛感觉，称之为Braxton Hicks收缩。

随着子宫增大和胎儿、胎盘的发育，子宫的循环血量逐渐增加。妊娠足月时，子宫血流量约为450~600ml/min，较非孕时增加4~6倍，其中5%供应肌层，10%~15%供应子宫蜕膜层，80%~85%供应胎盘。宫缩时，肌壁间血管受压，子宫血流量明显减少。

（2）子宫峡部：是子宫体与子宫颈之间最狭窄的部分。非妊娠期长约1cm，随着妊娠的进展，峡部逐渐被拉长变薄，扩展成为子宫腔的一部分，形成子宫下段，临产时长7~10cm，是产科手术学的重要解剖结构。

（3）子宫颈：妊娠早期因充血、组织水肿，宫颈外观肥大、着色，呈紫蓝色，质地软。宫颈管内腺体肥大，宫颈黏液分泌增多，形成黏稠的黏液栓，富含免疫球蛋白及细胞因子，保护宫腔不受外来感染的侵袭。

2. 卵巢　略增大，停止排卵及新卵泡的发育。一侧卵巢可见妊娠黄体，其分泌雌、孕激素以维持妊娠。妊娠10周后，黄体功能由胎盘取代。妊娠3~4月时，黄体开始萎缩。

3. 输卵管　妊娠期输卵管伸长，但肌层无明显肥厚，黏膜上皮细胞变扁平，在基质中可见蜕膜细胞。有时黏膜也可见到蜕膜样改变。

4. 阴道　阴道黏膜水肿充血呈紫蓝色，黏膜增厚、皱襞增多，结缔组织变松软，伸展性增加，有利于分娩时胎儿的通过。阴道脱落细胞增多，分泌物增多呈糊状。阴道上皮细胞含糖原增加，乳酸含量增加，使阴道的pH降低，不利于一般致病菌生长，有利于防止感染。

5. 外阴　局部充血，皮肤增厚，大小阴唇有色素沉着；大阴唇内血管增多，结缔组织松软，伸展性增加，有利于分娩时胎儿的通过。妊娠时由于增大子宫的压迫，盆腔及下肢静脉血液回流受阻，部分孕妇可有外阴或下肢静脉曲张，产后大多自行消失。

（二）乳房

妊娠早期乳房开始增大，充血明显，孕妇自觉乳房发胀。乳头增大、着色，易勃起，乳晕着色，乳晕上的皮脂腺肥大形成散在的小隆起，称蒙氏结节（Montgomery's tubercles）。胎盘分泌的雌激素刺激乳腺腺管的发育，孕激素刺激乳腺腺泡的发育，垂体生乳素、胎盘生乳素等多种激素，参与乳腺发育完善，为泌乳作准备，但妊娠期间并无乳汁分泌，可能与大量雌、孕激素抑制乳汁生成有关。在妊娠后期，尤其近分娩期，挤压乳房时可有数滴稀薄黄色液体逸出，称初乳（colostrum）。分娩后，随着胎盘娩出，雌、孕激素水平迅速下降，新生儿吸吮乳头时，乳汁正式开始分泌。

（三）循环及血液系统

1. 心脏　妊娠后期，由于妊娠增大的子宫使膈肌升高，心脏向左、向上、向前移位，更贴近胸壁，心尖部左移，心浊音界稍扩大。心脏容量从妊娠早期至孕末期约增加10%，心率每分钟增加约10~15次。由于血流量增加、血流加速及心脏移位使大血管扭曲，多数孕妇的心尖区及肺动脉区可闻及柔和的吹风样收缩期杂音，产后逐渐消失。

2. **心搏出量和血容量** 心搏出量约自妊娠10周即开始增加，至妊娠32~34周时达高峰，维持此水平直至分娩。临产后，尤其是第二产程期间，心搏出量显著增加。

血容量自妊娠6~8周开始增加，至妊娠32~34周时达高峰，增加40%~45%，平均增加约1450ml，维持此水平至分娩。血浆的增加多于红细胞的增加，血浆约增加1000ml，红细胞约增加450ml，使血液稀释，出现生理性贫血。

若孕妇合并心脏病，在妊娠32~34周、分娩期（尤其是第二产程）及产褥期最初3日之内，因心脏负荷较重，需密切观察病情，防止心力衰竭。

3. **血压** 妊娠早期及中期，血压偏低。妊娠晚期，血压轻度升高。一般收缩压没有变化，舒张压因外周血管扩张、血液稀释以及胎盘形成动静脉短路而有轻度降低，从而脉压略增大。孕妇血压受体位影响，坐位时血压略高于仰卧位。若孕妇长时间仰卧位，可引起回心血量减少，心搏量降低，血压下降，称仰卧位低血压综合征（supine hypotensive syndrome），侧卧位可以解除。因此，妊娠中、晚期鼓励孕妇侧卧位休息。

4. **静脉压** 妊娠期盆腔血液回流至下腔静脉的血量增加，右旋增大的子宫又压迫下腔静脉使血液回流受阻，使孕妇下肢、外阴及直肠的静脉压增高，加之妊娠期静脉壁扩张，孕妇易发生痔、外阴及下肢静脉曲张。

5. **血液成分**

（1）红细胞：妊娠期骨髓不断产生红细胞，网织红细胞轻度增加。非孕期妇女的红细胞计数为4.2×10^{12}/L，血红蛋白值约为130g/L，血细胞比容为0.38~0.47；妊娠后，由于血液稀释，红细胞计数约为3.6×10^{12}/L，血红蛋白值约为110g/L，血细胞比容降为0.31~0.34。为适应红细胞增生、胎儿生长和孕妇各器官生理变化的需要，应在妊娠中、晚期补充铁剂，以防缺铁性贫血。

（2）白细胞：妊娠期白细胞稍增加，约为$(5~12) \times 10^9$/L，有时可达15×10^9/L，主要为中性粒细胞增加，淋巴细胞增加不多，单核细胞和嗜酸性粒细胞均无明显变化。

（3）凝血因子：妊娠期凝血因子Ⅱ、Ⅴ、Ⅶ、Ⅷ、Ⅸ、Ⅹ均增加，仅凝血因子Ⅺ及ⅩⅢ降低，使血液处于高凝状态，产后胎盘剥离面血管内迅速形成血栓，对预防产后出血有利。血小板数无明显改变。妊娠期血沉加快，可达100mm/h。

（4）血浆蛋白：由于血液稀释，血浆蛋白在妊娠早期即开始降低，妊娠中期时血浆蛋白值为60~65g/L，主要是白蛋白减少，以后维持此水平至分娩。

（四）泌尿系统

由于孕妇及胎儿代谢产物增多，肾脏负担加重，妊娠期肾脏略增大。肾血浆流量（renal plasma flow，RPF）及肾小球滤过率（glomerular filtration rate，GFR）于妊娠早期均增加，并在整个妊娠期维持高水平。GFR比非妊娠时增加50%，RPF则增加35%。由于GFR增加，而肾小管对葡萄糖再吸收能力不能相应增加，故约15%的孕妇餐后可出现妊娠期生理性糖尿，应注意与糖尿病相鉴别。RPF与GFR均受体位影响，孕妇仰卧位时尿量增加，故夜尿量多于日尿量。

妊娠早期，由于增大的子宫压迫膀胱，引起尿频，妊娠12周以后子宫体高出盆腔，压迫膀胱的症状消失。妊娠晚期，由于胎先露进入盆腔，孕妇再次出现尿频，甚至腹压稍增加即出现尿液外溢现象。此现象产后可逐渐消失。

受孕激素影响，泌尿系统平滑肌张力下降。自妊娠中期肾盂及输尿管增粗，蠕动减弱，尿流缓慢，且右侧输尿管受右旋子宫压迫，孕妇易发生肾盂肾炎，且以右侧多见。可用左侧卧位预防。

（五）呼吸系统

妊娠早期，孕妇的胸廓横径加宽，周径加大，横膈上升，呼吸时膈肌活动幅度增加。妊娠中期，肺通气量增加大于耗氧量，孕妇有过度通气现象，这有利于提供孕妇和胎儿所需的氧气。妊娠后期，因子宫增大，腹肌活动幅度减少，使孕妇以胸式呼吸为主，气体交换保持不减。呼吸次数在妊娠期变化不大，每分钟不超过 20 次，但呼吸较深。呼吸道黏膜充血、水肿，易发生上呼吸道感染；妊娠后期因横膈上升，平卧后有呼吸困难感，睡眠时稍垫高头部可减轻症状。

（六）消化系统

妊娠早期（停经 6 周左右），约有半数妇女出现不同程度的恶心，或伴呕吐，尤其于清晨起床时更为明显。食欲与饮食习惯也有改变，如食欲缺乏，喜食酸咸食物，厌油腻，甚至偏食等，称早孕反应，一般于妊娠 12 周左右自行消失。由于雌激素影响，牙龈充血、水肿、增生，晨间刷牙时易有牙龈出血。孕妇常有唾液增多，有时有流涎。

由于孕激素的影响，胃肠平滑肌张力下降使蠕动减少、减弱，胃排空时间延长，易有上腹部饱胀感。妊娠中、晚期，由于胃部受压及幽门括约肌松弛，胃内酸性内容物可回流至食管下部，产生"灼热"感。肠蠕动减弱，易便秘，加之直肠静脉压增高，孕妇易发生痔疮或使原有痔疮加重。妊娠期增大的子宫可使胃、肠管向上及两侧移位，如发生阑尾炎时可表现为右侧腹部中或上部的疼痛。

（七）内分泌系统

妊娠期腺垂体增大 1~2 倍，嗜酸细胞肥大、增多，形成"妊娠细胞"。约于产后 10 日左右恢复。产后有出血性休克者，可使增生、肥大的垂体缺血、坏死，导致希恩综合征（Sheehan syndrome）。

由于妊娠黄体和胎盘分泌大量雌、孕激素对下丘脑及垂体的负反馈作用，使促性腺激素分泌减少，故孕期无卵泡发育成熟，也无排卵。垂体催乳素随妊娠进展而增量，至分娩前达高峰，为非孕妇女的 10 倍。与其他激素协同作用，促进乳腺发育，为产后泌乳做准备。促甲状腺激素（TSH）、促肾上腺皮质激素（ACTH）分泌增多，但因游离的甲状腺素及皮质醇不多，孕妇没有甲状腺、肾上腺皮质功能亢进的表现。

（八）皮肤

妊娠期垂体分泌促黑素细胞激素增加，使黑色素增加，加之雌激素明显增多，使孕妇面颊、乳头、乳晕、腹白线、外阴等处出现色素沉着。面颊呈蝶形分布的褐色斑，习称妊娠斑，于产后逐渐消退。随着妊娠子宫增大，孕妇腹壁皮肤弹力纤维过度伸展而断裂，使腹壁皮肤出现紫色或淡红色不规则平行的裂纹，称妊娠纹。产后变为银白色，持久不退。

（九）新陈代谢

1. **基础代谢率**　于妊娠早期略下降，妊娠中期略增高，妊娠晚期可增高 15%~20%。

2. **体重**　体重于妊娠 12 周前无明显变化，以后体重平均每周增加 350g，正常不应超过 500g，至妊娠足月时，体重平均约增加 12.5kg，包括胎儿、胎盘、羊水、子宫、乳房、血液、组织间液、脂肪沉积等。

3. **糖类代谢**　妊娠期胰岛功能旺盛，胰岛素分泌增加，血液中胰岛素增加，故孕妇空腹血糖略低于非孕妇女，糖耐量试验显示血糖增幅大且恢复延迟，餐后高血糖和高胰岛素血症，有利于对胎儿葡萄糖的供给。妊娠期糖代谢的特点和变化可致妊娠期糖尿病的发生。

4.脂肪代谢 妊娠期肠道吸收脂肪能力增强，血脂增高，脂肪较多存积。妊娠期能量消耗多，糖原储备少。当能量消耗过多时，体内动用大量脂肪，血中酮体增加，容易发生酮血症。孕妇尿中出现酮体，多见于妊娠剧吐或产程过长、能量消耗过大使糖原储备量相对减少时。

5.蛋白质代谢 孕妇妊娠期间对蛋白质需求增加，呈正氮平衡。孕妇体内储备的氮，除供给胎儿生长发育、子宫增大、乳房发育的需要外，还要为分娩期的消耗做好准备。

6.水代谢 妊娠期间，机体水分平均增加约 7.5L，水钠潴留与排泄形成适当的比例而不致水肿。但妊娠末期因组织间液增加 1～2L，可导致水肿发生。

7.矿物质代谢 胎儿生长发育需要大量的钙、磷、铁。胎儿骨骼及胎盘形成，需要较多的钙，近足月妊娠的胎儿体内含钙约 30g，磷 24g，80% 是在妊娠晚期 3 个月内积累的，故至少应于妊娠后 3 个月补充维生素及钙，以提高血钙含量。胎儿造血及酶的合成需要较多的铁，妊娠期孕妇约需要 1000mg 的铁，其中 300mg 转运至胎盘、胎儿，200mg 通过各种生理途径（主要为胃肠道）排泄。孕期铁的需求主要在妊娠晚期，约 6～7mg/d，多数孕妇铁的储存量不能满足需要，需要在妊娠中、晚期开始补充铁剂，以满足胎儿生长和孕妇的需要。

（十）骨骼、关节及韧带

妊娠期间，骨质通常无变化。部分孕妇自觉腰骶部及肢体疼痛不适，可能与胎盘分泌的松弛素使骨盆韧带及椎骨间的关节、韧带松弛有关。妊娠晚期，孕妇身体重心前移，为保持身体平衡，孕妇腰部向前挺出，头部、肩部向后仰，形成孕妇特有的姿势。

二、心理－社会调适

妊娠期，孕妇及家庭成员的心理会随着妊娠的进展而有不同的变化。虽然妊娠是一种自然的生理现象，但对妇女而言，仍是一生中一件独特的事件，是一种挑战，是家庭生活的转折点，因此会伴随不同程度的压力和焦虑。随着新生命的来临，家庭中角色发生重新定位和认同，原有的生活型态和互动情形也发生改变。因此，准父母的心理及社会方面需要重新适应和调整。一个妇女对妊娠的态度取决于：她成长的环境（当她还是一个孩子的时候从家人那里得知的有关妊娠的信息）；成年时所处的社会和文化环境。另外影响妇女及其丈夫对妊娠的态度的因素还有：文化背景、个人经历、朋友和亲属的态度。

妊娠期良好的心理适应有助于产后亲子关系的建立及母亲角色的完善。了解妊娠期孕妇及家庭成员的心理变化，有利于护理人员为孕妇提供护理照顾，使孕妇及家庭能很好地调适，迎接新生命的来临。

（一）孕妇常见的心理反应

1.惊讶和震惊 在怀孕初期，不管是否是计划中妊娠，几乎所有的孕妇都会产生惊讶和震惊的反应。

2.矛盾心理 在惊讶和震惊的同时，孕妇可能会出现爱恨交加的矛盾心理，尤其未计划妊娠的孕妇。此时既享受妊娠的欢愉，又觉得妊娠不是时候，可能是因工作、学习等原因暂时不想要孩子或因计划生育原因不能生孩子所致；也可能是由于初为人母，既缺乏抚养孩子的知识和技能，又缺乏可以利用的社会支持系统；经济负担过重；或工作及家庭条件不许可；或第一次妊娠，对恶心、呕吐等生理性变化无所适从所致。当孕妇自觉胎儿在腹中活动时，多数孕妇会从心里接受妊娠。

3.接受 妊娠早期，孕妇对妊娠的感受仅仅是停经后的各种不适反应，并未真实感受到

"孩子"的存在。随着妊娠进展，尤其是胎动的出现，孕妇真正感受到"孩子"的存在，出现了"筑巢反应"，计划为孩子购买衣服、睡床等，关心孩子的喂养和生活护理等方面的知识，给未出生的孩子起名字、猜测性别等，甚至有些孕妇在计划着孩子未来的职业。

妊娠晚期，因子宫明显增大，给孕妇在体力上加重负担，行动不便，甚至出现了睡眠障碍、腰背痛等症状，大多数孕妇都期盼分娩日期的到来。随着预产期的临近，孕妇常因胎儿将要出生而感到愉快，又因可能产生的分娩痛苦而焦虑，担心能否顺利分娩、分娩过程中母儿安危、胎儿有无畸形，也有的孕妇担心胎儿的性别能否为家人接受等。

4. 情绪波动　孕妇的情绪波动起伏较大，易激动，常为一些极小的事情而生气、哭泣，常使配偶觉得茫然不知所措，严重者会影响夫妻间感情。

5. 内省　妊娠期孕妇表现出以自我为中心，变得专注于自己及身体，注重穿着、体重和一日三餐，同时也较关心自己的休息，喜欢独处，这种专注使孕妇能计划、调节、适应，以迎接新生儿的来临。内省行为可能会使配偶及其他家庭成员感受冷落而影响相互之间的关系。

（二）孕妇的心理发展任务

美国妇产科护理学专家鲁宾（Rubin，1984）提出妊娠期孕妇为接受新生命的诞生，维持个人及家庭的功能完整，必须完成4项孕期母性心理发展任务：

1. 确保自己及胎儿能安全顺利地渡过妊娠期、分娩期　为了确保自己和胎儿的安全，孕妇的注意力集中于胎儿和自己的健康，寻求良好的产科护理方面的知识。如阅读有关书籍、遵守医师的建议和指示，使整个妊娠保持最佳的健康状况；孕妇会自觉听从建议，补充维生素，摄取均衡饮食，保证足够的休息和睡眠等。

2. 促使家庭重要成员接受新生儿　孩子的出生会对整个家庭产生影响。最初是孕妇自己不接受新生儿，随着妊娠的进展，尤其是胎动的出现，孕妇逐渐接受了孩子，并开始寻求家庭重要成员对孩子的接受和认可。在此过程中，配偶是关键人物，由于他的支持和接受，孕妇才能完成孕期心理发展任务和形成母亲角色的认同。

3. 学习对孩子贡献自己　无论是生育或养育新生儿，都包含了许多给予的行为。孕妇必须发展自制的能力，学习延迟自己的需要以迎合另一个人的需要。在妊娠过程中，她必须开始调整自己，以适应胎儿的成长，从而顺利担负起产后照顾孩子的重任。

4. 情绪上与胎儿连成一体　随着妊娠的进展，孕妇和胎儿建立起亲密的感情，尤其是胎动产生以后。孕妇常借着抚摸、对着腹部讲话等行为表现她对胎儿的情感。如果幻想理想中孩子的模样，会使她与孩子更加亲近。这种情绪及行为的表现将为她日后与新生儿建立良好情感奠定基础。

第三节　妊娠诊断

根据妊娠不同时期的特点，临床上将妊娠分为三个时期：妊娠13周末以前称为早期妊娠（first trimester）；第14～27周末称为中期妊娠（second trimester）；第28周及其后称为晚期妊娠（third trimester）。

一、早期妊娠诊断

（一）健康史

1. 停经 月经周期正常的育龄期妇女，有性生活史，一旦月经过期10日及以上，应首先考虑早期妊娠的可能。若停经已达8周，则妊娠的可能性更大。停经是妊娠最早的症状，但不是妊娠的特有症状，服用避孕药物、精神、环境因素也可引起闭经，应予鉴别。哺乳期妇女的月经虽未恢复，但可能妊娠。

2. 早孕反应 有半数左右的妇女，在停经6周左右出现晨起恶心、呕吐、食欲减退、喜食酸物或偏食，称早孕反应（morning sickness）。可能与体内hCG增多、胃酸分泌减少及胃排空时间延长有关。一般于妊娠12周左右早孕反应自然消失。

3. 尿频 妊娠早期因增大的子宫压迫膀胱而引起，至12周左右，增大的子宫进入腹腔，尿频症状自然消失。

（二）临床表现

1. 乳房 自妊娠8周起，在雌、孕激素作用下，乳房逐渐增大。孕妇自觉乳房轻度胀痛、乳头刺痛，乳房增大，乳头及周围乳晕着色，有深褐蒙氏结节出现。哺乳妇女妊娠后乳汁明显减少。

2. 妇科检查 子宫增大变软，妊娠6~8周时，阴道黏膜及子宫颈充血，呈紫蓝色，阴道检查子宫随停经月份而逐渐增大，子宫峡部极软，子宫体与子宫颈似不相连，称黑加征（Hegar sign）。随着妊娠进展至8周，子宫约为非妊娠子宫的2倍，妊娠12周时，子宫约为非妊娠子宫的3倍，在耻骨联合上方可以触及。

（三）辅助检查

1. 妊娠试验 利用孕卵着床后滋养细胞分泌hCG，并经孕妇尿中排出的原理，用免疫学方法测定受检者血或尿中hCG含量，协助诊断早期妊娠。

2. 超声检查 是检查早期妊娠快速准确的方法。阴道B型超声较腹部超声可提前1周诊断早孕，其最早在停经4~5周时，宫腔内可见圆形或椭圆形妊娠囊。停经6周时，妊娠囊内可见胚芽和原始心管搏动。停经14周，测量胎儿头臀长度能较准确地估计孕周，矫正预产期。停经9~14周B型超声检查可以排除无脑儿等严重的胎儿畸形。B型超声测量胎儿颈项透明层和胎儿鼻骨等指标，可作为孕早期染色体疾病筛查的指标。彩色多普勒超声可见胎儿心脏区彩色血流，可以确诊为早期妊娠、活胎。

3. 宫颈黏液检查 宫颈黏液量少、黏稠，拉丝度差，涂片干燥后光镜下仅见排列成行的椭圆体，不见羊齿植物叶状结晶，则早期妊娠的可能性较大。

4. 基础体温测定 每日清晨醒来后（夜班工作者于休息6~8小时后），尚未起床、进食、谈话等任何活动之前，量体温5分钟（多测口腔体温），并记录于基础体温单上，按日连成曲线。如有感冒、发热或用药治疗等情况，在体温单上注明。具有双相型体温的妇女，停经后高温相持续18日不见下降者，早孕可能性大；如高温相持续3周以上，则早孕可能性更大。

如就诊时停经时间尚短，根据病史、体征和辅助检查难以确定早孕时，可嘱1周后复诊。避免将妊娠试验阳性作为唯一的诊断依据，因可出现假阳性，导致误诊。

二、中、晚期妊娠诊断

（一）病史

有早期妊娠的经过，且子宫明显增大，孕妇自觉腹部逐渐增大。初孕妇于妊娠20周感到胎动，经产妇感觉略早于初产妇。可触及胎体，听诊有胎心音，容易确诊。

（二）临床表现

1. 子宫增大 随着妊娠进展，子宫逐渐增大。手测子宫底高度或尺测耻上子宫高度，可以判断子宫大小与妊娠周数是否相符。子宫底高度因孕妇的脐耻间距离、胎儿发育情况、羊水量、单胎、多胎等有差异，增长过速或过缓均可能为异常（图4-4、表4-1）。

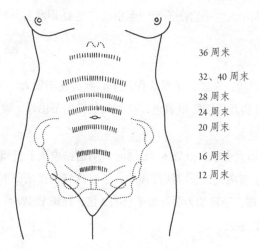

36周末

32、40周末

28周末
24周末
20周末

16周末
12周末

图4-4 妊娠周数与宫底高度

表4-1 不同妊娠周数的子宫底高度及子宫长度

妊娠周数	妊娠月份	手测子宫底高度	尺测耻上子宫底高度（cm）
满12周	3个月末	耻骨联合上2～3横指	
满16周	4个月末	脐耻之间	
满20周	5个月末	脐下1横指	18（15.3～21.4）
满24周	6个月末	脐上1横指	24（22.0～25.1）
满28周	7个月末	脐上3横指	26（22.4～29.0）
满32周	8个月末	脐与剑突之间	29（25.3～32.0）
满36周	9个月末	剑突下2横指	32（29.8～34.5）
满40周	10个月末	脐与剑突之间或略高	33（30.0～35.3）

2. 胎动 胎儿的躯体活动称胎动（fetal movement，FM）。孕妇于妊娠18～20周时开始自觉有胎动，胎动随妊娠进展逐渐增强，至妊娠32～34周达高峰，妊娠38周后逐渐减少。胎动每小时约3～5次。腹壁薄且松弛的孕妇，经腹壁可见胎动。

3. 胎心音 妊娠12周，用多普勒胎心听诊仪经孕妇腹壁能探测到胎心音，妊娠18～20周时用普通听诊仪经孕妇腹壁上能听到胎心音。胎心音呈双音，第一音与第二音相接近，如钟表的"滴答"声，速度较快，每分钟110～160次。注意须与子宫杂音、腹主动脉音及脐带杂音相鉴别。

4. 胎体 妊娠 20 周以后，经腹壁可以触及子宫内的胎体，妊娠 24 周以后，运用四步触诊法可以区分胎头、胎臀、胎背及胎儿四肢，从而判断胎产式、胎先露和胎方位。胎头圆而硬，用手经阴道轻触胎头并轻推，得到胎儿浮动又回弹的感觉，称之为浮球感，亦称浮沉胎动感（图 4-5）。

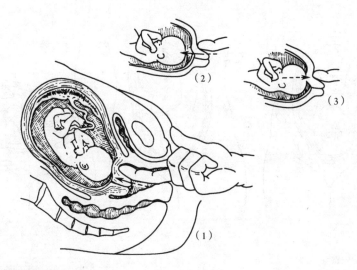

图 4-5　经阴道检查浮沉胎动感

（三）辅助检查

B 型超声显像法不仅能显示胎儿数目、胎方位、胎心搏动、胎盘位置、羊水量、评估胎儿体重，且能测定胎头双顶径股骨长等多条径线，了解胎儿生长发育情况。妊娠 18～24 周，可采用超声进行胎儿系统检查，筛查胎儿有无结构畸形。超声多普勒法可探胎心音、胎动音、脐带血流音及胎盘血流音。

三、胎产式、胎先露、胎方位

妊娠 28 周以前，羊水较多、胎体较小，因此胎儿在子宫内的活动范围较大，胎儿在宫内的位置和姿势易于改变。妊娠 32 周以后，胎儿生长发育迅速、羊水相对减少，胎儿与子宫壁贴近，因此，胎儿在宫内的位置和姿势相对恒定。胎儿在子宫内的姿势，简称胎姿势（fetal attitude）。正常胎姿势为：胎头俯屈，颏部贴近胸壁，脊柱略前弯，四肢屈曲交叉弯曲于胸腹部前方。整个胎体成为头端小、臀端大的椭圆形，适应妊娠晚期椭圆形子宫腔的形状。

由于胎儿在子宫内位置和姿势的不同，因此有不同的胎产式、胎先露和胎方位。尽早确定胎儿在子宫内的位置非常重要，以便及时纠正异常胎位。

（一）胎产式

胎儿身体纵轴与母体身体纵轴之间的关系称胎产式（fetal lie）。两轴平行者称纵产式（longitudinal lie），占妊娠足月分娩总数的 99.75%。两轴垂直者称横产式（transverse lie），仅占妊娠足月分娩总数的 0.25%。两轴交叉者称斜产式（oblique lie），属暂时的，在分娩过程中转为纵产式，偶尔转为横产式（图 4-6）。

（二）胎先露

最先进入骨盆入口的胎儿部分称为胎先露（fetal presentation）。纵产式有头先露、臀先露，横产式有肩先露。

头先露又可因胎头屈伸程度不同分为枕先露、前囟先露、额先露、面先露（图4-7）。臀先露又可因入盆先露不同分为混合臀先露、单臀先露和足先露（图4-8）。偶见头先露或臀先露与胎手或胎足同时入盆，称之为复合先露（compound presentation）。

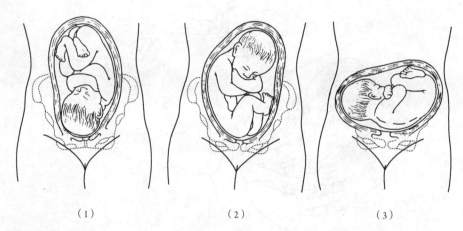

（1）　　　　　　　　　　　（2）　　　　　　　　　　　（3）

图4-6　胎产式及胎先露
（1）纵产式－头先露；（2）纵产式－臀先露；（3）横产式－肩先露

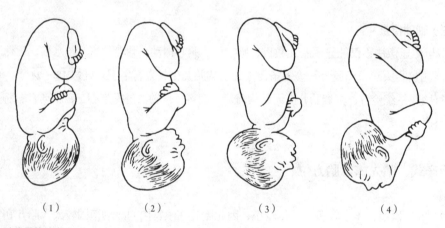

（1）　　　　　　（2）　　　　　　（3）　　　　　　（4）

图4-7　头先露的种类
（1）枕先露；（2）前囟先露；（3）额先露；（4）面先露

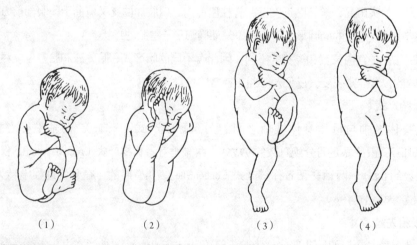

（1）　　　　　　（2）　　　　　　（3）　　　　　　（4）

图4-8　臀先露的种类
（1）混合臀先露；（2）单臀先露；（3）单足先露；（4）双足先露

（三）胎方位

胎儿先露部指示点与母体骨盆的关系称胎方位（fetal position），简称胎位。枕先露以枕骨、面先露以颏骨、臀先露以骶骨、肩先露以肩胛骨为指示点。根据指示点与母体骨盆左、右、前、后、横的关系而有不同的胎位（表4-2）。

表4-2　胎产式、胎先露和胎方位的关系及种类

纵产式（99.75%）	头先露（95.75%～97.75%）	枕先露（95.55%～97.55%）	枕左前（LOA）、枕左横（LOT）、枕左后（LOP）
			枕右前（ROA）、枕右横（ROT）、枕右后（ROP）
		面先露（0.2%）	颏左前（LMA）、颏左横（LMT）、颏左后（LMP）
			颏右前（RMA）、颏右横（RMT）、颏右后（RMP）
	臀先露（2%～4%）		骶左前（LSA）、骶左横（LST）、骶左后（LSP）
			骶右前（RSA）、骶右横（RST）、骶右后（RSP）
横产式（0.25%）	肩先露		肩左前（LScA）、肩左后（LScP）
			肩右前（RScA）、肩右后（RScP）

第四节　妊娠期管理

妊娠期管理包括对孕妇的定期产前检查以明确孕妇和胎儿的健康状况、指导妊娠期营养和用药、及时发现和处理异常情况、对胎儿宫内情况进行监护、保证孕妇和胎儿的健康直至安全分娩。妊娠期管理的护理评估主要是通过定期产前检查来实现，收集完整的病史资料、体格检查，为孕妇提供连续的整体护理。

围生医学（perinatology）是研究在围生期内加强围生儿及孕产妇的卫生保健的一门科学，对降低围生期母儿死亡率和病残儿发生率、保障母儿健康具有重要意义。围生期（perinatal period）是指产前、产时和产后的一段时间。对孕产妇而言，要经历妊娠、分娩和产褥期3个阶段。对胎儿而言，要经历受精、细胞分裂、繁殖、发育，从不成熟到成熟和出生后开始独立生活的复杂变化过程。

我国现阶段围生期指从妊娠满28周（即胎儿体重 ≥ 1000g或身长 ≥ 35cm）至产后1周。围生期死亡率是衡量产科和新生儿科质量的重要指标，因此，妊娠期管理是围生期保健的关键。

【护理评估】

（一）健康史

1. 个人资料

（1）年龄：年龄过小者容易发生难产；年龄过大，尤其是35岁以上的高龄初产妇，容易并发妊娠期高血压疾病、产力异常和产道异常，应予以重视。

（2）职业：放射线能诱发基因突变，造成染色体异常，因此，妊娠早期接触放射线者，可造成流产、胎儿畸形。铅、汞、苯及有机磷农药、一氧化碳中毒等，均可引起胎儿畸形。

（3）其他：孕妇的受教育程度、宗教信仰、婚姻状况、经济状况、住址、电话等资料。

2. 目前健康状况　询问孕妇过去的饮食习惯，包括饮食型态、饮食内容和摄入量；怀孕后

饮食习惯的改变与否及早孕反应对孕妇饮食的影响程度等。询问孕妇的休息与睡眠情况、排泄情况、日常活动与自理情况和有无特殊嗜好。

3．既往史 重点了解有无高血压、心脏病、糖尿病、肝肾疾病、血液病、传染病（如结核病）等，注意其发病时间和治疗情况，有无手术史及手术名称；既往有无胃肠道疾病史；有无甲状腺功能亢进或糖尿病等内分泌疾病史；有无食物过敏史。

4．月经史 询问月经初潮的年龄、月经周期和月经持续时间。月经周期的长短因人而异，了解月经周期有助于准确推算预产期，如月经周期40日的孕妇，其预产期应相应推迟10日。

5．家族史 询问家族中有无高血压、糖尿病、双胎、结核病等病史。对有遗传疾病家族史者，可以在妊娠早期行绒毛活检，或妊娠中期作胎儿染色体核型分析；请专科医师做遗传咨询，以减少遗传病儿的出生率。

6．配偶健康状况 重点了解有无烟酒嗜好及遗传性疾病等。

7．孕产史

（1）既往孕产史：了解既往的孕产史及其分娩方式，有无流产、早产、难产、死胎、死产、产后出血史。

（2）本次妊娠经过：了解本次妊娠早孕反应出现的时间、严重程度，有无病毒感染史及用药情况，胎动开始时间，妊娠过程中有无阴道流血、头痛、心悸、气短、下肢水肿等症状。

8．预产期的推算 问清LMP的日期，推算预产期（expected date of confinement，EDC）。计算方法为：末次月经第一日起，月份减3或加9，日期加7。如为农历，月份仍减3或加9，但日期加15。实际分娩日期与推算的预产期可以相差1～2周。如孕妇记不清末次月经的日期，则可根据早孕反应出现时间、胎动开始时间、子宫底高度和B型超声检查的胎囊大小（GS）、头臀长度（CRL）、胎头双顶径（BPD）及股骨长度（FL）值推算出预产期。

（二）身体评估

1．全身检查 观察发育、营养、精神状态、身高及步态。身材矮小者（145cm以下）常伴有骨盆狭窄。测量血压，正常孕妇不应超过140/90mmHg，超过者属病理状态。测量体重，计算体重指数（body mass index，BMI），BMI＝体重（kg）/［身高（m）］^{2}，评估营养状况。妊娠晚期体重每周增加不应超过500g，超过者应注意水肿或隐性水肿的发生。检查心肺有无异常，乳房发育情况、乳头大小及有无乳头凹陷；脊柱及下肢有无畸形。

2．产科检查 包括腹部检查、骨盆测量、阴道检查、肛诊和绘制妊娠图。检查前先告知孕妇检查的目的、步骤，检查时动作尽可能轻柔，以取得合作。若检查者为男护士，则应有女护士陪同，注意保护被检查者的隐私。

（1）腹部检查：排尿后，孕妇仰卧于检查床上，头部稍抬高，露出腹部，双腿略屈曲分开，放松腹肌。检查者站在孕妇右侧。

1）视诊：注意腹形及大小，腹部有无妊娠纹、手术瘢痕和水肿。对腹部过大者，应考虑双胎、羊水过多、巨大儿的可能；对腹部过小、子宫底过低者，应考虑胎儿生长受限、孕周推算错误等；如孕妇腹部向前突出（尖腹，多见于初产妇）或向下悬垂（悬垂腹，多见于经产妇），应考虑有骨盆狭窄的可能。

2）触诊：注意腹壁肌肉的紧张度，有无腹直肌分离，注意羊水量的多少及子宫肌的敏感度。用手测宫底高度，用软尺测耻骨上方至子宫底的弧形长度及腹围值。用四步触诊法（four maneuvers of Leopold）检查子宫大小、胎产式、胎先露、胎方位及先露是否衔接（图4-9）。在做前3步手法时，检查者面向孕妇，做第4步手法时，检查者应面向孕妇足端。

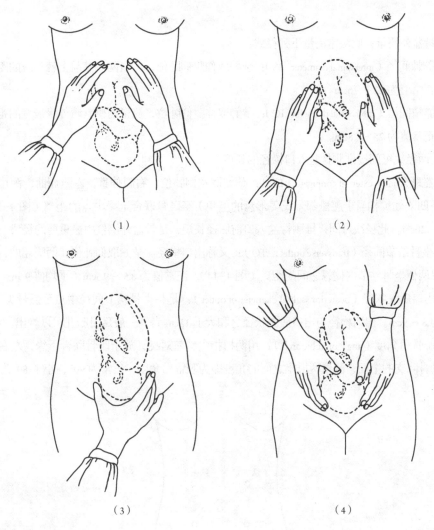

图4-9　胎位检查的四步触诊法

第一步手法：检查者双手置于子宫底部，了解子宫外形并摸清子宫底高度，估计胎儿大小与妊娠月份是否相符。然后以双手指腹相对轻推，判断子宫底部的胎儿部分，如为胎头，则硬而圆且有浮球感，如为胎臀，则软而宽且形状略不规则。

第二步手法：检查者两手分别置于腹部左右两侧，一手固定，另一手轻轻深按检查，两手交替，分辨胎背及胎儿四肢的位置。平坦饱满者为胎背，确定胎背是向前、侧方或向后；可变形的高低不平部分是胎儿的肢体，有时可以感觉到胎儿肢体活动。

第三步手法：检查者右手置于耻骨联合上方，拇指与其余4指分开，握住胎先露部，进一步查清是胎头或胎臀，并左右推动以确定是否衔接。如先露部仍高浮，表示尚未入盆；如已衔接，则胎先露部不能被推动。

第四步手法：检查者两手分别置于胎先露部的两侧，向骨盆入口方向向下深压，再次判断先露部的诊断是否正确，并确定先露部入盆的程度。

3）听诊：胎心音在靠近胎背侧上方的孕妇腹壁上听得最清楚。枕先露时，胎心音在脐下方右或左侧；臀先露时，胎心音在脐上方右或左侧；肩先露时，胎心音在脐部下方听得最清楚（图4-10）。当腹壁紧、子宫较敏感、确定胎背方向有困难时，可借助胎心音及胎先露综合分析判断胎位。

（2）骨盆测量：了解骨产道情况，以判断胎儿能否经阴道分娩。分为骨盆外测量和骨盆内测量两种。

1）骨盆外测量：此法常测量下列径线：

A. 髂棘间径（interspinal diameter，IS）：孕妇取伸腿仰卧位，测量两侧髂前上棘外缘的距离（图4-11），正常值为23～26cm。

B. 髂嵴间径（intercristal diameter，IC）：孕妇取伸腿仰卧位，测量两侧髂嵴外缘最宽的距离（图4-12），正常值为25～28cm。

以上两径线可间接推测骨盆入口横径的长度。

C. 骶耻外径（external conjugate，EC）：孕妇取左侧卧位，右腿伸直，左腿屈曲，测量第五腰椎棘突下凹陷处（相当于腰骶部米氏菱形窝的上角）至耻骨联合上缘中点的距离（图4-13），正常值18～20cm。此径线可间接推测骨盆入口前后径长短，是骨盆外测量中最重要的径线。

D. 坐骨结节间径（transverse outlet，TO）：又称出口横径。孕妇取仰卧位，两腿屈曲，双手抱膝。测量两侧坐骨结节内侧缘之间的距离（图4-14），正常值为8.5～9.5cm，平均值9cm。

E. 出口后矢状径（posterior sagittal diameter of outlet）：是指坐骨结节间径中点至骶骨尖的距离，正常值为8～9cm。出口横径与出口后矢状径之和大于15cm者，一般足月胎儿可以娩出。

F. 耻骨弓角度（angle of pubic arch）：用两拇指尖斜着对拢，放于耻骨联合下缘，左右两拇指平放在耻骨降支的上面，测量两拇指之间的角度即为耻骨弓角度。正常为90°，小于80°为异常。

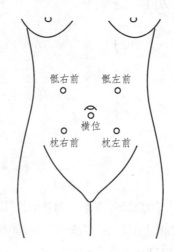

图 4-10　不同胎位胎心音听诊位置

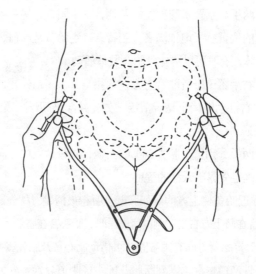

图 4-11　测量髂棘间径

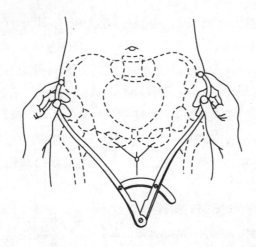

图 4-12 测量髂嵴间径

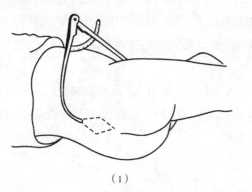
（1）

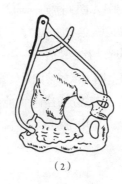
（2）

图 4-13 测量骶耻外径

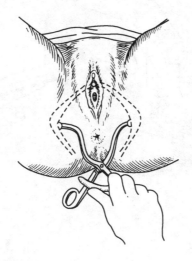

图 4-14 测量坐骨结节间径

中华医学会妇产科分会产科学组制定的《孕前和孕期保健指南》认为，已有充分的证据表明骨盆外测量并不能预测产时头盆不称，因此，孕期不需要常规进行骨盆外测量。对于阴道分娩者，妊娠晚期可测定骨盆出口径线。

2）骨盆内测量：适用于骨盆外测量有狭窄者。测量时，孕妇取膀胱截石位，外阴消毒，检查者须戴消毒手套并涂以润滑油。常用径线有：

A. 对角径（diagonal conjugate，DC）：也称骶耻内径，是自耻骨联合下缘至骶岬上缘中点的距离。检查者一手示、中指伸入阴道，用中指尖触骶岬上缘中点，示指上缘紧贴耻骨联合下缘，并标记示指与耻骨联合下缘的接触点。中指尖至此接触点的距离，即为对角径（图 4-15）。正常值为 12.5～13.0cm，此值减去 1.5～2.0cm，即为真结合径值，正常值为 11cm。如触不到骶岬，说明此径线 >12.5cm。测量时期以妊娠 24～36 周、阴道松软时进行为宜，36 周以后测量应在消毒情况下进行。

  B. 坐骨棘间径（bi-ischial diameter）：测量两侧坐骨棘间的距离。正常值约 10cm。检查者一手的示指、中指伸入阴道内，分别触及两侧坐骨棘，估计其间的距离（图 4-16）。

  C. 坐骨切迹宽度（incisura ischiadica）：为坐骨棘与骶骨下部间的距离，即骶棘韧带的宽度。检查者将伸入阴道内的示指、中指并排置于韧带上，如能容纳 3 横指（约 5.5～6.0cm）为正常（图 4-17），否则属中骨盆狭窄。

  （3）阴道检查：确诊早孕时即应行阴道检查已如前述。妊娠最后 1 个月以及临产后，应避免不必要的检查。如确实需要，则需外阴消毒及戴消毒手套，以防感染。

  （4）肛诊：以了解胎先露部、骶骨前面弯曲度、坐骨棘及坐骨切迹宽度以及骶骨关节活动度。

  （5）绘制妊娠图（pregnogram）：将各项检查结果如血压、体重、宫高、腹围、胎位、胎心率等填于妊娠图中，绘成曲线图，观察动态变化，及早发现并处理孕妇或胎儿的异常情况。

  （三）心理 - 社会评估

  1. **妊娠早期** 评估孕妇对妊娠的态度是积极还是消极，以及影响因素。评估孕妇对妊娠的接受程度：孕妇遵循产前指导的能力，筑巢行为，能否主动地或在鼓励下谈论妊娠的不适、感受和困惑，妊娠过程中与家人和配偶的关系等。

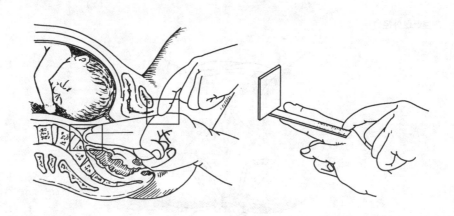

图 4-15 测量对角径

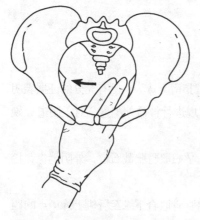

图 4-16 测量坐骨棘间径

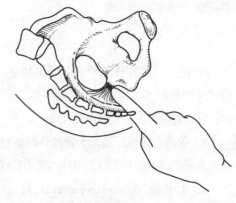

图 4-17 测量坐骨切迹宽度

2. 妊娠中、晚期 评估孕妇对妊娠有无不良的情绪反应，对即将为人母和分娩有无焦虑和恐惧心理。孕妇到妊娠中、晚期，强烈意识到将要有一个新生儿，同时，妊娠晚期子宫明显增大，给孕妇在体力上加重负担，行动不便，甚至出现了睡眠障碍、腰背痛等症状，日趋加重，使大多数孕妇都急切盼望分娩日期的到来。随着预产期的临近，孕妇常因新生儿将要出生而感到愉快，但又因对分娩将产生的痛苦而焦虑，担心能否顺利分娩、分娩过程中母儿安危、新生儿有无畸形，也有的孕妇担心新生儿的性别能否为家人接受等。

评估支持系统，尤其是配偶对此次妊娠的态度。对准父亲而言这是一项心理压力，会经历与准母亲同样的情感和冲突。他可能会为自己有生育能力而骄傲，也会为即将来临的责任和生活型态的改变而感到焦虑。他会为妻子在妊娠过程中的身心变化而感到惊讶与迷惑，更时常要适应妻子多变的情绪而不知所措。因此，评估准父亲的感受和态度，才能有针对性地协助他承担父亲角色，继而成为孕妇强有力的支持者。

评估孕妇的家庭经济情况、居住环境、宗教信仰以及孕妇在家庭中的角色等。

（四）高危因素评估

重点评估孕妇是否存在下列高危因素：年龄 <18 岁或 ≥ 35 岁；残疾；遗传性疾病史；既往有无流产、异位妊娠、早产、死产、死胎、难产、畸胎史；有无妊娠合并症，如心脏病、肾病、肝病、高血压、糖尿病等；有无妊娠并发症，如妊娠期高血压疾病、前置胎盘、胎盘早剥、羊水异常、胎儿生长受限、过期妊娠、母儿血型不符等。

（五）辅助检查

1. 常规检查 血常规、尿常规、血型（ABO 和 Rh）、肝功能、肾功能、空腹血糖、HBsAg、梅毒螺旋体、HIV 筛查等。

2. 超声检查 妊娠 18～24 周时进行胎儿系统超声检查，筛查胎儿有无严重畸形；超声检查可以观察胎儿生长发育情况、羊水量、胎位、胎盘位置、胎盘成熟度等。

3. GDM 筛查 先行 50g 葡萄糖筛查（GCT），若 7.2mmol/L ≤血糖≤ 11.1mmol/L，则进行 75g OGTT；若≥ 11.1mmol/L，则测定空腹血糖。国际最近推荐的方法是可不必先行 50g GCT，有条件者可直接行 75g OGTT，其正常上限为空腹血糖 5.1mmol/L，1 小时血糖为 10.0mmol/L，2 小时血糖为 8.5mmol/L。或者通过检测空腹血糖作为筛查标准。

【常见护理诊断／问题】

1. 孕妇

（1）便秘 与妊娠引起肠蠕动减弱有关。

（2）知识缺乏：缺乏妊娠期保健知识。

2. 胎儿 有受伤的危险 与遗传、感染、中毒、胎盘功能障碍有关。

【护理目标】

1. 孕妇获得孕期相关健康指导，保持良好排便习惯。

2. 孕妇掌握有关育儿知识，适应母亲角色，维持母儿于健康状态。

【护理措施】

（一）一般护理

告知孕妇产前检查的意义和重要性，预约下次产前检查的时间，解释产前检查内容。一般情况下产前检查从确诊早孕开始，主要目的是：①确定孕妇和胎儿的健康状况；②估计和核对孕期或胎龄；③制订产前检查计划。根据我国孕期保健需要，2011年中华医学会妇产科分会发布了《孕前和孕期保健指南》，推荐的产前检查时间为：妊娠 6～13^{+6} 周、14～19^{+6} 周、20～23^{+6} 周、24～27^{+6} 周、28～31^{+6} 周、32～36^{+6} 周各 1 次，37～41 周则每周检查 1 次。凡属高危妊娠者，应酌情增加产前检查次数。

（二）心理护理

了解孕妇对妊娠的心理适应程度，可在每一次产前检查接触孕妇时进行。鼓励孕妇抒发内心感受和想法，针对其需要解决问题。若孕妇始终抱怨身体不适，须判断是否有其他潜在的心理问题，找出症结所在。

孕妇体型随妊娠的进展而发生改变，这是正常的生理现象，产后体型将逐渐恢复。给孕妇提供心理支持，帮助孕妇清除由体型改变而产生的不良情绪。

告诉孕妇，母体是胎儿生活的小环境，孕妇的生理和心理活动都会波及胎儿，要保持心情愉快、轻松。孕妇的情绪变化可以通过血液和内分泌调节的改变对胎儿产生影响，若孕妇经常心境不佳、焦虑、恐惧、紧张、或悲伤等，会使胎儿脑血管收缩，减少脑部供血量，影响脑部发育。过度的紧张、恐惧甚至可以造成胎儿大脑发育畸形。大量研究资料证明，情绪困扰的孕妇易发生妊娠期、分娩期并发症。

（三）症状护理

1．恶心、呕吐　半数左右妇女在妊娠 6 周左右出现早孕反应，12 周左右消失。在此期间应避免空腹，清晨起床时先吃几块饼干或面包，起床时宜缓慢，避免突然起身；每天进食 5～6 餐，少量多餐，避免空腹状态；两餐之间进食液体；食用清淡食物，避免油炸、难以消化或引起不舒服气味的食物；给予精神鼓励和支持，以减少心理的困扰和忧虑。若妊娠 12 周以后仍继续呕吐，甚至影响孕妇营养时，应考虑妊娠剧吐的可能，须住院治疗，纠正水电解质紊乱。对偏食者，在不影响饮食平衡的情况下，可不做特殊处理。

2．尿频、尿急　常发生在妊娠初 3 个月及末 3 个月。若因妊娠子宫压迫所致，且无任何感染征象，可给予解释，不必处理。孕妇无需通过减少液体摄入量的方式来缓解症状，有尿意时应及时排空。此现象产后可逐渐消失。

3．白带增多　于妊娠初 3 个月及末 3 个月明显，是妊娠期正常的生理变化。但应排除假丝酵母菌、滴虫、淋菌、衣原体等感染。嘱孕妇每日清洗外阴或经常洗澡，以避免分泌物刺激外阴部，保持外阴部清洁，但严禁阴道冲洗。指导穿透气性好的棉质内裤，经常更换。分泌物过多的孕妇，可用卫生巾并经常更换，增加舒适感。

4．水肿　孕妇在妊娠后期易发生下肢水肿，经休息后可消退，属正常。若下肢明显凹陷性水肿或经休息后不消退者，应及时诊治，警惕妊娠期高血压疾病的发生。嘱孕妇左侧卧位，解除右旋增大的子宫对下腔静脉的压迫，下肢稍垫高，避免长时间地站或坐，以免加重水肿的发生。长时间站立的孕妇，则两侧下肢轮流休息，收缩下肢肌肉，以利血液回流。适当限制孕妇对盐的摄入，但不必限制水分。

5．下肢、外阴静脉曲张　孕妇应避免两腿交叉或长时间站立、行走，并注意时常抬高下肢；指导孕妇穿弹力裤或袜，避免穿妨碍血液回流的紧身衣裤，以促进血液回流；会阴部有静脉曲张者，可于臀下垫枕，抬高髋部休息。

6．便秘　是妊娠期常见的症状之一，尤其是妊娠前既有便秘者。嘱孕妇养成每日定期排便的习惯，多吃水果、蔬菜等含纤维素多的食物，同时增加每日饮水量，注意适当的活动。未经医师允许，不可随意用药。

7. **腰背痛**　指导孕妇穿低跟鞋，在俯拾或抬举物品时，保持上身直立，弯曲膝部，用两下肢的力量抬起。若工作要求长时间弯腰，妊娠期间应适当给予调整。疼痛严重者，必须卧床休息（硬床垫），局部热敷。

8. **下肢痉挛**　指导孕妇饮食中增加钙的摄入，若因钙磷不平衡所致，则限制牛奶（含大量的磷）的摄入量或服用氢氧化铝乳胶，以吸收体内磷质来平衡钙磷之浓度。告诫孕妇避免腿部疲劳、受凉，伸腿时避免脚趾尖伸向前，走路时脚跟先着地。发生下肢肌肉痉挛时，嘱孕妇背屈肢体或站直前倾以伸展痉挛的肌肉，或局部热敷按摩，直至痉挛消失。必要时遵医嘱口服钙剂。

9. **仰卧位低血压综合征**　嘱左侧卧位后症状可自然消失，不必紧张。

10. **失眠**　每日坚持户外活动，如散步。睡前用梳子梳头、温水洗脚，或喝热牛奶等方式均有助于入眠。

11. **贫血**　孕妇应适当增加含铁食物的摄入，如动物肝脏、瘦肉、蛋黄、豆类等。若病情需要补充铁剂时，可用温水或水果汁送服，以促进铁的吸收，且应在餐后20分钟服用，以减轻对胃肠道的刺激。向孕妇解释，服用铁剂后大便可能会变黑，或可能导致便秘或轻度腹泻，不必担心。

（四）健康教育

1. **异常症状的判断**　孕妇出现下列症状应立即就诊：阴道流血，妊娠3个月后仍持续呕吐，寒战发热，腹部疼痛，头痛、眼花、胸闷、心悸、气短，液体突然自阴道流出，胎动计数突然减少等。

2. **营养指导**　母体是胎儿成长的环境，孕妇的营养状况直接或间接地影响自身和胎儿的健康。妊娠期间孕妇必须增加营养的摄入以满足自身及胎儿的双方需要。

（1）帮助制订备孕期和孕期合理的饮食计划，以满足自身和胎儿的双方需要，并为分娩和哺乳做准备。

1）备孕是指育龄妇女有计划地妊娠并对优孕进行必要的前期准备，是优孕与优生优育的重要前提。备孕妇女的营养状况直接关系着孕育和哺育新生命的质量，并对妇女及其下一代的健康产生长期影响。

⊙ **知识链接**　　中国备孕妇女膳食指南（2016）

备孕妇女膳食在一般人群膳食基础上特别补充以下3条关键推荐：

1. 调整孕前体重至适宜水平。孕前体重与新生儿出生体重、婴儿死亡率以及孕期并发症等不良妊娠结局有密切关系。肥胖或低体重的育龄妇女是发生不良妊娠结局的高危人群。

2. 常吃含铁丰富的食物，选用碘盐，孕前3个月开始补充叶酸。育龄妇女是铁缺乏和缺铁性贫血患病率较高的人群。备孕妇女应经常摄入含铁丰富、利用率高的动物性食物，铁缺乏或缺铁性贫血者应纠正贫血后再怀孕。动物血、肝脏及红肉中铁含量及铁的吸收率均较高，一日三餐中应该有瘦畜肉50~100g，每周1次动物血或畜禽肝肾25~50g。在摄入富含铁的畜肉或动物血和肝脏时，应同时摄入含维生素C较多的蔬菜和水果，以提高膳食铁的吸收与利用。碘是合成甲状腺激素不可缺少的微量元素，为避免孕期碘缺乏对胎儿智力和体格发育产生的不良影响，以及碘盐在烹调等环节可能的碘损失，备孕妇女除选用碘盐外，还应每周摄入1次富含碘的海产品以增加一定量的碘储备。叶酸缺乏可影响胚胎细胞增殖、分化，增加神经管畸形及流产的风险，备孕妇女应从准备怀孕前

3个月开始每天补充400mg叶酸,并持续整个孕期。

3. 吸烟、饮酒会影响精子和卵子质量及受精卵着床与胚胎发育,在准备怀孕前6个月夫妻双方均应停止吸烟、饮酒,并远离吸烟环境,保持健康生活方式。

2)妊娠期营养对母子双方的近期和远期健康都将产生至关重要的影响。妊娠各期妇女膳食应根据胎儿生长速率及母体生理和代谢的变化进行适当的调整。孕期妇女的膳食应是由多样化食物组成的营养均衡膳食。中国营养学会《中国孕期妇女膳食指南(2016)》建议孕期妇女膳食应在一般人群的膳食基础上补充以下5项内容:

①补充叶酸,常吃含铁丰富的食物,选用碘盐。叶酸对预防神经管畸形和高同型半胱氨酸血症、促进红细胞成熟和血红蛋白合成极为重要。孕期叶酸的推荐摄入量比非孕时增加了200μg DFE/d,达到600μg DFE/d,除常吃叶酸丰富的食物外,还应补充叶酸400μg DFE/d。为预防早产、流产,满足孕期血红蛋白合成增加和胎儿铁储备的需要,孕期应常吃含铁丰富的食物,铁缺乏严重者可在医师指导下适量补铁。碘是合成甲状腺素的原料,是调节新陈代谢和促进蛋白质合成的必需微量元素,孕期碘的推荐摄入量比非孕时增加了110μg/d,除选用碘盐外,每周还应摄入1~2次含碘丰富的海产品。

②孕吐严重者,可少量多餐,保证摄入含必要量碳水化合物的食物。孕吐较明显或食欲不佳的孕妇不必过分强调平衡膳食,但每天必需摄取至少130g碳水化合物,首选易消化的粮谷类食物,如180g米或面食,550g薯类或鲜玉米;进食少或孕吐严重者需寻求医师帮助。

③孕中晚期适量增加奶、鱼、禽、蛋、瘦肉的摄入。孕中期开始,每天增200g奶,使总摄入量达到500g/d;孕中期每天增加鱼、禽、蛋、瘦肉共计50g,孕晚期再增加75g左右;深海鱼类含有较多n-3多不饱和脂肪酸,其中的二十二碳六烯酸(DHA)对胎儿脑和视网膜功能发育有益,每周最好食用2~3次。

④适量身体活动,维持孕期适宜增重。体重增长不足者,可适当增加能量密度高的食物摄入;体重增长过多者,应在保证营养素供应的同时注意控制总能量的摄入;健康的孕妇每天应进行不少于30分钟的中等强度身体活动。

⑤禁烟酒,避免被动吸烟和不良空气,适当进行户外活动和运动,愉快孕育新生命,积极准备母乳喂养。

(2)定期测量体重,监测体重增长情况。孕早期体重变化不大,可每月测量1次,孕中、晚期应每周测量体重。

(3)饮食符合均衡、自然的原则,采用正确的烹饪方法,避免破坏营养素。选择易消化、无刺激性的食物,避免烟、酒、浓咖啡、浓茶及辛辣食品。

(4)孕妇的饮食宜重质不重量,即尽量摄取高蛋白质、高维生素、高矿物质、适量脂肪及碳水化合物、低盐饮食。孕妇和乳母需合理膳食,维持机体所需的不饱和脂肪酸,如二十二碳六烯酸(docosahexaenoic acid,DHA)水平,有益于改善妊娠结局、婴儿早期神经和视觉功能发育。

⊙ **知识链接**　　　中国孕产妇及婴幼儿补充DHA的专家共识

专家组总结评估了国内外关于DHA研究的各项证据,参考目前国内外权威组织相关推荐,对中国孕产妇和婴幼儿DHA摄入和补充形成如下共识:①维持机体适宜的DHA水平,有益于改善妊娠结局、婴儿早期神经和视觉功能发育，也可能有益于改善产后抑郁以及婴儿免疫功能和睡眠模式等。②孕妇和乳母需合理膳食，维持DHA水平，以利母婴健康。建议孕妇和乳母每日摄入DHA不少于200mg。可通过每周食鱼2～3餐且有1餐以上为富脂海产鱼，每日食鸡蛋1个，来加强DHA摄入。食用富脂海产鱼，亦需考虑可能的污染物情况。中国地域较广，DHA摄入量因地而异，宜适时评价孕期妇女DHA摄入量。

3. 清洁和舒适　孕期养成良好的刷牙习惯，进食后均应刷牙，注意用软毛牙刷；妊娠后排汗量增多，要勤淋浴，勤换内衣。孕妇衣服应宽松、柔软、舒适，冷暖适宜。不宜穿紧身衣或袜带，以免影响血液循环和胎儿发育、活动。胸罩宜以舒适、合身、足以支托增大的乳房为标准，以减轻不适感。孕期宜穿轻便舒适的鞋子，鞋跟宜低，但不应完全平跟，以能够支撑体重而且感到舒适为宜；避免穿高跟鞋，以防腰背痛及身体失平衡。

4. 活动与休息　一般孕妇可坚持工作到28周，28周后宜适当减轻工作量，避免长时间站立或重体力劳动。坐时可抬高下肢，减轻下肢水肿。接触放射线或有毒物质的工作人员，妊娠期应予以调离。

妊娠期孕妇因身心负荷加重，易感疲惫，需要充足的休息和睡眠。每日应有8小时的睡眠，午休1～2小时。卧床时宜左侧卧位，以增加胎盘血供。居室内保持安静、空气流通。

运动可促进孕妇的血液循环，增进食欲和睡眠，且可以强化肌肉为其分娩做准备，因此，孕期要保证适量的运动。孕期适宜的活动包括：一切家务操作均可正常，注意不要攀高举重。散步是孕妇最适宜的运动，但要注意不要到人群拥挤、空气不佳的公共场所。

5. 胎教　胎教是有目的、有计划地为胎儿的生长发育实施最佳措施。现代科学技术对胎儿的研究发现，胎儿的眼睛能随送入的光亮而活动，触其手足可产生收缩反应；外界音响可传入胎儿听觉器官，并能引起心率的改变。因此，有人提出两种胎教方法：①对胎儿进行抚摸训练，激动胎儿的活动积极性；②对胎儿进行音乐训练。

6. 孕期自我监护　胎心音计数和胎动计数是孕妇自我监护胎儿宫内情况的一种重要手段。教会孕妇和家庭成员听胎心音与计数胎动，并做记录，不仅了解胎儿宫内情况，而且可以和谐孕妇和家庭成员之间的亲情关系。胎动计数≥6次/2小时为正常，<6次/2小时或减少50%者，均应视为子宫胎盘功能不足，胎儿有宫内缺氧，应及时就诊，进一步诊断并处理。

7. 药物的使用　许多药物可通过胎盘进入胚胎内影响胚胎发育。尤其是在妊娠最初2个月，是胚胎器官发育形成时期，此时用药更应注意。孕妇合理用药的原则是：能用一种药，避免联合用药；选用疗效肯定的药物，避免用尚难确定的对胎儿有不良反应的药物；能用小剂量药物，避免大剂量药物；严格掌握用药剂量和持续时间，注意及时停药。若病情需要，选用了对胚胎、胎儿有害的致畸药物，应先终止妊娠，然后用药。

8. 性生活指导　妊娠前3个月及末3个月，均应避免性生活，以防流产、早产及感染。

9. 识别先兆临产　临近预产期的孕妇，若出现阴道血性分泌物或规律宫缩（间歇5～6分钟，持续30秒），应尽快到医院就诊。若阴道突然大量液体流出，嘱孕妇平卧，由家属送往医院，以防脐带脱垂而危及胎儿生命。

【结果评价】

1. 母婴健康、舒适，无并发症发生。
2. 产妇能正确演示育儿技能。

第五节 分娩的准备

多数孕妇，尤其是初产妇，由于缺乏有关分娩方面的一些知识，加之对分娩时疼痛和不适的错误理解，对分娩过程中自身和胎儿安全的担忧等，会使其产生焦虑和恐惧心理，而这些心理问题又会影响产程的进展和母婴的安全，因此，帮助孕妇做好分娩的准备非常必要。分娩准备包括：识别先兆临产、分娩物品的准备、分娩时不适的应对技巧等。

一、先兆临产

分娩发动前，出现预示孕妇不久即将临产的症状，称之为先兆临产（threatened labor）。

（一）假临产

孕妇在分娩发动前，常会出现假临产（false labor），其特点为：宫缩持续时间短（<30秒）且不恒定，间歇时间长而不规则；宫缩的强度不加强；不伴随出现宫颈管消失和宫颈口扩张；常在夜间出现，白天消失；给予强镇静剂可以抑制假临产。

（二）胎儿下降感

随着胎先露下降入骨盆，宫底随之下降，多数孕妇会感觉上腹部较前舒适，进食量也增加，呼吸轻快。由于胎先露入盆压迫了膀胱，孕妇常出现尿频症状。

（三）见红

在分娩发动前24～48小时（少数1周内），因宫颈内口附近的胎膜与该处的子宫壁分离，毛细血管破裂经阴道排出少量血液，与宫颈管内的黏液相混排出，称之为见红（show），是分娩即将开始的征象。但若出血量超过月经量，则不应认为是见红，而可能为妊娠晚期出血性疾病。

二、分娩的物品准备

母亲的用物准备包括：足够的消毒卫生巾、内裤和内衣，大小合适的胸罩，以及吸奶器（以备吸空乳汁用）等。

新生儿的用物包括：柔软、舒适，宽大、便于穿脱的衣物，选用质地柔软、吸水、透气性好的纯棉织品尿布或一次性洁净纸尿裤。此外，还要准备婴儿包被、毛巾、梳子、围嘴、爽身粉、温度计等。对不能进行母乳喂养者，还要准备奶瓶、奶粉、奶嘴等。

三、产前运动

妊娠期间做运动的目的是减轻身体的不适，伸展会阴部肌肉，使分娩得以顺利进行；同时可强化肌肉，以助产后身体迅速有效地恢复。产前运动包括：

（一）腿部运动

以手扶椅背，左腿固定，右腿做360°的转动，做毕后还原。换腿继续做。目的是增进骨盆肌肉的强韧度，增加会阴部肌肉的伸展性。

（二）腰部运动

手扶椅背，慢慢吸气，同时手背用力，使身体重心集中于椅背上，脚尖立起使身体抬高，腰部伸直后使下腹部紧靠椅背，然后慢慢呼气的同时，手背放松，脚还原。目的在于减轻腰背部疼痛，并可在分娩时增加腹压及会阴部肌肉的伸展性。

（一）、（二）两项运动在妊娠早期即可开始做。

（三）盘腿坐式

平坐于床上，两小腿平行交接，一前一后，两膝远远分开，注意两小腿不可重叠。可在看电视或聊天时采取此姿势（图4-18）。目的是强化腹股沟肌肉及关节处韧带之张力，预防妊娠末期膨大子宫的压力所产生的痉挛或抽筋；伸展会阴部肌肉。

（四）盘坐运动

平坐于床上，将两蹠骨并拢，两膝分开，两手轻放于两膝上，然后用手臂力量，将把膝盖慢慢压下，配合深呼吸运动，再把手放开，持续2~3分钟。目的是加强小腿肌肉张力，避免腓肠肌痉挛。

（三）、（四）两项运动可在妊娠3个月后进行。

（五）骨盆与背摇摆运动

平躺仰卧，双腿屈曲，两腿分开与肩同宽，用足部和肩部的力量，将背部与臀部轻轻抬起，然后并拢双膝，收缩臀部肌肉，再分开双膝，将背部与臀部慢慢放下。重复运动5次（图4-19）。目的在于锻炼骨盆底及腰背部肌肉增加其韧性和张力。

（六）骨盆倾斜运动

孕妇双手和双膝支撑于床上，缓慢弓背，放松复原；取仰卧位，两手背沿肩部伸展，腿部屈膝，双脚支撑，缓慢抬高腰部，放松复原（图4-20）。此项活动可站立式进行。

（七）脊柱伸展运动

平躺仰卧，双手抱住双膝关节下缘使双膝弯曲，头部与上肢向前伸展，使脊柱、背部至臀部肌肉弯曲成弓字形，将头与下巴贴近胸部，然后放松，恢复平躺姿势。

（五）至（七）三项运动可以减轻腰背部酸痛，通常在妊娠6个月以后开始进行。

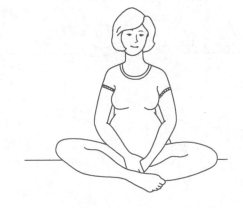

图4-18　盘腿坐式

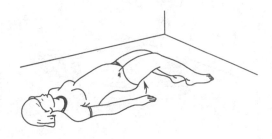

图4-19　骨盆与背摇摆运动

（八）双腿抬高运动

平躺仰卧，双腿垂直抬高，足部抵住墙，每次持续 3 ～ 5 分钟（图 4-21）。目的在于伸展脊椎骨，锻炼臀部肌肉张力，促进下肢血液循环。

孕妇进行产前运动时，要注意：妊娠 3 个月后开始锻炼，循序渐进，持之以恒；锻炼之前排空大小便；若有流产、早产现象应停止锻炼，并执行相应的医嘱。

四、减轻分娩不适的方法

目前有多种方式可协助减轻分娩时的疼痛。所有这些方法都依据 3 个重要的前提：①孕妇在分娩前已获得有关分娩方面的知识，在妊娠后 8、9 个月时已进行过腹式呼吸运动的练习，且已会应用腹式呼吸运动来减轻分娩时的不适；②临产后子宫阵缩时，保持腹部放松，则阵痛的不适感会减轻；③疼痛会借分散注意力而得到缓解。目前常用的减轻分娩时不适的方法有：

（一）拉梅兹分娩法

拉梅兹分娩法（Lamaze method），又称"精神预防法"，由法国医师拉梅兹提出，目前使用较广的预习分娩法。首先，根据巴甫洛夫（Pavlov）条件反射的原理，在分娩过程中，训练孕妇当听

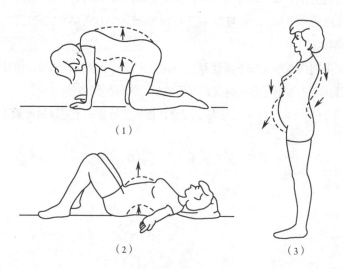

（1）

（2）

（3）

图 4-20　骨盆倾斜运动

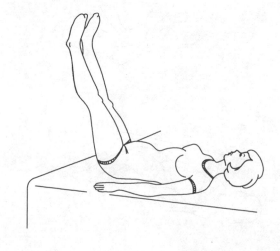

图 4-21　双腿抬高运动

到口令"开始收缩"或感觉收缩开始时，使自己自动放松；其次，孕妇要学习集中注意力于自己的呼吸，排斥其他现象，即利用先占据脑中用以识别疼痛的神经细胞，使痛的冲动无法被识别，从而达到减轻疼痛的目的。具体应用方法如下：

1. **廓清式呼吸** 所有的呼吸运动在开始和结束前均深吸一口气后再完全吐出。目的在于减少快速呼吸而造成过度换气，从而保证胎儿的氧气供应。

2. **放松技巧** 首先通过有意识地刻意放松某些肌肉进行练习，然后逐渐放松全身肌肉。孕妇无皱眉、握拳或手臂僵直等肌肉紧张现象。可通过触摸紧张部位、想象某些美好事物或听轻松愉快的音乐来达到放松目的，使全身肌肉放松，在分娩过程中不至于因不自觉的紧张而造成不必要的肌肉用力和疲倦。

3. **意志控制的呼吸** 孕妇平躺于床上，头下、膝下各置一小枕。用很轻的方式吸满气后，再用稍强于吸气的方式吐出，注意控制呼吸的节奏。

在宫缩早期，用缓慢而有节奏性的胸式呼吸，频率为正常呼吸的 1/2；随着产程进展，宫缩的频率和强度增加，此时用浅式呼吸，频率为正常呼吸的 2 倍；当宫口开大到 7 ~ 8cm 时，产妇的不适感最严重，此时选择喘息—吹气式呼吸，方法是先快速地呼吸 4 次后用力吹气 1 次，并维持此节奏。此比率也可提升为 6∶1 或 8∶1，产妇视自己情况调整。注意不要造成过度换气。

4. **划线按摩法** 孕妇用双手指尖在腹部做环形运动。做时压力不宜太大，以免引起疼痛，也不宜太小，引起酥痒感。也可以单手在腹部用指尖做横 8 字形按摩。若腹部有监护仪，则可按摩两侧大腿（图 4-22）。

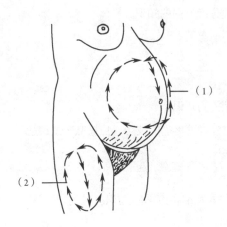

图 4-22 划线按摩法

（二）瑞德法

瑞德法（Dick-Read method）由英国医师迪克·瑞德（Dick Read）所提出。其原理为：恐惧会导致紧张，因而造成或强化疼痛。若能打破恐惧－紧张－疼痛的链环，便能减轻分娩时收缩引起的疼痛。瑞德法也包括采用放松技巧和腹式呼吸技巧。具体做法为：

1. **放松技巧** 孕妇先侧卧，头下垫一小枕，让腹部的重量施于床垫上，身体的任一部位均不交叠。练习方法类似于拉梅兹法。

2. **腹式呼吸** 孕妇平卧，集中精神使腹肌提升，缓慢地呼吸，每分钟呼吸 1 次（30 秒吸气，30 秒呼气）。在分娩末期，当腹式呼吸已不足以应付时，可改用快速的胸式呼吸。此法目的在于转移注意力，减轻全身肌肉的紧张性；迫使腹部肌肉升起，使子宫能在收缩时轻松而不受限制；

维持子宫良好的血液供应。

（三）布莱德雷法（丈夫教练法）

布莱德雷法（Bradley method），由罗伯特·布莱德雷（Robert Bradley）医师提出，通常称为"丈夫教练法"。其放松和控制呼吸技巧同前，主要强调丈夫在妊娠、分娩和新生儿出生后最初几天中的重要性。在分娩过程中，丈夫可以鼓励产妇适当活动来促进产程，且可以指导产妇用转移注意力的方法来减轻疼痛。

五、护理程序在分娩准备中的应用

在分娩准备中应用护理程序可以帮助护士识别孕妇对分娩的准备情况，并发现需要指导的问题。

【护理评估】

1. 评估影响孕妇接受分娩准备的影响因素，如受教育程度、既往孕产史、文化及宗教因素等。
2. 评估孕妇缺乏哪些有关分娩方面的知识及实际准备情况。
3. 评估影响孕妇学习的因素，如理解和接受能力、学习态度、环境以及丈夫和主要家庭成员的支持等。

【常见护理诊断/问题】

1. **知识缺乏**：缺乏有关分娩方面的知识。
2. **焦虑**　与担心分娩不适有关。

【护理目标】

1. 孕妇能叙述与分娩相关的知识。
2. 孕妇能正确示范应对分娩期疼痛的技巧，焦虑减轻或缓解。

【护理措施】

1. 向孕妇系统讲解有关分娩准备方面的知识。可利用上课、看录像、发健康教育处方等形式进行。
2. 讲解有关减轻分娩不适的应对技巧。可用示范、反示范、角色扮演等形式进行。
3. 鼓励孕妇提问，并对错误概念加以澄清。
4. 鼓励孕妇说出心中的焦虑，给予针对性的心理支持。
5. 协助其配偶参与分娩准备过程，使妊娠、分娩成为更有意义的家庭经验。

【结果评价】

1. 孕妇能叙述分娩准备的具体内容。
2. 孕妇示范用呼吸控制的技巧来应对分娩时的不适，愉快体验分娩过程。

附 产前筛查

产前筛查（prenatal screening）是通过母血清学、影像学等简便、经济和较少创伤的检测方法，对妊娠妇女进行筛查，从孕妇群体中发现具有某些先天性缺陷和遗传性疾病胎儿的高风险孕妇，对其进行产前诊断，以进一步确诊，是出生缺陷儿二级干预的重要内容。

（一）产前筛查的条件及意义

产前筛查需满足以下条件：①为疾病而筛查，禁止为选择胎儿性别进行性别筛查；②该疾病具有较高的发病率且危害严重；③能为筛查阳性者提供进一步的产前诊断及有效干预措施；④筛查方法无创、价廉，易于被筛查者接受。

产前筛查的结果不是确诊试验，只是风险评估。筛查结果阴性提示低风险，应向孕妇说明此结果并不是完全排除可能性。筛查结果阳性意味着患病的风险增加，应尽快通知孕妇，建议孕妇进行产前诊断，由孕妇知情选择，并有记录可查。染色体疾病高风险孕妇需行胎儿染色体核型分析。

（二）产前筛查的工作程序

产前筛查工作应由经过专门培训的、已取得产前筛查资质的医疗保健机构和医务人员承担。

（三）知情同意书

产前筛查和诊断必须遵循知情选择、孕妇自愿的原则。医务人员应事先告知孕妇或其家属产前筛查的性质。医疗机构只对已签署知情同意书、同意参加产前筛查的孕妇做筛查。

（四）临床常见的产前筛查

目前临床成熟应用的筛查发放有母血清学筛查及超声影像学筛查。常见的产前筛查有：

1. 胎儿非整倍体染色体异常筛查　以唐氏综合征即 21− 三体综合征为代表的染色体疾病是产前筛查的重点。根据筛查时间可分为孕早期筛查和孕中期筛查。

（1）孕早期筛查：孕早期进行唐氏综合征筛查，阳性结果的孕妇有较长的时间进行进一步确诊和处理。筛查的方法包括孕妇血清学检查、超声检查或者两者结合。常用的血清学检查的指标有 β−hCG 和妊娠相关血浆蛋白 −A（pregnancy−associated plasma protein A，PAPP−A）。$11 \sim 13^{+6}$ 周进行超声检查测量胎儿颈项后透明层厚度，非整倍体胎儿因颈部皮下积水，颈项后透明层厚度增宽，常处于相同孕周胎儿第 95 百分位数以上。联合应用血清学和胎儿颈项后透明层的方法，对唐氏综合征的检出率在 $85\% \sim 90\%$。

（2）孕中期筛查：孕中期筛查应在孕 $15 \sim 20^{+6}$ 周进行，血清学筛查常用的指标有：甲胎蛋白（AFP）、绒毛膜促性腺激素（hCG）、游离雌三醇（E_3）。唐氏综合征病人 AFP 降低、hCG 升高、E_3 降低，根据三者的变化，结合孕妇年龄、孕龄等情况，计算出唐氏综合征的风险度。血清学筛查的改良方法包括：应用 AFP 和 hCG 两项指标；应用 β−hCG 取代 hCG；应用抑制素（inhibin A）作为第 4 个指标。此外，还可将孕妇血清学检查和超声检测胎儿颈项透明层、长骨长度等指标结合在一起进行筛查。

使胎儿发生染色体疾病风险增加的高危因素：①孕妇年龄 >35 岁的单胎妊娠；②孕妇年龄 >31 岁的双卵双胎妊娠；③夫妇中一方染色体易位；④夫妇中一方染色体倒置。⑤夫妇非整倍体异常；⑥前胎常染色体三体史。⑦前胎 X 染色体三体（47，XXX 或 47，XXY）者；⑧前胎染色体三倍体；⑨妊娠早期反复流产；⑩产前超声检查发现胎儿存在严重的结构畸形等。

2. 胎儿结构畸形筛查　胎儿结构畸形占出生缺陷的 $60\% \sim 70\%$。超声筛查最常用。多数影像学检查可发现：胎儿较正常解剖结构小；梗阻后导致的扩张；结构缺陷形成的疝；正常结构的位置或轮廓异常；生理测量学异常；胎动消失或异常。临床上神经管畸形较为常见，是一组具有多种不同临床表型的先天畸形，主要包括无脑畸形、脑膨出及脊柱裂等。90%胎儿神经管畸形的孕妇血清和羊水中的AFP水平升高，血清学筛查应在妊娠14~22周进行；99%的神经管畸形可通过超声检查获得诊断，检测时间通常在妊娠18~24周，此时胎动活跃，羊水相对多，胎儿骨骼尚未钙化，便于多角度观察胎儿结构。建议所有孕妇在此时期均进行一次系统胎儿超声检查，因超声检查受孕周、羊水、胎位、母体腹壁薄厚等多种因素的影响，因此，胎儿畸形的产前超声检出率约为50%~70%。

神经管畸形常见高危因素有：①神经管畸形家族史；②妊娠28日内暴露在特定的环境下：如1型糖尿病病人中的高血糖可能是NTDs的高危因素，高热可使NTDs的发病风险升高6倍，某些药物，如抗惊厥药卡马西平和丙戊酸使畸形的风险明显增加，氨基蝶呤、异维A酸等可能与无脑儿或脑膨出等发病有关。③与NTDs有关的遗传综合征和结构畸形：如Meckel-Gruber综合征、Roberts-SC海豹肢畸形、Jarco-Levin综合征、脑积水-无脑回-视网膜发育不良-脑膨出综合征等；④NTDs高发的地区，如中国东北、印度等地的发病率约为1%，在低发地区为0.2%。饮食中缺乏叶酸-维生素是NTDs的高发因素。⑤在NTDs病人中发现，抗叶酸受体抗体的比例增高。

（五）结果的告知

1. 7个工作日以内，筛查的结果以书面形式告知被筛查者，应通知孕妇和（或）家属及时获取筛查结果。

2. 报告应包括以下信息　孕妇的年龄与预产期分娩的年龄；标本编号；筛查时的孕周与推算方法；各筛查指标的检测值和MOM（multiples of the median）值；经矫正后的筛查目标疾病的风险度；相关的提示与建议。

（六）高风险孕妇的处理

1. 对于筛查结果为高风险的孕妇，应由产前咨询和（或）遗传咨询人员解释筛查结果，并向其介绍进一步检查或诊断的方法，有孕妇知情选择。

2. 对筛查高风险的孕妇建议行产前诊断，产前诊断率≥80%。

3. 对筛查出的高风险病例，在未进行产前诊断之前，不应为孕妇做终止妊娠的处理。

4. 产前筛查机构应负责产前筛查高风险病例的转诊，产前诊断机构应在孕22周内进行筛查高风险病例的后续诊断。

（七）追踪随访

1. 对所有筛查对象要进行随访，随访率应≥90%，随访时限为产后1~6个月。

2. 随访内容包括妊娠结局、孕期是否顺利及胎儿或新生儿是否正常。

3. 对筛查高风险的孕妇，应随访产前诊断结果、妊娠结局。对流产或终止妊娠者，应尽快争取获取组织标本行遗传学诊断，并了解引产胎儿发育情况。

4. 产前筛查机构应进行随访信息登记，如实登记随访结果，总结统计分析、评估筛查效果，定期上报省级产前检查中心。

☆ **本章小结**　..

从卵子受精开始，经过受精卵的输送与发育、受精卵着床、蜕膜形成，直至胎盘、胎膜、脐带、羊水等胎儿附属物的形成。胎儿附属物对维持胎儿宫内的生命及生长发育起着重要作用。妊娠全过程40

周，是一个正常的生理过程，母体全身各系统发生了一系列适应性的解剖生理变化及心理社会适应，并调整其功能，以满足胎儿生长发育和分娩的需要，同时为产后的哺乳做好准备。

根据妊娠不同时期的特点，临床上将妊娠分为早期妊娠、中期妊娠和晚期妊娠，各个时期在临床表现和相关辅助检查均有不同的特点。由于胎儿在子宫内位置和姿势的不同，因此有不同的胎产式、胎先露和胎方位。

加强围生期孕妇的管理，定期产前检查，准确推算预产期，对孕妇进行身心护理、孕期健康教育，尤其是备孕期和孕期的孕妇膳食指导，帮助促进母婴健康。

正确识别先兆临产，为分娩做好物品准备。妊娠期间指导孕妇酌情做产前运动，指导孕妇分娩时不适的应对技巧，其目的是减轻身体的不适，使分娩得以顺利进行。

（顾　平）

✧ 护理学而思

1. 女性，26 岁，已婚，未避孕。平时月经一向规律，现月经过期已 7 日。有恶心呕吐，不能忍受炒菜的油烟味，食欲缺乏，有疲惫感，乳房胀痛。

请思考：

（1）若确诊是否妊娠，需做哪些检查？

（2）如确诊早孕，应如何进行常规产前检查？

（3）针对该孕妇，给予早孕期饮食指导。

2. 孕妇，30 岁，已婚，因"G_1P_0，妊娠 28 周"今日在门诊常规产检。查体：体温 36.8℃，BP140/85mmHg，P76 次 / 分，R20 次 / 分，体重 62kg，身高 156cm，腹围 89cm，宫高 27cm，胎方位 LOA，胎心 120 次 / 分，双下肢脚踝有轻微水肿。实验室检查：血常规示 Hb98g/L，OGTT 结果正常。该孕妇既往健康，有高血压家族史，孕前体重 50kg，基础血压 110/70mmHg。

请思考：

（1）该孕妇是否考虑妊娠高血压疾病的诊断？为什么？

（2）针对该孕妇有哪些饮食方面的建议？为什么？

3. 孕妇，32 岁，妊娠 39 周，G_1P_0。出现宫缩 1 日，宫缩持续约 20 秒，每隔 10 分钟左右 1 次。认为已临产，来院就诊。

请思考：

（1）该孕妇是否已经临产？

（2）如何判断临产？

（3）有哪些技巧可以帮助她减轻不适感？

第五章

分娩期妇女的护理

学习目标

通过本章学习，学生能够：

1. 叙述临产及第一、二、三产程的概念。

2. 描述影响分娩的四大因素及各产程的临床表现。

3. 评估分娩期妇女的焦虑与疼痛情况并采取适宜的护理措施。

4. 运用护理程序对分娩各期妇女进行护理评估、提出主要护理诊断/问题、制订护理计划并进行结果评价。

▶ 妊娠满28周（196日）及以上，胎儿及其附属物从临产开始到由母体娩出的全过程，称为分娩（delivery）。妊娠满28周至不满37足周（196～258日）期间分娩，称为早产（preterm delivery）；妊娠满37周至不满42足周（259～293日）期间分娩，称为足月产（term delivery）；妊娠满42周（294日）及以后分娩，称为过期产（postterm delivery）。

▶ 分娩发动机制复杂，分娩动因学说众多。目前认为分娩发动是妊娠晚期炎症细胞因子、机械性刺激等多因素的综合作用使子宫下段形成、促进宫颈成熟，诱发前列腺素及缩宫素释放，子宫肌细胞间隙连接增多、子宫肌细胞内钙离子浓度增加，子宫由妊娠期的稳定状态转变为分娩时的兴奋状态，从而启动分娩。宫颈成熟是分娩发动的必备条件，缩宫素与前列腺素是促进子宫收缩最直接的因素。

导入案例与思考

李女士，26岁，因"G_1P_0，孕38^{+4}周，规律性宫缩2小时，临产"入院。

结合本案例，你认为：

1. 该孕妇的护理评估重点内容有哪些？

2. 主要的护理诊断/问题是什么？

3. 应采取哪些护理措施？

第一节　影响分娩的因素

影响分娩的因素包括产力、产道、胎儿及精神心理因素。子宫收缩力是临产后最主要的产力，腹压是第二产程中胎儿娩出的重要辅助力量，肛提肌收缩力是协助胎儿内旋转及胎头仰伸的必需力量。骨盆三个平面的大小与形态、子宫下段形成、宫颈管消失与宫口扩张、会阴体伸展等直接影响胎儿能否顺利通过产道。胎儿大小及胎方位是分娩难易的重要影响因素。精神心理因素会影响分娩的全过程，通过人文关怀以缓解产妇紧张与焦虑已越来越受到关注和重视，是十分重要的护理措施。

一、产　力

将胎儿及其附属物从宫腔内逼出的力量称为产力。产力包括子宫收缩力（简称宫缩）、腹壁肌及膈肌收缩力（统称腹压）和肛提肌收缩力。

（一）子宫收缩力

子宫收缩力是临产后的主要产力，贯穿于整个分娩过程。临产后的宫缩可使宫颈管缩短直至消失、宫口扩张、胎先露下降、胎儿和胎盘娩出。正常子宫收缩有节律性、对称性和极性的特点。

1．节律性　宫缩的节律性是临产的重要标志。正常宫缩是宫体肌不随意、有规律的阵发性收缩并伴有疼痛，每次宫缩由弱渐强（进行期），维持一定时间（极期），随后由强渐弱（退行期），直至消失进入间歇期（图 5-1），宫缩如此反复出现，直至分娩全程结束。

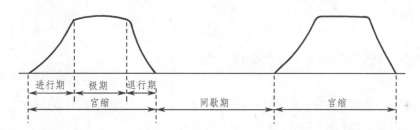

图 5-1　临产后正常宫缩节律性示意图

临产开始时，宫缩间歇期约 5 ~ 6 分钟，持续时间约 30 秒。随产程进展宫缩间歇期逐渐缩短，持续时间逐渐延长。当宫口开全（10cm）后，宫缩间歇期短至 1 ~ 2 分钟，持续时间长达 60 秒。宫缩强度也随产程进展逐渐增强，间歇期的宫腔内压力仅为 6 ~ 12mmHg，临产初期升至 25 ~ 30mmHg，于第一产程末可增至 40 ~ 60mmHg，第二产程末可高达 100 ~ 150mmHg。宫缩时子宫肌壁血管及胎盘受压，致子宫血流量减少、胎盘绒毛间隙血流量减少；宫缩间歇期，子宫血流量又恢复至原来水平，胎盘绒毛间隙血流重新充盈。因此，宫缩节律性对胎儿有利。

2．对称性　正常宫缩源自两侧子宫角部（受起搏点控制），迅速以微波形式向子宫底中线集中，左右对称，再以每秒 2cm 的速度向子宫下段扩散，约在 15 秒内均匀协调地扩展至整个子宫，此为子宫收缩的对称性（图 5-2）。

3．极性　宫缩以宫底部最强并最持久，向下逐渐减弱，宫底部收缩力的强度几乎是子宫下段的 2 倍，此为宫缩的极性。

4．缩复作用　宫缩时，子宫体部肌纤维短缩变宽，间歇期肌纤维不能恢复到原来的长度，

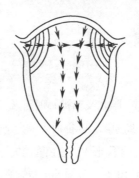

图 5-2　子宫收缩力的对称性示意图

经反复收缩，肌纤维越来越短，此为子宫肌纤维的缩复作用。缩复作用使宫腔内容积逐渐缩小，迫使胎先露部下降、宫颈管逐渐缩短直至消失。

（二）腹壁肌及膈肌收缩力

腹壁肌及膈肌收缩力是第二产程时娩出胎儿的重要辅助力量。宫口开全后，每当宫缩时，前羊水囊或胎先露部压迫盆底组织和直肠，反射性引起排便动作。产妇主动屏气，喉头紧闭向下用力，腹壁肌及膈肌收缩使腹内压增高，促使胎儿娩出。但是，过早使用腹压易使产妇疲劳、宫颈水肿，导致产程延长。第三产程时，腹压还可迫使已剥离的胎盘尽早娩出，减少产后出血。

（三）肛提肌收缩力

肛提肌收缩力可协助胎先露部在骨盆腔进行内旋转。当胎头枕部露于耻骨弓下时，能协助胎头仰伸及娩出。胎儿娩出后，有助于已降至阴道的胎盘娩出。

二、产　道

产道是胎儿娩出的通道，分为骨产道与软产道两部分。

（一）骨产道

骨产道又称真骨盆，分为三个平面，每个平面又由多条径线组成。在分娩过程中，骨产道几乎无变化，但其原来的大小、形态与能否顺利分娩有着密切关系。

1. **骨盆入口平面**（pelvic inlet plane）　为骨盆腔上口，呈横椭圆形，其前方为耻骨联合上缘，两侧为髂耻线，后方为骶岬上缘。共有 4 条径线（图 5-3）。

（1）入口前后径：又称真结合径。耻骨联合上缘中点至骶岬上缘正中间的距离，正常值平均为 11cm，其长短与胎先露衔接关系密切。

（2）入口横径：左右髂耻缘间的最大距离，正常值平均 13cm。

（3）入口斜径：左右各一，正常值平均 12.75cm。左骶髂关节至右髂耻隆突间的距离为左斜径；右骶髂关节至左髂耻隆突间的距离为右斜径。

2. **中骨盆平面**（pelvic mid plane）　为骨盆最小平面，是骨盆腔最狭窄的部分，呈前后径长的纵椭圆形。其前方为耻骨联合下缘，两侧为坐骨棘，后方为骶骨下端。有 2 条径线（图 5-4）。

（1）中骨盆前后径：耻骨联合下缘中点通过两侧坐骨棘连线中点至骶骨下端间的距离，正常值平均 11.5cm。

（2）中骨盆横径：也称坐骨棘间径。两坐骨棘间的距离，正常值平均约 10cm，其长短与胎先露内旋转关系密切。

3. **骨盆出口平面**（pelvic outlet plane）　为骨盆腔下口，由两个不在同一平面的三角形所组成，其共同的底边称为坐骨结节间径。前三角平面顶端为耻骨联合下缘，两侧为耻骨降支；后三角平面顶端为骶尾关节，两侧为骶结节韧带。有4条径线（图5-5）。

（1）出口前后径：耻骨联合下缘至骶尾关节间的距离，正常值平均11.5cm。

（2）出口横径：也称坐骨结节间径。两坐骨结节内侧缘的距离，正常值平均9cm，此径线与分娩关系密切。

（3）出口前矢状径：耻骨联合下缘中点至坐骨结节间径中点间的距离，正常值平均6cm。

（4）出口后矢状径：骶尾关节至坐骨结节间径中点间的距离，正常值平均8.5cm。若出口横径稍短，而出口横径与出口后矢状径之和 >15cm 时，正常大小胎儿可以通过后三角区经阴道娩出。

4．骨盆轴与骨盆倾斜度

（1）骨盆轴（pelvic axis）：连接骨盆各平面中点的假想曲线，称为骨盆轴。此轴上段向下向后，中段向下，下段向下向前（图5-6）。分娩时，胎儿沿此轴完成一系列分娩机制，助产时也应按此轴方向协助胎儿娩出。

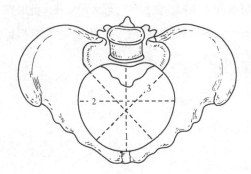

图5-3　骨盆入口平面各径线
1. 前后径 11cm；2. 横径 13cm；3. 斜径 12.75cm

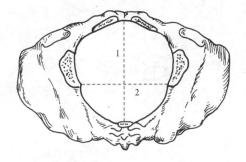

图5-4　中骨盆平面各径线
1. 前后径 11.5cm；2. 横径 10cm

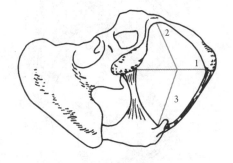

图5-5　骨盆出口平面各径线
1. 出口横径；2. 出口前矢状径；3. 出口后矢状径

（2）骨盆倾斜度（inclination of pelvis）：指妇女站立时，骨盆入口平面与地平面所形成的角度，一般为60°（图5-7）。若骨盆倾斜度过大，可影响胎头衔接和娩出。

（二）软产道

软产道是由子宫下段、宫颈、阴道及骨盆底软组织构成的弯曲管道。

1. 子宫下段的形成　由非孕时长约1cm的子宫峡部伸展形成。妊娠12周后的子宫峡部逐渐扩展成宫腔的一部分，至妊娠末期逐渐拉长形成子宫下段。临产后的规律宫缩使子宫下段进一步拉长达7~10cm，肌壁变薄成为软产道的一部分（图5-8）。由于子宫肌纤维的缩复作用，子宫上段肌壁越来越厚，子宫下段肌壁被牵拉越来越薄，导致子宫上下段的肌壁厚薄不同，在两者间的子宫内面形成一环状隆起，称生理缩复环（physiologic retraction ring），此环在正常情况下不易自腹部见到。

2. 宫颈的变化

（1）宫颈管消失（effacement of cervix）：临产前的宫颈管长2~3cm，初产妇较经产妇稍长。临产后的规律宫缩牵拉宫颈内口的子宫肌纤维及周围韧带，加之胎先露部的支撑使前羊水囊呈楔状，使宫颈内口水平的肌纤维向上牵拉，使宫颈管形成漏斗状，此时宫颈外口变化不大，随后宫颈管逐渐变短直至消失。初产妇多是宫颈管先缩短、消失，然后宫口扩张；经产妇多是宫颈管缩短消失与宫口扩张同时进行。

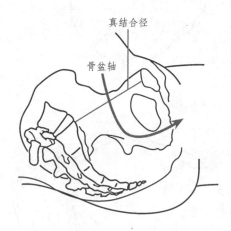

图5-6　骨盆轴

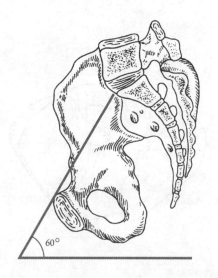

图5-7　骨盆倾斜度

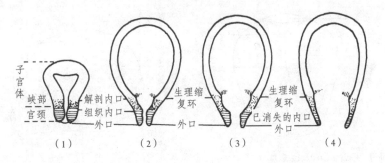

图 5-8　子宫下段的形成及宫口扩张
（1）非妊娠子宫；（2）足月妊娠子宫；
（3）分娩第一产程妊娠子宫；（4）分娩第二产程妊娠子宫

（2）宫口扩张（dilatation of cervix）：临产前，初产妇的宫颈外口仅容一指尖，经产妇能容一指。临产后，子宫收缩及缩复向上牵拉使宫口扩张。子宫下段的蜕膜发育不良，胎膜容易与该处蜕膜分离而向宫颈管突出形成前羊水囊，同时胎先露部衔接使前羊水滞留于前羊膜囊，协同扩张宫口。宫口近开全时，胎膜多自然破裂，破膜后胎先露部直接压迫宫颈，扩张宫口的作用更显著。宫口开全（10cm）时，足月妊娠的胎头方能通过。

3. 骨盆底组织、阴道及会阴的变化　前羊水囊及胎先露先扩张阴道上部，破膜后的胎先露部下降直接压迫骨盆底，使软产道下段形成一个向前弯的长筒，前壁短后壁长，阴道外口朝向前上方，阴道黏膜皱襞展平加宽腔道。肛提肌向下及向两侧扩展，肌纤维拉长，会阴体变薄，以利胎儿通过。阴道及骨盆底的结缔组织和肌纤维于妊娠期增生肥大、血管变粗、血运丰富、组织变软、伸展性良好。分娩时，会阴体能承受一定压力，但若保护不当，仍易造成会阴裂伤。

三、胎　儿

除产力和产道外，胎儿大小、胎位及有无造成分娩困难的胎儿畸形也是影响分娩的因素。

（一）胎儿大小

胎儿过大致胎头径线过大时，尽管骨盆大小正常，也可因相对性骨盆狭窄造成难产。

1. 胎头颅骨　由顶骨、额骨、颞骨各两块及枕骨一块构成。颅骨间膜状缝隙称颅缝，两顶骨之间为矢状缝，顶骨与额骨之间为冠状缝，枕骨与顶骨之间为人字缝，颞骨与顶骨之间为颞缝，两额骨之间为额缝。两颅缝交界处空隙较大称为囟门，位于胎头前方的囟门呈菱形称前囟（大囟门），位于胎头后方的囟门呈三角形称后囟（小囟门）（图 5-9）。颅缝与囟门均有软组织覆盖，使骨板有一定活动余地，胎头具有一定可塑性。在分娩过程中，颅骨轻度移位重叠使头颅变形，缩小头颅体积，有利于胎头娩出。但若胎儿过熟，颅骨较硬，胎头不易变形，导致难产。

2. 胎头径线　①双顶径（biparietal diameter，BPD）：为两顶骨隆突间的距离，是胎头最大的横径，足月时平均约9.3cm；②枕额径（occipito frontal diameter）：鼻根上方至枕骨隆突间的距离，胎头以此径线衔接，足月时平均约11.3cm；③枕下前囟径（suboccipitobregmatic diameter）：又称小斜径，为前囟中央至枕骨隆突下方的距离，足月时平均约9.5cm，胎头俯屈后以此径通过产道；④枕颏径（occipito mental diameter）：又称大斜径，为颏骨下方中央至后囟门顶部间的距离，足月时平均约13.3cm（图 5-9）。

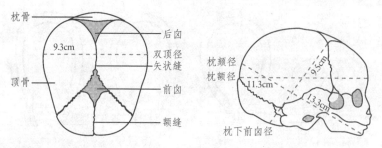

图 5-9　胎儿颅骨、颅缝、囟门及径线

（二）胎位

纵产式时，胎体纵轴与骨盆轴一致，容易通过产道。头先露时胎头先通过产道，经颅骨重叠，胎头变形、周径变小，利于胎头娩出，矢状缝和囟门是确定胎位的重要标志。臀先露时，胎臀先娩出，胎臀较胎头周径小且软，软产道未经充分扩张，胎头娩出时又无变形机会，易致胎头娩出困难。肩先露时，胎体纵轴与骨盆轴垂直，妊娠足月活胎不能通过产道，对母儿威胁极大。

（三）胎儿畸形

胎儿某一部分发育异常，如脑积水、联体儿等，致胎头或胎体过大，难以顺利通过产道。

四、精神心理因素

分娩对于孕妇是一种压力源，会引起一系列特征性的心理情绪反应，主要表现为焦虑和恐惧。孕妇出现焦虑和恐惧的原因很多，如担心胎儿畸形、胎儿性别与自己期望的不一致、难产、分娩疼痛、分娩中出血、分娩意外、住院造成的陌生感、医院环境的刺激以及与家人分离的孤独感等。孕妇的这种情绪改变还可能致机体产生一系列的生理变化，如心率加快、呼吸急促、肺内气体交换不足，使子宫缺氧而出现宫缩乏力、宫口扩张缓慢、胎先露下降受阻、产程延长、体力消耗过多等。同时，因交感神经兴奋，释放儿茶酚胺，导致害怕－紧张－疼痛综合征、胎儿缺血缺氧而出现胎儿窘迫。

第二节　正常分娩妇女的护理

一、枕先露的分娩机制

分娩机制（mechanism of labor）是指胎儿先露部在通过产道时，为适应骨盆各平面的不同形态，被动地进行一连串的适应性转动，以其最小径线通过产道的过程（图 5-10）。临床上枕先露占95.55%～97.55%，又以枕左前位为最多见，故以枕左前位的分娩机制为例说明。

1. **衔接（engagement）**　胎头双顶径进入骨盆入口平面，颅骨最低点接近或达到坐骨棘水平，称为衔接。胎头取半俯屈状态以枕额径进入骨盆入口，由于枕额径大于骨盆入口前后径，胎头矢状缝坐落在骨盆入口右斜径上，胎头枕骨位于骨盆左前方。部分初产妇可在预产期前 1～2 周内胎头衔接，经产妇多在分娩开始后胎头衔接。若初产妇已临产而胎头仍未衔接，应警惕有无头盆不称。

2．**下降**（descent）　胎头沿骨盆轴前进的动作称为下降，是胎儿娩出的首要条件。下降动作贯穿于分娩的全过程，与其他动作相伴随。下降动作呈间歇性，宫缩时胎头下降，间歇时胎头又稍回缩。胎头下降程度可作为判断产程进展的重要标志。促使胎头下降的因素有：①宫缩时通过羊水传导，压力经胎轴传至胎头；②宫缩时宫底直接压迫胎臀；③宫缩时胎体伸直伸长；④腹肌收缩使腹压增加，压力经子宫传至胎儿。

3．**俯屈**（flexion）　当胎头继续下降至骨盆底时，原来处于半俯屈状态的胎头遇肛提肌阻力，借杠杆作用进一步俯屈，使下颏接近胸部，以最小的枕下前囟径取代胎头衔接时的枕额径，以适应产道形态，利于胎头继续下降。

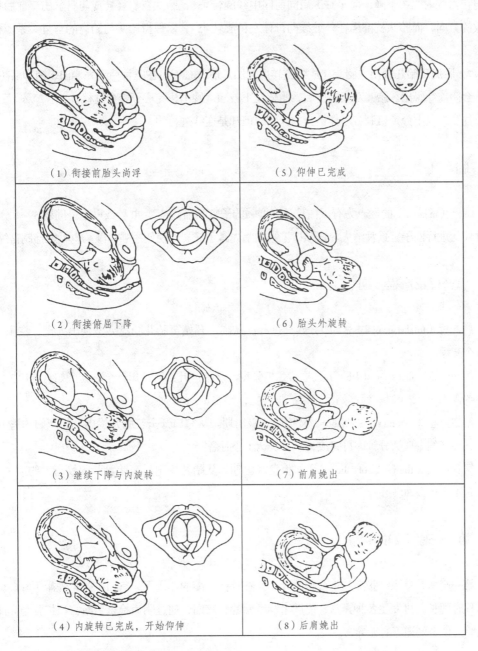

（1）衔接前胎头尚浮　　　　　　　　（5）仰伸已完成

（2）衔接俯屈下降　　　　　　　　　（6）胎头外旋转

（3）继续下降与内旋转　　　　　　　（7）前肩娩出

（4）内旋转已完成，开始仰伸　　　　（8）后肩娩出

图 5-10　枕左前位分娩机制示意图

4．**内旋转**（internal rotation）　胎头围绕骨盆纵轴向前旋转，使矢状缝与中骨盆及骨盆出口前后相一致的动作称为内旋转。内旋转动作从中骨平面开始至骨盆出口平面完成，以适应中骨盆及骨盆出口前后径大于横径的特点，利于胎头下降，一般在第一产程末完成内旋转动作。枕先露时，胎头枕部到达骨盆底最低位置，肛提肌收缩力将胎头枕部推向阻力小、部位宽的前方，枕左前位的胎头向前旋转45°，后囟转至耻骨弓下。

5．**仰伸**（extention）　完成内旋转后，俯曲的胎头下降达阴道外口时，宫缩和腹压继续迫使胎头下降，而肛提肌收缩力又将胎头向前推进，两者的合力作用使胎头沿骨盆轴下段向下向前的方向转向前，胎头枕骨下部达耻骨联合下缘时，以耻骨弓为支点，胎头逐渐仰伸，胎头的顶、额、鼻、口、颏相继娩出。当胎头仰伸时，胎儿双肩径沿左斜径进入骨盆入口。

6．**复位及外旋转**（restitution and external rotation）　胎头娩出时，胎儿双肩径沿骨盆入口左斜径下降。胎头娩出后，胎头枕部向母体左侧旋转45°，称复位，恢复胎头与胎肩的垂直关系。胎肩在盆腔内继续下降，前（右）肩向前向中线旋转45°，胎儿双肩径转成与骨盆出口前后径相一致的方向，而胎头枕部需在外继续向母体左侧旋转45°，以保持胎头与胎肩的垂直关系，称外旋转。

7．**胎肩及胎儿娩出**　胎头完成外旋转后，胎儿前（右）肩在耻骨弓下先娩出，随即后（左）肩从会阴前缘娩出。胎儿双肩娩出后，胎体及下肢随之娩出，完成分娩全过程。

注意：以上分娩机制各动作虽分别介绍，但却是连续进行的。

二、临　产

临产（in labor）的标志为有规律且逐渐增强的子宫收缩，持续30秒或以上，间歇5～6分钟，同时伴随进行性子宫颈管消失、宫颈口扩张和胎先露下降。即使使用强镇静药也不能抑制宫缩。

三、总产程及产程分期

总产程（total stage of labor）即分娩全过程。从临产开始至胎儿胎盘完全娩出为止。临床上分为3个产程。

第一产程（first stage of labor）又称宫颈扩张期。从临产开始至宫口开全。初产妇宫颈口扩张较慢，约需11～12小时；经产妇宫颈口扩张较快，约需6～8小时。

第二产程（second stage of labor）又称胎儿娩出期。从宫口开全至胎儿娩出。初产妇约需1～2小时；经产妇一般数分钟即可完成，也有长达1小时者。

第三产程（third stage of labor）又称胎盘娩出期。从胎儿娩出后至胎盘胎膜娩出，约需5～15分钟，不应超过30分钟。

四、第一产程产妇的护理

第一产程是宫颈扩张期，是产程的开始。在规律宫缩的作用下，宫口扩张、先露下降。但第一产程时间长，可发生各种异常，需严密观察胎心、宫缩，通过阴道检查判断宫口扩张与先露下降及胎方位、产道等有无异常。

【护理评估】

1. 健康史　健康史的评估在入院时进行。通过复习产前检查记录了解孕期情况，重点了解年龄、身高、体重、有无不良孕产史，有无合并症等；孕期是否定期产前检查、有无阴道流血或流液；心理状况；B 型超声等重要辅助检查的结果；询问宫缩开始的时间、强度及频率等。

2. 身心状况

（1）全身状况评估

1）一般状况：观察生命体征，评估精神状态、休息与睡眠、饮食与大小便情况等。

2）疼痛评估：询问孕妇对疼痛的感受，观察孕妇面部表情，了解疼痛的部位及程度；根据孕妇的病情和认知水平选择不同的疼痛评估工具，如数字评分法、文字描述评定法、面部表情疼痛评定法等进行疼痛评估及结果评价。

3）心理状况：因产房陌生的环境和人员、对分娩结局的未知、宫缩所致的疼痛逐渐增强等，孕妇可表现出焦虑、恐惧，反复询问产程及胎儿情况，或大声喊痛以故意引旁人注意。评估方法包括：①与孕妇交谈，了解其心理状态；②观察孕妇的行为，如身体姿势是放松或紧张，睡眠及饮食情况有无改变，呻吟、尖叫或沉默等；③用心理评估工具，如状态－特质焦虑量表可评估孕妇即刻和经常的心理状况。

（2）专科评估

1）子宫收缩：产程开始时，出现伴有疼痛的子宫收缩，俗称"产痛"或"阵痛"。开始时宫缩持续时间较短（约 30 秒）且弱，间歇时间较长（5～6 分钟）。随着产程的进展，持续时间渐长（50～60 秒），且宫缩强度不断增强，间歇时间渐短（2～3 分钟）。当宫口近开全时，宫缩持续时间可长达 1 分钟或 1 分钟以上，间歇时间仅 1 分钟或稍长。

产程中需重视观察并记录子宫收缩的情况，包括宫缩持续时间、间歇时间及强度。临床常用触诊观察法及电子胎儿监护两种方法。①触诊观察法：是监测宫缩最简单的方法，观察者将手掌放于孕妇腹壁的宫体近宫底处，宫缩时宫体部隆起变硬，间歇期松弛变软。②电子胎儿监护：用电子胎儿监护仪描述宫缩曲线，可以直观的看出宫缩强度、频率和持续时间，是反映宫缩的客观指标。监护仪有外监护及内监护两种。外监护临床应用最广，适用于产程的任何阶段，将宫缩压力探头固定在孕妇腹壁宫体近宫底部即可。宫缩的观察不能完全依赖电子胎儿监护，对做电子胎儿监护的孕妇，护士至少要亲自评估 1 次宫缩。内监护有宫腔内感染的可能且价格昂贵，临床应用较少。

2）胎心：胎心率是产程中极为重要的观察指标。正常胎心率为 110～160 次 / 分。临产后更应严密监测胎心的频率、规律性和宫缩后胎心有无变异，注意与孕妇的脉搏区分。胎心监测有两种方法。①听诊：临床现多采用电子胎心听诊器。此方法简单，但仅获得每分钟胎心率，不能分辨胎心率变异、瞬间变化及其与宫缩、胎动的关系，需注意同时观察孕妇脉搏，与孕妇脉搏区分。②电子胎儿监护：多用于外监护描记胎心曲线。观察胎心率变异及其与宫缩、胎动的关系。此方法较能准确判断胎儿在宫内的状态。但是，电子胎儿监护可能出现假阳性，不能过度依赖。

3）宫口扩张和胎头下降：宫口扩张与胎头下降的速度和程度是产程观察的两个重要指标，通过阴道检查可了解宫口扩张及胎头下降情况。

宫口扩张是临产后规律宫缩的结果，当宫缩渐频且不断增强时，宫颈管逐渐缩短至展平。当宫口开全时，宫口边缘消失，与子宫下段及阴道形成产道。根据宫口扩张情况第一产程可分为潜伏期和活跃期。潜伏期（latent phase）是指从出现规律宫缩开始至宫口扩张 3cm。潜伏期宫口扩张速度缓慢，平均每 2～3 小时扩张 1cm，约需 8 小时，最长时限为 16 小时，超过 16 小时称潜伏期延长。活跃期（active phase）是指宫口扩张 3cm 至宫口开全。活跃期宫口扩张速度明显加快，约需 4 小时，最长时限为 8 小时，超过 8 小时称活跃期延长。活跃期又划分 3 个时期：加速期是指宫口扩张 3~4cm，约需 1.5 小时；最大加速期是指宫口扩张 4~9cm，约需 2 小时；减速期是指宫口扩张 9~10cm，约需 30 分钟。

胎头下降程度是决定胎儿能否经阴道分娩的重要观察指标。临床上通过阴道检查，能够明确胎头颅骨最低点的位置，并协助判断胎方位。胎头下降的程度以颅骨最低点与坐骨棘平面的关系标示。坐骨棘平面是判断胎头高低的标志。胎头颅骨最低点平坐骨棘平面时，以"0"表示；在坐骨棘平面上 1cm 时，以"-1"表示；在坐骨棘平面下 1cm 时，以"+1"表示，其余依此类推（图 5-11）。潜伏期胎头下降不明显，活跃期下降加快，平均每小时下降 0.86cm。一般宫口开大至 4~5cm 时，胎头应达坐骨棘水平。

临床多采用产程图（partogram）来描记和反映宫口扩张及胎头下降的情况，并指导产程的处理。美国学者 Friedman 提出"Friedman 产程曲线"。后经不断的修改及完善后形成以横坐标为临产时间（小时），纵坐标左侧为宫口扩张程度，纵坐标右侧为胎先露下降程度（cm）的产程图（图 5-12）。

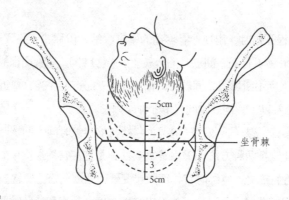

图 5-11 胎头高低的判定

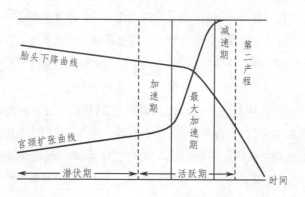

图 5-12 产程图

⊙ **知识链接**　　　新产程标准及处理的专家共识（2014 年）

2014 年，在综合国内外相关领域文献资料的基础上，结合美国国家儿童保健和人类发育研究所、美国妇产科医师协会、美国母胎医学会等提出的相关指南及专家共识，中华医学会妇产科学分会产科学组专家对新产程的临床处理达成以下共识，以指导临床实践。

1. 第一产程

（1）潜伏期：潜伏期延长（初产妇 >20 小时，经产妇 >14 小时）不作为剖宫产指征；破膜后且至少给予缩宫素静脉滴注 12～18 小时，方可诊断引产失败；在除外头盆不称及可疑胎儿窘迫的前提下，缓慢但仍然有进展（包括宫口扩张及先露下降的评估）的第一产程不作为剖宫产指征。

（2）活跃期：以宫口扩张 6cm 作为活跃期的标志。活跃期停滞的诊断标准：当破膜且宫口扩张 ≥6cm 后，如宫缩正常，而宫口停止扩张 ≥4 小时可诊断活跃期停滞；如宫缩欠佳，宫口停止扩张 ≥6 小时可诊断活跃期停滞。活跃期停滞可作为剖宫产的指征。

2. 第二产程

（1）第二产程延长的诊断标准：① 对于初产妇，如行硬脊膜外阻滞，第二产程超过 4 小时，产程无进展（包括胎头下降、旋转）可诊断第二产程延长；如无硬脊膜外阻滞，第二产程超过 3 小时，产程无进展可诊断。② 对于经产妇，如行硬脊膜外阻滞，第二产程超过 3 小时，产程无进展（包括胎头下降、旋转）可诊断第二产程延长；如无硬脊膜外阻滞，第二产程超过 2 小时，产程无进展则可以诊断。

（2）由经验丰富的医师和助产士进行阴道助产是安全的，鼓励对阴道助产技术进行培训。

（3）当胎头下降异常时，在考虑阴道助产或剖宫产之前，应对胎方位进行评估，必要时进行手转胎头到合适的胎方位。

4）胎膜破裂：胎儿先露部衔接后，将羊水阻断为前后两部分。宫缩时，前羊水囊楔入宫颈管内，有助于扩张宫口。随着产程的进展，宫缩的增强，当羊膜腔内压力达到一定程度时，胎膜自然破裂，破膜后羊水冲洗阴道，减少感染机会。正常破膜多发生于宫口近开全时。

评估胎膜是否破裂。若未破，阴道检查时可触及有弹性的水囊。若已破，则推动先露部可见羊水流出。确定破膜时间，羊水颜色、性状及量。也可用 pH 试纸检测，pH ≥7.0 时破膜的可能性大。破膜后，宫缩常暂时停止，产妇略感舒适，随后宫缩重现且较前增强。

3. 辅助检查 常用多普勒仪、电子胎儿监护仪监测胎儿宫内情况。

【常见护理诊断／问题】

1. 分娩疼痛 与逐渐增强的宫缩有关。

2. 舒适度减弱 与子宫收缩、膀胱充盈、胎膜破裂等有关。

3. 焦虑 与知识缺乏，担心自己和胎儿的安全有关。

【护理目标】

1. 孕妇能正确对待宫缩痛。

2. 孕妇主动参与和控制分娩过程。

3. 孕妇情绪稳定。

【护理措施】

1. 一般护理

（1）生命体征监测：临产后，宫缩频繁致出汗较多，加之阴道血性分泌物及胎膜破裂羊水流出，易导致感染的发生，因此在做好基础护理的同时，应注意体温的监测。宫缩时，血压会升高 5～10mmHg，间歇期复原。产程中应每隔 4～6 小时测量 1 次，若发现血压升高或高危人群，应增加测量次数并给予相应的处理。

（2）饮食指导

1）正常孕妇的饮食指导：WHO 推荐在没有高危因素情况下，在产程中不应该干扰孕妇饮食，鼓励低风险孕妇进食。但是，临产后的孕妇胃肠功能减弱，加之宫缩引起的不适，孕妇多不愿进食，有时还会出现恶心、呕吐等情况。临产过程中，长时间的呼吸运动和流汗，孕妇体力消耗大。为保证分娩的顺利进行，应鼓励孕妇在宫缩间歇期少量多次进食高热量、易消化、清淡的食物。

2）常见妊娠合并症或并发症孕妇的饮食指导：①妊娠期糖尿病孕妇：临产后仍采用糖尿病饮食，产程中密切监测孕妇血糖、宫缩、胎心变化，避免产程过长。②妊娠期高血压疾病孕妇：指导孕妇摄入富含蛋白质和热量的饮食，补充维生素、铁和钙剂。食盐不必严格控制，因为低盐饮食会影响食欲，让临产的孕妇更加厌食，蛋白质及热量摄入不足，对母儿均不利。③妊娠合并肝功能异常孕妇：肝脏是人体最重要的代谢器官，糖、蛋白质、脂肪三大营养物质均需在肝脏内代谢转化，孕妇摄入过多高蛋白、高脂饮食会增加肝脏的负担。因此，临产后的孕妇应进食高碳水化合物、高维生素、低脂饮食。

（3）休息与活动：临产后，应鼓励孕妇在室内活动，孕妇采取站、蹲、走等多种方式，更利于产程的进展。初产妇或距前次分娩已多年的经产妇，如果休息欠佳，在临产早期并估计胎儿短期内不会娩出者，可遵医嘱给予肌内注射盐酸哌替啶助其休息。

（4）排尿及排便：临产后，鼓励孕妇每 2～4 小时排尿 1 次，以免膀胱充盈影响宫缩及胎先露下降。过去认为在临产初期为孕妇行温肥皂水灌肠可促进产程的进展，现已被证实是无效的操作。

（5）人文关怀：分娩不仅仅是身体的疼痛，很多妇女对分娩的记忆是痛苦的、负面的。孕妇面对陌生的环境、陌生的医务人员，她们可能缺乏安全感。因此，应从孕期即开始对孕妇进行教育和关怀，以改变其对分娩的认知。①孕期健康教育：在孕期进行健康教育，特别是分娩预演，以改变孕妇对分娩的不正确认知，增强她们自然分娩的信心。②陪伴分娩和心理支持：进入分娩室后，不能让孕妇独处一室，陪伴分娩和心理支持非常重要，一个眼神、一次握手、一个拍背、一句鼓励或赞扬的话都可能让孕妇改变对分娩的认知而使分娩经历成为美好的回忆。③自由体位：待产过程中，可以根据胎位、先露下降情况、孕妇自感舒适等采取不同的体位。孕妇怎样舒适、胎儿需要怎样的体位，孕妇就可以采取怎样的体位。在自由体位中，丈夫可以起到很重要的作用，让孕妇感受到爱、安全等。④按摩：按摩是一种很好的非药物镇痛方法，孕妇自行按摩、他人帮助按摩都行，可行全身按摩或局部按摩。

2. 专科护理

（1）胎心监测：胎心听诊应在宫缩间歇期完成。潜伏期每小时听胎心 1 次，活跃期每 15～30 分钟听诊胎心 1 次，每次听诊 1 分钟。

（2）观察宫缩：潜伏期应每 2～4 小时观察 1 次，活跃期每 1～2 小时观察 1 次，一般需要连续观察至少 3 次宫缩。根据产程进展情况决定处理方法，若产程进展好则继续观察；若产程进展差，子宫收缩欠佳应及时处理。处理方法：没有破膜的孕妇，可行人工破膜，使胎先露充分压迫宫口，加强子宫收缩；对于已经破膜且宫缩欠佳的孕妇，可以遵医嘱静脉滴注缩宫素以促进宫缩。

（3）观察宫颈扩张和胎头下降程度：通过阴道检查判断宫口扩张程度及胎头下降程度。阴道检查的主要内容包括：内骨盆、宫口扩张及胎头下降情况等；如果胎膜已破，则应上推胎头了解羊水和胎方位，若胎方位异常、产程进展好，则可继续观察到宫口开全；若产程进展差，应了解宫缩情况，宫缩好可改变产妇体位以助改变胎方位；宫缩差，应加强宫缩。

（4）胎膜破裂的处理：胎膜多在宫口近开全时自然破裂，前羊水流出。一旦胎膜破裂，应立即听诊胎心，并观察羊水性状和流出量、有无宫缩，同时记录破膜时间。正常羊水的颜色随孕周增加而改变。足月以前，羊水是无色、澄清的液体；足月时因有胎脂及胎儿皮肤脱落细胞、毳毛、毛发等小片物混悬其中，羊水则呈轻度乳白色并混有白色的絮状物。若羊水粪染，胎心监测正常，宫口开全或近开全，可继续观察，等待胎儿娩出。若破膜超过 12 小时未分娩者，应给以抗生素预防感染。

（5）疼痛护理：见本章第三节。

【结果评价】

1. 孕妇表示不同程度的疼痛和不适减轻，保持适当的摄入与排泄。
2. 孕妇在分娩过程中情绪稳定，能积极配合，适当休息、活动。

五、第二产程妇女的护理

第二产程是胎儿娩出期，应密切观察胎心、宫缩、先露下降，正确指导孕妇使用腹压是缩短第二产程的关键。

【护理评估】

1. 健康史　了解第一产程的经过与处理、有无妊娠并发症或合并症。

2. 身心状况

（1）一般状况：观察生命体征，评估精神心理状态、饮食情况等。

（2）专科评估

1）子宫收缩和胎心：进入第二产程后，宫缩的频率和强度达到高峰，宫缩持续约 1 分钟或以上，宫缩间歇期仅 1～2 分钟。了解子宫收缩和胎心情况，询问孕妇有无便意感，判断是否需要行会阴切开术。

2）胎儿下降及娩出：当胎头降至骨盆出口压迫骨盆底组织时，孕妇有排便感，不自主地向下屏气用力，会阴逐渐膨隆和变薄，肛门括约肌松弛。随着产程进展，宫缩时胎头露出阴道口，露出部分不断增大，宫缩间歇时胎头又缩回阴道内，称胎头拨露（head visible on vulval gapping）。当胎头双顶径越过骨盆出口，宫缩间歇时胎头也不再回缩，称胎头着冠（crowning of head）（图 5-13）。此时会阴极度扩张，产程继续进展，胎头枕骨于耻骨弓下露出，出现仰伸动作，胎儿额、鼻、口、颏部相继娩出，接着出现胎头复位及外旋转，前肩和后肩、胎体相继娩出，后羊水随之涌出。

3. 辅助检查　常用多普勒仪、电子胎儿监护仪监测胎儿宫内情况。

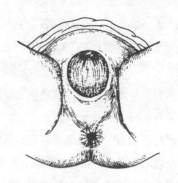

图 5-13 胎头着冠

【常见护理诊断 / 问题】

1. **焦虑** 与对分娩结局的不确定有关。

2. **知识缺乏：** 缺乏正确使用腹压知识。

3. **有受伤的危险** 与会阴保护及接生手法不当有关。

【护理目标】

1. 产妇情绪稳定，较好地配合医务人员完成分娩。

2. 产妇能正确使用腹压，分娩顺利。

3. 未发生严重的软产道裂伤及新生儿产伤。

【护理措施】

1. **一般护理** 第二产程期间，助产士应陪伴在旁，及时提供产程进展信息，给予安慰、支持和鼓励，缓解其紧张和恐惧，同时协助其饮水、擦汗等生活护理。

2. **专科护理**

（1）指导产妇屏气用力：正确使用腹压是缩短第二产程的关键。宫口开全后，指导产妇双足蹬在产床上，两手握住产床把手，如解大便样向下用力。

（2）观察产程进展：此期宫缩频而强，需密切监测胎心，每 5 ~ 10 分钟听 1 次，观察胎儿有无急性缺氧情况。宫口开全后，胎膜多已自然破裂，若仍未破膜，常影响胎头下降应行人工破膜。

（3）接产准备：初产妇宫口开全、经产妇宫口扩张 4cm 且宫缩规律有力时，应做好接产准备工作。让产妇仰卧于产床（有条件的医院可采取自由体位），两腿屈曲分开，露出外阴部，臀下放便盆或塑料布，用消毒纱布蘸肥皂水擦洗外阴部，顺序是阴阜、大阴唇、小阴唇、大腿内 1/3、会阴及肛门周围，然后用温开水冲掉肥皂水。接产者按要求洗手、戴手套、穿手术衣，准备接产。

（4）接产

1）评估是否需行会阴切开术：综合评估胎儿大小、会阴体长度及弹性后，确定是否需行会阴切开术，防止发生严重会阴裂伤。

2）协助娩出胎头：接产者站在产妇右侧，当胎头拨露使阴唇后联合紧张时开始保护会阴。方法是：在会阴部盖消毒巾，接产者右肘支在产床上，右手拇指与其余四指分开，利用手掌大鱼际肌顶住会阴部。每当宫缩时应向上内方托压，同时左手应轻轻下压胎头枕部，协助胎头俯屈和使胎头缓慢下降。宫缩间歇时，保护会阴的右手稍放松，以免压迫过久引起会阴水肿。当胎头枕部在耻骨弓下方露出时，左手应协助胎头仰伸。此时若宫缩强，应嘱产妇呼气以消除腹压，让产妇在宫缩间歇时稍向下屏气，使胎头缓慢娩出，以免造成会阴裂伤。

3）脐带绕颈的处理：当胎头娩出见有脐带绕颈一周且较松时，可用手将脐带顺胎肩推下或从胎头滑下。若脐带绕颈过紧或绕颈两周或以上，应用两把血管钳将其一段夹住从中剪断脐带，注意勿伤及胎儿颈部。

4）协助娩出胎体：胎头娩出后，右手仍应注意保护会阴，不要急于娩出胎肩，而应先以左手自新生儿鼻根向下颏挤压，挤出口鼻内的黏液和羊水。然后协助胎头复位及外旋转，使胎儿双肩径与骨盆出口前后径相一致。接产者左手向下轻压胎儿颈部，使前肩从耻骨弓下先娩出，再托胎颈向上，使后肩从会阴前缘缓慢娩出。双肩娩出后，保护会阴的右手方可放松，然后双手协助胎体及下肢相继以侧位娩出，记录胎儿娩出时间。

注意：保护会阴的同时协助胎头俯屈，让胎头以最小径线在宫缩间歇时缓慢地通过阴道口，是预防会阴撕裂的关键，胎肩娩出时也要注意保护会阴。若有产后出血史或易发生宫缩乏力的产妇，可在胎儿前肩娩出时静注缩宫素 10～20U，也可在胎儿前肩娩出后立即肌内注射缩宫素 10U，均能促使胎盘迅速剥离以减少出血。

【结果评价】

1. 孕妇能正确使用腹压，顺利分娩。
2. 新生儿没有发生头颅血肿、锁骨骨折等产伤。

⊙ **知识链接**　　　WHO 正常分娩监护实用守则

1996 年 WHO 总结了 10 多年各国对产时技术的研究，提出了正常分娩监护实用守则。①有用的、鼓励使用的措施：陪伴分娩、全面支持、自由体位、口服营养、非药物镇痛、心理保健；②常用但不适宜的措施：产程中饮食控制、常规输液、全身镇痛、硬膜外麻醉、电子胎心监护、催产素滴注、严格控制产程、常规侧切、产后冲洗宫腔、家属戴口罩；③无效的措施：剃除阴毛、灌肠、强迫体位、肛查；④需研究的措施：常规人工破膜、加腹压。

六、第三产程妇女的护理

第三产程是胎盘娩出期，正确处理已娩出的新生儿、仔细检查胎盘完整性、检查软产道有无损伤、预防产后出血等是该期的主要内容。

【护理评估】

1. **健康史**　了解第一、第二产程的经过及其处理。
2. **身心状况**

（1）一般状况：观察生命体征，评估精神心理状态、对新生儿性别及外形等是否满意等。

（2）专科评估

1）子宫收缩及阴道流血：胎儿娩出后，宫底降至平脐，产妇感到轻松，宫缩暂停数分钟后再现，应注意评估子宫收缩及阴道流血情况。

2）胎盘剥离征象：胎儿娩出后，由于宫腔容积突然明显缩小，胎盘不能相应缩小，胎盘附着面与子宫壁发生错位而剥离。剥离面出血形成胎盘后血肿，子宫继续收缩，增大剥离的面积，直至胎盘完全剥离而排出。胎盘剥离的征象有：①子宫底变硬呈球形，胎盘剥离后降至子宫下段，下段被扩张，子宫体呈狭长形被推向上，宫底升高达脐上；②剥离的胎盘降至子宫下段，阴道口外露的一段脐带自行延长；③阴道少量流血；④用手掌尺侧在产妇耻骨联合上方轻压子宫下段时，宫体上升而外露的脐带不再回缩。

3）胎盘排出方式：①胎儿面娩出式：胎盘胎儿面先排出。胎盘从中央开始剥离，而后向周围剥离，其特点是胎盘先排出，随后见少量阴道流血，这种娩出方式多见；②母体面娩出式：胎盘母体面先排出。胎盘边缘先开始剥离，血液沿剥离面流出，其特点是先有较多阴道流血，然后胎盘娩出，这种娩出方式少见。

4）胎盘、胎膜的完整性：胎盘娩出后，评估胎盘、胎膜是否完整，有无胎盘小叶或胎膜残留，胎盘周边有无断裂的血管残端，判断是否有副胎盘。

5）会阴伤口：仔细检查软产道，注意有无宫颈裂伤、阴道裂伤及会阴裂伤。

3. **新生儿评估**　对新生儿的评估重点包括 Apgar 评分和一般状况评估。①Apgar 评分：用于判断有无新生儿窒息及窒息的严重程度。以出生后 1 分钟内的心率、呼吸、肌张力、喉反射及皮肤颜色 5 项体征为依据，每项为 0～2 分，满分为 10 分（表 5-1）。若评分为 8～10 分，属正常新生儿；4～7 分属轻度窒息，又称青紫窒息，需清理呼吸道、人工呼吸、吸氧、用药等措施才能恢复；0～3 分属重度窒息，又称苍白窒息，缺氧严重需紧急抢救，在直视下行喉镜气管内插管并给氧。对缺氧严重的新生儿，应在出生后 5 分钟、10 分钟时再次评分，直至连续两次评分均 ≥ 8 分。1 分钟评分反映胎儿在宫内的情况；5 分钟及以后评分反映复苏效果，与预后关系密切。新生儿 Apgar 评分以呼吸为基础，皮肤颜色最灵敏，心率是最终消失的指标。临床恶化顺序为皮肤颜色→呼吸→肌张力→反射→心率。复苏有效顺序为心率→反射→皮肤颜色→呼吸→肌张力。肌张力恢复越快，预后越好。②一般状况：评估新生儿身高、体重，体表有无畸形等。

表 5-1　新生儿 Apgar 评分法

体征	0 分	1 分	2 分
每分钟心率	0	<100 次/分	≥ 100 次/分
呼吸	0	浅慢，且不规则	佳，哭声响
肌张力	松弛	四肢稍屈曲	四肢屈曲，活动好
喉反射	无反射	有些动作	咳嗽、恶心
皮肤颜色	全身苍白	身体红，四肢青紫	全身粉红

4. **辅助检查**　根据产妇情况选择必要的检查。

【常见护理诊断/问题】

1. **有关系无效的危险**　与疲乏、会阴切口疼痛或新生儿性别不理想有关。

2. **潜在并发症**：产后出血、新生儿窒息。

【护理目标】

1. 产妇接受新生儿并开始亲子间互动。
2. 住院期间未发生产后出血及新生儿窒息等。

【护理措施】

1. 新生儿护理

（1）清理呼吸道：用吸耳球或新生儿吸痰管轻轻吸出新生儿口、鼻腔黏液和羊水，以免发生吸入性肺炎。当确认呼吸道通畅而仍未啼哭时，可用手轻拍新生儿足底。新生儿大声啼哭后即可处理脐带。

（2）处理脐带：结扎脐带可用多种方法，如气门芯、脐带夹、血管钳等。目前常用气门芯套扎法，即将消毒后系有丝线的气门芯套入止血钳，用止血钳夹住距脐根部 0.5cm 处的脐带，在其上端的 0.5cm 处将脐带剪断，套拉丝线将气门芯拉长套住脐带，取下止血钳，挤出脐带残端血后用 5% 聚维酮碘溶液或 75% 乙醇消毒脐带断面，最后脐带断面用无菌纱布覆盖。处理脐带时，应注意新生儿保暖。

（3）一般护理：擦净新生儿足底胎脂，打足印及拇指印于新生儿病历上，经仔细体格检查后，系以标明母亲姓名、床号、住院号，新生儿性别、体重和出生时间的手腕带及脚腕带，将新生儿抱给母亲进行母婴皮肤接触及母乳喂养。

2. 协助胎盘娩出 正确处理胎盘娩出，可减少产后出血的发生。接产者切忌在胎盘尚未完全剥离时用手按揉、下压宫底或牵拉脐带，以免引起胎盘部分剥离而出血或拉断脐带，甚至造成子宫内翻。当确认胎盘已完全剥离时，于宫缩时以左手握住宫底（拇指置于子宫前壁，其余4指放于子宫后壁）并按压，同时右手轻拉脐带，协助胎盘娩出。当胎盘娩出至阴道口时，接产者用双手接住胎盘，向一个方向旋转并缓慢向外牵拉，协助胎盘胎膜完整娩出。若在胎盘娩出过程中，发现胎膜有部分断裂，可用血管钳夹住断裂上端的胎膜，再继续向原方向旋转，直至胎膜完全娩出。胎盘胎膜娩出后，按摩子宫以刺激子宫收缩、减少出血，同时注意观察并测量出血量。若胎盘未完全剥离而出血多，或胎儿已娩出 30 分钟胎盘仍未排出，应行人工剥离胎盘术。

3. 检查胎盘、胎膜 将胎盘铺平，先检查胎盘母体面胎盘小叶有无缺损。然后将胎盘提起，检查胎膜是否完整，再检查胎盘胎儿面边缘有无血管断裂，及时发现副胎盘。若有副胎盘、部分胎盘残留或大部分胎膜残留时，应在无菌操作下伸手入宫腔取出残留组织。若确认仅有少量胎膜残留，可给予子宫收缩剂待其自然排出。

4. 检查软产道 胎盘娩出后，应仔细检查会阴、小阴唇内侧、尿道口周围、阴道及宫颈有无裂伤。若有裂伤，应立即缝合。

5. 产后 2 小时护理 产后 2 小时的护理要点有：①在产房观察 2 小时：重点观察血压、脉搏、子宫收缩情况、阴道流血量，膀胱是否充盈，会阴及阴道有无血肿等，发现异常及时处理；②提供舒适：为产妇擦汗更衣，及时更换床单及会阴垫，提供清淡、易消化流质食物，帮助产妇恢复体力；③情感支持：帮助产妇接受新生儿，协助产妇和新生儿进行皮肤接触和早吸吮，建立母子情感。

【结果评价】

1. 产妇出血量 <500ml。
2. 产妇接受新生儿并开始与新生儿进行互动。

第三节　分娩期焦虑与疼痛妇女的护理

一、分娩期焦虑妇女的护理

焦虑是个人在对一个模糊的、非特异性威胁作出反应时所经受的不适感和忧虑感，是应激反应中最常出现的情绪反应。分娩对于产妇是一次强烈的生理心理应激过程。由于分娩过程中存在诸多不测和不适，很多产妇临产后情绪紧张，常常处于焦虑心理状态。而焦虑又可影响分娩进程，甚至导致子宫收缩乏力、产程延长及胎儿窘迫等。因此，减轻焦虑成为产科护理工作的重要环节。

【护理评估】

1. 健康史　评估孕产妇受教育情况、社会经济状况、婚姻、个性特征及家庭关系，孕产史、参与产前教育情况、对分娩相关知识的了解程度，日常生活如睡眠、衣着、饮食等，以往面临问题的态度及应对方式。

2. 身心状况　焦虑的孕产妇表现为坐立不安、对分娩缺乏信心，易于激动、哭泣、自卑或自责等。她们常常提出许多问题，如：我的孩子正常吗？我能顺产吗？分娩时间需多长？是否需要用药？我将要接受哪些检查和治疗等。焦虑的孕产妇甚至出现身体方面的症状和体征如心悸、血压升高、呼吸加快、出汗、声音变调或颤抖、尿频、恶心或呕吐、头痛、头晕失眠、面部潮红等。

【常见护理诊断／问题】

1. 焦虑　与担心分娩结局有关。

2. 应对无效　与过度焦虑及未能运用应对技巧有关。

【护理目标】

1. 孕产妇情绪稳定，能以正常心态接受分娩。

2. 孕产妇积极运用有效的心理防御机制及应对技巧。

【护理措施】

1. 加强产前健康教育　充分而有效的产前健康教育是减轻分娩期妇女焦虑的最有效措施。在孕期，应通过健康教育使孕妇及其家属充分了解分娩的过程，学会分娩镇痛的非药物镇痛方法，通过实地参观消除对产房环境和工作人员的陌生感和恐惧感。

2. 营造安静而舒适的分娩环境　努力为产妇营造一个安静而舒适的分娩环境，包括房间的家庭化设施、颜色、光线、声音、温湿度等；允许家属陪伴，增加产妇的安全感。

3. 加强心理支持　分娩过程中的心理支持非常重要，一个眼神、一次握手、一个拍背、一句鼓励或赞扬的话都可能让孕妇改变对分娩的认知而使分娩经历成为美好的回忆。尽量陪伴产妇，倾听她们的诉求，给予针对性的心理支持。

4. 指导家属给予支持　家属尤其是丈夫的陪伴是产妇最有力的心理支持。鼓励家人特别是丈夫陪伴产妇，并教会他们通过语言、按摩等表达对产妇的理解、关心和爱。

【结果评价】

1. 产妇能应用有效方法缓解焦虑状态。
2. 产妇的心率、呼吸、血压等在正常范围。

二、分娩期疼痛妇女的护理

疼痛是个体在应对有害刺激过程中所经受的不舒适体验。分娩期疼痛是每一位产妇都要经历的最主要身体不适，大约 50% 的产妇认为是难以忍受的剧烈疼痛，35% 的产妇认为是可以忍受的中等程度疼痛，15% 的产妇认为是轻微的疼痛感觉。

（一）分娩期疼痛的特点及发生机制

1. 分娩期疼痛的特点　分娩疼痛是一种很独特的疼痛，有别于其他任何病理性疼痛。①疼痛的性质多为痉挛性、压榨性、撕裂样疼痛；②由轻、中度疼痛开始，随宫缩的增强而逐渐加剧；③分娩疼痛源于宫缩，但不只限于下腹部，会放射至腰骶部、盆腔及大腿根部。

2. 分娩期疼痛产生的机制　分娩疼痛可能与下列因素有关：①宫颈生理性扩张刺激了盆壁神经，引起后背下部疼痛；②宫缩时的子宫移动引起腹部肌肉张力增高；③宫缩时子宫血管收缩引起子宫缺氧；④胎头压迫引起会阴部被动伸展而致会阴部固定性疼痛；⑤会阴切开或裂伤及其修复；⑥分娩过程中膀胱、尿道、直肠受压；⑦产妇紧张、焦虑及恐惧可导致害怕－紧张－疼痛综合征。

（二）影响分娩疼痛的因素

分娩期妇女对疼痛的耐受性因人而异，其影响因素主要有身体、心理、社会及文化等方面。

1. 身体因素　产妇的年龄、产次、既往痛经史、难产、体位等许多因素交互影响分娩疼痛。经产妇的宫颈在分娩发动前开始变软，因而对疼痛的感觉较初产妇轻；既往有痛经者血液中分泌更多的前列腺素，会引起强烈的子宫收缩，产生剧烈疼痛；难产时，宫缩正常而产程停滞，常会伴随更为剧烈的疼痛；产妇如果采用垂直体位（坐位、站立、蹲位），疼痛较轻。

2. 心理因素　产妇分娩时的情绪、情感、态度等可影响分娩疼痛。产妇害怕疼痛、出血、胎儿畸形、难产等，产生焦虑和恐惧心理，结果增加对疼痛的敏感性。如果产妇对分娩有坚定的信心，则有助于缓解分娩疼痛。

3. 社会因素　分娩环境、氛围、对分娩过程的认知、其他产妇的表现、家人的鼓励和支持等可影响分娩疼痛，如产妇感觉备受关爱则可减轻痛感。

4. 文化因素　产妇的家庭文化背景、信仰、风俗和产妇受教育程度等均会影响其对疼痛的耐受性，护理人员应对每个产妇进行全面评估，并制订和实施个性化分娩计划，因人而异采取减轻疼痛的措施。

【护理评估】

1. 健康史　通过产前检查记录了解相关信息如生育史、本次妊娠经过、有无妊娠合并症及并发症、孕期用药情况等；详细询问孕期接受健康教育情况，以往对疼痛的耐受性和应对方法；了解产妇及其家属对分娩和分娩镇痛的态度与需求。

2. 身心状况　通过观察、访谈、量表调查等可对疼痛程度做出评估。大多数产妇会感觉身不由己、失去控制、疲惫不堪，表现为呻吟、愁眉苦脸、咬牙、坐立不安等。一些产妇会浑身发抖、寒战样哆嗦、哭泣、呕吐等。疼痛还可以引起出汗、心率加快、血压升高、呼吸急促等生理反应，与应激生理反应类似。疼痛可影响产妇的情绪，产生烦躁、恐惧，甚至绝望感。

3. 辅助检查 通过实验室检查测定血、尿常规及出凝血时间等。

【常见护理诊断／问题】

1. **恐惧** 与疼痛威胁而感到不安有关。
2. **应对无效** 与过度疼痛及未能运用应对技巧有关。

【护理目标】

1. 孕产妇表述疼痛程度减轻、舒适感增加。
2. 孕产妇情绪稳定，能以正常心态接受分娩。
3. 孕产妇积极运用有效的应对技巧。

【护理措施】

1. 一般护理 营造温馨、安全、舒适的家庭化产房，提供分娩球等设施协助产妇采取舒适体位，及时补充热量和水分，定时督促排尿，减少不必要的检查。

2. 非药物性分娩镇痛

（1）呼吸技术（breath techniques）：指导产妇在分娩过程中采取产前掌握的各种呼吸技术，达到转移注意力、放松肌肉、减少紧张和恐惧，提高产妇的自我控制感，有效减轻分娩疼痛的目的。这些常用的呼吸技术在第一产程可增强腹部肌肉，增加腹腔容量，减少子宫和腹壁的摩擦及不适感；在第二产程应用则能增加腹腔压力，有助于胎儿娩出（具体方法参见第四章第五节）。

（2）集中和想象（focusing and imagery）：①集中注意力和分散注意力有益于缓解分娩疼痛。当子宫收缩时，注视图片或固定的物体等方法转移产妇对疼痛的注意，可缓解对疼痛的感知。②分娩过程中让产妇积极地想象过去生活中某件最愉快事情的情景，同时进行联想诱导，让产妇停留在愉快的情景之中。这些技术可以加强放松效果，护士通过提供安静的环境来帮助产妇达到理想的效果。

（3）音乐疗法（music therapy）：在产程中聆听音乐，产妇的注意力从宫缩疼痛转移到音乐旋律上，分散对产痛的注意力。音乐唤起喜悦的感觉，引导产妇全身放松，如果同时有效运用呼吸法，则能更好地减轻焦虑和疼痛。在产前就需要进行音乐训练，以便在产程中挑出产妇最喜欢、最熟悉、最能唤起愉快情绪的音乐，起到最佳的镇痛效果。

（4）导乐陪伴分娩（doula accompanying delivery）：指在整个分娩过程中有一个富有生育经验的妇女时刻陪伴在旁边，传授分娩经验、不断提供生理上、心理上、感情上的支持，随时给予分娩指导和生理上的帮助，充分调动产妇的主观能动性，使其在轻松、舒适、安全的环境下顺利完成分娩过程。根据产妇的需求和医院的条件可选择家属（丈夫、母亲、姐妹）陪伴、接受专门培训的专职人员陪伴、医护人员陪伴。

（5）水中分娩（water birth）：是指分娩时用温水淋浴，或在充满温水的分娩池中利用水的浮力和适宜的温度完成自然分娩的过程。水中分娩通过温热的水温和按摩的水流缓解产妇焦虑紧张的情绪；水的浮力支撑作用使身体及腿部肌肉放松，增加会阴部和软产道的弹性；加上水的向上托力减轻胎儿对会阴部的压迫；适宜的水温还可以阻断或减少疼痛信号向大脑传递；在温水中还便于孕妇休息和翻身，减少孕妇在分娩过程中的阵痛。水中分娩既有其优点，但也存在着一定的风险，因此需要严格掌握适应证，遵守操作流程，遵循无菌操作的原则，在整个分娩过程中实施系统化管理。

（6）经皮神经电刺激疗法（transcutaneous electrical nerve stimulation，TENS）：是通过使用表皮层电极神经刺激器，持续刺激背部胸椎和骶椎的两侧，使局部皮肤和子宫的痛阈提高，并传递信息到神经中枢，激活体内抗痛物质和内源性镇痛物质的产生从而达到镇痛目的。此法操作简单，对产妇和胎儿没有危害，产妇还可根据自身耐受程度调节刺激强度和频率。

此外，也可采用芳香疗法、催眠术、穴位按摩、热敷等方法减轻疼痛。

3. 药物性分娩镇痛　非药物性镇痛方法不能有效缓解分娩过程中的疼痛时，可选用药物性镇痛方法。

（1）药物性分娩镇痛原则：①对产妇及胎儿不良作用小；②药物起效快，作用可靠，给药方法简便；③对产程无影响或加速产程；④产妇清醒，可参与分娩过程。

（2）常用的方法：①吸入法：起效快，苏醒快，但用时需防止产妇缺氧或过度通气。常用的药物有氧化亚氮、氟烷、安氟烷等；②硬膜外镇痛（连续硬膜外镇痛，产妇自控硬膜外镇痛）：镇痛效果较好，常用的药物为布比卡因、芬太尼，其优点为镇痛平面恒定，较少引起运动阻滞；③腰麻－硬膜外联合阻滞：镇痛效果快，用药剂量少，运动阻滞较轻；④连续腰麻镇痛（连续蛛网膜下腔阻滞镇痛）：镇痛效果比硬膜外阻滞或单次腰麻阻滞更具优势，但可能出现腰麻后头痛。

（3）注意事项：注意观察药物的不良反应，如恶心、呕吐、呼吸抑制等；严密观察是否有硬膜外麻醉的并发症，如硬膜外感染、硬膜外血肿、神经根损伤、下肢感觉异常等，一旦发现异常，应立即终止镇痛，对症治疗。

疼痛是个人的主观感受，分娩镇痛只能减轻痛感而并不是完全无痛，应对分娩过程有正确的认识，根据产程的进展情况及产妇的不同需求，选择不同的分娩镇痛方法。

【结果评价】

1. 产妇接受缓解疼痛的方法，表述疼痛减轻。
2. 产妇运用有效的非药物性镇痛技巧，应对分娩期疼痛。
3. 产妇主动配合分娩，过程顺利。

☆ **本章小结** ··

分娩是妊娠满28周以后，胎儿及其附属物从临产开始到由母体娩出的过程。产力、产道、胎儿、精神心理因素为影响分娩的四大因素，只有各因素均正常并能相互适应，胎儿才能顺利经阴道自然分娩。胎儿通过衔接、下降、俯屈、内旋转、复位、外旋转等一连串适应性转动以最小径线通过产道。分娩过程分为三个产程，第一产程从临产到宫口开全；第二产程从宫口开全到胎儿娩出；第三产程从胎儿娩出到胎盘娩出。每个产程的护理评估要点、护理措施有所不同，但是对于子宫收缩、胎儿宫内状况，孕产妇生命体征以及疼痛、焦虑状况的评估和观察则是第一、二产程的护理重点；第三产程应重点观察胎盘剥离征象、新生儿健康状况，重视产后2小时的观察与护理。

（罗碧如）

　　张女士，30岁，因"G_1P_0，孕39^{+4}周，规律性宫缩4小时，临产"入院。入院后检查：胎心135次/分，宫缩间隔2～3分钟，持续45秒，子宫收缩强度"中"；宫口开大5cm，先露为胎头，"+1"。

　　请思考：

（1）该孕妇目前处于第几产程？

（2）护理评估的重点内容有哪些？

（3）主要的护理诊断/问题是什么？

（4）应采取哪些护理措施？

第六章
产褥期管理

学习目标

通过本章学习，学生能够：

1. 说出产褥期、子宫复旧、恶露及正常足月新生儿、新生儿期的概念。
2. 说出正常产褥期母体的变化及正常新生儿的生理特点。
3. 说出产褥期妇女及正常新生儿的临床表现及处理原则。
4. 运用所学知识对产褥期妇女及正常新生儿进行护理及健康教育。

▶ 产褥期（puerperium）是指从胎盘娩出至产妇全身各器官（除乳腺外）恢复至正常未孕状态所需要的一段时期，一般为 6 周。产褥期是产妇各系统恢复的关键时期，因此，了解产褥期管理的相关知识，为产褥期妇女及新生儿提供护理，对促进产妇的康复和新生儿的发育非常重要。

导入案例与思考

陈女士，28 岁，G_1P_1，孕 40 周临产入院。入院次日晨 4 时行会阴侧切术，产钳助娩一女婴，体重 4000g。产后第 1 日，查体发现体温 37.8℃，脉搏 70 次 / 分，呼吸 18 次 / 分，血压 120/75mmHg；子宫平脐，阴道流出血鲜红色；会阴切口缝合处水肿，无压痛。产妇自述尿量增多，且哺乳时出现下腹部疼痛；乳房胀痛，但无乳汁分泌；产妇住在母婴病房，自感焦虑。

结合本案例，你认为：

1. 该产妇的表现有无异常？
2. 该产妇存在的护理问题有哪些？
3. 如何对该产妇进行护理？

第一节　正常产褥

产褥期产妇全身各系统发生了较大的生理变化，其中生殖系统变化最明显；同时，伴随着新生儿的出生，产妇及其家庭也经历着心理和社会的适应过程。因此，了解正常产褥期的这些变化，对做好产褥期的保健，保证母婴健康有重要意义。

一、产褥期妇女的生理变化

1．生殖系统的变化

（1）子宫：子宫是产褥期生殖系统中变化最大的器官，其主要变化是子宫复旧。子宫复旧（involution of uterus）是指妊娠子宫自胎盘娩出后逐渐恢复至未孕状态的过程，一般为 6 周，主要变化为子宫体肌纤维缩复、子宫内膜再生、子宫血管变化及子宫颈和子宫下段的复原。

1）子宫体肌纤维缩复：子宫复旧不是肌细胞数目减少，而是肌浆中蛋白质分解排出，使细胞质减少导致肌细胞缩小。被分解的蛋白质及其代谢产物由肾脏排出体外。随着肌纤维不断缩复，子宫体积和重量均发生变化。胎盘娩出后，子宫逐渐缩小，产后 1 周子宫缩小至妊娠 12 周大小，在耻骨联合上方可扪及；产后 10 日子宫降至骨盆腔内，在腹部检查摸不到子宫底；产后 6 周子宫恢复至正常非妊娠前大小。伴随着子宫体积的缩小，子宫重量也逐渐减少，分娩结束时约 1000g，产后 1 周约 500g，产后 2 周约为 300g，产后 6 周子宫逐渐恢复到 50~70g。

2）子宫内膜再生：胎盘胎膜娩出后，遗留在宫腔内的表层蜕膜逐渐变性、坏死、脱落，随恶露自阴道排出；接近肌层的子宫内膜基底层逐渐再生出新的功能层，将子宫内膜修复。胎盘附着部位的子宫内膜修复约需至产后 6 周，其余部位的子宫内膜修复大约需要 3 周的时间。

3）子宫血管变化：胎盘娩出后，胎盘附着面缩小为原来的一半，使螺旋动脉和静脉窦压缩变窄，数小时后形成血栓，出血量逐渐减少直到最后停止，最终被机化吸收。在新生的内膜修复期，胎盘附着面因复旧不良出现血栓脱落，可引起晚期产后出血。

4）子宫下段变化及子宫颈复原：由于产后肌纤维缩复，子宫下段逐渐恢复至非孕时的子宫峡部。胎盘娩出后子宫颈外口呈环状如袖口。产后 2~3 日，宫口可容纳 2 指；产后 1 周，宫颈内口关闭，宫颈管复原；产后 4 周，子宫颈完全恢复至非孕时形态。由于分娩时子宫颈外口发生轻度裂伤（多在子宫颈 3 点、9 点处），初产妇子宫颈外口由产前的圆形（未产型）变为产后的"一"字形横裂（已产型）。

（2）阴道：分娩后的阴道腔扩大、阴道黏膜及周围组织水肿、黏膜皱襞减少甚至消失，导致阴道壁松弛、肌张力低下。阴道壁肌张力在产褥期逐渐恢复，但不能完全恢复未孕时的张力。阴道腔逐渐缩小，阴道黏膜皱襞在产后 3 周重新呈现。

（3）外阴：分娩后的外阴轻度水肿，于产后 2~3 日逐渐消退。因会阴部血液循环丰富，若有轻度撕裂或会阴后-侧切开缝合后，均能在产后 3~4 日愈合。处女膜因分娩时撕裂，形成残缺的处女膜痕。

（4）盆底组织：分娩过程中，由于胎先露长时间压迫，盆底组织过度伸展导致弹性降低，而且常伴有盆底肌纤维部分撕裂，因此，产褥期应避免过早进行较强的体力劳动。若盆底肌及其筋膜发生严重的断裂造成骨盆底松弛、产褥期过早参加重体力劳动或剧烈运动、分娩次数过多且间隔时间短等因素，可导致阴道壁脱垂、子宫脱垂等。产褥期坚持做产后康复锻炼，有利于盆底肌的恢复。

2. **乳房**   乳房的主要变化是泌乳。妊娠期孕妇体内雌激素、孕激素、胎盘生乳素升高，使乳腺发育及初乳形成。分娩后血液中雌激素、孕激素及胎盘生乳素水平急剧下降，抑制了下丘脑分泌的催乳激素抑制因子（prolactin inhibiting factor，PIF）的释放，在催乳素的作用下，乳房腺细胞开始分泌乳汁。当婴儿吸吮乳头时，来自乳头的感觉信号经传入神经纤维抵达下丘脑，通过抑制下丘脑分泌的多巴胺及其他催乳素抑制因子，使腺垂体催乳素呈脉冲式释放，促进乳汁分泌。吸吮乳头反射性地引起神经垂体释放缩宫素（oxytocin）。缩宫素使乳腺腺泡周围的肌上皮收缩，使乳汁从腺泡、小导管进入输乳导管和乳窦而喷出乳汁，此过程称为喷乳反射。吸吮是保持不断泌乳的关键环节；不断排空乳房也是维持泌乳的重要条件。乳汁的分泌还与产妇的营养、睡眠、情绪及健康状况密切相关。因此，保证产妇的休息、足够的睡眠、丰富的饮食，避免精神刺激非常重要。

产妇以自身乳汁哺育婴儿的时期为哺乳期。母乳喂养对母儿均有益处。母乳喂养有利于产妇生殖器官及相关器官组织的恢复。初乳是产后 7 日内分泌的乳汁，因含 β- 胡萝卜素呈淡黄色，含较多有形物质，故性状较稠。初乳中含蛋白质及矿物质较成熟乳多，还含有多种抗体，尤其是免疫球蛋白 IgG 及分泌型 IgA（sIgA）。脂肪和乳糖含量较成熟乳少，因此极易消化，是新生儿早期最理想的天然食物。产后 7 ~ 14 日分泌的乳汁为过渡乳，14 日以后分泌的乳汁为成熟乳。从过渡乳到成熟乳，蛋白质含量逐渐减少，脂肪和乳糖含量逐渐增多。初乳和成熟乳均含有大量的免疫抗体，有助于新生儿抵抗疾病的侵袭。母乳中还有矿物质、维生素和各种酶，对新生儿的生长发育非常重要。因多种药物可以经过母体血液渗入乳汁，故哺乳期间用药必须考虑药物对新生儿的影响。

3. **血液及其循环系统**   产褥早期血液仍然处于高凝状态，有利于胎盘剥离创面形成血栓，减少产后出血量。纤维蛋白原、凝血酶、凝血酶原于产后 2 ~ 4 周内降到正常。血红蛋白水平于产后 1 周左右回升。白细胞总数于产褥早期较高，可达（15 ~ 30）× 10⁹/L，一般于产后 1 ~ 2 周恢复至正常水平。淋巴细胞稍减少，中性粒细胞增多，血小板数增多。红细胞沉降率于产后 3 ~ 4 周降至正常。由于分娩后子宫胎盘血液循环终止和子宫缩复，使大量血液从子宫涌入产妇的血液循环，另外妊娠期潴留的组织液回吸收，产后 72 小时内产妇的血液循环量增加 15% ~ 25%，应注意预防心力衰竭的发生。循环血量于产后 2 ~ 3 周恢复至未孕状态。

4. **消化系统**   妊娠期胃肠肌张力及蠕动力均减弱，胃液中盐酸分泌量减少，产后需 1 ~ 2 周逐渐恢复。产妇因分娩时能量的消耗及体液流失，产妇产后 1 ~ 2 日内常感口渴，喜进流质饮食或半流质饮食，但食欲差，以后逐渐好转。产妇因卧床时间长、缺少运动、腹肌及盆底肌肉松弛、肠蠕动减弱等，容易发生便秘和肠胀气。

5. **泌尿系统**   妊娠期体内潴留大量的液体在产褥早期主要由肾脏排出，故产后 1 周内尿量增多。妊娠期发生的肾盂及输尿管生理性扩张，产后 2 ~ 8 周恢复正常。因分娩过程中膀胱受压，导致黏膜水肿、充血及肌张力降低，会阴伤口疼痛、不习惯卧床排尿、器械助产、区域阻滞麻醉等，均可导致尿潴留的发生。

6. **内分泌系统**   产后雌激素、孕激素水平急剧下降，产后 1 周降至未孕时水平。胎盘生乳素于产后 6 小时已测不出。催乳素水平受哺乳的影响：若产妇哺乳，催乳素水平于产后下降，但仍高于非孕时水平；若产妇不哺乳，催乳素于产后 2 周降至非孕时水平。月经复潮及排卵恢复时间受哺乳影响：不哺乳产妇一般在产后 6 ~ 10 周月经复潮，产后 10 周左右恢复排卵；哺乳期产妇月经复潮延迟，平均在产后 4 ~ 6 个月恢复排卵。产后月经复潮较晚者，复潮前多有排卵，故哺乳期妇女虽无月经来潮，仍有受孕的可能。

7. 腹壁的变化　腹部皮肤受妊娠子宫增大影响，部分弹力纤维断裂，腹直肌呈不同程度分离，使产后腹壁明显松弛，其紧张度约需产后 6～8 周恢复。妊娠期出现的下腹正中线色素沉着，在产褥期逐渐消退。初产妇腹部紫红色妊娠纹变为银白色。

二、产褥期妇女的心理调适

产褥期心理调适是指产后产妇从妊娠期和分娩期的不适、疼痛、焦虑中恢复，接纳家庭新成员及新家庭的过程。因为产褥期产妇心理处于脆弱和不稳定状态，面临着潜意识的内在冲突及初为人母的情绪调整，家庭关系改变，经济需求，家庭、社会支持系统的寻求等，故产褥期心理调适指导和支持十分重要。

1. 产褥期妇女的心理变化　产褥期妇女的心理变化与分娩经历、伤口愈合、体态恢复、婴儿性别、哺乳情况和健康问题等变化有关。表现为情绪高涨、希望、高兴、满足感、幸福感、乐观、压抑及焦虑等。有的产妇可因为理想与现实中母亲角色的差距而发生心理冲突；因为胎儿娩出后生理上的排空而感到心理空虚；因为新生儿外貌及性别与理想中的不相吻合而感到失望；因为现实中母亲太多的责任而感到恐惧；因为丈夫注意力转移到新生儿而感到失落等。

2. 影响产褥期妇女心理变化的因素　影响产褥期妇女心理变化的因素很多，包括产妇的年龄、产妇对分娩的感受、产妇身体的恢复情况、是否胜任母亲角色、家庭环境和家庭成员的支持等。

（1）年龄：年龄 <18 岁的产妇，由于自身在生理、心理及社会等各方面发展尚未成熟，在母亲角色的学习上会遇到很多困难，影响其心理适应。年龄 >35 岁的产妇，心理及社会等各方面发展比较成熟，但体力和精力下降，容易出现疲劳感，在事业和母亲角色之间的转换上也会面临更多的冲突，对心理适应有不同程度的影响。

（2）身体状况：产妇在妊娠期的身体健康状况、妊娠过程中有无并发症、是否剖宫产等都会影响产妇的身体状况，从而影响到产妇的心理适应。

（3）产妇对分娩经历的感受：产妇对分娩过程的感受与产妇所具有的分娩知识、对分娩的期望、分娩的方式及分娩过程支持源的获得有关。当产妇对分娩的期望与实际情况有差异时，则会影响其日后的自尊。

（4）社会支持：社会支持系统不但提供心理的支持，同时也提供物质基础。稳定的家庭经济状况、家人的理解与帮助，有助于产妇的心理适应，更能胜任新生儿的照顾角色。

3. 产褥期妇女心理调适　产褥期妇女的心理调适主要表现在两方面：确立家长与孩子的关系和承担母亲角色的责任。根据鲁宾研究结果，产褥期妇女的心理调适过程一般经历 3 个时期。

（1）依赖期：产后前 3 日。表现为产妇的很多需要是通过别人来满足，如对孩子的关心、喂奶、沐浴等，同时产妇喜欢用语言表达对孩子的关心，较多地谈论自己妊娠和分娩的感受。较好的妊娠和分娩经历、满意的产后休息、丰富的营养和较早较多地与孩子间的目视及身体接触将有助于产妇较快地进入第二期。在依赖期，丈夫及家人的关心帮助，医务人员的悉心指导极为重要。

（2）依赖 - 独立期：产后 3～14 日。产妇表现出较为独立的行为，开始注意周围的人际关系，主动参与活动，学习和练习护理孩子。但这一时期容易产生压抑，可能因为分娩后产妇感情脆弱、太多的母亲责任、新生儿诞生而产生的爱的被剥夺感、痛苦的妊娠和分娩过程、糖皮质激素和甲状腺素处于低水平等因素造成。严重者表现为哭泣，对周围漠不关心，拒绝哺乳和护理新生儿等。此时，应及时提供护理、指导和帮助，促使产妇纠正这种消极情绪。加倍地关心产妇，并督促其家人参与；提供婴儿喂养和护理知识，耐心指导并帮助哺乳和护理新生儿；鼓励产妇表达自己的心情并与其他产妇交流，能提高产妇的自信心和自尊感，促进接纳孩子、接纳自己，缓解抑郁状态，平稳地度过这一时期。

（3）独立期：产后2周至1个月。此时，新家庭形成，产妇、家人和婴儿已成为一个完整的系统，形成新的生活形态。夫妇两人共同分享欢乐和责任，开始逐渐恢复分娩前的家庭生活；但是，产妇及丈夫会承受更多的压力，出现兴趣与需要、事业与家庭间的矛盾，哺育孩子、承担家务及维持夫妻关系等各种角色的矛盾。

第二节　产褥期妇女的护理

【临床表现】

产妇在产褥期的临床表现属于生理性变化。

1. **生命体征**　产妇体温多数在正常范围内。产妇体温在产后24小时内稍升高，一般不超过38℃，可能与产程延长导致过度疲劳有关。产后3～4日出现乳房血管、淋巴管极度充盈，乳房胀大，伴有37.8～39℃发热，称为泌乳热（breast fever），一般持续4～16小时后降至正常，不属于病态，但需要排除其他原因，尤其是感染引起的发热。产后脉搏在正常范围内，一般略慢，每分钟在60～70次。产后呼吸深慢，一般每分钟14～16次。原因是产后腹压降低，膈肌下降，由妊娠时的胸式呼吸变为腹式呼吸所致。产褥期血压平稳，在正常水平。

2. **子宫复旧**　胎盘娩出后子宫圆而硬，宫底在脐下一指，产后第1日略上升至平脐，以后每日下降1～2cm，至产后第10日降入骨盆腔内。剖宫产产妇子宫复旧所需时间略长。子宫复旧可伴有因宫缩而引起的下腹部阵发性剧烈疼痛，称产后宫缩痛（after-pains）。经产妇宫缩痛较初产妇明显，哺乳者较不哺乳者明显。宫缩痛常在产后1～2日出现，持续2～3日自然消失，不需特殊用药。

3. **恶露**　产后随子宫蜕膜的脱落，含有血液、坏死的蜕膜等组织经阴道排出称为恶露（lochia）。恶露有血腥味，但无臭味，持续4～6周，总量为250～500ml。正常恶露根据颜色、内容物及出现持续时间不同分为血性恶露、浆液性恶露及白色恶露（表6-1）。

表6-1　正常恶露的特点

恶露的类型	持续时间	颜色	大体与镜下成分
血性恶露	产后3日内	红色	大量血液、坏死蜕膜及少量胎膜
浆液性恶露	产后4～14日	淡红色	较多坏死蜕膜组织、宫腔渗出液、宫颈黏液，少量红细胞、白细胞和细菌
白色恶露	产后14日以后	白色	大量白细胞、坏死蜕膜组织、表皮细胞及细菌

4. **褥汗**　产后1周内，产妇体内潴留的液体通过皮肤排泄，在睡眠时明显，醒来满头大汗，习称"褥汗"，不属于病态。

【处理原则】

产褥期母体变化很大，属于生理范畴，如果处理不当可转变为病理状态。处理的原则是科学护理产妇，为产妇提供支持和帮助，促进舒适，促进产后生理功能恢复，预防产后出血、感染、中暑、抑郁等并发症发生，促进母乳喂养成功。

【护理评估】

1. 健康史　健康史包括对产妇妊娠前、妊娠过程和分娩过程的全面评估。评估妊娠前产妇的身体健康状况，有无慢性疾病及精神心理疾病；评估妊娠期有无妊娠期并发症、合并症病史；评估分娩过程是否顺利、产后出血量、会阴撕裂程度、新生儿出生后的 Apgar 评分等内容。

2. 身心状况

（1）一般情况：体温多在正常范围，产后 3～4 日出现的发热可能与泌乳热有关，但需要排除其他原因尤其是感染引起的发热。脉搏每分钟 60～70 次，脉搏过快应考虑发热及产后出血引起休克的早期症状。呼吸每分钟 14～16 次。血压平稳，妊娠期高血压疾病产妇产后血压明显降低或恢复正常。产后出血总量一般不超过 300ml。若阴道流血量多或血块 >1cm，最好用弯盆放于产妇臀下，以准确评估出血量，并查看子宫收缩情况；若阴道流血量不多，但子宫收缩不良、宫底上升者，提示宫腔内有积血；若产妇自觉肛门坠胀感，应注意是否有阴道后壁血肿；若子宫收缩好，但仍有阴道流血，色鲜红，应警惕软产道损伤。

（2）生殖系统

1）子宫：应每日在同一时间评估产妇的子宫底高度。评估前，嘱产妇排尿后平卧，双膝稍屈曲，腹部放松，剖宫产术后产妇应解开腹带，注意遮挡及保暖。先按摩子宫使其收缩后，再测耻骨联合上缘至子宫底的距离。正常子宫圆而硬，位于腹部中央。若子宫质地软，应考虑是否有产后宫缩乏力；子宫偏向一侧应考虑是否有膀胱充盈。子宫不能如期复原常提示异常。了解是否有宫缩痛及程度。

2）会阴及阴道：阴道分娩后出现的会阴水肿一般在产后 2～3 日自行消退。观察会阴伤口愈合情况，若会阴部伤口疼痛加重，局部出现红肿、硬结及并有分泌物，应考虑会阴伤口感染。每日应观察恶露的量、颜色及气味。若子宫复旧不全、胎盘或胎膜残留或感染，可致恶露时间延长，并有臭味，提示有宫腔感染的可能。

（3）排泄

1）排尿：评估膀胱充盈程度，阴道分娩的产妇有尿意应随时排尿。若产后 4 小时未排尿或第 1 次排尿尿量少，应再次评估膀胱的充盈情况，防止尿潴留及影响子宫收缩引起子宫收缩乏力，导致产后出血。此外，观察剖宫产术后产妇尿管是否通畅，尿量及性状是否正常。

2）排便：产妇在产后 1～2 日多不排大便，可能与产后卧床时间长，加之进食较少有关，但要注意产后便秘。

（4）乳房

1）乳头：评估有无乳头平坦、内陷及乳头皲裂。产妇在最初几日哺乳后容易出现乳头皲裂，表现为乳头红、裂开，有时有出血，哺乳时疼痛，可能原因是孕期乳房护理不良、哺乳方法不当、在乳头上使用肥皂及干燥剂等。

2）乳房胀痛：评估乳房胀痛的原因，若触摸乳房时有坚硬感，并有明显触痛，提示产后哺乳延迟或没有及时排空乳房。产后 1～3 日若没有及时哺乳或排空乳房，产妇可有乳房胀痛。当产妇乳房出现局部红、肿、热、痛时，或有痛性结节，提示患有乳腺炎。

3）乳汁的质和量：初乳呈淡黄色，质稠，产后 3 日每次哺乳可吸出初乳 2～20ml。过渡乳和成熟乳呈白色。乳量是否充足主要评估两次喂奶之间婴儿是否满足、安静，婴儿尿布 24 小时湿 6 次以上，大便每日几次，体重增长理想等内容。

（5）心理状态：产妇在产后 2～3 日内发生轻度或中度的情绪反应称为产后压抑。产后压抑的发生可能与产妇体内的雌、孕激素水平的急剧下降、产后的心理压力及疲劳等因素有关。因此要注意评估产妇的心理状态，包括：①产妇对分娩经历的感受：产妇在分娩过程中的感受直接影响产后母亲角色的获得；②产妇的自我形象：产妇孕期不适、形体的恢复等均影响其对孩子的接纳；③母亲的行为：评估母亲的行为是否属于适应性行为。母亲能满足孩子的需要并表现出喜悦，积极有效地锻炼身体，学习护理孩子的知识和技能为适应性行为。相反，母亲不愿接触孩子，不亲自喂养孩子，不护理孩子或表现出不悦、不愿交流，食欲差等为不适应性行为；④产妇对孩子行为的看法：评估母亲是否认为孩子吃得好，睡得好又少哭就是好孩子，因而自己是一个好母亲；而常啼哭，哺乳困难，常常需要换尿布的孩子是坏孩子，因而自己是一个坏母亲。母亲能正确理解孩子的行为将有利于建立良好的母子关系；⑤其他影响因素：研究表明，产妇的年龄、健康状况、社会支持系统、经济状况、性格特征、文化背景等因素影响产妇的产后心理状态。

（6）社会支持：良好的家庭氛围有助于家庭各成员角色的获得，也有助于建立多种亲情关系。

（7）影响母乳喂养因素的评估

1）生理因素：①患有严重的疾病；②会阴或腹部切口疼痛；③使用某些药物；④乳房胀痛、乳头皲裂、乳头内陷及乳腺炎。

2）心理因素：①异常的妊娠史；②不良的分娩体验；③分娩及产后的疲劳；④失眠或睡眠不佳；⑤自尊紊乱；⑥缺乏信心；⑦焦虑；⑧压抑。

3）社会因素：①缺乏医护人员或丈夫及家人的关心、帮助；②工作负担过重或离家工作；③婚姻问题；④青少年母亲或单身母亲；⑤母婴分离；⑥缺乏相关知识与技能。

3．辅助检查　必要时进行血常规、尿常规等检查。

【常见护理诊断／问题】

1．尿潴留　与产时损伤、活动减少及不习惯床上排尿有关。

2．母乳喂养无效　与母乳供给不足或喂养技能不熟有关。

【护理目标】

1．产妇产后 4 小时内未发生尿潴留。

2．产妇住院期间母乳喂养成功。

【护理措施】

1．一般护理　为产妇提供空气清新、通风良好、舒适安静的病室环境；保持床单位的清洁、整齐、干净。保证产妇足够的营养和睡眠，护理活动应不打扰产妇休息。

（1）生命体征：每日测体温、脉搏、呼吸及血压，若体温超过 38℃，应加强观察，查找原因，并向医师汇报。

（2）饮食：产后 1 小时鼓励产妇进流质饮食或清淡半流质饮食，以后可进普通饮食。食物应富含营养、足够热量和水分。哺乳产妇应多进蛋白质和汤汁食物，同时适当补充维生素和铁剂，推荐补充铁剂3个月。

（3）排尿与排便

1）排尿：鼓励产妇尽早自行排尿。若出现排尿困难，首先要解除产妇担心排尿引起疼痛的顾虑，鼓励产妇坐起排尿，必要时可协助其排尿：①用热水熏洗外阴或用温开水冲洗尿道外口周围诱导排尿；热敷下腹部、按摩膀胱刺激膀胱肌收缩。②针刺关元、气海、三阴交、阴陵泉等穴位促其排尿。③肌内注射甲硫酸新斯的明1mg兴奋膀胱逼尿肌促其排尿。若上述方法均无效，应给予导尿，留置尿管1～2日。

2）排便：产后因卧床休息、食物缺乏纤维素、肠蠕动减弱、盆底肌张力降低等容易发生便秘，因此应该鼓励产妇多吃蔬菜，及早下床活动预防便秘。一旦发生便秘可口服缓泻剂。

（4）活动：产后产妇应尽早开始适宜活动。经阴道自然分娩者产后6～12小时可下床轻微活动，产后第2日可在室内随意走动，按时做产后健身操。会阴后－侧切开或剖宫产的产妇适当推迟活动时间，鼓励产妇床上适当活动，预防下肢静脉血栓形成。待拆线后伤口不感疼痛时做产后健身操。由于产妇产后盆底肌肉松弛，应避免负重劳动或蹲位活动，以防止子宫脱垂。

2．症状护理

（1）产后2小时的护理：产后2小时内极易发生严重并发症，如产后出血、产后心衰、产后子痫等，故产后应严密观察生命体征、子宫收缩情况及阴道出血量，注意宫底高度及膀胱是否充盈。在此期间应该协助产妇首次哺乳。如果产后2小时一切正常，将产妇和新生儿送回病室。

（2）观察子宫复旧及恶露：每日在同一时间手测子宫底高度了解子宫复旧情况。测量前嘱产妇排尿。每日观察恶露的量、颜色和气味。红色恶露增多且持续时间延长应考虑子宫复旧不全，应及时给予子宫收缩剂；若合并感染恶露有臭味且子宫有压痛，应遵医嘱给予广谱抗生素控制感染。

（3）会阴及会阴伤口护理

1）会阴及会阴伤口的冲洗：用0.05%聚维酮碘液擦洗外阴，每日2～3次。擦洗的原则为由上到下、从内到外，会阴切口单独擦洗，擦过肛门的棉球和镊子应弃之。大便后用水清洗会阴，保持会阴部清洁。

2）会阴伤口的观察：会阴部有缝线者，应每日观察伤口周围有无渗血、血肿、红肿、硬结及分泌物，并嘱产妇健侧卧位。

3）会阴伤口异常的护理：①会阴或会阴伤口水肿者用50%硫酸镁湿热敷，产后24小时红外线照射外阴；②会阴部小血肿者，24小时后可湿热敷或远红外线灯照射，大的血肿应配合医师切开处理；③会阴伤口有硬结者可用大黄、芒硝外敷或用95%乙醇湿热敷；④会阴切口疼痛剧烈或产妇有肛门坠胀感应及时报告医生，以排除阴道壁及会阴部血肿；⑤会阴部伤口缝线于产后3～5日拆线，伤口感染者，应提前拆线引流，并定时换药。

（4）乳房护理：推荐母乳喂养，按需哺乳。母婴同室，做到早接触、早吸吮。重视心理护理的同时，指导正确的哺乳方法。于产后半小时内开始哺乳，刺激泌乳。乳房应经常擦洗，保持清洁、干燥。每次哺乳前柔和地按摩乳房，刺激泌乳反射。哺乳时应让新生儿吸空乳房，若乳汁充足尚有剩余时，应用吸乳器将剩余的乳汁吸出，以免乳汁淤积影响乳汁分泌，并预防乳腺管阻塞及两侧乳房大小不一等情况。

1）一般护理：哺乳期建议产妇使用棉质乳罩，大小适中，避免过松或过紧。每次哺乳前，产妇应用清水将乳头洗净，并清洗双手。乳头处如有痂垢，应先用油脂浸软后再用温水洗净，切忌用乙醇等擦洗，以免引起局部皮肤干燥、皲裂。若吸吮不成功，则指导产妇挤出乳汁喂养。

2）平坦及凹陷乳头护理：有些产妇的乳头凹陷，一旦受到刺激乳头呈扁平或向内回缩，婴儿很难吸吮到乳头，可指导产妇做乳头伸展和乳头牵拉。①乳头伸展练习：将两示指平行放在乳头两侧，慢慢地由乳头向两侧外方拉开，牵拉乳晕皮肤及皮下组织，使乳头向外突出。接着将两示指分别放在乳头上侧和下侧，将乳头向上、向下纵形拉开（图6-1）。此练习重复多次，做满15分钟，每日2次。②乳头牵拉练习：用一只手托乳房，另一只手的拇指和中、示指抓住乳头向外牵拉重复10~20次，每日2次。另外，指导孕妇从妊娠7个月起佩戴乳头罩，对乳头周围组织起到稳定作用。柔和的压力可使内陷的乳头外翻，乳头经中央小孔保持持续突起。指导产妇改变多种喂奶的姿势和使用假乳套以利婴儿含住乳头，也可利用吸乳器进行吸引。在婴儿饥饿时可先吸吮平坦一侧，因此时婴儿吸吮力强，容易吸住乳头和大部分乳晕。

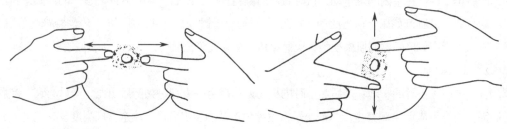

图6-1　乳头伸展练习

3）乳房胀痛护理：可用以下方法缓解：①尽早哺乳：于产后半小时内开始哺乳，促进乳汁畅流；②外敷乳房：哺乳前热敷乳房，可促使乳腺管畅通。在两次哺乳间冷敷乳房，可减少局部充血、肿胀；③按摩乳房：哺乳前按摩乳房，方法为从乳房边缘向乳头中心按摩，可促进乳腺管畅通，减少疼痛；④配戴乳罩：乳房肿胀时，产妇穿戴合适的具有支托性的乳罩，可减轻乳房充盈时的沉重感；⑤服用药物：可口服维生素 B_6 或散结通乳的中药，常用方剂为柴胡（炒）、当归、王不留行、木通、漏芦各15g，水煎服。

4）乳腺炎护理：轻度乳腺炎在哺乳前湿热敷乳房3~5分钟，并按摩乳房，轻轻拍打和抖动乳房，哺乳时先喂患侧乳房，因饥饿时婴儿的吸吮力强，有利于吸通乳腺管。每次哺乳时应充分吸空乳汁，同时增加哺乳的次数，每次哺乳至少20分钟。哺乳后充分休息，饮食要清淡。若病情严重，需药物及手术治疗。

5）乳头皲裂护理：轻者可继续哺乳。哺乳时产妇取舒适的姿势，哺乳前湿热敷乳房3~5分钟，挤出少许乳汁使乳晕变软，让乳头和大部分乳晕含吮在婴儿口中。哺乳后，挤出少许乳汁涂在乳头和乳晕上，短暂暴露使乳头干燥，因乳汁具有抑菌作用，且含丰富蛋白质，能起到修复表皮的作用。疼痛严重者，可用吸乳器吸出喂给新生儿或用乳头罩间接哺乳，在皲裂处涂抗生素软膏或10%复方苯甲酸酊，于下次喂奶时洗净。

6）催乳护理：对于乳汁分泌不足的产妇，应指导其正确的哺乳方法，按需哺乳、夜间哺乳，调节饮食，同时鼓励产妇树立信心。此外，可选用：①中药涌泉散或通乳丹加减，用猪蹄2只炖烂服用；②针刺合谷、外关、少泽、膻中等穴位。

7）退乳护理：产妇因疾病或其他原因不能哺乳时，应尽早退奶。最简单的方法是停止哺乳，不排空乳房，少进汤汁，但有半数产妇会感到乳房胀痛，可口服镇痛药物，2~3日后疼痛减轻。

目前不推荐雌激素或溴隐亭退奶。其他退奶方法：①可用生麦芽60～90g，水煎服，每日1剂，连服3～5日；②芒硝250g分装于两个布袋内，敷于两侧乳房并包扎固定，湿硬后及时更换，直至乳房不胀为止；③维生素B₆200mg口服，每日3次，共5～7日。

3．母乳喂养指导　世界卫生组织及我国均提倡母乳喂养。母乳喂养有利于母婴的健康，因此，对于能够进行母乳喂养的产妇进行正确的喂养指导具有重要的意义。

（1）一般护理指导

1）创造良好的休养环境：为产妇提供一个舒适、温暖的母婴同室环境进行休息。多关心、帮助产妇，使其精神愉快，并树立信心。产后3日内，主动为产妇及孩子提供日常生活护理，以避免产妇劳累。同时指导和鼓励丈夫及家人参与新生儿的护理活动，培养新家庭的观念。

2）休息：充足的休息对保证乳汁分泌十分重要。嘱产妇学会与婴儿同步休息，生活要有规律。

3）营养：泌乳所需的大量能量及新生儿生长发育需要的营养物质是通过产妇的饮食摄入来保证的，因此产妇在产褥期及哺乳期所需要的能量和营养成分较未孕时高。产妇营养供给原则：①热量：每日应多摄取2100kJ（500kcal），但总量不要超过8370～9620kJ/d（2000～2300kcal/d）；②蛋白质：每日增加蛋白质20g；③脂肪：控制食物中总的脂肪摄入量，保持脂肪提供的热量不超过总热量的25%，每日胆固醇的摄入量应低于300mg；④无机盐类：补充足够的钙、铁、硒、碘等必需的无机盐；⑤饮食中应有足够的蔬菜、水果及谷类；⑥锻炼：产妇营养过剩可造成产后肥胖，配合适当的锻炼以维持合理的体重。

（2）喂养方法指导：每次喂奶前产妇应用香皂洗净双手，用清水擦洗乳房和乳头，母亲及婴儿均取一个舒适的姿势，最好坐在直背椅子上，若会阴伤口疼痛无法坐起哺乳，可取侧卧位，使母婴紧密相贴。

1）哺乳时间：原则是按需哺乳。一般产后半小时内开始哺乳，此时乳房内乳量虽少，但通过新生儿吸吮动作可刺激乳汁分泌。产后1周内，是母体泌乳的过程，哺乳次数应频繁，每1～3小时哺乳1次，开始每次吸吮时间3～5分钟，以后逐渐延长，但一般不超过15～20分钟，以免使乳头浸渍、皲裂而导致乳腺炎。

2）哺乳方法：哺乳时，先挤压乳晕周围组织，挤出少量乳汁以刺激婴儿吸吮，然后把乳头和大部分乳晕放入婴儿口中，用一只手托扶乳房，防止乳房堵住婴儿鼻孔。哺乳结束时，用示指轻轻向下按压婴儿下颏，避免在口腔负压情况下拉出乳头而引起局部疼痛或皮肤损伤。哺乳后，挤出少许乳汁涂在乳头和乳晕上。

3）注意事项：①每次哺乳时都应该吸空一侧乳房后，再吸吮另一侧乳房；②每次哺乳后，应将婴儿抱起轻拍背部1～2分钟，排出胃内空气，以防吐奶；③哺乳后产妇佩戴合适棉制乳罩；④乳汁不足时，应及时补充按比例稀释的牛奶；⑤哺乳期以10个月至1年为宜。

4．健康教育

（1）一般指导：产妇居室应清洁通风，合理饮食保证充足的营养。注意休息，合理安排家务及婴儿护理，注意个人卫生和会阴部清洁，保持良好的心境，适应新的家庭生活方式。

（2）适当活动：经阴道分娩的产妇，产后6～12小时内即可起床轻微活动，于产后第2日可在室内随意走动。行会阴侧切或行剖宫产的产妇，可适当推迟活动时间。

（3）出院后喂养指导：①强调母乳喂养的重要性，评估产妇母乳喂养知识和技能，对知识缺乏的产妇及时进行宣教；②保证合理的睡眠和休息，保持精神愉快并注意乳房的卫生，特别是哺乳母亲上班期间应注意摄取足够的水分和营养；③上班的母亲可于上班前挤出乳汁存放于冰箱内，婴儿需要时由他人哺喂，下班后及节假日坚持自己喂养；④告知产妇及家属如遇到喂养问题时可选用的咨询方法（医院的热线电话，保健人员、社区支持组织的具体联系方法和人员等）。

（4）产后健身操：产后健身操（图6-2）可促进腹壁、盆底肌肉张力的恢复，避免腹壁皮肤过度松弛，预防尿失禁、膀胱直肠膨出及子宫脱垂。根据产妇的情况，运动量由小到大，由弱到强循序渐进练习。一般在产后第2日开始，每1～2日增加1节，每节做8～16次。出院后继续做产后健身操直至产后6周。

第1节：仰卧，深吸气，收腹部，然后呼气。

第2节：仰卧，两臂直放于身旁，进行缩肛与放松动作。

第3节：仰卧，两臂直放于身旁，双腿轮流上举和并举，与身体呈直角。

第4节：仰卧，髋与腿放松，分开稍屈，足底支撑，尽力抬高臀部及背部。

第5节：仰卧起坐。

第6节：跪姿，双膝分开，肩肘垂直，双手平放床上，腰部进行左右旋转动作。

第7节：全身运动，跪姿，双臂伸直支撑，左右腿交替向背后抬高。

（5）计划生育指导：产后42日之内禁止性交。根据产后检查情况，恢复正常性生活，并指导产妇选择适当的避孕措施，一般哺乳者宜选用工具避孕，不哺乳者可选用药物避孕。

（6）产后检查：包括产后访视及产后健康检查。

1）产后访视：由社区医疗保健人员在产妇出院后3日内、产后14日、产后28日分别做3次产后访视，通过访视可了解产妇及新生儿健康状况，内容包括：①了解产妇饮食、睡眠及心理状况；②观察子宫复旧及恶露；③检查乳房，了解哺乳情况；④观察会阴伤口或剖宫产腹部伤口情况，发现异常给予及时指导。

2）产后健康检查：告知产妇于产后42日带孩子一起来医院进行一次全面检查，以了解产妇全身情况，特别是生殖器官的恢复情况及新生儿发育情况。产后健康检查包括全身检查和妇科检查。全身检查主要是测血压、脉搏，查血、尿常规等；妇科检查主要了解盆腔内生殖器是否已恢复至非孕状态。

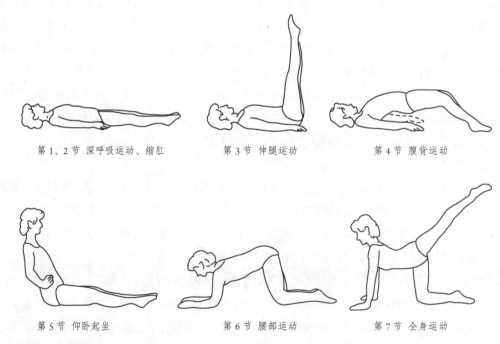

图6-2　产后健身操

【结果评价】

1. 产妇产后及时排尿、排便，未发生尿潴留。
2. 产妇积极参与新生儿及自我护理，母乳喂养成功，新生儿体重正常增长。

第三节　正常新生儿的护理

正常足月新生儿（normal term infant）是指胎龄 ≥ 37 周并 < 42 周，出生体重 ≥ 2500g 并 < 4000g，无畸形或疾病的活产婴儿。新生儿期是从胎儿出生后断脐到满 28 日的一段时间。

【正常新生儿生理特点】

1. 体温　新生儿体温调节中枢发育不完善，皮下脂肪薄，体表面积相对较大，皮肤表皮角化层差，易散热，因此体温易随外环境温度的变化而波动。

2. 皮肤黏膜　新生儿出生时体表覆盖一层白色乳酪状胎脂，具有保护皮肤、减少散热的作用。新生儿皮肤薄嫩，易受损伤而发生感染。新生儿口腔黏膜血管丰富，两面颊部有较厚的脂肪层，称颊脂体，可帮助吸吮；硬腭中线两旁有黄白色小点称上皮珠，齿龈上有白色韧性小颗粒称牙龈粟粒点。上皮珠和牙龈粟粒点是上皮细胞堆积或黏液腺分泌物蓄积形成，出生后数周自然消失，切勿挑破以防感染。

3. 呼吸系统　新生儿出生后约 10 秒钟出现呼吸运动，因其肋间肌薄弱，呼吸主要靠膈肌的升降，呈现腹式呼吸；新生儿呼吸浅而快 40～60 次 / 分，2 日后降至每分钟 20～40 次 / 分；可有呼吸节律不齐。

4. 循环系统　新生儿耗氧量大，故心率较快，睡眠时平均心率为 120 次 / 分，清醒时可增至 140～160 次 / 分，且易受啼哭、吸乳等因素影响，波动范围为 90～160 次 / 分。新生儿血流多集中分布于躯干及内脏，因此，可触及肝脾，四肢容易发冷、发绀；新生儿红细胞、白细胞计数较高，以后逐渐下降至婴儿正常值。

5. 消化系统　新生儿胃容量较小，肠道容量相对较大，胃肠蠕动较快以适应流质食物的消化；新生儿吞咽功能完善，胃呈水平位，胃贲门括约肌不发达，哺乳后易发生溢乳；新生儿消化道可分泌消化酶（除胰淀粉酶外），因此，新生儿消化蛋白质的能力较强，消化淀粉的能力相对较差。

6. 泌尿系统　新生儿肾单位数量与成人相似，肾小球滤过、浓缩功能较成人低，容易发生水电解质紊乱；输尿管较长，弯曲度大，容易受压或扭转，发生尿潴留或泌尿道感染。

7. 神经系统　新生儿大脑皮层及锥体束尚未发育成熟，故新生儿动作慢而不协调，肌张力稍高，哭闹时可有肌强直；大脑皮层兴奋性低，睡眠时间长；眼肌活动不协调，对明暗有感觉，具在凝视和追视能力，有角膜反射及视听反射；味觉、触觉、温觉较灵敏，痛觉、嗅觉、听觉较迟钝；有吸吮、吞咽、觅食、握持、拥抱等先天性反射活动。

8. 免疫系统　新生儿在胎儿期从母体获得多种免疫球蛋白，主要是 IgG、IgM、IgA，故出生后 6 个月内具有抗传染病的免疫力，如麻疹、风疹、白喉等；新生儿缺乏免疫球蛋白 A（IgA）抗体，易患消化道、呼吸道感染；新生儿主动免疫发育不完善，巨噬细胞对抗原的识别能力差，免疫反应迟钝；新生儿自身产生的免疫球蛋白 M（IgM）不足，缺少补体及备解素，对革兰阴性菌及真菌的杀灭能力差，易引起败血症。

【临床表现】

1. 体温改变 正常腋下体温为 36～37.2℃，体温超过 37.5℃者见于室温高、保温过度或脱水；体温低于 36℃者见于室温较低、早产儿或感染等。

2. 皮肤、巩膜发黄 足月新生儿出生后 2～3 日出现皮肤、巩膜发黄称生理性黄疸，持续 4～10 日消退，最迟不超过 2 周。原因是新生儿出生后体内红细胞破坏增加，产生大量间接胆红素，而肝脏内葡萄糖醛酸转移酶活性不足，不能使间接胆红素全部结合成直接胆红素，从而导致高胆红素血症。

3. 体重减轻 新生儿出生后 2～4 日体重下降，下降范围一般不超过 10%，4 日后回升，7～10 日恢复到出生时水平，属生理现象。主要和摄入少，经皮肤及肺部排出的水分相对较多有关。

4. 乳腺肿大及假月经 由于胎儿在母体内受胎盘分泌的雌孕激素影响，新生儿出生后 3～4 日可出现乳腺肿胀，2～3 周后自行消失；女婴出生后 1 周内，阴道可有白带及少量血性分泌物，持续 1～2 日后自然消失。

【处理原则】

维持新生儿正常生理状态，满足生理需求，防止合并症的发生。

【护理评估】

1. 出生时评估 见第五章第二节正常分娩妇女的护理。

2. 入母婴同室时评估 一般在出生 24 小时内进行。

（1）健康史：①既往史：了解家属的特殊病史，母亲既往妊娠史等。②本次孕产史：本次妊娠的经过，胎儿生长发育及其监测结果，分娩经过，产程中胎儿情况等。③新生儿出生史：出生体重、性别、Apgar 评分及出生后检查结果等。④新生儿记录：检查出生记录是否完整，包括床号、住院号、母亲姓名、性别、出生时间，新生儿脚印、母亲手印是否清晰，并与新生儿身上的手圈核对。

（2）身体评估：评估时注意保暖，可让母亲在场以便指导。

1）一般检查：①体重：一般在沐浴后测裸体体重。正常体重儿为 2500g 至不足 4000g。体重 ≥ 4000g 见于父母身材高大、多胎经产妇、过期妊娠或孕妇有糖尿病等；体重 <2500g 见于早产儿或足月小样儿。②身高：测量头顶最高点至足跟的距离，正常 45～55cm。③体温：一般测腋下体温，正常为 36～37.2℃，体温可随外界环境温度变化而波动。④呼吸：于新生儿安静时测 1 分钟，正常为 40～60 次 / 分。产时母亲使用麻醉剂、镇静剂或新生儿产伤可使新生儿呼吸减慢；室内温度改变过快、早产儿可出现呼吸过快；持续性呼吸过快见于呼吸窘迫综合征、膈疝等。⑤心率：一般通过心脏听诊获得。由于心脏容量小，每次搏血量较少，心率较快，可达 120～140 次 / 分。另外，注意新生儿的发育、反应、皮肤颜色，有无瘀斑、产伤或感染灶等。

2）头面部：观察头颅大小、形状，有无产瘤、血肿及皮肤破损；检查囟门大小和紧张度，有无颅骨骨折和缺损；巩膜有无黄染或出血点；口腔有无唇腭裂等。

3）颈部：注意颈部对称性、位置、活动范围和肌张力。

4）胸部：观察胸廓形态、对称性，有无畸形；呼吸时是否有肋下缘和胸骨上下软组织下陷；

通过心脏听诊了解心率、节律，各听诊区有无杂音；通过肺部听诊判断呼吸音是否清晰，有无啰音及啰音的性质和部位。

5）腹部：出生时腹形平软，以后肠管充满气体，腹略膨出。观察呼吸时胸腹是否协调，外形有无异常；触诊肝脾大小；听诊肠鸣音。

6）脐带：观察脐带残端有无出血或异常分泌物。若脐部红肿或分泌物有臭味，提示脐部感染。

7）脊柱、四肢：检查脊柱、四肢发育是否正常，四肢是否对称，有无骨折或关节脱位。

8）肛门、外生殖器：肛门有无闭锁。外生殖器有无异常，男婴睾丸是否已降至阴囊，女婴大阴唇有无完全遮住小阴唇。

9）大小便：正常新生儿出生后不久排小便，出生后 10～12 小时内排胎便。若 24 小时后未排胎便，应检查是否有消化道发育异常。

10）肌张力、活动情况：新生儿正常时反应灵敏、哭声洪亮、肌张力正常。如中枢神经系统受损可表现为肌张力及哭声异常。睡眠时，刺激引起啼哭后观察。

11）反射：通过观察各种反射是否存在，了解新生儿神经系统的发育情况。存在有觅食反射、吸吮反射、拥抱、握持等反射，随着小儿的发育逐渐减退，一般于出生数月后消失。

12）亲子互动：观察母亲与孩子间沟通的频率、方式及效果，评估母亲是否存在拒绝喂养新生儿行为。

3. 日常评估　如进入母婴同室时评估新生儿无异常，以后改为每 8 小时评估 1 次或每日评估 1 次，同时做好评估记录，如有异常应增加评估次数。

【常见护理诊断／问题】

1. 有窒息的危险　与呛奶、呕吐有关。

2. 有体温失调的危险　与体温调节系统不完善、缺乏体脂及环境温度低有关。

3. 有感染的危险　与新生儿免疫机制发育不完善和其特殊生理状况有关。

【护理目标】

1. 住院期间新生儿不发生窒息。

2. 住院期间新生儿生命体征正常。

3. 住院期间新生儿不发生感染。

【护理措施】

1. 一般护理

（1）环境：新生儿居室的温度与湿度应随气候温度变化调节，房间宜向阳，光线充足、空气流通，室温保持在 24～26℃，相对湿度在 50%～60% 为宜；一张母亲床加一张婴儿床所占面积不少于 6m²。

（2）生命体征：定时测新生儿体温，体温过低者加强保暖，过高者采取降温措施。观察呼吸道通畅情况，保持新生儿取侧卧体位，预防窒息。

（3）安全措施：新生儿出生后，将其右脚印及其母亲右拇指印印在病历上。新生儿手腕上系上写有母亲姓名、新生儿性别、住院号的手圈。新生儿床应配有床围，床上不放危险物品，如锐角玩具、过烫的热水袋等。

（4）预防感染：房间内应配有手消毒液，以备医护人员或探视者接触新生儿前消毒双手用。

医护人员必须身体健康，定期体检。若患有呼吸道、皮肤黏膜、肠道传染性疾病，应暂调离新生儿室。新生儿患有脓疱疮、脐部感染等感染性疾病时，应采取相应的消毒隔离措施。

2．喂养护理 新生儿喂养方法有母乳喂养、人工喂养和混合喂养。

（1）母乳喂养：母乳喂养方法见"本章第二节产褥期妇女"的护理。母乳喂养措施包括：①早吸吮：正常分娩、母婴健康状况良好时，生后半小时即可哺乳。②母婴同室：让母亲与婴儿一日24小时在一起。③按需哺乳：哺乳的次数、间隔和持续时间由母子双方的需要决定，以婴儿吃饱为度。90%以上健康婴儿生后1个月可建立自己的进食规律。一般开始时1~2小时哺乳1次，以后2~3小时喂1次，逐渐延长到3~4小时1次。母乳喂养的优点：

对婴儿：①提供营养、促进发育：母乳中所含的各种营养物质最有利于婴儿的消化吸收，而且随着婴儿生长发育的需要，母乳的质和量发生相应的改变。②提高免疫力、预防疾病：母乳中含有多种免疫活性细胞和丰富的免疫球蛋白。免疫活性细胞有巨噬细胞、淋巴细胞等；免疫球蛋白包括：分泌型免疫球蛋白、乳铁蛋白、溶菌酶、纤维结合蛋白、双歧因子等。通过母乳喂养可预防婴儿腹泻、呼吸道和皮肤感染。③保护牙齿：呼吸时肌肉运动可促进面部肌肉正常发育，预防奶瓶喂养引起的龋齿。④有利于心理健康：母乳喂养增加了婴儿与母亲皮肤接触的机会，有助于母婴间的情感联系，对婴儿建立健康的心理具有更重要的作用。

对母亲：①预防产后出血：吸吮刺激促使催乳素产生，同时促进缩宫素分泌，后者使子宫收缩，减少产后出血。②避孕：哺乳期推迟月经复潮及排卵，有利于计划生育。③降低女性患癌的危险性：母乳喂养还可能减少哺乳母亲患乳腺癌、卵巢肿瘤的可能性。

（2）人工喂养：由于各种原因不能进行母乳喂养，而选用配方奶或其他乳制品，如牛奶、羊奶和马奶等喂哺新生儿，称为人工喂养。一般人工喂养首选配方奶。配方奶是以牛奶为基础的改造奶制品，使营养素成分尽量"接近"人乳，更适合新生儿的消化能力和肾功能。无条件选用配方奶时可选择羊奶等喂养，但是必须经过加热、加糖、加水等改造后才可以喂养新生儿。新生儿人工喂养也要掌握正确的喂养技巧，如喂养姿势、新生儿的觉醒状态，选择适宜的奶瓶和奶嘴、奶液的温度、喂哺时奶瓶的位置等。

◎ **学科前沿**　　　　成功母乳喂养的十项措施 [WHO/UNICEF 联合声明（1989年）]

1. 有书面的母乳喂养政策，并常规地传达到所有的保健人员。

2. 对所有的保健人员进行技术培训，使其能实施这一政策。

3. 要把母乳喂养的好处及处理方法告诉所有的孕妇。

4. 帮助母亲在产后半小时内开奶。

5. 指导母亲如何喂奶，以及在需与其婴儿分离后的情况下如何保持泌乳。

6. 除母乳外，禁止给新生儿喂任何食物和饮料，除非有医学指征。

7. 实行母婴同室，让母亲与婴儿一天24小时在一起。

8. 鼓励按需哺乳。

9. 不给母乳喂养的婴儿吸橡皮奶头，或使用奶头做安慰物。

10. 促使母乳喂养支持组织的建立，并将出院的母亲转给这些组织。

3．日常护理

（1）沐浴：包括淋浴、盆浴，其目的是清洁皮肤、促进舒适。沐浴时室温控制在26~28℃，水温控制在 38~42℃（用手腕测试较暖即可）为宜。沐浴前不要喂奶。新生儿体温未稳定者不宜沐浴。每个婴儿用一套沐浴用品，所有用物在婴儿沐浴后用消毒液浸泡消毒，以预防感染。护士的动作宜轻而敏捷，沐浴过程中手始终接触并保护婴儿。

（2）脐部护理：保持脐部清洁干燥。每次沐浴后用75%乙醇消毒脐带残端及脐轮周围，然后用无菌纱布覆盖包扎。脐带脱落处如有红色肉芽组织增生，轻者可用乙醇局部擦拭，重者可用硝酸银烧灼局部。如脐部有分泌物则用乙醇消毒后涂 2.5% 碘酊使其干燥。使用尿布时，注意勿超过脐部，以防尿粪污染脐部。

◎ **学科前沿**　　　　　新生儿脐带护理

胎儿出生后采用无菌技术断脐，即等待脐带搏动消失后（或胎盘娩出后）无菌断脐。操作者戴无菌手套，在距新生儿腹部 3~4cm 处，用气门芯等方法结扎脐带，然后在结扎处远端用无菌剪刀或刀片切断脐带，使脐带暴露在空气中或覆盖宽松的衣物。注意不需要消毒脐带残端和脐周，不需要在脐带断端涂任何药物，更不需要包扎和包裹脐带残端。日后脐带护理是每日清洁后擦干，不消毒、不包裹脐部。脐带护理中要教会产妇清洁擦干脐窝部，并告知及时进行社区随访。

（3）皮肤护理：新生儿娩出后用温软毛巾擦净皮肤上的羊水、血迹，产后 6 小时内除去胎脂，剪去过长的指（趾）甲。

（4）臀部护理：尿布或纸尿裤要松紧适中，及时更换。大便后用温水清洗臀部，揩干后涂上软膏，预防红臀、皮疹或溃疡。红臀可用红外线照射，每次 10~20 分钟，每日 2~3 次。皮肤糜烂可用植物油或鱼肝油纱布敷于患处。

4. 免疫接种

（1）卡介苗：足月正常新生儿出生后 12~24 小时，难产或异常儿出生后 3 日，无异常时可接种卡介苗。方法是将卡介苗 0.1ml 注射于左臂三角肌下端偏外侧皮内。禁忌证：① 体温高于37.5℃；② 早产儿；③ 低体重儿；④ 产伤或其他疾病者。

（2）乙肝疫苗：正常新生儿出生后 1 日、1 个月、6 个月各注射乙肝疫苗 1 次。

【结果评价】

1. 新生儿哭声洪亮、无发绀，呼吸平稳。
2. 新生儿体温维持正常。
3. 新生儿脐部、皮肤无红肿。

附　婴儿抚触

婴儿抚触是抚触者用双手有技巧地对婴儿皮肤各部位进行的有序抚摸，其目的是：① 促进胃液的释放，加快婴儿对食物的消化、吸收；② 促进婴儿神经系统的发育；③ 增加和改善婴儿的睡眠；④ 促进婴儿血液循环及皮肤的新陈代谢；⑤ 促进婴儿免疫系统的完善，提高免疫力；⑥ 促进母子感情交流。

抚触的准备：婴儿润肤油、毛巾、尿布、衣服等。抚触手法包括：①头面部：两拇指指腹从新生儿眉间向两侧推；两拇指从下颌部中央向两侧以上滑行，让上下唇形成微笑状；一手托头，用另一手的指腹从前额发际抚向脑后，最后示、中指分别在耳后乳突部轻压一下；换手同法抚触另半部。②胸部：两手分别从新生儿胸部的外下方（两侧肋下缘）向对侧上方交叉推进至两侧肩部，在胸部划一个大的交叉，避开新生儿的乳腺。③腹部：示、中指依次从新生儿的右下腹至上腹向下腹移动，呈顺时针方向划半圆，避开新生儿的脐部和膀胱。④四肢：两手交替抓住新生儿的一侧上肢从上臂至手腕轻轻滑行，然后在滑行的过程中从近端向远端分段轻轻挤捏。对侧及双下肢方法相同。⑤手和足：用拇指指腹从婴儿掌面／脚跟向手指／脚趾方向推进，并抚触每个手指／脚趾。⑥背部：以脊椎为中分线，双手分别平行放在新生儿脊椎两侧，往相反方向重复移动双手；从背部上端开始逐步向下渐至臀部，最后由头顶沿脊椎摸至骶部、臀部。

抚触的注意事项：抚触在出生后24小时开始，时间选择在沐浴后及哺乳间为宜。每次抚触10～15分钟，每日2～3次。室温应在28℃以上，全裸时可使用调温的操作台，温度为36℃左右。抚触者操作前要洗净双手，用婴儿润肤油揉搓双手至温暖后，再进行抚触。抚触时可播放柔和的音乐，抚触过程中要与婴儿进行语言和情感交流。抚触时要注意观察婴儿的反应，若有哭闹，肌张力提高，神经质，活动兴奋性增加，肤色出现变化或呕吐等，应立即停止对该部位的抚触，如持续1分钟以上，应完全停止抚触。

☆ 本章小结

产褥期是产妇恢复、新生儿适应宫外环境的关键时期，一般为6周。正常产褥包括产褥期产妇的生理变化和心理调适。产褥期妇女生理变化表现为组织器官（乳房是发育泌乳）的复旧，其中变化最大的是子宫，子宫复旧需6～8周；产妇产后情绪表现复杂，严重者可以出现抑郁。产褥期产妇会出现发热、恶露、会阴伤口水肿和疼痛、褥汗、排尿困难、便秘、乳房胀痛及乳腺炎、产后抑郁等，因此，产后要注意观察生命体征、产后出血量、子宫复旧、恶露、乳房及产妇的心理状态、社会支持，除做好一般护理外，还应该做好会阴及伤口的护理、乳房的护理、母乳喂养指导及健康教育。正常足月新生儿有其自身的生理特点，表现为体温的改变、皮肤巩膜黄染、体重减轻及乳房肿大和假月经，因此应该全面对新生儿进行评估，除了做好一般护理外，应注意做好喂养的护理、日常护理及免疫接种。产后42日应到分娩医院进行产后检查。

（王爱华）

◇ 护理学而思

1. 王女士，26岁，发热1日。产妇于4日前自然分娩一女婴，体重3800g。会阴Ⅱ裂伤，常规修补缝合。查体：体温37.9℃，脉搏85次／分，呼吸18次／分，血压115/70mmHg。双乳腺触诊轻度肿胀，无发红。子宫在脐下2横指，硬，无压痛，会阴伤口无红肿，恶露量少于月经量，色暗红。

请思考：

（1）该产妇的临床表现说明什么？

（2）该产妇的护理诊断是什么？

（3）如何对该产妇实施护理和健康教育？

2. 周女士，G_2P_1，阴道分娩一足月女婴，羊水清，出生后1分钟 Apgar 评分8分，产后半小时母婴进行了皮肤接触，在产房内观察2小时后无异常进入休养室。

请思考：

（1）如何对该新生儿进行评估？

（2）该新生儿的护理问题有哪些？

（3）如何针对该新生儿进行护理和健康指导？

第七章
高危妊娠管理

学习目标

通过本章学习，学生能够：

1. 复述高危妊娠的范畴、处理原则。

2. 概述高危妊娠的母儿监护措施及临床意义。

3. 描述高危妊娠的护理评估内容与方法。

4. 运用所学知识对高危妊娠妇女进行整体护理。

▶ 高危妊娠（high risk pregnancy）是指妊娠期具有各种危险因素可能危害孕妇、胎儿及新生儿健康或导致难产的妊娠。护士应对孕妇进行危险因素筛查，及时发现高危孕妇并将其纳入高危妊娠管理系统，以促进良好的妊娠结局。

导入案例与思考

孕妇，36岁，G_2P_0，孕32^{+5}周，因"头晕、视物模糊3天"到产科门诊就诊。产检：身高157cm，体重85kg，血压165/110mmHg，双下肢水肿（+++），宫高33cm，腹围87cm，胎方位LOA，胎心146次/分。辅助检查：血红蛋白85g/L，尿蛋白（+++）。该孕妇小学文化程度，妊娠前体重71kg，曾发生自然流产1次。

结合本案例，你认为：

1. 该孕妇存在哪些影响妊娠的高危因素？

2. 对该孕妇应进行哪些监护措施？

3. 如何评估胎儿宫内安危？

第一节　高危妊娠妇女的监护

一、概　述

高危妊娠的范畴广泛，基本包括了所有的病理产科。具有高危妊娠因素的孕妇称为高危孕妇。

（一）高危妊娠的因素

1. 孕妇自然状况、家庭及社会经济因素　如孕妇年龄 <18 岁或 ≥ 35 岁、妊娠前体重过轻或超重、身高 <145cm、受教育时间 <6 年、先天发育异常、家属中有遗传性疾病。孕妇有吸烟、嗜酒、吸毒等不良嗜好。孕妇职业及稳定性差、收入低、居住条件差、未婚或独居、营养不良、交通不便等。

2. 疾病因素

（1）流产、异位妊娠及异常分娩史：如复发性自然流产、异位妊娠、早产、死产、死胎、难产、新生儿死亡、新生儿溶血性黄疸、新生儿畸形、新生儿有先天性 / 遗传性疾病、巨大儿等。

（2）妊娠合并症：如心脏病、糖尿病、高血压、肾脏病、肝炎、甲状腺功能亢进、血液病、病毒感染、性病、恶性肿瘤、生殖器发育异常、智力低下、精神异常等。

（3）妊娠并发症：如妊娠期高血压疾病、前置胎盘、胎盘早剥、羊水过多 / 过少、胎儿宫内发育迟缓、过期妊娠、母儿血型不合等。

（4）可能造成难产的因素：如妊娠早期接触大量放射线或化学性毒物、服用对胎儿有影响的药物、病毒感染、胎位异常、巨大儿、多胎妊娠、骨盆异常、软产道异常等。

3. 心理因素　如焦虑、抑郁、恐惧、沮丧、悲哀等。

（二）高危妊娠评分

为了早期识别高危孕妇，护士应根据修改后的 Nesbitt 评分指标（表 7-1）对孕妇进行评分。该评分指标的总分为 100 分，当减去孕妇具有的各种危险因素的分值后，若评分低于 70 分属于高危妊娠范畴。但是，孕妇的情况会随着妊娠进展而出现新的变化，护士应及时发现孕妇出现的高危因素并重新进行评分。

表 7-1　修改后的 Nesbitt 评分指标

项目	分值	项目	分值
1. 孕妇年龄		3 次以上	−30
15 ~ 19 岁	−10	早产 1 次	−10
20 ~ 29 岁	0	2 次以上	−20
30 ~ 34 岁	−5	死胎 1 次	−10
35 ~ 39 岁	−10	2 次以上	−30
40 岁及以上	−20	新生儿死亡 1 次	−10
2. 婚姻状况		2 次以上	−30
未婚或离婚	−5	先天性畸形 1 次	−10
已婚	0	2 次以上	−20
3. 产次		新生儿损伤：骨骼	−10
0 产	−10	神经	−20
1 ~ 3 产	0	骨盆狭小：临界	−10
4 ~ 7 产	−5	狭小	−30
8 产以上	−10	先露异常史	
4. 过去分娩史		剖宫产史	−10
流产 1 次	−5		

5. 妇科疾病			
月经失调	−10	糖尿病	−30
不育史：少于 2 年	−10	慢性高血压：中度	−15
多于 2 年	−20	重度	−30
子宫颈不正常或松弛	−20	合并肾炎	−30
子宫肌瘤：>5cm	−20	心脏病：心功能 1～2 级	−10
黏膜下	−30	心功能 3～4 级	−30
卵巢肿瘤（>6cm）	−20	心衰史	−30
子宫内膜异位症	−5	贫血： Hb10～11g	−5
6. 内科疾病与营养		9～10g	−10
全身性疾病		<9g	−20
急性：中度	−5	血型不合： ABO	−20
重度	−15	Rh	−30
慢性：非消耗性	−5	内分泌疾病	
消耗性	−20	垂体，肾上腺，甲状腺疾病	−30
尿路感染：急性	−5	营养：不适当	−10
慢性	−25	不良	−20
		过度肥胖	−30

二、监护措施

高危妊娠监护内容主要包括：优生咨询与产前诊断；筛查妊娠并发症或合并症；评估胎儿生长发育及宫内安危；监测胎盘、脐带和羊水等。

（一）确定孕龄

根据末次月经、早孕反应出现的时间、第一次胎动出现的时间、B 型超声测量胎儿双顶径和股骨长等推算胎龄。

（二）监测宫高及腹围

测量孕妇的宫高、腹围，以间接了解胎儿宫内的发育情况。将每次产前检查测量的宫高、腹围记录在《围生期保健手册》中，绘制成宫高、腹围曲线，观察其动态变化。

（三）计数胎动

胎动计数是评估胎儿在宫内是否缺氧的方法之一，根据 12 小时胎动数以判断胎动是否正常。

（四）B 型超声检查

B 型超声检查不仅能显示胎儿大小（包括胎头双顶径、腹围、股骨长）、数目、胎位、有无胎心搏动、胎盘位置及成熟度，还可以发现胎儿畸形。

（五）监测胎心

1. 胎心听诊　听诊胎心音是判断胎儿宫内安危情况的一种简便方法。可用胎心听诊器或多普勒胎心仪听诊胎心的强弱及节律，判断胎心率是否正常。

2. 电子胎儿监护　电子胎儿监护（electronic fetal monitoring, EFM）不仅可以连续观察并记录胎心率的动态变化，还可以了解胎动、宫缩与胎心的关系。EFM 包括内、外监护两种形式。外监护是将宫缩描绘探头和胎心描绘探头直接放在孕妇的腹壁上（具体内容见本章第二节高危妊娠妇女的护理）。

（六）胎盘功能检查

通过检测孕妇血液或尿液中的雌三醇、血液中的人胎盘生乳素（HPL）和妊娠特异性 β1 糖蛋白等。

（七）胎儿成熟度检查

检测羊水中卵磷脂／鞘磷脂比值（lecithin/sphingomyelin，L/S）、磷脂酰甘油（phosphatidyl glycerol，PG）、泡沫试验（foam stability test）等。

（八）胎儿缺氧程度检查

常用检查方法包括胎儿头皮血血气测定、胎儿血氧饱和度（fetal oxygen saturation，FSO_2）测定等，或用羊膜镜直接观察羊水的量、颜色、性状。

（九）胎儿先天性／遗传性疾病的检查

对高风险生育先天遗传缺陷患儿的孕妇应进行产前诊断（prenatal diagnosis），又称宫内诊断（intrauterine diagnosis）或出生前诊断（antenatal diagnosis），指在胎儿出生之前应用影像学、生物化学、细胞遗传学及分子生物学等技术，了解胎儿在宫内的发育状况，分析胎儿染色体核型，检测胎儿的生化检查项目和基因等，对胎儿的先天性和遗传性疾病作出诊断。产前诊断的方法包括非侵袭性检查和侵袭性检查，前者包括孕妇血清与尿液成分检测、超声检测、X线、CT、磁共振等，后者包括羊膜腔穿刺术（amniocentesis）、绒毛穿刺取样（chorionic villus sampling，CVS）、经皮脐血穿刺术（percutaneous umbilical cord blood sampling，PUBS）、胎儿组织活检（fetal tissue biopsy）等。

第二节　高危妊娠妇女的护理

一、一般预防与处理

1. **增加营养**　孕妇的健康及营养状态对胎儿的生长发育极为重要。若孕妇存在营养不良、贫血、胎盘功能减退、胎儿宫内发育迟缓，应给予高蛋白、高能量饮食，并补充足够的维生素和铁、钙、碘等矿物质和微量元素。

2. **卧床休息**　一般建议孕妇取左侧卧位，改善肾脏及子宫－胎盘血液循环。若孕妇有心脏病、阴道流血、早产、胎膜早破等，必要时绝对卧床。

二、病因预防与处理

1. **遗传性疾病**　积极预防、早期发现、及时处理。

2. **妊娠并发症**　及时发现高危人群，积极预防，早期发现，避免不良妊娠结局的发生。

3. **妊娠合并症**　加强孕期保健，增加产前检查次数和项目，定期检测合并症的病情变化，指导孕妇合理营养、活动与休息，遵医嘱给药，适时终止妊娠。

三、产科疾病的预防与处理

1. **提高胎儿对缺氧的耐受力**　如10%葡萄糖500ml加维生素C2g静脉缓慢滴注，每日1次，5～7日为一个疗程。

2. **间歇吸氧**　每日2次，每次30分钟，可以改善胎儿的血氧饱和度。

3. 预防早产 指导孕妇避免剧烈运动 / 活动、精神过度紧张 / 焦虑等，预防胎膜早破、生殖道感染等。

4. 适时终止妊娠 选择适当时间用引产（odinopoeia）或剖宫产的方式终止妊娠。对需终止妊娠而胎儿成熟度较差者，可用糖皮质激素促进胎儿肺成熟。

5. 分娩期护理 严密观察产程进展、胎心变化，必要时给予电子胎儿监护、吸氧。阴道分娩者应尽量缩短第二产程。做好抢救新生儿窒息的准备。

【护理评估】

（一）健康史

了解孕妇月经史、生育史、既往史、家族史等，妊娠期是否用过可能对胎儿生长发育有不利影响的药物、有无接受过放射线检查、是否有过病毒性感染等。

（二）身心状况

1. **一般情况** 了解孕妇年龄、身高、步态、体重，身高 <145cm 者容易发生头盆不称；步态异常者应注意骨盆有无不对称；体重过轻或过重者的妊娠危险性也会增加。

2. **血压** 若血压 ≥ 140/90mmHg 或比基础血压升高 30/15mmHg 者为异常。

3. **心脏** 评估有无心脏杂音及心功能。

4. **宫高和腹围** 判断宫高、腹围是否与停经周数相符。通常在妊娠图中标出正常妊娠情况下人群的第 10 个百分位线和第 90 个百分位线检查值，如果每次检查测得孕妇的宫高和腹围所连成的动态曲线在上述两标准线之间，提示基本正常。如果测得孕妇的宫高低于第 10 个百分位线，连续 2 次或间断出现 3 次，提示可能存在胎儿宫内发育不良或羊水过少；若高于第 90 个百分位线，提示可能存在巨大儿、羊水过多或多胎妊娠。

5. **胎儿大小** 根据孕妇的宫高、腹围、B 型超声检查等估计胎儿体重。

6. **胎心率** 当胎心率 <110 次 / 分或 >160 次 / 分，提示胎儿缺氧。

7. **胎方位** 通过腹部四步触诊法了解胎方位。

8. **胎动** 12 小时胎动计数 <10 次或逐日下降超过 50% 者，或胎动计数明显增加后出现胎动消失，均提示胎儿有宫内窘迫。

9. **心理状态** 高危妊娠孕妇常担心自身和胎儿健康，容易产生焦虑、恐惧、悲哀和失落，也会因为妊娠并发症 / 合并症的存在与继续维持妊娠相矛盾而感到烦躁、无助。护士应全面评估高危妊娠孕妇的心理状态、应对机制及社会支持系统。

（三）辅助检查

1. **实验室检查** 血、尿常规；肝、肾功能；血糖及糖耐量；出凝血时间、血小板计数等。

2. **B 型超声检查** 是产科常用的一种辅助检查方法。妊娠早期常用于诊断早孕，判断是否为宫内妊娠。妊娠中、晚期可以评估：①胎儿：不仅能评估胎产式、胎先露、胎方位，还能估计胎儿大小、是否成熟，如：双顶径达 8.5cm 以上，则 91% 的胎儿体重超过 2500g。另外，B 型超声检查还可以发现部分胎儿先天畸形。②胎盘：评估胎盘大小、厚度、位置，不仅对于分娩方式、分娩时机等临床决策有参考意义，还可以评估是否存在前置胎盘、胎盘早剥、副胎盘等。B 型超声检查还可以了解胎盘功能分级：0 级：未成熟，多见于中期妊娠；Ⅰ 级：开始趋向成熟，多见于妊娠 29～36 周；Ⅱ 级：成熟期，多见于妊娠 36 周以后；Ⅲ 级：胎盘已经成熟，多见于妊娠 38 周以后。③羊水：不仅可以观察羊水的性状，还可以通过测量羊水最大暗区垂直深度（amniotic fluid volume，AFV）和计算羊水指数（amniotic fluid index，AFI）以评估羊水量是否正常。④脐带：了解脐带是否存在打结、绕颈、过长 / 过短等异常。

3. 电子胎儿监护 电子胎儿监护不仅可以连续观察和记录胎心率（fetal heart rate，FHR）的动态变化，还可以观察胎心率受胎动、宫缩影响时的动态变化，反映胎心率与胎动、宫缩之间的关系，这些记录可以及时、客观地监测胎心率和预测胎儿宫内储备能力。

（1）监测胎心率：胎心率基线（FHR-baseline，BFHR）指在无胎动、无子宫收缩影响时，10分钟以上的胎心率平均值。正常的 BFHR 由交感神经和副交感神经共同调节，包括每分钟心搏次数及 FHR 变异。FHR 的正常值为 110～160 次 / 分，若 FHR>160 次 / 分或 <110 次 / 分，历时 10分钟，称为心动过速（tachycardia）或心动过缓（bradycardia）。

胎心率基线变异指 BFHR 在振幅和频率上的不规则波动或小的周期性波动，又称为基线摆动（baseline oscillation），包括胎心率的摆动幅度和摆动频率。摆动幅度指胎心率上下摆动波的高度，振幅变动范围正常为 6～25 次 / 分。摆动频率是指 1 分钟内波动的次数，正常为 ≥ 6 次 / 分。BFHR 变异表示胎儿有一定的储备能力，是胎儿健康的表现。基线波动活跃则频率增高，基线平直则频率降低或消失，BFHR 变平即变异消失，提示胎儿储备能力丧失。

胎心率一过性变化：受胎动、宫缩、触诊及声响等刺激，胎心率发生暂时性加快或减慢，随后又能恢复到基线水平，称为胎心率一过性变化，是判断胎儿安危的重要指标。胎心率一过性变化包括加速和减速两种情况。

加速：指宫缩时 FHR 增加 ≥ 15 次 / 分，持续时间 ≥ 15 秒，是胎儿情况良好的表现，原因可能是胎儿躯干局部或脐静脉暂时受压。散发的、短暂的胎心率加速是无害的。但脐静脉持续受压则发展为减速。

减速：指宫缩时出现 FHR 减慢，包括以下 3 种情况：①早期减速（early deceleration，ED）：特点是 FHR 曲线下降几乎与宫缩曲线上升同时开始，FHR 曲线最低点与宫缩曲线高峰相一致，即波谷对波峰，下降幅度 <50 次 / 分，持续时间 <15 秒，子宫收缩后迅速恢复正常（图 7-1）。不受孕妇体位及吸氧而改变。意义：提示胎儿有缺氧的危险。②变异减速（variable deceleration，VD）：特点是 FHR 减速与宫缩无固定关系，下降迅速，下降幅度 >70 次 / 分，持续时间长短不一，但恢复迅速（图 7-2）。意义：提示脐带有可能受压。可改变体位继续观察。如果存在变异减速伴有 FHR 基线变异消失，提示可能存在胎儿宫内缺氧。③晚期减速（late deceleration，LD）：特点是 FHR 减速多在宫缩高峰后开始出现，即波谷落后于波峰，时间差多在 30～60 秒，下降幅度 <50 次 / 分，恢复所需时间较长（图 7-3）。意义：提示胎盘功能不良、胎儿有宫内缺氧。

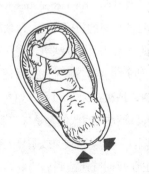
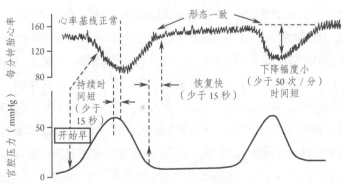

图 7-1 胎心率早期减速

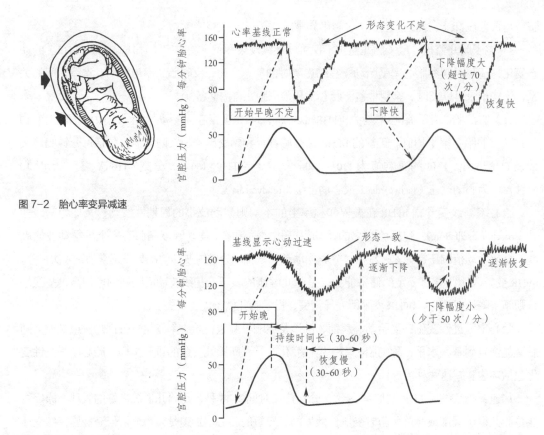

图 7-2　胎心率变异减速

图 7-3　胎心率晚期减速

（2）预测胎儿宫内储备能力

1）无应激试验（non-stress test，NST）：指在无宫缩、无外界负荷刺激下，用电子胎儿监护仪进行胎心率与胎动的观察和记录，以了解胎儿储备能力。原理：在胎儿不存在酸中毒或神经受压的情况下，胎动时会出现胎心率的短暂上升，预示着正常的自主神经功能。方法：孕妇取坐位或侧卧位，一般监护 20 分钟。由于胎儿存在睡眠周期，NST 可能需要监护 40 分钟或更长时间。本试验根据胎心率基线、胎动时胎心率一过性变化（变异、减速和加速）等分为 NST 反应型和无反应型。NST 反应型：指监护时间内出现 2 次或以上的胎心加速。妊娠 32 周前，加速在基线水平上 ≥ 10 次 / 分、持续时间 ≥ 10 秒，已证明对胎儿正常宫内状态有足够的预测价值。在 FHR 基线正常、变异正常且不存在减速的情况下，电子胎儿监护达到 NST 反应型即可。NST 无反应型：指超过 40 分钟没有足够的胎心加速。

2）缩宫素激惹试验（oxytocin challenge test，OCT）：又称为宫缩应激试验（contraction stress test，CST），其目的为观察和记录宫缩后胎心率的变化，了解宫缩时胎盘一过性缺氧的负荷变化，评估胎儿的宫内储备能力。原理：在宫缩的应激下，子宫动脉血流减少，可促发胎儿一过性缺氧表现。对已处于亚缺氧状态的胎儿，在宫缩的刺激下缺氧逐渐加重，将诱导出现晚期减速。宫缩的刺激还可引起脐带受压，从而出现变异减速。宫缩的要求：宫缩 ≥ 3 次 /10 分钟，每次持续 ≥ 40 秒。如果产妇自发的宫缩满足上述要求，无需诱导宫缩，否则可通过刺激乳头或静脉滴注子宫收缩药诱导宫缩。

OCT/CST 图形的判读主要基于是否出现晚期减速。结果判断：阴性：无晚期减速或明显的变异减速；阳性：50% 以上的宫缩后出现晚期减速；可疑阳性：间断出现晚期减速或明显的变异减速；可疑过度刺激：宫缩 >5 次 /10 分钟或每次宫缩持续时间 >90 秒时出现胎心减速；不满意的

OCT/CST：宫缩频率 <3 次 /10 分钟或出现无法解释的图形。

◇ **经验分享**　　　　电子胎心监护应用专家共识

正确解读 EFM 图形对减少新生儿惊厥、脑性瘫痪的发生，降低分娩期围生儿死亡率，预测新生儿酸中毒，减少不必要的阴道助产或剖宫产术等产科干预措施非常重要。对于高危孕妇，EFM 可从妊娠 32 周开始，但具体开始时间和频率应根据孕妇情况及病情进行个体化应用，如病情需要，EFM 最早可从进入围生期（妊娠 28 周）开始。对 EFM 图形的完整描述应包括基线、基线变异、加速、减速及宫缩。正弦波形是指明显可见的、平滑的、类似正弦波的图形，长变异 3 ～ 5 周期 / 分钟，持续 ≥ 20 分钟。由于正弦波形有非常特殊的临床意义，常常预示胎儿已存在严重缺氧，需要特别引起重视。

（3）胎儿生物物理评分（biophysical profile scoring，BPS）：是应用多项生物物理现象进行综合评定的方法，常用 Manning 评分法，该法通过 NST 联合实时超声检查，前者是对胎儿储备能力和胎盘功能的实时、有效的观察手段，后者可以对胎儿器官发育、功能状况、胎儿血液循环、胎盘循环、胎盘子宫循环的血流动力学状态做出评价。通过观察 NST、胎儿呼吸运动（fetal breath movement，FBM）、胎动（FM）、胎儿张力（fetal tension，FT）、羊水最大暗区垂直深度（AFV）共 5 项指标综合判断胎儿宫内安危。每项指标 2 分，总分为 10 分，观察时间为 30 分钟。具体评分指标与分值见表 7-2。结果判断：8 ～ 10 分提示胎儿健康；5 ～ 7 分提示可疑胎儿窘迫；4 分及以下应及时终止妊娠。

表 7-2　Manning 评分法

指标	2 分（正常）	0 分（异常，缺乏或不足）
NST（20 分钟）	≥ 2 次胎动伴 FHR 加速 ≥ 15 次 / 分，持续 ≥ 15 秒	<2 次胎动，FHR 加速 <15 次 / 分，持续 <15 秒
FBM（30 分钟）	呼吸运动 ≥ 1 次，持续 ≥ 30 秒	无或持续 <30 秒
FM（30 分钟）	≥ 3 次躯干和肢体活动（连续出现计 1 次）	≤ 2 次躯干和肢体活动 无活动或肢体完全伸展，伸展缓慢，部分恢复到屈曲
FT	≥ 1 次躯干伸展后恢复到屈曲，或手指摊开合拢	无活动；肢体完全伸展；伸展缓慢，部分屈曲
AFV	≥ 1 个羊水暗区，最大羊水池垂直直径 ≥ 2cm	无暗区或最大羊水暗区垂直直径 <2cm

4．胎盘功能检查

（1）孕妇尿雌三醇（E_3）测定：一般测 24 小时尿 E_3 含量。24 小时尿 E_3>15mg 为正常值，10 ～ 15mg 为警戒值，<10mg 为危险值。若妊娠晚期连续多次测得此值 <10mg，表示胎盘功能低下。

（2）孕妇血清游离雌三醇测定：正常足月妊娠时临界值为 40nmol/L，若每周连续测定 2 ～ 3 次，E_3 值均在正常范围说明胎儿情况良好；若发现 E_3 值持续缓慢下降可能为过期妊娠；下降较快者可能为重度妊娠期高血压疾病或胎儿宫内发育迟缓；急骤下降或下降 >50% 时说明胎儿有宫内死亡危险。

（3）孕妇血清人胎盘生乳素（HPL）测定：足月妊娠时应为 4 ~ 11mg/L，若该值于足月妊娠时 <4mg/L 或突然降低 50%，表示胎盘功能低下。

（4）孕妇血清妊娠特异性 β1 糖蛋白测定：若该值于足月妊娠时 <100mg/L，提示胎盘功能障碍。

（5）脐动脉血流 S/D 值：通过测定妊娠晚期脐动脉收缩末期峰值（S）与舒张末期峰值（D）的比值，可以反映胎盘血流动力学改变，正常妊娠晚期 S/D 值 <3，若 S/D 值 ≥ 3 为异常，应及时处理。

5. 胎儿成熟度检查 测定胎儿成熟度的方法，除计算妊娠周数、测量宫高与腹围、B 型超声测量胎头双顶径外，还可经腹壁羊膜腔穿刺抽取羊水进行以下检测：①卵磷脂 / 鞘磷脂（L/S）比值：用于评估胎儿肺成熟度，L/S 值 >2 提示胎儿肺成熟；②磷脂酰甘油（PG）测定：>3% 提示肺成熟；③泡沫试验或震荡试验：是一种快速而简便测定羊水中表面活性物质的试验。若两管液面均有完整的泡沫环，提示胎儿肺成熟。

6. 胎儿缺氧程度检查

（1）胎儿头皮血 pH 测定：通过采集胎儿头皮毛细血管血样测定，正常胎儿头皮血 pH 为 7.25 ~ 7.35，pH 7.21 ~ 7.24 提示可疑酸中毒，pH ≤ 7.20 提示有酸中毒。

（2）胎儿血氧饱和度（FSO$_2$）测定：用于监测胎儿氧合状态和酸碱平衡状态，是诊断胎儿窘迫、预测新生儿酸中毒的重要指标。若 FSO$_2$<30%，应立即采取干预措施。

7. 甲胎蛋白（alpha-fetal protein，AFP）测定 AFP 异常增高是胎儿患有开放性神经管缺损的重要指标。多胎妊娠、死胎及胎儿上消化道闭锁等也伴有升高。

【常见护理诊断 / 问题】

1. 有母体与胎儿双方受干扰的危险 与高危妊娠因素易致胎儿血氧供应和（或）利用异常有关。

2. 知识缺乏： 缺乏孕期保健、胎儿评估等知识。

3. 焦虑 与担心自身及胎儿健康、妊娠出现不良结局有关。

【护理目标】

1. 胎儿未出现宫内窘迫。

2. 孕妇学会如何合理膳食、活动与休息、胎动计数等知识。

3. 孕妇对妊娠过程有理性的认知，既不放松警惕，又不过分担心。

【护理措施】

1. 病情观察 指导孕妇加强产前检查，酌情增加检查的项目和次数。严密观察孕妇有无阴道流血、水肿、腹痛等症状和体征，观察胎儿生长发育是否正常、是否有宫内缺氧，及时做好母儿的病情观察与监护记录。

2. 健康教育 指导孕妇定期参加孕妇学校学习，通过有针对性的指导，提供相应的信息，帮助孕妇加强自我监护，提高其自我管理的能力。与孕妇讨论食谱及烹饪方法，尊重其饮食文化，提出恰当的建议，增加营养，保证胎儿发育需要。对胎盘功能减退、胎儿发育迟缓的孕妇给予高蛋白、高能量饮食，补充维生素、铁、钙及多种氨基酸。对胎儿增长过快者则要控制饮食。卧床休息，一般取左侧卧位。注意个人卫生，勤换衣裤。保持室内空气新鲜，通风良好。教会孕妇自测胎动。告知孕妇若出现胎动异常、阴道流血／流液、头晕、心悸等症状时应及时就诊。

3. 心理护理 引导孕妇积极应对健康相关问题，缓解其心理压力与焦虑、紧张的情绪。各种检查和操作之前向孕妇解释，提供指导，告知全过程及注意事项。鼓励和指导孕妇家人参与围产保健，提供有利于孕妇倾诉和休息的环境。

4. 分娩期护理 严密观察产程进展、胎心率及羊水情况。必要时实施产时电子胎儿监护，防止缺氧和酸中毒引起的胎儿不良结局。做好新生儿窒息的抢救准备。如为早产儿或极低体重儿还需准备好暖箱，必要时转入儿科重症监护病房。

【结果评价】

1. 胎儿未发生严重的宫内缺氧。
2. 孕妇能够描述孕期营养要求、合理安排活动与休息、会计数胎动。
3. 孕妇能与护士共同讨论自己及胎儿的安全，积极参与治疗与护理。

☆ **本章小结**

高危妊娠的管理是围产保健工作的重点，早期筛查高危孕妇并对其进行系统管理是保障母儿健康的重要措施，能有效降低围生期母婴的发病率、死亡率、伤残率。

对高危孕妇及其胎儿进行监护的主要手段包括测量宫高与腹围、胎动计数、电子胎儿监护、B型超声检查、胎盘功能检查、胎儿成熟度检查、胎儿缺氧程度检查、胎儿先天性遗传性疾病检查等。电子胎儿监护是产科常用的一项监护措施，可以连续观察胎心与胎动、宫缩间的关系，评估胎儿宫内安危和储备能力，了解胎儿有无缺氧和酸中毒情况。

（周利华）

◇ **护理学而思**

1. 孕妇，28岁，G_1P_0，妊娠 29^{+2} 周，因"阴道流血3小时"急诊入院。查体：体温 36.4℃，血压 84/50mmHg，脉搏 106 次／分，宫高 28cm，腹围 91cm。

请思考：

（1）如何评估胎儿发育情况？

（2）该孕妇可能存在哪些护理诊断／问题？

（3）针对上述护理诊断／问题的主要护理措施有哪些？

2. 孕妇，32岁，G_2P_0，妊娠35周，因"阴道流液2小时"急诊入院。查体：体温 36.8℃，血压 165/120mmHg，脉搏 76 次／分，宫高 31cm，腹围 93cm，无宫缩，胎方位 LOA，胎先露高浮，胎心 137 次／分。孕妇非常担心早产对胎儿的影响。

请思考：

（1）如何评估胎儿成熟度？

（2）该孕妇可能存在哪些护理诊断／问题？

（3）针对上述护理诊断／问题的主要护理措施有哪些？

3. 孕妇，25岁，G_1P_0，妊娠 38^{+3} 周，因"妊娠合并心脏病"住院待产。在做电子胎儿监护时发现有减速发生，减速与宫缩的关系不恒定，下降幅度为90次／分，持续时间长短不一，但很快能够恢复。

请思考：

（1）如何评估胎儿宫内安危？

（2）胎心率发生了什么变化？

（3）产生上述胎心率变化的临床意义？

第八章
妊娠期并发症妇女的护理

学习目标

通过本章学习，学生能够：

1. 叙述自然流产、异位妊娠、早产、妊娠期高血压疾病、妊娠期肝内胆汁淤积症的定义及主要病因。

2. 描述常见妊娠期并发症的临床表现及处理原则。

3. 应用护理程序为妊娠期并发症妇女进行护理评估、提出常见护理诊断/问题、制订护理计划并进行结果评价。

4. 分析妊娠期并发症妇女的健康需求，针对性地提供健康教育。

▶ 受孕与妊娠是极其复杂而又十分协调的生理过程。从受孕至胎儿及其附属物娩出的 40 周期间，各种内在因素与外界因素的综合作用时常影响着母体和胎儿。若不利因素占优势，妊娠时则会出现一些并发症。妊娠早期可发生流产、异位妊娠，中、晚期可出现妊娠期肝内胆汁淤积症等。

导入案例与思考

某初产妇，29 岁，G_1P_0，孕 37^{+5} 周，头痛，视物不清 2 日，因今日症状加重收入院。检查：血压 140/95mmHg，脉搏 90 次/分，呼吸 20 次/分，尿蛋白（+）。胎心率 130 次/分，有不规律宫缩。

结合本案例，你认为：

1. 该孕妇还需要进行哪些辅助检查？

2. 该孕妇可能出现的护理问题有哪些？

3. 对该孕妇应采取哪些护理措施？

08章

第一节 自然流产

凡妊娠不足 28 周、胎儿体重不足 1000g 而终止者，称为流产（abortion）。流产发生于妊娠 12 周以前者称早期流产，发生在妊娠 12 周至不足 28 周者称晚期流产。流产又分为自然流产（spontaneous abortion）和人工流产（artificial abortion），本节内容仅阐述自然流产。自然流产的发生率占全部妊娠的 10% ~ 15% 左右，其中 80% 以上为早期流产。

【病因】

导致流产的原因很多，除了胚胎本身原因外，还有子宫环境、内分泌状态及其他因素等。主要有以下几方面：

（一）胚胎因素

染色体异常是自然流产最常见的原因。在早期自然流产中约有 50% ~ 60% 的妊娠产物存在染色体的异常。染色体异常多为数目异常，如 X 单体、某条染色体出现 3 条，或者三倍体、多倍体等；其次为结构异常，如染色体断裂、缺失或易位。染色体异常的胚胎多数发生流产，极少数继续发育成胎儿，但出生后也会发生某些功能异常或合并畸形。若已流产，妊娠产物有时仅为一空泡或已经退化了的胚胎。

（二）母体因素

1. 全身性疾病 妊娠期高热可引起子宫收缩而发生流产；细菌毒素或病毒通过胎盘进入胎儿血液循环，导致胎儿死亡而发生流产。孕妇患严重贫血或心力衰竭可致胎儿缺氧，也可能引起流产。此外，内分泌功能失调、身体或精神的创伤也可导致流产。

2. 免疫因素 母体妊娠后母儿双方免疫不适应，导致母体排斥胎儿发生流产；母体内有抗精子抗体也常导致早期流产。

3. 生殖器官异常 子宫发育不良、子宫畸形、子宫肌瘤、宫腔粘连等可影响胎儿的生长发育而导致流产。子宫颈重度裂伤，宫颈内口松弛易因胎膜早破而引起晚期流产。

4. 其他 如母儿血型不合（如 Rh 或 ABO 血型系统等）可能引起晚期流产。另外，妊娠期特别是妊娠早期行腹部手术，劳动过度、性交，或有吸烟、酗酒、吸毒等不良习惯等诱因，均可刺激子宫收缩而引起流产。

（三）胎盘因素

滋养细胞的发育和功能不全是胚胎早期死亡的重要原因。此外，胎盘内巨大梗塞、前置胎盘、胎盘早期剥离而致胎盘血液循环障碍，胎儿死亡等可致流产。

（四）环境因素

过多接触有害的化学物质（如镉、铅、有机汞、DDT 等）和物理因素（如放射性物质、噪声及高温等）可直接或间接对胚胎或胎儿造成损害，引起流产。

【病理】

流产过程是妊娠物逐渐从子宫壁剥离，然后排出子宫。早期流产时胚胎多数先死亡，随后发生底蜕膜出血，造成胚胎的绒毛与蜕膜层分离，已分离的胚胎组织如同异物，引起子宫收缩而被排出。在妊娠早期，胎盘绒毛发育尚不成熟，与子宫蜕膜联系尚不牢固，因此在妊娠 8 周以内发生的流产，妊娠产物多数可以完整地从子宫壁分离而排出，出血不多。妊娠 8 ~ 12 周时，胎盘绒毛发育茂盛，与底蜕膜联系较牢固，此时若发生流产，妊娠产物往往不易完整分离排出，常有部分组织残留宫腔内影响子宫收缩，致使出血较多，且经久不止。妊娠 12 周后，胎盘已完全形成，流产时往往先有腹痛，然后排出胎儿、胎盘。有时由于底蜕膜反复出血，凝固的血块包绕胎块，形成血样胎块稽留于宫内，也可吸收血红蛋白形成肉样胎块。偶有胎儿被挤压，形成纸样胎儿，或钙化后形成石胎。

【临床表现】

停经、腹痛及阴道出血是流产的主要临床症状。在流产发展的各个阶段，其症状发生的时间、程度也不同。

一般流产的发展过程如下：

1. 先兆流产 先兆流产（threatened abortion）表现为停经后先出现少量阴道流血，量比月经量少，有时伴有轻微下腹痛、腰痛、腰坠。妇科检查：子宫大小与停经周数相符，宫颈口未开，胎膜未破，妊娠产物未排出。经休息及治疗后，若流血停止或腹痛消失，妊娠可继续进行；若流血增多或腹痛加剧，则可能发展为难免流产。

2. 难免流产 难免流产（inevitable abortion）由先兆流产发展而来，流产已不可避免。表现为阴道流血量增多，阵发性腹痛加重。妇科检查：子宫大小与停经周数相符或略小，宫颈口已扩张，但组织尚未排出；晚期难免流产还可有羊水流出或见胚胎组织或胎囊堵于宫口。

3. 不全流产 不全流产（incomplete abortion）由难免流产发展而来，妊娠产物已部分排出体外，尚有部分残留于宫内，从而影响子宫收缩，致使阴道出血持续不止，严重时可引起出血性休克，下腹痛减轻。妇科检查：一般子宫小于停经周数，宫颈口已扩张，不断有血液自宫颈口内流出，有时尚可见胎盘组织堵塞于宫颈口或部分妊娠产物已排出于阴道内，而部分仍留在宫腔内，有时宫颈口已关闭。

4. 完全流产 完全流产（complete abortion）妊娠产物已完全排出，阴道出血逐渐停止，腹痛随之消失。妇科检查：子宫接近正常大小或略大，宫颈口已关闭。

5. 稽留流产 稽留流产（missed abortion）又称过期流产，是指胚胎或胎儿已死亡滞留在宫腔内尚未自然排出者。胚胎或胎儿死亡后，子宫不再增大反而缩小，早孕反应消失，若已至妊娠中期，孕妇不感腹部增大，胎动消失。妇科检查子宫小于妊娠周数，宫颈口关闭。听诊不能闻及胎心。

6. 复发性流产 复发性流产（recurrent spontaneous abortion，RSA）指同一性伴侣连续发生 3 次及 3 次以上的自然流产。复发性流产大多数为早期流产，少数为晚期流产。早期复发性流产常见原因为胚胎染色体异常、免疫功能异常、黄体功能不全、甲状腺功能低下等；晚期复发性流产常见原因为子宫解剖异常、自身免疫异常、血栓前状态等。

7. 流产合并感染 流产过程中，若阴道流血时间过长、有组织残留于宫腔内或非法堕胎等，有可能引起宫腔内感染。严重时感染可扩展到盆腔、腹腔乃至全身，并发盆腔炎、腹膜炎、败血症及感染性休克等，称流产合并感染（septic abortion）。

【处理原则】

不同类型的流产其相应的处理原则亦不同。先兆流产的处理原则是卧床休息，禁止性生活；减少刺激；必要时给予对胎儿危害小的镇静剂；对于黄体功能不足的孕妇，按医嘱每日肌注黄体酮 20mg，以利于保胎；并注意及时进行超声检查，了解胚胎发育情况，避免盲目保胎。难免流产一旦确诊，应尽早使胚胎及胎盘组织完全排出，以防止出血和感染。不全流产的处理原则是一经确诊，应行吸宫术或钳刮术以清除宫腔内残留组织。完全流产的处理原则是若无感染征象，一般不需特殊处理。稽留流产的处理原则是及时促使胎儿和胎盘排出，以防死亡胎儿及胎盘组织在宫腔内稽留日久发生严重的凝血功能障碍及 DIC。处理前应做凝血功能检查。对于复发性流产，在明确病因学诊断后有针对性地给予个性化治疗，并重视对保胎治疗成功的病人进行胎儿宫内发育监测以及对所生的婴儿进行出生缺陷筛查。流产合并感染的治疗原则为控制感染的同时尽快清除宫内残留物。

【护理评估】

1. 健康史 停经、阴道流血和腹痛是流产孕妇的主要症状。护士应详细询问孕妇的停经史、早孕反应情况；阴道流血的持续时间与阴道流血量；有无腹痛，腹痛的部位、性质及程度。此外，还应了解阴道有无水样排液、排液的色、量、有无臭味，以及有无妊娠产物排出等。对于既往病史，应全面了解孕妇在妊娠期间有无全身性疾病、生殖器官疾病、内分泌功能失调及有无接触有害物质等，以识别发生流产的诱因。

2. 身心状况

（1）一般状况：流产孕妇可因出血过多而出现休克，或因出血时间过长、宫腔内有残留组织而发生感染，因此护士应全面评估孕妇的各项生命体征，判断流产类型，尤其注意与贫血及感染相关的征象。

（2）妇科检查：在消毒条件下进行妇科检查，进一步了解宫颈口是否扩张，羊膜是否破裂，有无妊娠产物堵塞于宫颈口内；子宫大小与停经周数是否相符，有无压痛等，并应检查双侧附件有无肿块、增厚及压痛等。

（3）心理状况：流产孕妇的心理状况常以焦虑和恐惧为特征。孕妇面对阴道流血往往会不知所措，甚至将其过度严重化，同时胎儿的健康也直接影响孕妇的情绪反应，孕妇可能会表现为伤心、郁闷、烦躁不安等。

3. 辅助检查

（1）实验室检查：连续测定血 β-hCG、胎盘生乳素（HPL）、孕激素等动态变化，有助于妊娠诊断和预后判断。

（2）B 型超声显像：超声显像可显示有无胎囊、胎动、胎心等，从而可诊断并鉴别流产及其类型，指导正确处理。

【常见护理诊断/问题】

1. 有感染的危险 与阴道流血时间过长、宫腔内有残留组织等因素有关。

2. 焦虑 与担心胎儿健康等因素有关。

【护理目标】

1. 出院时，护理对象无感染征象。

2. 先兆流产孕妇能积极配合保胎措施，继续妊娠。

【护理措施】

对于不同类型的流产孕妇，处理原则不同，其护理措施亦有差异。护士在全面评估孕妇身心状况的基础上，综合病史及诊断检查，明确处理原则，认真执行医嘱，积极配合医师为流产孕妇进行诊治，并为之提供相应的护理措施。

1. 先兆流产孕妇的护理　先兆流产孕妇需卧床休息，禁止性生活、禁灌肠等，以减少各种刺激。护士除了为其提供生活护理外，通常遵医嘱给孕妇适量镇静剂、孕激素等。随时评估孕妇的病情变化，如是否腹痛加重、阴道流血量增多等。此外，由于孕妇的情绪状态也会影响其保胎效果，因此护士还应注意观察孕妇的情绪反应，加强心理护理，从而稳定孕妇情绪，增强保胎信心。护士需向孕妇及家属讲明以上保胎措施的必要性，以取得孕妇及家属的理解和配合。

2. 妊娠不能再继续者的护理　护士应积极采取措施，及时做好终止妊娠的准备，协助医师完成手术过程，使妊娠产物完全排出，同时开放静脉，做好输液、输血准备。并严密监测孕妇的体温、血压及脉搏，观察其面色、腹痛、阴道流血及与休克有关征象。有凝血功能障碍者应予以纠正，然后再行引产或手术。

3. 预防感染　护士应监测病人的体温、血象及阴道流血、分泌物的性质、颜色、气味等，并严格执行无菌操作规程，加强会阴部护理。指导孕妇使用消毒会阴垫，保持会阴部清洁，维持良好的卫生习惯。当护士发现感染征象后应及时报告医师，并按医嘱进行抗感染处理。此外，护士还应嘱病人流产后 1 个月返院复查，确定无禁忌证后，方可开始性生活。

4. 健康教育　妇女由于失去胎儿，往往会出现伤心、悲哀等情绪反应。护士应给予同情和理解，帮助病人及家属接受现实，顺利度过悲伤期。此外，护士还应与孕妇及家属共同讨论此次流产的原因，并向他们讲解流产的相关知识，帮助他们为再次妊娠做好准备。有复发性流产史的孕妇在下一次妊娠确诊后应卧床休息，加强营养，禁止性生活，补充维生素 C、B、E 等，治疗期必须超过以往发生流产的妊娠月份。病因明确者，应积极接受对因治疗。如黄体功能不足者，按医嘱正确使用黄体酮治疗以预防流产；子宫畸形者需在妊娠前先行矫治手术，例如宫颈内口松弛者应在未妊娠前做宫颈内口松弛修补术，如已妊娠，则可在妊娠 14～16 周时行子宫内口缝扎术。

【结果评价】

1. 出院时，护理对象体温正常，血红蛋白及白细胞数正常，无出血、感染征象。
2. 先兆流产孕妇配合保胎治疗，继续妊娠。

第二节　异位妊娠

正常妊娠时，受精卵着床于子宫体腔内膜。受精卵在子宫体腔外着床发育时，称为异位妊娠（ectopic pregnancy），习称宫外孕（extrauterine pregnancy）。异位妊娠和宫外孕的含义稍有区别。异位妊娠包括输卵管妊娠、卵巢妊娠、腹腔妊娠、宫颈妊娠及阔韧带妊娠等；宫外孕仅指子宫以外的妊娠，宫颈妊娠不包括在内。在异位妊娠中，输卵管妊娠最为常见，占异位妊娠的 95% 左右。本节主要阐述输卵管妊娠。

输卵管妊娠是妇产科常见急腹症之一，当输卵管妊娠流产或破裂时，可引起腹腔内严重出血，如不及时诊断、处理，可危及生命。输卵管妊娠因其发生部位不同又可分为间质部、峡部、壶腹部和伞部妊娠（图 8-1）。以壶腹部妊娠多见，约占 78%，其次为峡部，伞部，间质部妊娠少见。

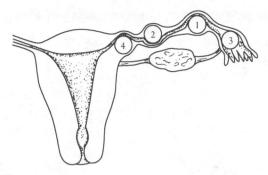

图 8-1　输卵管妊娠的发生部位
1.壶腹部妊娠；2.峡部妊娠；3.伞部妊娠；4.间质部妊娠

【病因】

任何妨碍受精卵正常进入宫腔的因素均可造成输卵管妊娠。

1.输卵管炎症　包括输卵管黏膜炎和输卵管周围炎，这是引起输卵管妊娠的主要原因。慢性炎症可以使输卵管管腔黏膜粘连，管腔变窄；或纤毛缺损；或输卵管与周围粘连，输卵管扭曲，管腔狭窄，输卵管壁平滑肌蠕动减弱等，这些因素均妨碍了受精卵的顺利通过和运行。

2.输卵管发育不良或功能异常　输卵管过长、肌层发育差、黏膜纤毛缺乏等发育不良，均可成为输卵管妊娠的原因。输卵管蠕动、纤毛活动以及上皮细胞的分泌功能异常，也可影响受精卵的正常运行。此外，精神因素也可引起输卵管痉挛和蠕动异常，干扰受精卵的正常运送。

3.受精卵游走　卵子在一侧输卵管受精，受精卵经宫腔或腹腔进入对侧输卵管称受精卵游走。移行时间过长、受精卵发育增大，即可在对侧输卵管内着床形成输卵管妊娠。

4.辅助生殖技术　近年由于辅助生育技术的应用，使输卵管妊娠发生率增加，既往少见的异位妊娠，如卵巢妊娠、宫颈妊娠、腹腔妊娠的发生率增加。

5.其他　内分泌失调、神经精神功能紊乱、输卵管手术以及子宫内膜异位症等都可增加受精卵着床于输卵管的可能性。此外，放置宫内节育器与异位妊娠发生的关系已引起国内外重视。随着宫内节育器的广泛应用，异位妊娠发生率增高，其原因可能是由于使用宫内节育器后的输卵管炎所致。最近相关调查研究表明，宫内节育器本身并不增加异位妊娠的发生率，但若宫内节育器避孕失败而受孕时，则发生异位妊娠的机会较大。

【病理】

输卵管妊娠时，由于输卵管管腔狭窄，管壁薄，蜕膜形成差，受精卵植入后，不能适应孕卵的生长发育，因此当输卵管妊娠发展到一定程度，可出现以下结果：

1.输卵管妊娠流产　输卵管妊娠流产（tubal abortion）多见于输卵管壶腹部妊娠，发病多在妊娠 8～12 周。由于输卵管妊娠时管壁形成的蜕膜不完整，发育中的囊胚常向管腔内突出生长，最终突破包膜而出血，导致囊胚与管壁分离（图 8-2），若整个囊胚剥离落入管腔并经输卵管逆蠕动排入腹腔，即形成输卵管完全流产，出血一般不多。若囊胚剥离不完整，有一部分组织仍残留于管腔，则为输卵管不完全流产。此时，管壁肌层收缩力差，血管开放，持续反复出血，量较多，血液凝聚在子宫直肠陷凹，形成盆腔积血。若有大量血液流入腹腔，则出现腹腔刺激症状，同时引起休克。

2.输卵管妊娠破裂　输卵管妊娠破裂（rupture of tubal pregnancy）多见于输卵管峡部妊娠，发病多在妊娠 6 周左右。当囊胚生长时绒毛侵蚀管壁的肌层及浆膜，以致穿破浆膜，形成输卵管妊娠破裂（图 8-3）。由于输卵管肌层血管丰富，输卵管妊娠破裂所致的出血远较输卵管妊娠流产严重，短期内即可发生大量腹腔内出血使孕妇发生休克，亦可反复出血，形成盆腔及腹腔血肿。

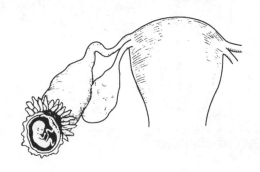

图 8-2　输卵管妊娠流产

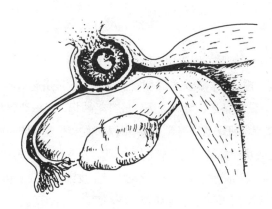

图 8-3　输卵管妊娠破裂

3. **陈旧性异位妊娠**　有时发生输卵管妊娠流产或破裂后未及时治疗，或内出血已逐渐停止，病情稳定，时间过久，胚胎死亡或被吸收。但长期反复内出血形成的盆腔血肿可机化变硬，并与周围组织粘连，临床上称为"陈旧性宫外孕"。

4. **继发性腹腔妊娠**　发生输卵管妊娠流产或破裂后，胚胎被排入腹腔，大部分死亡，不会再生长发育。但偶尔也有存活者，若存活胚胎的绒毛组织仍附着于原位或排至腹腔后重新种植而获得营养，可继续生长发育形成继发性腹腔妊娠，若破裂口在阔韧带内，可发展为阔韧带妊娠。

5. **持续性异位妊娠**　近年来，对输卵管妊娠行保守性手术机会增多，若术中未完全清除妊娠物，或残留有存活滋养细胞而继续生长，致术后 β-hCG 不下降或反而上升，称为持续性异位妊娠（persistent ectopic pregnancy）。

输卵管妊娠和正常妊娠一样，滋养细胞产生的 hCG 维持黄体生长，使甾体激素分泌增加，因此月经停止来潮。子宫肌纤维增生肥大，子宫增大变软，但子宫增大与停经月份不相符。子宫内膜出现蜕膜反应。蜕膜的存在与孕卵的生存密切相关，若胚胎死亡，滋养细胞活力消失，蜕膜自宫壁剥离而发生阴道流血。有时蜕膜可完整剥离，随阴道流血排出三角形的蜕膜管型；有时则呈碎片排出。排出的组织见不到绒毛，组织学检查无滋养细胞。

【临床表现】

输卵管妊娠的临床表现与受精卵着床部位、有无流产或破裂以及出血量多少与时间长短等有关。

1. **停经**　多数病人停经 6～8 周以后出现不规则阴道流血，但有 20%～30% 的病人因月经仅过期几天而不认为是停经，或误将异位妊娠时出现的不规则阴道流血误认为月经，可能无停经史主诉。

2. **腹痛** 是输卵管妊娠病人就诊的主要症状。输卵管妊娠未发生流产或破裂前，常表现为一侧下腹隐痛或酸胀感。输卵管妊娠流产或破裂时，病人突感一侧下腹部撕裂样疼痛，常伴有恶心、呕吐。若血液局限于病变区，主要表现为下腹部疼痛，当血液积聚于直肠子宫陷凹处，可出现肛门坠胀感。随着血液由下腹部流向全腹，疼痛亦遍及全腹，血液刺激膈肌，可引起肩胛部放射性疼痛及胸部疼痛。腹痛可出现于阴道流血前或后，也可与阴道流血同时发生。

3. **阴道流血** 胚胎死亡后导致血 hCG 下降，卵巢黄体分泌的激素不能维持蜕膜生长而发生剥离出血，常有不规则阴道流血，色暗红或深褐，量少呈点滴状，一般不超过月经量。少数病人阴道流血量较多，类似月经。阴道流血可伴有蜕膜管型或蜕膜碎片排出，系子宫蜕膜剥离所致。阴道流血常在病灶除去后方能停止。

4. **晕厥与休克** 由于腹腔内急性出血及剧烈腹痛，轻者出现晕厥，严重者出现失血性休克。休克程度取决于内出血速度及出血量，出血量愈多，速度愈快，症状出现也愈严重，但与阴道流血量不成正比。

5. **腹部包块** 当输卵管妊娠流产或破裂后所形成的血肿时间过久，可因血液凝固，逐渐机化变硬并与周围器官（子宫、输卵管、卵巢、肠管等）发生粘连而形成包块。

【处理原则】

处理原则以手术治疗为主，其次是药物治疗。

1. **手术治疗** 应在积极纠正休克的同时，进行手术抢救。根据情况行患侧输卵管切除术或保留患侧输卵管及其功能的保守性手术。近年来，腹腔镜技术的发展，也为异位妊娠的诊断和治疗开创了新的手段。

2. **药物治疗** 根据中医辨证论治方法，合理运用中药，或用中西医结合的方法，对输卵管妊娠进行保守治疗已取得显著成果。近年来用化疗药物甲氨蝶呤等方法治疗输卵管妊娠，已有成功的报道。治疗机制是抑制滋养细胞增生、破坏绒毛，使胚胎组织坏死、脱落、吸收。但在治疗中若有严重内出血征象，或疑输卵管间质部妊娠或胚胎继续生长时仍应及时进行手术治疗。

【护理评估】

1. **健康史** 应仔细询问月经史，以准确推断停经时间。注意不要将不规则阴道流血误认为末次月经，或由于月经仅过期几天，不认为是停经。此外，对不孕、放置宫内节育器、绝育术、输卵管复通术、盆腔炎等与发病相关的高危因素予以高度重视。

2. **身心状况** 输卵管妊娠未发生流产或破裂前，症状及体征不明显。当病人腹腔内出血较多时呈贫血貌，严重者可出现面色苍白，四肢湿冷，脉快、弱、细，血压下降等休克症状。体温一般正常，出现休克时体温略低，腹腔内血液吸收时体温略升高，但不超过 38℃。

（1）腹部检查：输卵管妊娠流产或破裂者，下腹部有明显压痛和反跳痛，尤以患侧为甚，轻度腹肌紧张；出血多时，叩诊有移动性浊音；若出血时间较长，形成血凝块，在下腹可触及软性肿块。

（2）盆腔检查：输卵管妊娠未发生流产或破裂者，除子宫略大较软外，仔细检查可能触及胀大的输卵管并轻度压痛。输卵管妊娠流产或破裂者，阴道后穹隆饱满，有触痛。将宫颈轻轻上抬或左右摇动时引起剧烈疼痛，称为宫颈抬举痛或摇摆痛，是输卵管妊娠的主要体征之一。子宫稍大而软，腹腔内出血多时检查子宫呈漂浮感。

由于输卵管妊娠流产或破裂后，腹腔内急性大量出血及剧烈腹痛，以及妊娠终止的现实都将使孕妇出现较为激烈的情绪反应，可表现出哭泣、自责、无助、抑郁和恐惧等行为。

3. 辅助检查

（1）阴道后穹隆穿刺：是一种简单可靠的诊断方法，适用于疑有腹腔内出血的病人。由于腹腔内血液易积聚于子宫直肠陷凹，即使血量不多，也能经阴道后穹隆穿刺抽出。用长针头自阴道后穹隆刺入子宫直肠陷凹，抽出暗红色不凝血为阳性；如抽出血液较红，放置10分钟内凝固，表明误入血管。无内出血、内出血量少、血肿位置较高或子宫直肠陷凹有粘连时，可能抽不出血液，因而穿刺阴性不能排除输卵管妊娠存在。如有移动性浊音，可做腹腔穿刺。

（2）妊娠试验：放射免疫法测血中hCG，尤其是动态观察血β-hCG的变化对诊断异位妊娠极为重要。虽然此方法灵敏度高，测出异位妊娠的阳性率一般可达80%～90%，但β-hCG阴性者仍不能完全排除异位妊娠。

（3）超声检查：B型超声显像有助于诊断异位妊娠。阴道B型超声检查较腹部B型超声检查准确性高。诊断早期异位妊娠，单凭B型超声显像有时可能误诊。若能结合临床表现及β-hCG测定等，对诊断的帮助很大。

（4）腹腔镜检查：适用于输卵管妊娠尚未流产或破裂的早期病人和诊断有困难的病人，腹腔内大量出血或伴有休克者，禁做腹腔镜检查。早期异位妊娠病人，腹腔镜可见一侧输卵管肿大，表面紫蓝色，腹腔内无出血或有少量出血。

（5）子宫内膜病理检查：目前此方法的应用明显减少，主要适用于阴道流血量较多的病人，目的在于排除同时合并宫内妊娠流产。将宫腔排出物或刮出物做病理检查，切片中见到绒毛，可诊断为宫内妊娠，仅见蜕膜未见绒毛者有助于诊断异位妊娠。

【常见护理诊断／问题】

1. 有休克的危险 与出血有关。

2. 恐惧 与担心手术失败有关。

【护理目标】

1. 病人休克症状得以及时发现并缓解。

2. 病人能以正常心态接受此次妊娠失败的现实。

【护理措施】

1. 接受手术治疗病人的护理

（1）积极做好术前准备：腹腔镜是近年治疗异位妊娠的主要方法，多数输卵管妊娠可在腹腔镜直视下穿刺输卵管的妊娠囊吸出部分囊液或切开输卵管吸出胚胎，并注入药物；也可以行输卵管切除术。护士在严密监测病人生命体征的同时，配合医师积极纠正病人休克症状，做好术前准备。对于严重内出血并发现休克的病人，护士应立即开放静脉，交叉配血，做好输血输液的准备，以便配合医师积极纠正休克、补充血容量，并按急诊手术要求迅速做好术前准备。术前准备与术后护理的有关内容请参见腹部手术病人的护理及腹腔镜检查章节。

（2）提供心理支持：护士于术前简洁明了地向病人及家属讲明手术的必要性，并以亲切的态度和切实的行动赢得病人及家属的信任，保持周围环境安静、有序，减少和消除病人的紧张、恐惧心理，协助病人接受手术治疗方案。术后，护士应帮助病人以正常的心态接受此次妊娠失败的现实，向她们讲述异位妊娠的有关知识，一方面可以减少因害怕再次发生异位妊娠而抵触妊娠的不良情绪，另一方面，也可以增加和提高病人的自我保健意识。

2. 接受非手术治疗病人的护理 对于接受非手术治疗方案的病人，护士应从以下几方面加强护理。

（1）严密观察病情：护士需密切观察病人的一般情况、生命体征，并重视病人的主诉，尤应注意阴道流血量与腹腔内出血量不成比例，当阴道流血量不多时，不要误以为腹腔内出血量亦很少。护士应告诉病人病情发展的一些指征，如出血增多、腹痛加剧、肛门坠胀感明显等，以便当病人病情发展时，医患均能及时发现，给予相应处理。

（2）加强化学药物治疗的护理：化疗一般采用全身用药，也可采用局部用药。在用药期间，应用 B 型超声和 β-hCG 进行严密监护，并注意病人的病情变化及药物毒副反应。常用药物有甲氨蝶呤。其治疗的机制是抑制滋养细胞增生、破坏绒毛，使胚胎组织坏死、脱落、吸收。不良反应较小，常表现为消化道反应，骨髓抑制以白细胞下降为主，有时可出现轻微肝功能异常，药物性皮疹、脱发等，大部分反应是可逆的。

（3）指导病人休息与饮食：病人应卧床休息，避免腹部压力增大，从而减少异位妊娠破裂的机会。在病人卧床期间，护士需提供相应的生活护理。此外护士还应指导病人摄取足够的营养物质，尤其是富含铁蛋白的食物，如动物肝脏、鱼肉、豆类、绿叶蔬菜以及黑木耳等，以促进血红蛋白的增加，增强病人的抵抗力。

（4）监测治疗效果：护士应协助正确留取血标本，以监测治疗效果。

3. 健康教育 输卵管妊娠的预后在于防止输卵管的损伤和感染，因此护士应做好妇女的健康指导工作，防止发生盆腔感染。教育病人保持良好的卫生习惯，勤洗浴、勤换衣，性伴侣稳定。发生盆腔炎后须立即彻底治疗，以免延误病情。另外，由于输卵管妊娠者中约有 10% 的再发生率和50%～60% 的不孕率。因此，护士需告诫病人，下次妊娠时要及时就医，并且不宜轻易终止妊娠。

【结果评价】

1. 病人的休克症状得以及时发现并纠正。
2. 病人消除了恐惧心理，愿意接受手术治疗。

第三节　早　产

早产（preterm labor, PTL）是指妊娠满 28 周至不满 37 足周之间分娩者。此时娩出的新生儿称早产儿，出生体重多在 1000g～2499g，各器官发育尚不够成熟。据统计，早产儿中约有 15% 于新生儿期死亡，而且，围生儿死亡中与早产有关者占 75%，防止早产是降低围生儿死亡率的重要环节之一。

【病因】

发生早产的常见原因有孕妇、胎儿和胎盘方面的因素。

1. 孕妇因素 孕妇如合并有感染性疾病（尤其性传播疾病）、子宫畸形、子宫肌瘤，急、慢性疾病及妊娠并发症时易诱发早产，而且若孕妇有吸烟、酗酒不良行为或精神受到刺激以及承受巨大压力时也可发生早产。

2. 胎儿、胎盘因素 胎膜早破、绒毛膜羊膜炎最常见，30%～40% 早产与此有关。此外，下生殖道及泌尿道感染、妊娠合并症与并发症、子宫过度膨胀及胎盘因素如前置胎盘、胎盘早期剥离、羊水过多、多胎等，均可致早产。

【临床表现】

早产的临床表现主要是子宫收缩，最初为不规则宫缩，常伴有少许阴道血性分泌物或出血。胎膜早破的发生较足月临产多，继之可发展为规律有效宫缩，与足月临产相似，使宫颈管消失和宫口扩张。

【处理原则】

若胎儿存活，无胎儿窘迫、胎膜未破，通过休息和药物治疗控制宫缩，尽量维持妊娠至足月；若胎膜已破，早产已不可避免时，则应尽可能地预防新生儿合并症以提高早产儿的存活率。

【护理评估】

1. **健康史**　详细评估可致早产的高危因素，如孕妇以往有流产、早产史或本次妊娠期有阴道流血则发生早产的可能性大，应详细询问并记录病人既往出现的症状及接受治疗的情况。

2. **身心状况**　妊娠满 28 周后至 37 周前出现有明显的规律宫缩（至少每 10 分钟一次）伴有宫颈管缩短，可诊断为先兆早产。如果妊娠 28～37 周间，出现 20 分钟≥ 4 次且每次持续≥ 30 秒的规律宫缩，并伴随宫颈管缩短≥ 75%，宫颈进行性扩张 2cm 以上者，可诊断为早产临产。

早产已不可避免时，孕妇常会不自觉地把一些相关的事情与早产联系起来而产生自责感；由于怀孕结果的不可预知，恐惧、焦虑、猜疑也是早产孕妇常见的情绪反应。

3. **辅助检查**　通过全身检查及产科检查，结合阴道分泌物的生化指标检测，核实孕周，评估胎儿成熟度、胎方位等；观察产程进展，确定早产的进程。

【常见护理诊断 / 问题】

1. **有窒息的危险**　与早产儿发育不成熟有关。
2. **焦虑**　与担心早产儿预后有关。

【护理目标】

1. 新生儿不存在因护理不当而发生的并发症。
2. 病人能平静地面对事实，接受治疗及护理。

【护理措施】

1. **预防早产**　孕妇良好的身心状况可减少早产的发生，突然的精神创伤亦可诱发早产，因此，应做好孕期保健工作、指导孕妇加强营养，保持平静的心情。避免诱发宫缩的活动，如抬举重物、性生活等。高危孕妇必须多卧床休息，以左侧卧位为宜，以增加子宫血液循环，改善胎儿供氧，慎做肛查和阴道检查等，积极治疗合并症，宫颈内口松弛者应于孕 14～16 周或更早些时间作子宫内口缝合术，防止早产的发生。

2. **药物治疗的护理**　先兆早产的主要治疗为抑制宫缩，与此同时，还要积极控制感染、治疗合并症和并发症。护理人员应能明确具体药物的作用和用法，并能识别药物的副作用，以避免毒性作用的发生，同时，应对病人做相应的健康教育。

常用抑制宫缩的药物有以下几类：

（1）β-肾上腺素受体激动剂：其作用为激动子宫平滑肌β受体，从而抑制宫缩。此类药物的副作用为心跳加快、血压下降、血糖增高、血钾降低、恶心、出汗、头痛等。常用药物有：利托君（ritodrine）、沙丁胺醇（salbutamol）等。

（2）硫酸镁：镁离子直接作用于肌细胞，使平滑肌松弛，抑制子宫收缩。首次量为5g，加入25%葡萄糖液20ml中，在5～10分钟内缓慢注入静脉（或稀释后半小时内静脉滴入），以后以每小时2g静脉滴注，宫缩抑制后继续维持4～6小时后改为每小时1g，直到宫缩停止后12小时。使用硫酸镁时，应密切观察病人有无中毒迹象。

（3）钙通道阻滞剂：阻滞钙离子进入肌细胞而抑制宫缩。常用硝苯地平10mg舌下含服，每6～8小时一次。也可以首次负荷量给予30mg口服，根据宫缩情况再以10～20mg口服。用药时必须密切注意孕妇心率及血压的变化，对已用硫酸镁者应慎用，以防血压急剧下降。

（4）前列腺素合成酶抑制剂：前列腺素有刺激子宫收缩和软化宫颈的作用，其抑制剂则有减少前列腺素合成的作用，从而抑制宫缩。常用药物有吲哚美辛及阿司匹林等。但此类药物可通过胎盘抑制胎儿前列腺素的合成与释放，使胎儿体内前列腺素减少，而前列腺素有维持胎儿动脉导管开放的作用，缺乏时导管可能过早关闭而导致胎儿血液循环障碍，因此，临床已较少用。必要时仅在孕34周前短期（1周内）选用。

3. 预防新生儿合并症的发生 在保胎过程中，应每日行胎心监护，教会病人自数胎动，有异常时及时采取应对措施。对妊娠35周前的早产者，在分娩前按医嘱给孕妇糖皮质激素如地塞米松、倍他米松等，可促胎肺成熟，明显降低新生儿呼吸窘迫综合征的发病率。

4. 为分娩做准备 若早产已不可避免，应尽早决定合理分娩的方式，如臀位、横位，估计胎儿成熟度低，而产程又需较长时间者，可选用剖宫产术结束分娩；经阴道分娩者，应考虑使用产钳和会阴切开术以缩短产程，从而减少分娩过程中对胎头的压迫。同时，充分做好早产儿保暖和复苏的准备，临产后慎用镇静剂，避免发生新生儿呼吸抑制的情况；产程中应给孕妇吸氧；新生儿出生后，立即结扎脐带，防止过多母血进入胎儿循环造成循环系统负荷过重的状况。

5. 为孕妇提供心理支持 护士可安排时间与孕妇进行开放式的讨论，让病人了解早产的发生并非她的过错，有时甚至是无缘由的。也要避免为减轻孕妇的负疚感而给予过于乐观的保证。由于早产是出乎意料的，孕妇多没有精神和物质准备，对产程中的孤独感、无助感尤为敏感，因此，丈夫、家人和护士在身旁提供支持较足月分娩更显重要，并能帮助孕妇重建自尊，以良好的心态承担早产儿母亲的角色。

【结果评价】

1. 病人能积极配合医护措施。
2. 母婴顺利经历全过程。

第四节　妊娠期高血压疾病

妊娠期高血压疾病（hypertensive disorders in pregnancy）是妊娠期特有的疾病，包括妊娠期高血压、子痫前期、子痫、慢性高血压并发子痫前期以及妊娠合并慢性高血压。其中妊娠期高血压、子痫前期和子痫以往统称为妊娠高血压综合征。我国发病率为 9.4% ～ 10.4%，国外报道 7% ～ 12%。本病命名强调生育年龄妇女发生高血压、蛋白尿症状与妊娠之间的因果关系。多数病例在妊娠期出现一过性高血压、蛋白尿症状，分娩后随即消失。该病严重影响母婴健康，是孕产妇及围生儿病率及死亡率的主要原因之一。

【病因】

妊娠期高血压疾病的发病原因至今尚未阐明，但是，在临床工作中确实发现有些因素与妊娠期高血压疾病的发病密切相关，称之为易发因素。其易发因素及主要病因学说如下：

（一）易发因素

依据流行病学调查发现，妊娠期高血压疾病可能与以下因素有关：①初产妇。②年轻孕产妇（年龄 ≤ 18 岁）或高龄孕产妇（年龄 ≥ 35 岁）者。③精神过度紧张或受刺激致使中枢神经系统功能紊乱者。④寒冷季节或气温变化过大，特别是气温升高时。⑤有慢性高血压、慢性肾炎、糖尿病等病史的孕妇。⑥营养不良，如贫血、低蛋白血症者。⑦体形矮胖者，即体重指数 [体重（kg）/ 身高（m）^{2}] >24 者。⑧子宫张力过高（如羊水过多、双胎妊娠、糖尿病巨大儿等）者。⑨家族中有高血压史，尤其是孕妇之母有重度妊娠期高血压史者。

（二）病因学说

1．免疫学说　妊娠被认为是成功的自然同种异体移植。从免疫学观点出发，认为妊娠期高血压疾病病因是胎盘某些抗原物质免疫反应的变态反应，与移植免疫的观点很相似。但与免疫的复杂关系有待进一步证实。

2．子宫－胎盘缺血缺氧学说　临床发现妊娠期高血压疾病易发生于初产妇、多胎妊娠、羊水过多者。本学说认为是由于子宫张力增高，影响子宫血液供应，造成子宫－胎盘缺血缺氧所致。此外，全身血液循环不能适应子宫－胎盘需要的情况，如孕妇有严重贫血、慢性高血压、糖尿病等亦易伴发本病。

3．血管内皮功能障碍　研究发现妊娠期高血压疾病者，细胞毒性物质和炎性介质如氧自由基、过氧化脂质、血栓素 A_2 等含量增高，而前列环素、维生素 E、血管内皮素等减少，诱发血小板凝聚，并对血管紧张因子敏感，血管收缩致使血压升高，并且导致一系列病理变化。此外，气候寒冷、精神紧张也是本病的主要诱因。

4．营养缺乏及其他因素　据流行病学调查，妊娠期高血压疾病的发生可能与钙缺乏有关。妊娠易引起母体缺钙，导致妊娠期高血压疾病发生，而孕期补钙可使妊娠期高血压疾病的发生率下降，但其发生机制尚不完全清楚。另外，以白蛋白缺乏为主的低蛋白血症、锌、硒等的缺乏与子痫前期的发生发展有关。此外，其他因素如胰岛素抵抗、遗传等因素与妊娠期高血压疾病发生的关系亦有所报道。

【病理生理】

本病的基本病理生理变化是全身小动脉痉挛。由于小动脉痉挛，造成管腔狭窄，周围阻力增大，内皮细胞损伤，通透性增加，体液和蛋白质渗漏，表现为血压上升、蛋白尿、水肿和血液浓缩等。全身各组织器官因缺血、缺氧而受到不同程度损害，严重时脑、心、肝、肾及胎盘等的病理生理变化可导致抽搐、昏迷、脑水肿、脑出血、心肾衰竭、肺水肿、肝细胞坏死及被膜下出血，胎盘绒毛退行性变、出血和梗死，胎盘早期剥离以及凝血功能障碍而导致 DIC 等。主要病理生理变化简示如下：

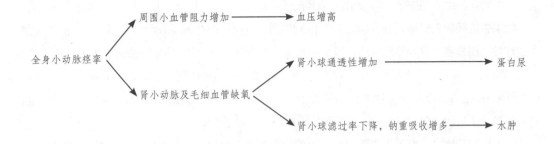

【临床表现及分类】

妊娠期高血压疾病有以下分类：

1. 妊娠期高血压　妊娠期首次出现 BP ≥ 140/90mmHg，并于产后 12 周内恢复正常；尿蛋白（−）；病人可伴有上腹部不适或血小板减少。产后方可确诊。

2. 子痫前期

（1）轻度：妊娠 20 周后出现 BP ≥ 140/90mmHg；尿蛋白 ≥ 0.3g/24h 或随机尿蛋白（+）；可伴有上腹部不适、头痛、视力模糊等症状。

（2）重度：BP ≥ 160/110mmHg；尿蛋白 ≥ 2.0g/24h 或随机尿蛋白 ≥（++）；血清肌酐 >106μmol/L，血小板 <100×10⁹/L；出现微血管溶血（LDH 升高）；血清 ALT 或 AST 升高；持续性头痛或其他脑神经或视觉障碍；持续性上腹不适。

3. 子痫　在子痫前期的基础上出现抽搐发作，或伴昏迷，称为子痫。子痫多发生于妊娠晚期或临产前，称产前子痫；少数发生于分娩过程中，称产时子痫；个别发生在产后 24 小时内，称产后子痫。

子痫典型发作过程：先表现为眼球固定，瞳孔散大，头扭向一侧，牙关紧闭，继而口角及面部肌肉颤动，数秒后全身及四肢肌肉强直（背侧强于腹侧），双手紧握，双臂伸直，发生强烈的抽动。抽搐时呼吸暂停，面色青紫。持续 1 分钟左右，抽搐强度减弱，全身肌肉松弛，随即深长吸气而恢复呼吸。抽搐期间病人神志丧失。病情转轻时，抽搐次数减少，抽搐后很快苏醒，但有时抽搐频繁且持续时间较长，病人可陷入深昏迷状态。抽搐过程中易发生唇舌咬伤、摔伤甚至骨折等多种创伤，昏迷时呕吐可造成窒息或吸入性肺炎。

4. 慢性高血压并发子痫前期　高血压孕妇于妊娠 20 周以前无蛋白尿，若孕 20 周后出现尿蛋白 ≥ 0.3g/24h；或妊娠 20 周后突然出现尿蛋白增加、血压进一步升高，或血小板减少（<100×10⁹/L）。

5. 妊娠合并慢性高血压　妊娠前或妊娠 20 周前血压 ≥ 140/90mmHg，但妊娠期无明显加重；或妊娠 20 周后首次诊断高血压并持续到产后 12 周以后。

【处理原则】

妊娠期高血压疾病的基本处理原则是镇静、解痉、降压、利尿，适时终止妊娠以达到预防子痫发生，降低孕产妇及围生儿病率、病死率及严重后遗症的目的。

1. 轻症　加强孕期检查，密切观察病情变化，注意休息、调节饮食、采取左侧卧位，以防发展为重症。

2. 子痫前期　需住院治疗，积极处理，防治发生子痫及并发症。治疗原则为解痉、降压、镇静，合理扩容及利尿，适时终止妊娠。

常用的药物有：

（1）解痉药物：首选硫酸镁。硫酸镁有预防子痫和控制子痫发作的作用，适用于先兆子痫和子痫。

（2）镇静药物：镇静剂兼有镇静和抗惊厥作用，常用地西泮和冬眠合剂，可用于硫酸镁有禁忌或疗效不明显者，分娩期应慎用，以免药物通过胎盘导致对胎儿的神经系统产生抑制作用。

（3）降压药物：不作为常规，仅用于血压过高，特别是舒张压 ≥ 110mmHg 或平均动脉压 ≥ 140mmHg 者，以及原发性高血压妊娠前已用降血压药者。选用的药物以不影响心搏出量、肾血流量及子宫胎盘灌注量为宜。常用药物有肼屈嗪、卡托普利等。

（4）扩容药物：一般不主张扩容治疗，仅用于低蛋白血症、贫血的病人。采用扩容治疗应严格掌握其适应证和禁忌证，并应严密观察病人的脉搏、呼吸、血压及尿量，防止肺水肿和心力衰竭的发生。常用的扩容剂有：人血白蛋白、全血、平衡液和低分子右旋糖酐。

（5）利尿药物：一般不主张应用，仅用于全身性水肿、急性心力衰竭、肺水肿、脑水肿、或血容量过多且伴有潜在性脑水肿者。用药过程中应严密监测病人的水和电解质平衡情况以及药物的毒副反应。常用药物有呋塞米、甘露醇。

（6）适时终止妊娠：是彻底治疗妊娠期高血压疾病的重要手段。其指征包括：①重度子痫前期孕妇经积极治疗 24 ~ 48 小时无明显好转者；②重度子痫前期孕妇的孕龄 <34 周，但胎盘功能减退，胎儿估计已成熟者；③重度子痫前期孕妇的孕龄 >34 周，经治疗好转者；④子痫控制后 2 小时可考虑终止妊娠。终止妊娠的方式，根据具体情况选择剖宫产或阴道分娩。

3. 子痫病人的处理 子痫是本疾病最严重的阶段，直接关系到母儿安危，应积极处理。处理原则为：控制抽搐，纠正缺氧和酸中毒，在控制血压、抽搐的基础上终止妊娠。

⊙ **知识链接** 妊娠高血压疾病的诊治的新观点

根据国内外的最新研究进展，参考美国、加拿大、英国、澳大利亚等国家和地区学术组织的最新相关指南并结合我国国情和临床实践经验，中华医学会妇产科学分会妊娠期高血压疾病学组在发表的"妊娠期高血压疾病诊治指南（2012 版）"的基础上，经反复讨论修改，最终形成"妊娠期高血压疾病诊治指南（2015）"修订版。本指南遵循循证医学理念，对有关治疗方案给出证据评价（包括证据等级和推荐等级），以进一步规范我国妊娠期高血压疾病的临床诊治。其中，推荐对存在子痫前期复发风险如存在子痫前期史（尤其是较早发生子痫前期史或重度子痫前期史），有胎盘疾病史如胎儿生长受限、胎盘早剥病史，存在肾脏疾病及高凝状况等子痫前期高危因素者，可以在妊娠早中期（妊娠 12 ~ 16 周）开始服用小剂量阿司匹林（50 ~ 100mg），可维持到孕 28 周。但是，仍需注意对孕妇的基础疾病和前次子痫前期发病因素进行排查；对于存在基础疾病如自身免疫性疾病等的孕妇，不能仅给予小剂量阿司匹林，建议孕前在专科行病情评估，以便能获得针对性药物的及早治疗和子痫前期预防的双重目的。

【护理评估】

1. 健康史　详细询问病人于孕前及妊娠 20 周前有无高血压、蛋白尿和（或）水肿及抽搐等征象；既往病史中有无原发性高血压、慢性肾炎及糖尿病等；有无家族史。此次妊娠经过，出现异常现象的时间及治疗经过。特别应注意有无头痛、视力改变、上腹不适等症状。

2. 身心状况　典型的病人表现为妊娠 20 周后出现高血压、水肿、蛋白尿。根据病变程度不同，不同临床类型的病人有相应的临床表现。护士除评估病人一般健康状况外，需重点评估病人的血压、尿蛋白、水肿、自觉症状以及抽搐、昏迷等情况。在评估过程中应注意：

（1）初测血压有升高者，需休息 1 小时后再测，方能正确反映血压情况。同时不要忽略测得血压与其基础血压的比较。而且也可经过翻身试验（roll over test，ROT）进行判断，即在孕妇左侧卧位时测血压直至血压稳定后，嘱其翻身仰卧位 5 分钟再测血压，若仰卧位舒张压较左侧卧位 ≥ 20mmHg，提示有发生子痫前期的倾向，其阳性预测值 33%。

（2）留取 24 小时尿进行尿蛋白检查。凡 24 小时尿蛋白定量 ≥ 0.3g 者为异常。由于蛋白尿的出现及量的多少反映了肾小管痉挛的程度以及肾小管细胞缺氧及其功能受损的程度，护士应给予高度重视。

（3）妊娠后期水肿发生的原因除妊娠期高血压疾病外，还可由于下腔静脉受增大子宫压迫使血液回流受阻、营养不良性低蛋白血症以及贫血等引起，因此水肿的轻重并不一定反映病情的严重程度。但是水肿不明显者，也有可能迅速发展为子痫，应引起重视。此外，还应注意水肿不明显，但体重于一周内增加超过 0.5kg 的隐性水肿。

（4）孕妇出现头痛、眼花、胸闷、恶心、呕吐等自觉症状时提示病情的进一步发展，即进入子痫前期阶段，护士应高度重视。

（5）抽搐与昏迷是最严重的表现，护士应特别注意发作状态、频率、持续时间、间隔时间、神志情况以及有无唇舌咬伤、摔伤甚至骨折、窒息或吸入性肺炎等。

孕妇的心理状态与病情的轻重、病程的长短、孕妇对疾病的认识、自身的性格特点及社会支持系统的情况有关。孕妇及其家属误认为是高血压或肾病而没有对妊娠期高血压疾病给予足够的重视；有些孕妇对自身及胎儿预后过分担忧和恐惧而终日心神不宁；也有些孕妇则产生否认、愤怒、自责、悲观、失望等情绪。孕妇及家属均需要不同程度的心理疏导。

3. 辅助检查

（1）尿常规检查：根据蛋白定量确定病情严重程度；根据镜检出现管型判断肾功能受损情况。

（2）血液检查：包括测定血红蛋白、血细胞比容、血浆黏度、全血黏度以了解血液浓缩程度；重症病人应测定血小板计数、凝血时间，必要时测定凝血酶原时间、纤维蛋白原和鱼精蛋白副凝试验（3P 试验）等，以了解有无凝血功能异常。测定血电解质及二氧化碳结合力，以及时了解有无电解质紊乱及酸中毒。

（3）肝、肾功能测定：如进行丙氨酸氨基转移酶、血尿素氮、肌酐及尿酸等测定。

（4）眼底检查：眼底视网膜小动脉变化是反映妊娠期高血压疾病严重程度的一项重要参考指标。眼底检查可见眼底小动脉痉挛，动静脉管径比例可由正常的 2∶3 变为 1∶2，甚至 1∶4，或出现视网膜水肿、渗出、出血，甚至视网膜脱离，一时性失明。

（5）其他检查：如心电图、超声心动图、胎盘功能、胎儿成熟度检查等，可视病情而定。

【常见护理诊断／问题】

1. 体液过多　与下腔静脉受增大子宫压迫使血液回流受阻或营养不良性低蛋白血症有关。

2．**有受伤的危险**　与发生抽搐有关。

3．**潜在并发症**：胎盘早期剥离。

【护理目标】

1．妊娠期高血压疾病孕妇病情缓解，未发生子痫及并发症。

2．妊娠期高血压疾病孕妇明确孕期保健的重要性，积极配合产前检查及治疗。

【护理措施】

1．妊娠期高血压疾病的预防指导

（1）加强孕期教育：护士应重视孕期健康教育工作，使孕妇及家属了解妊娠期高血压疾病的知识及其对母儿的危害，从而促使孕妇自觉于妊娠早期开始接受产前检查，并主动坚持定期检查，以便及时发现异常，及时得到治疗和指导。

（2）进行休息及饮食指导：孕妇应采取左侧卧位休息以增加胎盘绒毛血供，同时保持心情愉快也有助于妊娠期高血压疾病的预防。护士应指导孕妇合理饮食，减少过量脂肪和盐的摄入，增加蛋白质、维生素以及富含铁、钙、锌的食物，对预防妊娠期高血压疾病有一定作用。可从妊娠20周开始，每天补充钙剂1～2g，可降低妊娠期高血压疾病的发生。

2．一般护理

（1）保证休息：轻度妊娠期高血压疾病孕妇可住院也可在家休息，但建议子痫前期病人住院治疗。保证充分的睡眠，每日休息不少于10小时。在休息和睡眠时，以左侧卧位为宜，左侧卧位可减轻子宫对腹主动脉、下腔静脉的压迫，使回心血量增加，改善子宫胎盘的血供。左侧卧位24小时可使舒张压降低10mmHg。

（2）调整饮食：轻度妊娠期高血压孕妇需摄入足够的蛋白质（100g/d以上）、蔬菜，补充维生素、铁和钙剂。食盐不必严格限制，因为长期低盐饮食可引起低钠血症，易发生产后血液循环衰竭，而且低盐饮食也会影响食欲，减少蛋白质的摄入，对母儿均不利。但全身水肿的孕妇应限制食盐入量。

（3）密切监护母儿状态：护士应询问孕妇是否出现头痛、视力改变、上腹不适等症状。每日测体重及血压，每日或隔日复查尿蛋白。定期监测血压、胎儿发育状况和胎盘功能。

（4）间断吸氧：可增加血氧含量，改善全身主要脏器和胎盘的氧供。

3．用药护理　硫酸镁为目前治疗子痫前期和子痫的首选解痉药物，护士应明确硫酸镁的用药方法、毒性反应以及注意事项。

（1）用药方法：硫酸镁可采用肌内注射或静脉用药。

1）肌内注射：25%硫酸镁溶液20ml（5g），臀部深部肌内注射，每日1～2次。通常于用药2小时后血药浓度达高峰，且体内浓度下降缓慢，作用时间长，但局部刺激性强，注射时应使用长针头行深部肌内注射，也可加利多卡因于硫酸镁溶液中，以缓解疼痛刺激，注射后用无菌棉球或创可贴覆盖针孔，防止注射部位感染，必要时可行局部按揉或热敷，促进肌肉组织对药物的吸收。

2）静脉给药：25%硫酸镁溶液20ml+10%葡萄糖20ml，静脉注射，5～10分钟内推注；或25%硫酸镁溶液20ml+5%葡萄糖200ml，静脉注射（1～2g/h），1日4次。静脉用药后可使血中浓度迅速达到有效水平，用药后约1小时血药浓度可达高峰，停药后血浓度下降较快，但可避免肌内注射引起的不适。

基于不同用药途径的特点，临床多采用两种方式互补长短，以维持体内有效浓度。

（2）毒性反应：硫酸镁的治疗浓度和中毒浓度相近，因此在进行硫酸镁治疗时应严密观察其毒性作用，并认真控制硫酸镁的入量。通常主张硫酸镁的滴注速度以 1g/h 为宜，不超过 2g/h。每天用量 15～20g。硫酸镁过量会使呼吸及心肌收缩功能受到抑制甚至危及生命。中毒现象首先表现为膝反射减弱或消失，随着血镁浓度的增加可出现全身肌张力减退及呼吸抑制，严重者心跳可突然停止。

（3）注意事项：护士在用药前及用药过程中均应监测孕妇血压，同时还应检测以下指标：①膝腱反射必须存在；②呼吸不少于 16 次 / 分；③尿量每 24 小时不少于 600ml，或每小时不少于 25ml。尿少提示排泄功能受抑制，镁离子易积蓄而发生中毒。由于钙离子可与镁离子争夺神经细胞上的同一受体，阻止镁离子的继续结合，因此应随时备好 10% 的葡萄糖酸钙注射液，以便出现毒性作用时及时予以解毒。10% 的葡萄糖酸钙 10ml 在静脉推注时宜在 3 分钟以上推完，必要时可每小时重复 1 次，直至呼吸、排尿和神经抑制恢复正常，但 24 小时内不超过 8 次。

4．子痫病人的护理

（1）协助医生控制抽搐：病人一旦发生抽搐，应尽快控制。硫酸镁为首选药物，必要时可加用强有力的镇静药物。

（2）专人护理，防止受伤：子痫发生后，首先应保持呼吸道通畅，并立即给氧，用开口器或于上、下磨牙间放置一缠好纱布的压舌板，用舌钳固定舌以防咬伤唇舌或致舌后坠的发生。病人取头低侧卧位，以防黏液吸入呼吸道或舌头阻塞呼吸道，也可避免发生低血压综合征。必要时，用吸引器吸出喉部黏液或呕吐物，以免窒息。在病人昏迷或未完全清醒时，禁止给予饮食和口服药，以防误入呼吸道而致吸入性肺炎。

（3）减少刺激，以免诱发抽搐：病人应安置于单人暗室，保持绝对安静，以避免声、光刺激；一切治疗活动和护理操作尽量轻柔且相对集中，避免干扰病人。

（4）严密监护：密切注意血压、脉搏、呼吸、体温及尿量、记出入量。及时进行必要的血、尿化验和特殊检查，及早发现脑出血、肺水肿、急性肾衰竭等并发症。

（5）为终止妊娠做好准备：子痫发作后多自然临产，应严密观察及时发现产兆，并做好母子抢救准备。如经治疗病情得以控制仍未临产者，应在孕妇清醒后 24～48 小时内引产，或子痫病人经药物控制后 6～12 小时，考虑终止妊娠。护士应做好终止妊娠的准备。

5．妊娠期高血压孕妇的产时及产后护理　妊娠期高血压孕妇的分娩方式应根据母儿的情形而定。

（1）若决定经阴道分娩，需加强各产程护理：在第一产程中，应密切监测病人的血压、脉搏、尿量、胎心及子宫收缩情况以及有无自觉症状；血压升高时应及时与医师联系。在第二产程中，应尽量缩短产程，避免产妇用力，初产妇可行会阴侧切并用产钳或胎吸助产。在第三产程中，必须预防产后出血，在胎儿娩出前肩后立即静推缩宫素，禁用麦角新碱，及时娩出胎盘并按摩宫底，观察血压变化，重视病人的主诉。

（2）开放静脉，测量血压：病情较重者于分娩开始即开放静脉。胎儿娩出后测血压，病情稳定后方可送回病房。在产褥期仍需继续监测血压，产后 48 小时内应至少每 4 小时观察 1 次血压。

（3）继续硫酸镁治疗，加强用药护理：重症病人产后应继续硫酸镁治疗 1～2 天，产后 24 小时至 5 天内仍有发生子痫的可能，故不可放松治疗及护理措施。此外，产前未发生抽搐的病人产后 48 小时亦有发生的可能，故产后 48 小时内仍应继续硫酸镁的治疗和护理。使用大量硫酸镁的孕妇，产后易发生子宫收缩乏力，恶露较常人多，因此应严密观察子宫复旧情况，严防产后出血。

6. 健康教育　对轻度妊娠期高血压疾病病人，应进行饮食指导并注意休息，以左侧卧位为主，加强胎儿监护，自数胎动，掌握自觉症状，加强产前检查，定期接受产前保护措施；对重度妊娠期高血压疾病病人，应使病人掌握识别不适症状及用药后的不适反应。还应掌握产后的自我护理方法，加强母乳喂养的指导。同时，注意家属的健康教育，使孕妇得到心理和生理的支持。

【结果评价】

1. 妊娠期高血压疾病的孕妇休息充分、睡眠良好、饮食合理，病情缓解。
2. 妊娠期高血压重度子痫前期的孕妇病情得以控制，未出现子痫及并发症。
3. 妊娠期高血压疾病的孕妇分娩经过顺利。
4. 治疗中，病人未出现硫酸镁的中毒反应。

第五节　妊娠期肝内胆汁淤积症

妊娠期肝内胆汁淤积症（intrahepatic cholestasis of pregnancy，ICP）是一种在妊娠期出现以皮肤瘙痒及黄疸为特点的重要的妊娠期并发症，主要危害胎儿，使围生儿发病率、死亡率以及早产率增高。其发病率为 0.8%～12.0%，有明显的地域和种族差异。

【病因及发病机制】

妊娠期肝内胆汁淤积症的发病原因及发病机制尚未十分明确，但大量的流行病学研究以及临床观察和实验室研究提示本病的发病原因可能与雌激素升高以及遗传、环境因素有关。

1. 雌激素影响　在临床上有很多表现提示雌激素水平过高可能是诱发妊娠期肝内胆汁淤积症的病因，如：ICP 多发生在妊娠晚期，正值雌激素分泌的高峰期；ICP 在双胎中发生率较单胎高 6 倍（双胎的胎盘体积明显大于单胎，所分泌的雌激素较单胎多）；应用含雌激素及孕激素的避孕药的妇女中发生胆汁淤积症的表现与 ICP 的症状十分相似；应用避孕药的妇女妊娠时发生 ICP 者，再次妊娠时复发率一般较高。

基于相关的实验室研究，有学者认为雌激素可能通过如下途径导致胆汁淤积：①雌激素可使钠、钾－三磷酸苷酶活性下降。胆盐在经肝细胞转运过程中，首先是经肝窦间隙靠钠以非离子依赖性载体传递入肝小管，当钠、钾－三磷酸苷酶活性下降时，胆盐转运受到阻碍。②雌激素代谢产物的影响。妊娠期产生大量雌激素，其代谢产物必然增加，其中某些代谢产物，如 D 环葡萄糖醛酸雌激素与胆酸的结构相似而成为胆酸载体的竞争性抑制物，从而导致胆汁淤积。但是关于这些学说，仍有争议，需进一步研究。

2. 遗传与环境因素　一些文献报道 ICP 在世界各地的发病率明显不同，智利、瑞典发病率最高，且智利的印第安混血种人的发病率居首，提示该病的发生与种族遗传有关。而且，相关研究发现在母亲或姐妹中有 ICP 病史的妇女 ICP 发病率明显增高，具有完全外显及母婴垂直传播的特性，符合孟德尔优势遗传规律。另外，ICP 发病率还与季节有关，在冬季的发病率高于夏季。

【临床表现】

1. 症状

（1）皮肤瘙痒：是首先出现的症状，常发生于妊娠 28～30 周，亦有极少数病人在妊娠 12 周左右出现瘙痒症状。瘙痒常呈持续性，白昼轻，夜间加剧，一般先从手掌和脚掌开始，然后逐渐向肢体近端延伸甚至可发展到面部，但极少侵及黏膜。瘙痒程度不一，可自轻度瘙痒至重度瘙痒，个别因重度瘙痒引起失眠、疲劳、恶心、呕吐、食欲减退及脂肪痢。另外，大多数病人在分娩后数小时或数日内迅速消失，少数在一周或以上消失。

（2）黄疸：部分病人出现黄疸为轻、中度。通常在瘙痒发生后 10 日内出现，发生黄疸时，病人尿色变深，粪便色变浅。

2. 体征　病人四肢皮肤可见抓痕，部分病人在瘙痒发生后的数日至数周内（平均为 2 周）出现轻度黄疸，有时仅巩膜有轻度黄染。黄疸一般在分娩后数日内消退。同时伴尿色加深等高胆红素血症表现。孕妇有无黄疸与胎儿预后关系密切，有黄疸者羊水粪染、新生儿窒息及围生儿死亡率均较高。病人无急慢性肝病体征，肝大但质地软，有轻度压痛。

【处理原则】

缓解瘙痒症状，恢复肝功能，降低血胆酸水平，加强胎儿宫内状况监护以改善妊娠结局。由于目前尚无特殊治疗方法，临床以对症和保肝治疗为主。

【护理评估】

1. 健康史　孕妇在妊娠中、晚期出现皮肤瘙痒和黄疸是 ICP 最主要的表现。护士在询问病史时应着重了解病人发生皮肤瘙痒及黄疸开始的时间、持续时间、部位以及伴随症状，如恶心、呕吐、失眠等。另外，护士还应仔细询问病人的家族史，尤其是病人的母亲或姐妹是否有 ICP 病史，以及病人的用药史，如是否使用过含雌、孕激素的药物。

2. 身心状况　病人多因瘙痒而在四肢皮肤留下抓痕。护士应注意评估病人皮肤是否受损。若病人出现重度瘙痒，护士应特别注意评估病人的全身状况。对于出现黄疸的病人，护士还应评估病人黄疸的程度，以及有无急慢性肝病的体征。

ICP 主要危害胎儿及新生儿。由于胆汁酸毒性作用，可引起胎膜早破、胎儿宫内窘迫、自发性早产或孕期羊水胎粪污染。此外，也可导致胎儿生长受限、胎死宫内、新生儿颅内出血、新生儿神经系统后遗症等。但是由于病人自身的症状以皮肤瘙痒为特点，出现或不出现黄疸，且瘙痒程度不一，病人及家属有可能对该病认识不足，尤其是对胎儿的影响估计不足，从而对可能的妊娠结局没有充分的心理准备，出现极端的情绪反应。因此，护士应评估病人及家属对该病的认知，了解他们的情绪波动及心理状况。

3. 辅助检查

（1）血清胆酸测定：血清胆酸升高是 ICP 最主要的特异性实验室证据，在瘙痒症状出现或转氨酶升高前几周血清胆酸就已升高，其水平越高，病情越重，出现瘙痒时间越早，因此测定母血胆酸是早期诊断 ICP 最敏感的方法，对判断病情严重程度和及时监护、处理均有参考价值。临床上常检测血清甘胆酸值以了解血中胆酸水平。ICP 病人血甘胆酸浓度在妊娠 30 周时突然升高，可达正常水平 100 倍左右，并持续至产后下降，5～8 周后恢复正常。

（2）肝功能测定：大多数 ICP 病人的门冬氨酸转氨酶（AST）、丙氨酸转氨酶（ALT）轻至中度升高。ALT 较 AST 更敏感。部分病人血清胆红素轻至中度升高。

（3）病理检查：毛细胆管胆汁淤积及胆栓形成。电镜切片发现毛细胆管扩张合并微绒毛水肿或消失。

【常见护理诊断/问题】

1. 有皮肤完整性受损的危险　与皮肤瘙痒而致孕妇频繁抓挠有关。

2. 知识缺乏：缺乏有关妊娠期肝内胆汁淤积症对胎儿影响的知识。

【护理目标】

1. 孕妇皮肤瘙痒症状缓解。

2. 孕妇了解有关妊娠期肝内胆汁淤积症对胎儿的影响，并配合治疗。

【护理措施】

1. 一般护理　护士应嘱病人适当卧床休息，取左侧卧位以增加胎盘血流量。给予吸氧、高渗葡萄糖、维生素及能量，既保肝又可提高胎儿对缺氧的耐受性。

2. 产科监护　由于 ICP 主要危害胎儿，因此护士应加强胎儿监护的管理，及时发现问题，并及时报告医生。适时终止妊娠是降低围生儿发病率的重要措施。因此，当孕妇出现黄疸，胎龄已达 36 周者；无黄疸、妊娠已足月或胎肺成熟者；有胎儿宫内窘迫者应及时做剖宫产术前准备，及时终止妊娠。同时，积极预防产后出血。

3. 皮肤护理　护士应注意病人因瘙痒可能造成的皮肤受损。对重度瘙痒病人，护士可采取预防性的皮肤保护，如建议病人勿留长且尖的指甲，戴柔软的棉质手套等。

4. 健康教育　护士应向病人及家属讲解有关妊娠期肝内胆汁淤积症的知识，尤其是其对胎儿的影响，以引起病人及家属足够的重视，从而积极配合治疗。

此外，护士还应配合相关的实验室检查，如检测肝功能、血胆酸以监测病情。

【结果评价】

1. 孕妇的瘙痒症状缓解或消失。

2. 未出现早产或胎儿窘迫。

☆ **本章小结**　···

流产的主要临床症状是停经、腹痛及阴道出血。在流产发展的各个阶段，其症状发生的时间、程度不同，相应的处理原则亦不同。对于不同类型的流产孕妇，护士在全面评估孕妇身心状况的基础上，综合病史及诊断检查，明确处理原则，认真执行医嘱，积极配合医师为流产孕妇进行诊治，并为之提供相应的护理措施。

输卵管妊娠是妇产科常见急腹症之一，当输卵管妊娠流产或破裂时，可引起腹腔内严重出血，如不及时诊断、处理，可危及生命。输卵管妊娠的临床表现与受精卵着床部位、有无流产或破裂以及出血量多少与时间长短等有关。处理原则以手术治疗为主，其次是药物治疗。输卵管妊娠的预后在于防止输卵管的损伤和感染，因此护士应做好妇女的健康指导工作，防止发生盆腔感染。

早产是指妊娠满28周至不满37足周之间分娩者。此时娩出的新生儿称早产儿，出生体重多小于2500g，各器官发育尚不够成熟。防止早产是降低围生儿死亡率的重要环节之一。应做好孕期保健工作、指导孕妇加强营养，保持平静的心情，避免诱发宫缩的活动。

妊娠期高血压疾病是妊娠期特有的疾病，包括妊娠期高血压、子痫前期、子痫、慢性高血压并发子痫前期以及妊娠合并慢性高血压。本病的基本病理生理变化是全身小动脉痉挛。妊娠期高血压疾病的基本处理原则是镇静、解痉、降压、利尿，适时终止妊娠以达到预防子痫发生，降低孕产妇及围生儿患病率、病死率及严重后遗症的目的。硫酸镁为目前治疗子痫前期和子痫的首选解痉药物，护士应明确硫酸镁的用药方法、毒性反应以及注意事项。

妊娠期肝内胆汁淤积症是一种在妊娠期出现以皮肤瘙痒及黄疸为特点的重要的妊娠期并发症，主要危害胎儿。处理原则是缓解瘙痒症状，恢复肝功能，降低血胆酸水平，加强胎儿宫内状况监护以改善妊娠结局。

（陆　虹）

◇ 护理学而思 ....

某妇女，28岁，停经44日，在抬重物时突感右下腹剧烈疼痛，伴阴道流血半日。体检：BP100/50mmHg，WBC9.0×10^9/L，妇科检查见阴道内有少许暗红色血，宫颈举痛明显，后穹隆饱满。

请思考：

（1）该妇女可能的临床诊断是什么？

（2）针对该妇女简单可靠的检查方法是什么？

（3）该妇女最可能的护理诊断／问题是什么？

第九章
胎儿及其附属物异常

学习目标

通过本章学习，学生能够：

1. 说出异常胎儿及其附属物的定义、临床表现、处理原则。

2. 复述异常胎儿及其附属物的护理评估、常见护理问题与护理措施。

3. 比较正常与异常胎儿及其附属物的临床表现、辅助检查结果与护理措施的差异。

4. 运用整体护理程序为胎儿及其附属物异常的母儿提供整体护理。

▶ 妊娠是一个极其复杂而又十分协调的生理过程，妊娠期间各种内在因素与外界因素的综合作用影响着母体和胎儿的健康，甚至会出现妊娠期并发症，影响母儿健康。本章主要介绍临床常见的胎儿及其附属物异常。

导入案例与思考

孕妇，30岁，G_3P_0，妊娠 30^{+1} 周，主诉"夜间无明显诱因下发生阴道流血2小时"急诊入院。急诊室测量生命体征：体温36.5℃，脉搏88次/分，呼吸18次/分，血压90/60mmHg；观察阴道流血约30ml。急诊B型超声检查提示：单胎，头位，宫内孕30周，完全性前置胎盘。

结合本案例，你认为：

1. 如何进一步评估母儿情况？

2. 该孕妇存在的主要护理诊断/问题？

3. 针对上述护理诊断/问题的主要护理措施有哪些？

09章

第一节　双胎妊娠

一次妊娠子宫腔内同时有两个胎儿时称为双胎妊娠（twin pregnancy）。

【分类】

1. 双卵双胎　由两个卵子分别受精而形成的双胎妊娠。两个胎儿的遗传基因不同，两个胎儿性别、血型可相同或不同。双卵双胎各自形成自己的胎盘和胎囊，两者血液互不相通，有时胎盘紧贴在一起似融合，但两个胎囊之间仍隔有两层羊膜和两层绒毛膜，有时两层绒毛膜可融为一层。

2. 单卵双胎　由一个受精卵分裂而形成的双胎妊娠。两个胎儿的遗传基因相同，两个胎儿性别、血型完全相同。由于受精卵在早期发育阶段发生分裂的时间不同，形成双羊膜囊双绒毛膜单卵双胎、双羊膜囊单绒毛膜单卵双胎、单羊膜囊单绒毛膜单卵双胎、联体双胎四种类型。

【临床表现】

妊娠期早孕反应较重。妊娠中期后体重增加迅速，子宫增大明显。妊娠晚期常有呼吸困难，活动不便；胃部受压、胀满，食欲下降，摄入量减少；孕妇感到极度疲劳和腰背部疼痛；下肢水肿、静脉曲张等压迫症状。

【对母儿的影响】

1. 对孕妇的影响

（1）妊娠期并发症：包括流产、妊娠期高血压疾病、羊水过多、妊娠期肝内胆汁淤积症、胎膜早破、胎盘早剥、早产等。

（2）异常分娩：常发生原发性宫缩乏力，造成产程延长。第一个胎儿娩出后，宫腔容积骤然缩小，易导致胎盘早剥。

（3）产后出血：产后宫缩乏力及胎盘附着面积大，易发生产后出血。

2. 对胎儿的影响　包括双胎输血综合征、胎儿畸形、双胎中某一胎儿死亡、选择性胎儿生长受限、胎头交锁及胎头碰撞、脐带异常缠绕或扭转、脐带脱垂等。

【处理原则】

双胎妊娠应按照高危妊娠进行管理，增加产前检查的次数和项目，积极防治妊娠期并发症。提前住院待产，分娩方式的选择应根据孕妇的健康情况、过去的分娩史、孕周、胎儿大小、胎位、有无并发症和合并症、产道情况等综合判断。预防产后出血。

【护理评估】

1. 健康史　询问家族中有无多胎史、孕妇的年龄、胎次，孕前是否使用促排卵药。了解本次妊娠经过及产前检查情况等。

2. 身心评估　评估孕妇的早孕反应、饮食、呼吸、下肢水肿、静脉曲张程度等。评估孕妇是否过度担心影响胎儿及自身的健康、睡眠环境改变、输液等因素，出现焦虑、睡眠质量下降等。产科检查：子宫大于停经周数；妊娠中晚期腹部可触及多个肢体；孕妇腹部不同部位可听到两个胎心音，其间隔有无音区，或同时听诊 1 分钟，两个胎心率相差 10 次以上。

3. 辅助检查

（1）B 型超声检查：妊娠早期可发现宫腔内有两个妊娠囊及两个原始心管搏动。妊娠中晚期可筛查胎儿结构畸形和确定两个胎儿的胎位。

（2）电子胎儿监护：若两个胎儿同时发生胎心率加速或相差 15 秒以内称为同步加速，是双胎宫内良好的表现之一。若两个胎儿中任一胎儿发生胎心率加速而另一个没有发生，则称为不同步加速，要联合其他检测结果判断胎儿安危。

【常见护理诊断 / 问题】

1. 营养失调：低于机体需要量 与营养摄入不足，不能满足双胎妊娠需要有关。

2. 有出血的危险 与子宫肌纤维弹力下降或断裂有关。

【护理目标】

1. 孕妇摄入足够营养，保证母婴需要。

2. 产妇未发生产后出血或产后出血得到及时处理。

【护理措施】

1. 营养指导 护士应鼓励孕妇少量多餐。指导孕妇多进食含高蛋白质、高维生素、必需脂肪酸的食物，尤其是注意补充铁、钙、叶酸、维生素等，预防贫血、妊娠期高血压疾病、胎儿生长发育受限，满足妊娠需要。

2. 病情观察 护士应动态监测孕妇的宫高、腹围、体重，评估胎儿生长发育、胎心和胎位。加强病情观察，及时发现异常情况并协助处理。

○ **知识拓展** 双胎妊娠临床处理指南（第一部分）——双胎妊娠的孕期监护及处理

问题：卧床休息可以减少双胎妊娠早产发生吗？

【专家观点或推荐】没有证据表明卧床休息和住院观察可以改善双胎妊娠的结局（推荐等级 A）。

问题：双胎的胎方位影响分娩方式选择吗？

【专家观点或推荐】双绒毛膜双胎、第一个胎儿为头先露的孕妇，在充分知情同意的基础上可以考虑阴道分娩（推荐等级 B）。

问题：宫缩抑制剂可以预防双胎妊娠早产的发生吗？

【专家观点或推荐】与单胎妊娠类似，宫缩抑制剂在双胎妊娠中的应用可以在较短时间内延长孕周，以争取促胎儿肺成熟（推荐等级 B）。

3. 分娩期护理 应保证产妇足够的摄入量及睡眠，保持良好体力。严密观察胎心、胎位、宫缩及产程进展，做好输血、输液、抢救新生儿准备。第一个胎儿娩出后，胎盘侧脐带必须立即夹紧，以防第二个胎儿失血。助手应在腹部固定第二个胎儿为纵产式，并密切观察胎心、宫缩及阴道流血情况，及时阴道检查了解胎位及排除脐带脱垂，及早发现胎盘早剥。通常在 20 分钟左右，第二个胎儿自然娩出。若等待 15 分钟仍无宫缩，可行人工破膜并给予低剂量缩宫素静脉滴注，促进子宫收缩。若发现脐带脱垂、胎盘早剥，立即用产钳助产或臀牵引，迅速娩出胎儿。第二个胎儿娩出后立即使用缩宫素。若发现有宫缩乏力或产程延长，协助医师及时处理。

【结果评价】

1. 孕妇摄入足够营养，能够保证母婴需要。
2. 产妇未发生因护理不当而发生的产后出血。

第二节　胎儿窘迫及新生儿窒息

一、胎儿窘迫

胎儿窘迫（fetal distress）是胎儿在子宫内因急性或慢性缺氧危及胎儿健康和生命的综合征。

【病因】

1. 母体因素　孕妇存在高血压、慢性肾炎、妊娠期高血压疾病、重度贫血、心脏病、肺心病、高热、产前出血性疾病和创伤、子宫过度膨胀、胎膜早破、长期仰卧位、吸烟等因素；子宫收缩药使用不当、急产或子宫不协调性收缩；镇静剂、麻醉剂使用不当，产程延长等。

2. 胎儿因素　胎儿心血管系统功能障碍，如严重的先天性心血管病；胎儿畸形；母婴血型不合引起的胎儿溶血；胎儿贫血；胎儿宫内感染等。

3. 脐带、胎盘因素　脐带因素有长度异常、缠绕、打结、扭转、狭窄、血肿、帆状附着。胎盘因素有植入异常、形状异常、发育障碍、循环障碍等。

【病理生理】

胎儿窘迫是由于缺血缺氧引起的一系列病理生理变化。缺氧早期或者一过性缺氧，胎儿交感神经兴奋，血压上升，心率加快，体内血流重新分布以维持胎儿重要脏器的血流量正常，而肾的血供减少，胎儿尿液形成减少，羊水量下降；若缺氧状态继续发展，胎儿迷走神经兴奋，动、静脉血管扩张，有效循环血量减少，主要脏器缺血缺氧加重，甚至引起严重的脏器功能损害；中枢神经系统功能抑制，胎动减少，胎心基线变异降低甚至消失。缺血缺氧后肠蠕动加快，肛门括约肌松弛，引起胎粪排出；重度缺氧可导致胎儿呼吸运动加深、羊水吸入，出生后可发生新生儿吸入性肺炎。

【临床表现】

主要表现为胎心率异常、胎动异常、羊水胎粪污染或羊水过少。根据其临床表现，可以分为急性胎儿窘迫和慢性胎儿窘迫。

【处理原则】

急性胎儿窘迫者，积极寻找原因并进行宫内复苏，采取一系列干预措施以提高胎儿的血氧饱和度。病情紧迫或经宫内复苏处理无效者，立即剖宫产。慢性胎儿窘迫者，应根据孕周、胎儿成熟度和胎儿缺氧程度决定处理方案。

【护理评估】

1. **健康史** 了解孕妇的年龄、生育史、既往史；本次妊娠经过；产程情况等。

2. **身心状况** 包括：①急性胎儿窘迫：多发生在分娩期，主要表现为产时胎心率异常、羊水胎粪污染、胎动异常、酸中毒。在急性胎儿窘迫的早期，可表现为胎动过频，如缺氧未纠正或加重则胎动转弱且次数减少，进而消失。胎儿缺氧，引起迷走神经兴奋，肠蠕动亢进，肛门括约肌松弛，使胎粪排入羊水中，羊水呈绿色、黄绿色，进而呈混浊的棕黄色，即羊水Ⅰ度、Ⅱ度、Ⅲ度污染。破膜后羊水流出，可直接观察羊水的性状。若未破膜可经羊膜镜窥视，透过胎膜以了解羊水的性状。②慢性胎儿窘迫：常发生在妊娠末期，主要表现为胎动减少或消失、电子胎儿监护异常、胎儿生物物理评分低、脐动脉多普勒超声血流异常。胎动减少是慢性胎儿窘迫的一个重要指标，每日监测胎动可预知胎儿的安危。胎动消失后，胎心在24小时内也会消失。胎动过频则往往是胎动消失的前驱症状，也应予以重视。③心理–社会评估：孕妇及其家人因为胎儿的生命遭遇危险而产生焦虑，对需要手术结束分娩产生犹豫、无助感。若胎儿不幸死亡，则更难以接受，情感上受到强烈的创伤。

3. **辅助检查**

（1）电子胎儿监护：胎心率 >160 次 / 分或 <110 次 / 分，出现胎心晚期减速、变异减速或（和）基线缺乏变异，均表示胎儿窘迫。评估胎心改变不能只凭一次而确定，应多次检查并改变体位为侧卧位后，再持续监护数分钟。

（2）胎儿生物物理评分：用于判断胎儿宫内安危。8～10 分提示胎儿健康；5～7 分提示可疑胎儿窘迫（具体内容见第七章第二节高危妊娠妇女的护理）。

（3）胎盘功能检查：通过检测孕妇血液或尿液中的雌三醇、血液中的人胎盘生乳素（HPL）和妊娠特异性 β1 糖蛋白等（具体内容见第七章第二节高危妊娠妇女的护理）。

（4）胎儿头皮血血气分析：若胎儿头皮血 pH<7.20（正常 7.25～7.35）、PO_2<10mmHg（正常 15～30mmHg）、PCO_2>60mmHg（正常 35～55mmHg），可诊断为胎儿酸中毒。

（5）羊膜镜检查：见羊水混浊呈黄染至深褐色，有助于胎儿窘迫诊断。

（6）超声多普勒血流测定：包括子宫动脉血流测定、胎儿大脑中动脉血流测定、胎儿脐动脉血流测定。

【常见护理诊断 / 问题】

1. **气体交换障碍** 与子宫–胎盘血流改变 / 中断（脐带受压）、血流速度减慢有关。

2. **有生育进程无效的危险** 与胎儿窘迫未缓解，需要立即终止妊娠有关。

【护理目标】

1. 胎儿缺氧情况改善，胎心率恢复正常。

2. 妊娠维持至足月或接近足月时终止。

【护理措施】

1. **改变体位** 指导产妇取侧卧位休息，减少子宫收缩频率，降低子宫内压，改善子宫–胎盘循环，增加胎儿血氧分压。

2．孕妇吸氧　增加孕妇氧气供给，通过面罩或鼻导管给氧，提高胎儿血氧饱和度。

3．病情观察　密切观察胎心、胎动、产程进展。做好新生儿复苏的准备。

4．协助治疗　遵医嘱静脉补液，增加子宫－胎盘血液灌注，积极纠正脱水、酸中毒、低血压及电解质紊乱。

5．分娩期护理　宫口开全，胎先露部已达坐骨棘平面以下 3cm 者，应尽快助产娩出胎儿。宫颈尚未完全扩张，胎儿窘迫情况不严重，可予吸氧，同时指导产妇左侧卧位，观察 10 分钟，若胎心率变为正常，可继续观察。若因使用缩宫素造成胎心率异常者，应立即停止滴注，继续观察能否转为正常。病情紧迫或经上述处理无效者，应立即行剖宫产。

【结果评价】

1．胎儿缺氧情况得到改善，胎心率转为正常。

2．未发生因护理不当而导致的早产。

二、新生儿窒息

新生儿窒息（neonatal asphyxia）是指由于分娩过程中的各种原因使新生儿出生后不能建立正常呼吸，引起缺氧、酸中毒，严重时可导致全身多脏器损害的一种病理生理状况。新生儿窒息不仅可以造成新生儿器官和组织不同程度的急性缺血缺氧性损害，甚至造成死亡和严重的神经系统损害及发育障碍、癫痫及认知功能落后，是围生期新生儿死亡和致残的主要原因之一。

【病因】

胎儿窘迫；胎儿吸入羊水、黏液致呼吸道阻塞，造成气体交换受阻；缺氧、滞产、产钳术使胎儿颅内出血致呼吸中枢受损；产妇在分娩过程中不恰当使用麻醉剂、镇静剂；早产、肺发育不良、呼吸道畸形等。

【临床表现】

根据新生儿出生后 1 分钟 Apgar 评分情况将窒息程度分为轻度窒息和重度窒息。

1．轻度（青紫）窒息　1 分钟 Apgar 评分 4～7 分，伴脐动脉血 pH<7.20。新生儿面部与全身皮肤呈青紫色；呼吸表浅或不规律；心跳规则且有力，心率 80～120 次／分；对外界刺激有反应；喉反射存在；肌张力好；四肢稍屈。

2．重度（苍白）窒息　1 分钟 Apgar 评分 0～3 分，伴脐动脉血 pH<7.00。新生儿皮肤苍白；口唇暗紫；无呼吸或仅有喘息样微弱呼吸；心跳不规则；心率 <80 次／分且弱；对外界刺激无反应；喉反射消失；肌张力松弛。

【处理原则】

以预防为主，估计胎儿娩出后有窒息的危险时应做好复苏准备。一旦发生新生儿窒息，应立即实施新生儿复苏计划（neonatal resuscitation program，NRP），以降低新生儿死亡率，预防远期后遗症。

【护理评估】

1. 健康史 了解有无胎儿窘迫和新生儿窒息的高危因素，有无胎儿先天性心脏病、颅内出血、胎儿畸形、脐带脱垂、脐带过长或过短、胎儿窘迫；电子胎儿监护是否出现晚期减速。

2. 身心状况 新生儿娩出前或娩出即刻，应进行第一次评估，以决策新生儿是否需要复苏，评估内容包括：是否孕足月、羊水是否清亮、新生儿是否有哭声（呼吸）、肌张力如何。

3. 辅助检查

（1）血气分析：用于了解低氧血症的程度，判断呼吸功能和体液酸碱平衡，指导氧疗和机械通气，是辅助诊断和指导治疗呼吸系统疾病和代谢疾病的重要手段，检测血液 pH（正常 7.35 ~ 7.45）、PaO_2（正常 60 ~ 90mmHg）、$PaCO_2$（正常 35 ~ 45mmHg）。

（2）影像学检查：头颅 B 型超声、CT 或磁共振有助于缺血缺氧性脑病及颅内出血的评估。

【常见护理诊断 / 问题】

1. 自主呼吸障碍 与呼吸道内存在羊水、黏液导致低氧血症和高碳酸血症有关。

2. 有受伤的危险 与抢救操作、脑缺氧有关。

【护理目标】

1. 新生儿呼吸道通畅，呼吸频率正常，血气分析结果在正常范围。
2. 新生儿未发生因护理不当而受伤。

【护理措施】

1. 复苏前准备 分娩前做好新生儿复苏的设备和物品准备，检查新生儿复苏气囊安全阀门是否在工作状态，安装吸痰管并测试是否在工作状态。准备气管插管、喉镜，打开开关检查电量是否充足，旋紧小灯泡。准备肾上腺素、10ml 和 100ml 生理盐水、各种型号注射器。

2. 快速评估 新生儿出生后立即快速评估 4 项指标：①足月吗？②羊水清吗？③有哭声或呼吸吗？④肌张力好吗？如 4 项均为"是"，应快速彻底擦干新生儿，将其与产妇皮肤接触，进行常规护理。如 4 项中有 1 项为"否"，则需进行初步复苏。若羊水有胎粪污染，应进行有无活力的评估及决定是否气管插管吸引胎粪。

3. 初步复苏 初步复苏包括 5 个步骤：保暖（减少氧耗）；摆正体位（打开气道）；清理呼吸道（通畅气道）；擦干全身，撤掉湿巾（进一步保暖），重新摆正体位；触觉刺激诱发呼吸。初步复苏后评估内容为：新生儿呼吸、心率、皮肤颜色。

新生儿复苏成功的关键是建立充分的通气。正压通气的指征：①呼吸暂停或喘息样呼吸；②心率 <100 次 / 分。如果新生儿有呼吸，心率 >100 次 / 分，但有呼吸困难或持续发绀，应清理气道，监测脉搏血氧饱和度，可常压给氧或给予持续气道正压通气，特别是早产儿。正压通气可以在气囊面罩、T- 组合复苏器或气管插管下进行。正压通气的频率为 40 ~ 60 次 / 分，持续正压通气时间为 30 秒，然后再次评估新生儿心率。

在有效的 30 秒正压通气 2 次后，若新生儿心率低于 60 次 / 分，在正压通气的同时插入胸外按压。按压方法：①拇指法：双手拇指的指端按压胸骨，根据新生儿体型不同，双拇指重叠或并列，双手环抱胸廓支撑背部；②双指法：右手示指和中指 2 个指尖放在胸骨上进行按压，左手支撑背部。按压和放松的比例为按压时间稍短于放松时间，放松时拇指或其他手指应不离开胸壁。由于通气障碍是新生儿窒息的首要原因，因此，胸外按压和正压通气的比例应为 3 : 1，即 90 次 /

分按压和 30 次 / 分呼吸，达到每分钟约 120 个动作。每个动作约 1/2 秒，2 秒内 3 次胸外按压加 1 次正压通气。

45 ～ 60 秒的正压通气和胸外按压后重新评估心率，若心率持续 <60 次 / 分，除继续胸外按压外，应给予 1∶10 000 肾上腺素，给药途径首选脐静脉给药。给药后继续正压通气和胸外按压，30 秒后再次评估心率。若心率在 60 ～ 100 次 / 分，应停止心脏按压，继续正压通气；若心率 >100 次 / 分，可停止心脏按压和正压通气，给予新生儿常压吸氧。

4. 复苏后护理 复苏后还需加强新生儿护理，保证呼吸道通畅，密切观察生命体征、血氧饱和度、神志、肌张力、面色及肤色、尿量等。合理给氧，注意喂养，做好重症监护记录。新生儿出生后 5 分钟 Apgar 评分有利于估计疗效和预后，若 5 分钟 Apgar 评分仍低于 6 分，新生儿神经系统受损较明显，应注意观察是否出现神经系统症状。

【结果评价】

1. 新生儿能建立有效呼吸。
2. 新生儿没有因护理不当而受伤。

第三节　胎盘早剥

妊娠 20 周后或分娩期，正常位置的胎盘在胎儿娩出前部分或全部从子宫壁剥离，称为胎盘早剥（placental abruption）。胎盘早剥是妊娠中晚期出血最常见的原因之一。严重者迅速出现弥散性血管内凝血、急性肾功能衰竭等危及母儿生命，是妊娠期的一种严重并发症。

【病因】

1. 孕妇血管病变 孕妇患有严重的子痫前期、慢性高血压、慢性肾脏疾病或全身血管病变等，底蜕膜螺旋小动脉痉挛或硬化，引起远端毛细血管缺血坏死以致破裂出血，血液流至底蜕膜层形成血肿，导致胎盘剥离。另外，孕妇长时间仰卧位时由于子宫静脉淤血，静脉压升高，导致蜕膜静脉床淤血或破裂，也可导致胎盘剥离。

2. 子宫内压力突然下降 多胎妊娠、羊水过多等发生胎膜早破，或孕妇在破膜时羊水流出过快，或双胎妊娠的孕妇在分娩第一个胎儿后，均可使宫腔压力剧减而发生胎盘早剥。

3. 机械性因素 当孕妇腹部受撞击、挤压或摔伤等均可造成血管破裂而发生胎盘早剥。此外，脐带过短或脐带绕颈时，分娩过程中胎儿下降牵拉脐带也可造成胎盘早剥。

4. 其他高危因素 如高龄多产、胎盘早剥史、剖宫产史、吸烟、营养不良、吸毒、有血栓形成倾向、子宫肌瘤（尤其是胎盘附着部位肌瘤）、接受辅助生殖技术助孕等。

【病理及病理生理】

主要病理改变是底蜕膜出血，形成血肿，使该处胎盘自附着处剥离。分为 3 种类型（图 9-1）。

1. 显性剥离或外出血 剥离面小，出血停止、血液凝固，临床多无症状。若继续出血，血

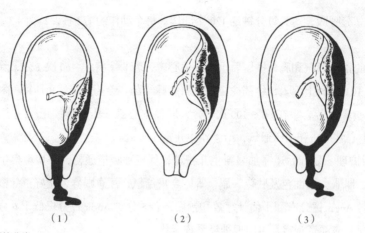

图 9-1 胎盘早剥的分类
（1）显性剥离;（2）隐性剥离;（3）混合性出血

液冲开胎盘边缘及胎膜，沿胎膜与宫壁间经宫颈向外流出。

2. 隐性剥离或内出血 血液在胎盘后形成血肿使剥离面逐渐扩大。当血肿不断增大，胎盘边缘仍附着于子宫壁上，或胎膜与子宫壁未剥离，或胎头固定于骨盆入口时，均使血液不能向外流而积聚在胎盘与子宫壁之间。

3. 混合性出血 当内出血过多时，血液也可冲开胎盘边缘，向宫颈口外流出，形成混合性出血。

内出血严重时，血液向子宫肌层内浸润，引起肌纤维分离、断裂、变性，此时子宫表面呈紫蓝色瘀斑，尤其在胎盘附着处更明显，称为子宫胎盘卒中（uteroplacental apoplexy）。

【临床表现】

病人的症状和体征与病理类型、剥离时间及出血量有关。根据病情严重程度，将胎盘早剥分为3度。

Ⅰ度：多见于分娩期，以外出血为主。胎盘剥离面积小，可无腹痛或腹痛轻微，贫血体征不明显。子宫软，大小与妊娠周数相符，胎位清楚，胎心正常。产后检查见胎盘母体面有凝血块及压迹即可确诊。

Ⅱ度：多见于有血管病变的孕妇，以隐性出血为主。胎盘剥离面占胎盘面积1/3左右，常有突然发生的持续性腹痛、腰酸或腰背痛，疼痛的程度与胎盘后积血多少成正比。无阴道流血或流血量不多，贫血程度与阴道流血量不相符。子宫大于妊娠周数，宫底因胎盘后血肿增大而升高。胎盘附着处压痛明显（胎盘位于后壁则不明显），宫缩有间歇，胎位可扪及，胎儿存活。

Ⅲ度：胎盘剥离面超过胎盘面积1/2，临床表现较Ⅱ度加重。可出现恶心、呕吐、面色苍白、四肢湿冷、脉搏细数、血压下降等休克症状。子宫硬如板状，宫缩间歇时宫体不能松弛，胎位触诊不清，胎心异常或消失。

【对母儿的影响】

1. 对孕妇的影响

（1）凝血功能障碍：胎盘早剥是孕妇发生凝血功能障碍最常见的原因。由于从剥离处的胎盘绒毛和蜕膜中释放大量的组织凝血活酶进入孕妇血液循环，激活凝血系统而发生弥散性血管内凝血（DIC）。

（2）羊水栓塞：羊水可经剥离面开放的子宫血管进入孕妇血液循环，羊水中的有形成分栓塞肺血管，引起肺动脉高压。

（3）急性肾功能衰竭：大量出血使肾脏灌注严重受损，导致肾皮质或肾小管缺血坏死，出现急性肾衰竭。胎盘早剥多伴发妊娠期高血压疾病、慢性高血压、慢性肾脏疾病等，肾脏血管痉挛也影响其血流量。

（4）产后出血：子宫胎盘卒中易导致产后出血。若并发DIC，产后出血难以纠正，易引起休克、多脏器功能衰竭、脑垂体及肾上腺皮质坏死，甚至导致产妇发生希恩综合征。

2．对胎儿／新生儿的影响　胎儿窘迫、早产、新生儿窒息或死亡的发生率高。

【处理原则】

治疗原则为早期识别、积极纠正休克、及时终止妊娠、防治并发症。分娩时机和方式应根据孕周、胎盘剥离的严重程度、有无并发症、宫口开大情况、胎儿宫内状况等决定。

【护理评估】

1．健康史　孕妇在妊娠晚期或临产时突然发生腹部剧痛，有急性贫血或休克现象，应引起高度重视。护士需全面评估孕妇既往史与产前检查记录。

2．身心状况　典型症状是阴道出血、腹痛、子宫收缩和子宫压痛。触诊时子宫张力增大，宫底增高，严重者可出现恶心、呕吐，以及面色苍白、出汗、脉弱及血压下降等休克征象，子宫呈板状，压痛明显，胎位触不清楚。孕妇可无阴道流血或少量阴道流血及血性羊水。

胎盘早剥孕妇入院时情况危急，孕妇及其家属常常感到高度紧张和恐惧。

3．辅助检查

（1）实验室检查：包括血常规、凝血功能、肝肾功能、电解质、二氧化碳结合力、血气分析、DIC筛选试验等。

（2）B型超声检查：可协助了解胎盘的部位及胎盘早剥的类型，并可明确胎儿大小及存活情况。但是，B型超声检查阴性结果不能完全排除胎盘早剥，尤其位于子宫后壁的胎盘。

（3）电子胎儿监护：可出现胎心基线变异消失、变异减速、晚期减速、胎心过缓等。

【常见护理诊断／问题】

1．有心脏组织灌注不足的危险　与胎盘剥离导致子宫–胎盘循环血量下降有关。

2．潜在并发症：出血性休克。

3．母乳喂养中断　与早产儿转至NICU治疗有关。

【护理目标】

1. 胎儿未出现宫内窘迫或出现后得到及时处理。

2. 孕妇血液循环维持在正常范围。

3. 产妇在母婴分离时能保持正常泌乳。

【护理措施】

1．纠正休克　迅速开放静脉通道，遵医嘱给予红细胞、血浆、血小板等积极补充血容量，改善血液循环。抢救中给予吸氧、保暖等。

2. **心理护理**　向孕妇及家人提供相关信息，包括医疗护理措施的目的、操作过程、预期结果及孕产妇需做的配合，说明积极配合治疗与护理的重要性，对他们的疑虑给予适当解释，帮助他们使用合理的压力应对技巧和方法。

3. **病情观察**　密切监测孕妇生命体征、阴道流血、腹痛、贫血程度、凝血功能、肝肾功能、电解质等。监测胎儿宫内情况。及时发现异常，立即报告医师并配合处理。

4. **分娩期护理**　密切观察产妇心率、血压、宫缩、阴道流血情况，监测胎心。做好抢救新生儿和急诊剖宫产的准备。胎儿娩出后，遵医嘱立即给予缩宫素，预防产后出血。

5. **产褥期护理**　密切观察生命体征、宫缩、恶露、伤口愈合等情况。保持外阴清洁干燥，预防产褥感染。若发生母婴分离，为了保持泌乳功能，护士应指导和协助产妇在产后6小时后进行挤奶，及时将母乳送至 NICU，夜间也要坚持，并及时发现有无乳房肿块。

【结果评价】

1. 胎儿未出现宫内窘迫。
2. 孕妇未发生出血性休克。
3. 产妇维持正常泌乳功能。

第四节　前置胎盘

正常的胎盘附着于子宫体部的前壁、后壁或侧壁。妊娠 28 周后，若胎盘附着于子宫下段，其下缘达到或覆盖宫颈内口，位置低于胎儿先露部，称为前置胎盘（placenta previa）。前置胎盘是妊娠晚期出血的常见原因。

【病因】

1. **子宫内膜病变与损伤**　多次流产、刮宫、分娩、剖宫产、产褥感染等可导致子宫内膜损伤或瘢痕，引起子宫内膜炎和内膜萎缩病变。再次妊娠时子宫蜕膜血管生长不良、营养不足，致使胎盘为摄取足够的营养而伸展到子宫下段，形成前置胎盘。

2. **胎盘异常**　由于多胎妊娠或巨大儿而形成的大胎盘伸展至子宫下段或遮盖子宫颈内口；或有副胎盘延伸至子宫下段。

3. **受精卵滋养层发育迟缓**　当受精卵到达宫腔时，因滋养层发育迟缓尚未达到植入条件而继续下移植入子宫下段，在该处生长发育形成前置胎盘。

4. **宫腔形态异常**　当子宫畸形或子宫肌瘤等原因使宫腔的形态改变致胎盘附着在子宫下段。

5. **其他高危因素**　吸烟、吸毒者可引起胎盘血流减少，缺氧使胎盘代偿性增大，也可导致前置胎盘。

【分类】

按胎盘边缘与宫颈内口的关系，前置胎盘可分为 3 种类型（图 9-2）。

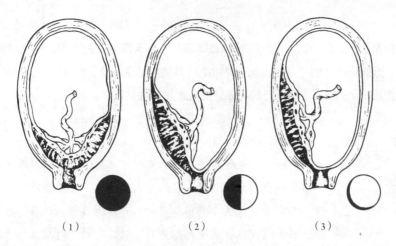

图 9-2　前置胎盘的类型
（1）完全性前置胎盘；（2）部分性前置胎盘；（3）边缘性前置胎盘

1. 完全性前置胎盘（complete placenta previa）　胎盘组织完全覆盖宫颈内口。

2. 部分性前置胎盘（partial placenta previa）　胎盘组织部分覆盖宫颈内口。

3. 边缘性前置胎盘（marginal placenta previa）　胎盘附着于子宫下段，边缘达到宫颈内口，但未超越。

胎盘附着于子宫下段，边缘距宫颈内口的距离 <20mm，称为低置胎盘。妊娠中期超声检查发现胎盘接近或覆盖宫颈内口时，称为胎盘前置状态。

由于胎盘下缘与宫颈内口的关系可因宫颈管消失、宫口扩张而改变，如临产前为完全性前置胎盘，临产后因宫口扩张而成为部分性前置胎盘，所以，前置胎盘的类型可因诊断时期不同而各异。临床上通常按处理前最后一次检查结果决定分类。

凶险性前置胎盘（pernicious placenta previa）指前次妊娠有剖宫产史，此次妊娠为前置胎盘，胎盘覆盖原剖宫产切口，发生胎盘植入的风险增加。

【临床表现】

妊娠晚期或临产时，突发无诱因、无痛性阴道流血是前置胎盘的典型症状。阴道流血发生的时间、反复发生次数、出血量多少与前置胎盘类型有关。

【对母儿的影响】

1. 对孕妇的影响

（1）植入性胎盘：子宫下段蜕膜发育不良，胎盘绒毛穿透底蜕膜，侵入子宫肌层，形成植入性胎盘，使胎盘剥离不全而发生产后出血。

（2）产时、产后出血：附着于前壁的胎盘行剖宫产时，当子宫切口无法避开胎盘，则出血明显增多。胎儿娩出后，子宫下段肌组织菲薄，收缩力较差，附着于此处的胎盘不易完全剥离，开放的血窦不易关闭，易发生产后出血。

（3）产褥感染：前置胎盘剥离面接近宫颈外口，细菌易经阴道上行侵入胎盘剥离面，加之多数产妇因反复失血而致贫血、体质虚弱，容易发生产褥期感染。

2. 对胎儿的影响　反复出血或一次出血量过多可使胎儿宫内缺氧，严重者胎死宫内。早产率和新生儿死亡率也增加。

【处理原则】

治疗原则是止血、纠正贫血、预防感染，降低早产率与围生儿死亡率。根据前置胎盘类型、阴道流血量、妊娠周数、胎儿宫内情况、是否临产等综合考虑，给予相应治疗。期待治疗的目的是在孕妇和胎儿安全的前提下延长妊娠周数，提高胎儿存活率。

◎ **学科前沿**　　凶险性前置胎盘处理的再认识

凶险性前置胎盘病人往往有剖宫产史以及腹腔脏器手术史，手术后腹腔粘连和妊娠后胎盘植入增大了再次手术的困难。凶险性前置胎盘病人出血可发生于产前、产时和产后，且出血迅速、出血量大，所以，临床处理往往需要包括产科、泌尿外科、新生儿科、麻醉科、血液科和重症医学科等多学科的团队合作，根据病人阴道出血量、孕周、生命体征以及胎儿宫内存活情况等进行个体化处理包括期待治疗和终止妊娠。建立凶险性前置胎盘病人处置路径，组成多学科团队，进行反复演练，由有经验的上级医师担任术者，同时配置麻醉科、新生儿科、泌尿外科和介入科等专科医师，是减少并发症的关键。建立静脉通道、准备抢救的设备和血源是保障严重产后出血病人安全的有效措施。

【护理评估】

1. **健康史**　评估孕妇有无前置胎盘的高危因素；阴道流血的具体经过及产前检查记录等。

2. **身心状况**　完全性前置胎盘初次出血时间多在妊娠 28 周左右，边缘性前置胎盘出血多发生在妊娠晚期或临产后，部分性前置胎盘的初次出血时间、出血量及反复出血次数介于两者之间。孕妇一般情况与出血量、出血速度有关。大量出血可出现贫血貌、面色苍白、脉搏增快、血压下降等休克表现。腹部检查：子宫软，无压痛，轮廓清楚，子宫大小符合妊娠周数。胎位清楚，胎先露高浮，常伴有胎位异常。

孕妇及其家属可因突然阴道流血而感到恐惧或焦虑，既担心孕妇的健康，也担心胎儿的安危，显得恐慌、紧张、手足无措等。

3. **辅助检查**

（1）B 型超声检查：可显示子宫壁、胎盘、胎先露部及宫颈的位置，并根据胎盘下缘与宫颈内口的关系，确定前置胎盘类型。

（2）产后检查胎盘胎膜：对产前出血孕妇，产后应仔细检查胎盘胎儿面边缘有无血管断裂，可提示有无副胎盘。若前置部位的胎盘母体面有陈旧性黑紫色血块附着，或胎膜破口距胎盘边缘距离 <7cm，则为前置胎盘。

（3）其他：电子胎儿监护、血常规、凝血功能检查等。

【常见护理诊断 / 问题】

1. **有心脏组织灌注不足的危险**　与阴道反复流血导致循环血量下降有关。

2. **有感染的危险**　与阴道流血、胎盘剥离面靠近子宫颈口有关。

3. **舒适度减弱**　与绝对卧床休息、活动无耐力有关。

【护理目标】

1. 孕妇出血得到控制，循环血容量维持在正常水平。

2. 产前和产后未发生感染。

3. 协助孕妇进行生活护理，提高孕妇自理能力。

【护理措施】

1. **饮食指导**　建议孕妇多摄入高蛋白、高热量、高维生素、富含铁的食物，纠正贫血，增加母体储备，保证母儿基本需要。多食粗纤维食物，保证大便通畅。注意饮食卫生，不吃过冷食物，以免腹泻，诱发宫缩。

2. **病情观察**　严密观察并记录孕妇生命体征、阴道流血、胎心、胎动等，准确记录阴道出血量，注意识别病情危重的指征如休克表现、胎心/胎动异常等，出现异常及时报告医师并配合处理。

3. **协助治疗**　遵医嘱开放静脉通路，采取相应的止血、输血、扩容等措施。根据病情和孕周，遵医嘱给予糖皮质激素促胎肺成熟。做好大出血的抢救准备。

4. **预防感染**　保持室内空气流通，指导产妇注意个人卫生，及时更换会阴垫。为产妇进行会阴擦洗每日 2 次，指导孕妇大小便后保持会阴部清洁、干燥。严密观察产妇生命体征、恶露、子宫复旧、阴道流血、白细胞计数及分类等。

5. **协助自理**　鼓励协助病人坚持自我照顾的行为。协助病人入浴、如厕、起居、穿衣、饮食等生活护理，将日常用品放于病人伸手可及处。

【结果评价】

1. 妊娠维持至足月或接近足月终止。

2. 孕妇未发生因护理不当而发生的感染。

3. 孕妇对护士提供的生活护理感到满意，其自我护理能力提高。

第五节　羊水量异常

正常妊娠时羊水的产生与吸收处于动态平衡中。若羊水产生和吸收失衡，会导致羊水量异常。

一、羊水过多

妊娠期间羊水量超过 2000ml 者，称为羊水过多（polyhydramnios）。

【病因】

1. **胎儿疾病**　包括胎儿畸形、胎儿肿瘤、神经肌肉发育不良、代谢性疾病、染色体或遗传基因异常等。胎儿畸形以神经系统畸形和消化道畸形最常见。

2．双胎妊娠 双胎妊娠羊水过多的发生率约是单胎妊娠的 10 倍。双胎输血综合征也可导致羊水过多。

3．妊娠合并症 妊娠期糖尿病、母儿 Rh 血型不合、胎儿免疫性水肿、胎盘绒毛水肿、妊娠期高血压疾病、重度贫血，均可导致羊水过多。

4．胎盘脐带病变 胎盘绒毛血管瘤直径 >1cm 时，15% ～ 30% 合并羊水过多。巨大胎盘、脐带帆状附着也可导致羊水过多。

5．特发性羊水过多 约 1/3 孕妇存在原因不明的羊水过多。

【临床表现】

1．急性羊水过多 多发生于妊娠 20 ～ 24 周，由于羊水量急剧增多，在数日内子宫急剧增大，横膈上抬，孕妇出现呼吸困难，不能平卧，甚至出现发绀。孕妇表情痛苦，腹部因张力过大而感到疼痛，食量减少。子宫压迫下腔静脉，影响静脉回流，导致孕妇下肢及外阴部水肿、静脉曲张。子宫明显大于妊娠周数，胎位不清，胎心音遥远或听不清。

2．慢性羊水过多 较多见，多发生于妊娠晚期，羊水可在数周内逐渐增多，多数孕妇能适应，常在产前检查时发现。孕妇子宫大于妊娠周数，腹部膨隆、腹壁皮肤发亮、变薄，触诊时感到皮肤张力大，胎位不清，胎心音遥远或听不到。

【对母儿的影响】

1．对孕妇的影响 孕妇易并发妊娠期高血压疾病、胎膜早破、早产、胎盘早剥、子宫收缩乏力、产后出血、产褥感染等。由于腹部增大，自觉呼吸困难。

2．对胎儿的影响 胎位异常、胎儿窘迫、脐带脱垂的发生率增加。

【处理原则】

羊水过多合并胎儿畸形者，确诊后应尽早终止妊娠。羊水过多合并正常胎儿者，应寻找病因并积极治疗，症状严重者可经腹行羊膜腔穿刺放出适量羊水，缓解压迫症状。

【护理评估】

1．健康史 详细询问健康史，了解孕妇年龄、有无妊娠合并症、有无先天畸形家族史及生育史等。

2．身心状况 观察孕妇的生命体征，定期测量宫高、腹围和体重，判断病情进展，了解孕妇有无因羊水过多引发的症状，及时发现并发症。观察胎心、胎动及宫缩，及早发现胎儿宫内窘迫及早产的征象。孕妇及家属因担心胎儿可能会有某种畸形而感到紧张、焦虑不安，甚至产生恐惧。

3．辅助检查

（1）B 型超声检查：不仅能测量羊水量，还可了解胎儿畸形（如无脑儿、脊柱裂）、胎儿水肿及双胎等情况。B 型超声诊断羊水过多的标准有：①羊水最大暗区垂直深度（AFV）：AFV ≥ 8cm 诊断为羊水过多，其中 AFV8 ～ 11cm 为轻度羊水过多，12 ～ 15cm 为中度羊水过多，>15cm 为重度羊水过多；②羊水指数（AFI）：AFI ≥ 25cm 诊断为羊水过多，其中 AFI25 ～ 35cm 为轻度羊水过多，36 ～ 45cm 为中度羊水过多，>45cm 为重度羊水过多。

（2）甲胎蛋白（AFP）测定：母血、羊水中 AFP 值明显增高提示胎儿可能存在神经管畸形、上消化道闭锁等。

【常见护理诊断/问题】

1. 有受伤的危险 与宫腔压力增加易致早产、胎膜早破、脐带脱垂等有关。

2. 自主呼吸障碍 与子宫过度膨胀导致呼吸困难等有关。

【护理目标】

1. 胎儿未发生因护理不当而产生的受伤。

2. 孕妇呼吸困难明显改善，舒适感增加。

【护理措施】

1. 一般护理 指导孕妇摄取低钠饮食，多食蔬菜和水果，防止便秘。减少增加腹压的活动。给予吸氧，每日 2 次，每次 30 分钟。

2. 病情观察 应动态监测孕妇的宫高、腹围、体重，及时发现胎膜早破、胎盘早剥和脐带脱垂的征象，发现异常情况并协助处理。

3. 增加舒适度 尽量卧床休息，活动以不出现不良反应为宜。指导孕妇采取左侧卧位、半坐卧位、抬高下肢。加强巡视，及时发现孕妇需求，协助孕妇做好日常生活护理。

4. 配合治疗 积极寻找原因。在 B 型超声监测下，避开胎盘部位以 15～18 号腰椎穿刺针穿刺，放羊水的速度不宜过快，每小时约 500ml，一次放羊水量不超过 1500ml。注意严格消毒预防感染。密切观察孕妇血压、心率、呼吸变化，监测胎心。必要时 3～4 周后再次放羊水，以降低宫腔内压力。

【结果评价】

1. 胎儿未发生因护理不当而产生的受伤。

2. 孕妇的呼吸困难得到改善。

二、羊水过少

妊娠晚期羊水量少于 300ml 者，称为羊水过少（oligohydramnios）。

【病因】

羊水过少主要与羊水产生减少或羊水外漏增加有关。常见原因有：

1. 胎儿畸形 以胎儿泌尿系统畸形为主，引起少尿或无尿，导致羊水过少。染色体异常、脐膨出、膈疝、法洛四联症、水囊状淋巴管瘤、小头畸形、甲状腺功能减低等也可引起羊水过少。

2. 胎盘功能减退 过期妊娠、胎儿生长受限和胎盘退行性变均能导致胎盘功能减退。胎儿慢性缺氧引起胎儿血液重新分配，为保障胎儿脑和心脏血供，肾血流量降低，胎儿尿液生成减少，导致羊水过少。

3. 母体因素 妊娠期高血压疾病可致胎盘血流减少。孕妇脱水、血容量不足时，孕妇血浆渗透压增高，使胎儿血浆渗透压相应增高，尿液生成减少。孕妇长时间服用某些具有抗利尿作用的药物，也可发生羊水过少。

4．羊膜病变　某些原因不明的羊水过少与羊膜通透性改变、炎症、宫内感染有关。胎膜破裂后羊水外漏速度超过羊水生成速度，也可导致羊水过少。

【临床表现】

孕妇于胎动时感觉腹痛，检查时发现宫高、腹围小于同期正常妊娠孕妇，子宫的敏感度较高，轻微的刺激即可引起宫缩，临产后阵痛剧烈，宫缩不协调，宫口扩张缓慢，产程延长。妊娠早期可导致胎膜与胎体相连，妊娠中晚期可造成胎儿斜颈、屈背、手足畸形等异常。

【对母儿的影响】

1．对孕妇的影响　手术分娩率和引产率均增加。

2．对胎儿的影响　胎儿缺氧、胎儿畸形等使围生儿病死率明显增高。

【处理原则】

羊水过少合并胎儿畸形应尽早终止妊娠。羊水过少合并正常胎儿应积极寻找病因，尽量延长孕周，适时终止妊娠。对妊娠未足月，胎肺不成熟者，可采用羊膜腔灌注液体、增加饮水、静脉补液等方法增加羊水量。

【护理评估】

1．健康史　了解孕妇月经与生育史、用药史、有无妊娠合并症、有无先天畸形家族史等，同时了解孕妇感觉到的胎动情况。

2．身心状况　测量孕妇宫高、腹围、体重，羊水过少者宫高、腹围增长缓慢。了解孕妇子宫的敏感度，以及胎动情况。孕妇及家属因担心胎儿可能有畸形，常感到焦虑。

3．辅助检查

（1）B型超声检查：妊娠晚期羊水最大暗区垂直深度（AFV）≤ 2cm 为羊水过少，≤ 1cm 为严重羊水过少。羊水指数（AFI）≤ 5cm 诊断为羊水过少，≤ 8cm 为羊水偏少。B型超声检查还能发现胎儿生长受限、胎儿畸形。

（2）羊水量测量：破膜时可以测量羊水量，但不能做到早期发现。

【常见护理诊断／问题】

1．有母体与胎儿双方受干扰的危险　与羊水过少、异常分娩等有关。

2．焦虑　与担心胎儿畸形、早产有关。

【护理目标】

1. 胎儿没有发生因护理不当而产生的宫内窘迫。

2. 孕妇焦虑有所改善。

【护理措施】

1．一般护理　指导孕妇休息时取左侧卧位，改善胎盘血液供应；教会孕妇自我监测宫内胎儿情况的方法和技巧。胎儿出生后应认真全面评估，识别畸形。

2. **病情观察** 观察孕妇的生命体征，定期测量宫高、腹围和体重，评估胎盘功能、胎动、胎心和宫缩的变化，及时发现异常并汇报医生。

3. **配合治疗** 协助进行羊膜腔灌注治疗，注意严格无菌操作，防止发生感染，同时按医嘱给予抗感染药物。分娩时做好阴道助产或剖宫产、抢救新生儿的准备。

4. **心理护理** 鼓励孕妇说出内心的担忧，护士在倾听过程中给以及时、恰当的反馈，了解孕妇的需求，针对孕妇焦虑的原因给予心理疏导，耐心解答其疑问，向孕妇介绍与她同等情况的成功案例，帮助孕妇积极应对病情变化、治疗与护理，增加孕妇信心，减轻孕妇焦虑，乐观地接受治疗与护理，理性对待妊娠和分娩结局。

【结果评价】

1. 胎儿未发生因护理不当而产生的宫内窘迫。
2. 孕妇心态平和，能积极应对治疗和护理。

第六节 胎膜早破

胎膜早破（premature rupture of membrane，PROM）是指胎膜在临产前发生自然破裂。依据发生的孕周分为足月 PROM 和未足月 PROM（preterm premature rupture of membrane，PPROM），后者指在妊娠 20 周以后、未满 37 周发生的胎膜破裂。

【病因】

1. **生殖道感染** 孕妇存在生殖器官感染，病原微生物上行性感染可引起胎膜炎，使胎膜局部抗张能力下降而破裂。

2. **羊膜腔压力增高** 宫内压力增加时，覆盖于宫颈内口处的胎膜成为薄弱环节而容易发生破裂。

3. **胎膜受力不均** 头盆不称、胎位异常使胎先露部不能衔接，前羊膜囊所受压力不均，导致胎膜破裂。因手术创伤或先天性宫颈组织结构薄弱，宫颈内口松弛，前羊膜囊楔入，受压不均；宫颈过短或宫颈功能不全，宫颈锥形切除，胎膜接近阴道，缺乏宫颈黏液保护，易受病原微生物感染，导致胎膜早破。

4. **营养因素** 缺乏维生素 C、钙、锌及铜，可使胎膜抗张能力下降，易引起胎膜早破。

5. **其他高危因素** 细胞因子 IL-6、IL-8、TNF-α 升高，可激活溶酶体酶，破坏羊膜组织；妊娠晚期性生活不当、过度负重及腹部受碰撞等。

【临床表现】

孕妇突感有液体自阴道流出或无控制的"漏尿"，不伴有腹痛，少数孕妇仅感到外阴较平时湿润。当腹压增加时，阴道流液增加。阴道窥器检查可见阴道后穹隆有液体聚积，或可见羊水自宫口流出。

【对母儿的影响】

1. 对孕妇的影响 易发生羊膜腔感染、胎盘早剥、羊水过少、产后出血。

2. 对胎儿的影响 易发生绒毛膜羊膜炎、脐带受压、脐带脱垂、早产、新生儿吸入性肺炎，严重者发生败血症、颅内感染、胎儿窘迫、胎肺发育不全、骨骼畸形、新生儿呼吸窘迫综合征等。

【处理原则】

应根据孕周、有无感染、胎儿宫内情况等制订合理的处理方案或及时转诊。对于 PPROM 的期待治疗包括预防感染、促胎儿肺成熟等。

【护理评估】

1. 健康史 了解诱发胎膜早破的原因，确定胎膜破裂的时间，妊娠周数，是否有宫缩及感染的征象等。

2. 身心状况 评估孕妇阴道液体流出的情况，包括腹压增加后液体流出是否增加，检查触不到前羊膜囊，上推胎儿先露部可见到流液量增多。评估孕妇有无感染。绒毛膜羊膜炎是 PROM 发生后的主要并发症，临床表现包括孕妇体温升高、脉搏增快、胎心率增快、宫底有压痛、阴道分泌物有异味、外周血白细胞计数升高。但是多数绒毛膜羊膜炎呈亚临床表现，症状不典型，给早期诊断带来困难。评估胎儿宫内情况，包括胎心、胎动、胎儿成熟度、胎儿大小等。评估有无宫缩、脐带脱垂、胎盘早剥。

3. 辅助检查

（1）阴道液酸碱度测定：正常女性阴道液 pH 为 4.5～5.5，羊水 pH 为 7.0～7.5。胎膜破裂后，阴道液 pH 升高。通常采用硝嗪或石蕊试纸测试。值得注意的是，宫颈炎、阴道炎、血液、尿液或精液可能会造成 pH 试纸测定的假阳性。

（2）阴道液涂片检查：阴道液干燥涂片检查有羊齿植物叶状结晶出现为羊水。但是，精液和宫颈黏液可造成假阳性。用苏丹Ⅲ染色见黄色脂肪小粒，确定羊水准确率达 95%。

（3）羊水培养：超声引导下羊膜腔穿刺抽取羊水检查是产前辅助诊断绒毛膜羊膜炎的重要方法，可行羊水细胞革兰染色、培养、白细胞计数、羊水血糖和乳酸脱氢酶水平测定。

【常见护理诊断／问题】

1. 有感染的危险 与胎膜破裂后易造成羊膜腔内感染有关。

2. 潜在并发症：早产、脐带脱垂、胎盘早剥。

【护理目标】

1. 未发生因护理不当而产生的生殖系统感染。

2. 母儿结局良好。

【护理措施】

1. 注意休息 胎先露尚未衔接的孕妇应绝对卧床，抬高臀部，预防脐带脱垂。积极预防卧床时间过久导致的并发症如血栓形成、肌肉萎缩等。护士应协助做好孕妇的基本生活需求，将呼叫器放在孕妇方便可及的地方，协助孕妇在床上排泄。

2. 减少刺激 避免腹压增加的动作。治疗与护理时，动作应轻柔，减少对腹部的刺激。应尽量减少不必要的肛查和阴道检查。

3. 观察病情 评估胎心、胎动、羊水性质及羊水量、NST 及胎儿生物物理评分等。指导孕妇监测胎动情况。

4. 预防感染 监测孕妇的体温、血常规、C- 反应蛋白等。指导孕妇保持外阴清洁，每日会阴擦洗 2 次；使用吸水性好的消毒会阴垫，勤换会阴垫，保持清洁干燥。破膜时间超过 12 小时，遵医嘱预防性使用抗生素。

5. 协助治疗 如果足月 PROM 破膜后未临产，在排除其他并发症的情况下，无剖宫产指征者破膜后 12 小时内行积极引产。对于宫颈条件成熟的足月 PROM 孕妇，行缩宫素静脉滴注是首选的引产方法；对宫颈条件不成熟且无促宫颈成熟及阴道分娩禁忌证者，可用机械方法（包括低位水囊、Foley 管、昆布条、海藻棒等）和药物促进宫颈成熟（主要是前列腺素制剂）。对于 PPROM，若妊娠 <24 周应终止妊娠；若妊娠在 24 ~ 27^{+6} 周符合保胎条件时应根据孕妇和家属的意愿进行保胎或终止妊娠，但保胎过程长、风险大，要充分告知孕妇及家属期待保胎过程中的风险；若妊娠在 28 ~ 33^{+6} 周符合保胎条件时，应保胎、延长孕周至 34 周，保胎过程中给予糖皮质激素和抗生素治疗，密切监测母胎状况。

【结果评价】

1. 孕妇体温、血象正常，未发生感染。
2. 妊娠结局较好，未发生早产、脐带脱垂、胎盘早剥。

☆ **本章小结**

　　胎儿及其附属物的生长发育受遗传因素、母体因素、医源性因素、机械性因素、环境因素等影响，在妊娠过程中可能会出现异常情况。本章介绍了双胎、胎儿窘迫、新生儿窒息 3 种胎儿异常，也介绍了胎盘、羊水、胎膜的临床常见异常情况。这些异常均属于高危妊娠范畴，若发现和处理不及时、不恰当，会导致不良的妊娠和分娩结局，包括影响胎儿生长发育，增加产科出血、胎膜早破、胎儿窘迫、早产、产后出血、产褥感染、新生儿窒息等发生率，导致剖宫产率和围生儿死亡率增加。

　　护士应重视和加强孕妇围产保健工作，积极预防、及时发现和协助处理，运用整体护理程序对母儿进行科学、全面、系统的评估，发现其存在的健康相关问题，并有针对性地制订护理计划和落实护理措施，为母儿健康提供安全、科学的护理照顾。

（周利华）

◇ **护理学而思**

　　1. 孕妇，34 岁，结婚 10 年未孕，在辅助生殖技术协助下受孕双胎成功。主诉"妊娠 34^{+5} 周，腹部发紧 1 日"入院。

结合本案例，请思考：

（1）如何进一步评估母儿情况？

（2）该孕妇存在的主要护理诊断/问题？

（3）针对上述护理诊断/问题的护理措施有哪些？

2. 孕妇，29 岁，G_2P_0，妊娠 35^{+1} 周，既往产前检查血压正常，孕 28 周产检时发现血压增高，孕妇因害怕药物对胎儿有不利影响而未服用降压药。今日凌晨突然阴道流血，量少，伴有下腹紧缩感，约 10 分钟有一阵腹痛，遂急诊入院。

结合本案例，请思考：

（1）如何进一步评估母儿情况？

（2）该孕妇存在的主要护理诊断/问题？

（3）针对上述护理诊断/问题的护理措施有哪些？

3. 孕妇，34 岁，G_1P_0，妊娠 22^{+3} 周，近 1 周自觉腹部增大明显，近 3 日感呼吸困难。

结合本案例，请思考：

（1）如何进一步评估母儿情况？

（2）该孕妇存在的主要护理诊断/问题？

（3）针对上述护理诊断/问题的护理措施有哪些？

4. 孕妇，28 岁，G_3P_0，妊娠 28^{+6} 周，白天做家务忙碌一天，晚上感觉腹部一阵一阵发硬，无疼痛，持续约 1 小时，突然感到有少量液体自阴道流出，不知道是阴道分泌物还是羊水流出，遂急诊入院。

结合本案例，请思考：

（1）如何进一步评估母儿情况？

（2）该孕妇存在的主要护理诊断/问题？

（3）针对上述护理诊断/问题的护理措施有哪些？

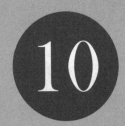

第十章
妊娠合并症妇女的护理

学习目标

通过本章学习，学生能够：

1. 识别妊娠与心脏病、糖尿病、病毒性肝炎、缺铁性贫血之间的相互影响，以及疾病对母儿的影响。

2. 分析妊娠合并心脏病、糖尿病、病毒性肝炎、缺铁性贫血孕妇的临床表现，并掌握其预防和治疗原则。

3. 应用护理程序与妊娠合并症妇女及家人合作制订护理计划，落实护理措施，确保母婴安全。

▶ 虽然妊娠是一个正常的生理过程，但异常情况随时都可能发生。尤其对于妊娠前已合并某些疾病的孕产妇，由于原有疾病所具有的潜在风险，影响妊娠时的结局和母婴安全。

导入案例与思考

孕妇，24岁，G_1P_0，妊娠合并风湿性心脏病，于妊娠22周时因上呼吸道感染出现呼吸困难，不能平卧，查体：血压130/85mmHg，脉搏116次/分，心律不齐，呼吸28次/分，双下肢水肿（++）。胎心152次/分。住院治疗4周后，病人心功能Ⅱ级，病情稳定，予以出院。现妊娠32周，检查：血压125/80mmHg，脉搏110次/分，呼吸26次/分，心尖部闻及舒张期杂音，卧床休息时无不适症状，轻微日常活动即感不适、心悸。胎心150次/分。孕妇及家人担心母儿预后，反复询问护士。

结合本案例，你认为：

1. 孕妇心功能是几级？

2. 该孕妇可能存在的护理问题有哪些？

3. 对该孕妇及家人应采取哪些护理措施？

第一节　心脏病

妊娠合并心脏病（包括妊娠前已患有的心脏病、妊娠后发现或发生的心脏病）是妇女在围生期患有的一种严重的妊娠合并症，我国发病率约为1%。妊娠、分娩及产褥期间心脏及血流动力学的改变，可加重心脏疾病孕产妇的心脏负担而诱发心力衰竭，是孕产妇死亡的重要原因之一，在我国孕产妇死因顺位中高居第二位，为非直接产科死因的首位。

随着心血管外科诊疗技术的发展，先天性心脏病病人可获得早期根治或部分纠正，越来越多的先天性心脏病女性获得妊娠和分娩机会。因此，妊娠合并心脏疾病的类型构成比也随之发生改变。其中，先天性心脏病占35%～50%，位居第一位。其余依次为风湿性心脏病、妊娠期高血压疾病性心脏病、围生期心肌病、贫血性心脏病以及心肌炎等。随着社会经济的发展、广谱抗生素的应用及人们保健意识的增强，风湿性心脏病的发生率呈逐年下降的趋势，但在发展中国家及我国相对贫困落后的边远地区，妊娠合并风湿性心脏病仍较常见。

【妊娠、分娩对心脏病的影响】

（一）妊娠期

妊娠期妇女循环血容量于妊娠第6周开始逐渐增加，32～34周达高峰，较妊娠前增加30%～45%。此后维持在较高水平，产后2～6周逐渐恢复正常。总循环血量的增加可引起心排血量增加和心率加快。妊娠早期主要引起心排血量增加，妊娠4～6个月时增加最多，平均较妊娠前增加30%～50%。孕妇体位对心排血量影响较大，约5%孕妇可因体位改变使心排血量减少而出现不适，如"仰卧位低血压综合征"。妊娠中晚期需增加心率以适应血容量的增多，至妊娠末期孕妇心率每分钟平均约增加10次。随妊娠进展子宫增大、膈肌升高，使心脏向上、向左前发生移位，心尖搏动向左移位2.5～3cm，导致心脏大血管轻度扭曲；又由于心率增快和心排血量增加，使心脏负荷进一步加重；对于妊娠合并血流限制性损害心脏病孕妇，如二尖瓣狭窄及肥厚性心肌病，易出现明显症状甚至诱发心力衰竭而危及生命。

（二）分娩期

分娩期是孕妇血流动力学变化最显著的阶段，加之机体能量及氧气的消耗增加，是心脏负担最重的时期。每次宫缩时有250～500ml液体被挤入体循环，回心血流量增多使心排血量增加24%，同时有血压增高、脉压增宽及中心静脉压升高。第二产程中，除子宫收缩外，腹肌和骨骼肌的收缩使外周循环阻力增加，且分娩时产妇屏气使肺循环压力增加，如患有先天性心脏病孕妇可使之前左向右分流转为右向左分流而出现发绀。腹腔压力增高，内脏血液向心脏回流增加，此时心脏前后负荷显著加重。第三产程，胎儿娩出后，腹腔内压力骤减，大量血液流向内脏，回心血量减少；继之胎盘娩出，胎盘循环停止，使回心血量骤增，造成血流动力学急剧变化，妊娠合并心脏病的孕妇极易诱发心力衰竭和心律失常。

（三）产褥期

产后3日内，子宫收缩使大量血液进入体循环，且产妇体内组织间隙内潴留的液体也开始回流至体循环；而妊娠期出现的一系列心血管系统的变化尚不能立即恢复至非孕状态，加之产妇伤口和宫缩疼痛、分娩疲劳、新生儿哺乳等负担，仍须警惕心力衰竭的发生。

综上所述，妊娠32～34周、分娩期（第一产程末、第二产程）及产褥期的最初3日内，是患有心脏病孕产妇最危险的时期，护理时应严密监护，确保母婴安全。

【心脏病对妊娠、分娩及胎儿的影响】

心脏病不影响病人受孕。心脏病变较轻、心功能Ⅰ~Ⅱ级、无心力衰竭病史、且无其他并发症者，在密切监护下可以妊娠，必要时给予治疗。但有下列情况者一般不宜妊娠：心脏病变较重、心功能Ⅲ~Ⅳ级、既往有心力衰竭病史、肺动脉高压、严重心律失常、右向左分流型先天性心脏病（法洛四联症等）、围生期心肌病遗留有心脏扩大、并发细菌性心内膜炎、风湿热活动期者，因病人在孕期极易诱发心力衰竭，故不宜妊娠。若已妊娠应在早期终止。

心脏病孕妇心功能状态良好者，母儿相对安全，且多以剖宫产终止妊娠。不宜妊娠的心脏病病人一旦受孕或妊娠后心功能状态不良者，流产、早产、死胎、胎儿生长受限、胎儿宫内窘迫及新生儿窒息的发生率明显增加，围生儿死亡率增高，是正常妊娠的2~3倍。并且部分治疗心脏病的药物对胎儿也存在潜在毒性反应，如地高辛可通过胎盘屏障到达胎儿体内，对胎儿产生影响。多数先天性心脏病为多基因遗传，双亲中任何一方患有先天性心脏病，其后代先天性心脏病及其他畸形的发生机会较对照组增加5倍，如室间隔缺损、肥厚型心肌病、马方综合征等均有较高的遗传性。

○ **知识拓展**   胎儿心脏治疗

胎儿心脏治疗（fetal cardiac intervention，FCI）指通过药物、手术以及介入治疗对胎儿期心血管疾病进行干预治疗，以避免或减轻胎儿水肿，降低胎儿病死率，避免心脏功能退化，达到治愈目的或为出生后获得满意治疗奠定基础。目前，闭合性FCI主要包括胎儿主动脉瓣球囊成形术、肺动脉瓣球囊成形术及球囊房隔造口术/卵圆孔扩张术，其路径主要是在超声引导下穿刺针经孕妇腹壁/子宫，到达胎儿心前区胸壁后，经穿刺胎儿心室，并递送器械到达介入治疗目标部位进行治疗。阶段性研究结果认为，超声引导经皮/子宫穿刺进行人类胎儿宫内心脏介入手术技术已逐渐成熟，这一技术手段通过减轻心室射血梗阻或者增加通过卵圆孔的左心血供，阻止异常血流持续存在对心肌的进一步损伤，增加心室血流，促进心室发育，逆转、阻止或延缓畸形进展及体/肺血管床发育迟滞的发生，延长孕期使心室得以继续发育，满足负担生后体、肺循环的要求；并能改善异常血流动力学状态及宫内异常低氧状态对胎儿重要脏器灌注及发育的影响，改善胎儿生长发育、提高胎儿及新生儿存活率。

【处理原则】

处理原则是积极防治心力衰竭和感染。建立妊娠合并心脏病孕产妇抢救体系。

（一）非孕期

根据病人所患有的心脏病类型、病情程度及心功能状态，进行妊娠风险咨询和评估，确定是否可以妊娠。对不宜妊娠者，应指导其采取正确的避孕措施。

（二）妊娠期

1. 凡不宜妊娠者应终止妊娠，早期妊娠宜在妊娠12周前行治疗性人工流产术。妊娠超过12周者应根据妊娠风险分级、心功能状态、医院的医疗技术水平和条件、病人及家属的意愿和对疾病风险的了解及承受程度等综合判断和分层管理。密切监护，积极防治心力衰竭。对于顽固性心力衰竭者应与心内、心外、麻醉、重症等科室医师联系，在严密监护下行剖宫产术终止妊娠。

2. 定期产前检查，防治心力衰竭妊娠者应从妊娠早期开始定期进行产前检查。是否进行系统产前检查的心脏病孕妇，心力衰竭发生率和孕产妇死亡率可相差 10 倍。心脏病高危病人应接受多学科诊治和监测。正确评估母体和胎儿情况，积极预防和治疗各种引起心力衰竭的诱因，动态观察心脏功能，减轻心脏负荷，适时终止妊娠。

（三）分娩期

1. 心功能Ⅰ～Ⅱ级，胎儿不大，胎位正常、宫颈条件良好者，在严密监护下可经阴道分娩，第二产程时需给予阴道助产，防止心力衰竭和产后出血发生。

2. 心功能Ⅲ～Ⅳ级，胎儿偏大、宫颈条件不佳、合并有其他并发症者，可选择剖宫产终止妊娠。因剖宫产可减少孕产妇长时间子宫收缩而引起的血流动力学改变，从而减轻心脏负担。不宜再次妊娠者，可同时行输卵管结扎术。

（四）产褥期

产后 3 日内，尤其是产后 24 小时内，仍是心力衰竭发生的危险时期，产妇应充分休息且需严密监护。心功能Ⅲ级及以上者不宜哺乳。

【护理评估】

（一）健康史

护士在孕妇就诊时应详细、全面地了解产科病史和既往病史。包括：有无不良孕产史、心脏病诊治史：如心脏矫治术、瓣膜置换术、射频消融术等手术时间、手术方式、与心脏病有关的疾病史、相关检查、心功能状态及诊疗经过、有无心衰病史等。了解孕妇和家人对妊娠的适应状况及遵医行为：如药物的使用、日常活动、睡眠与休息、营养与排泄等，动态观察心功能状态及妊娠经过。

（二）身心状况

1. 判定心功能状态　根据 NYHA 分级方案，确定孕产妇的心功能。

美国纽约心脏病协会（NYHA）根据病人生活能力状况，将心脏病孕妇心功能分为 4 级：

Ⅰ级：一般体力活动不受限制。

Ⅱ级：一般体力活动轻度受限制，活动后心悸、轻度气短，休息时无症状。

Ⅲ级：一般体力活动明显受限制，休息时无不适，轻微日常工作即感不适、心悸、呼吸困难，或既往有心力衰竭史者。

Ⅳ级：一般体力活动严重受限制，不能进行任何体力活动，休息时有心悸、呼吸困难等心力衰竭表现。

此种分级方案简便易行，但主要依据为主观症状，与客观检查有一定的差异性。体力活动的能力受平时训练、体力强弱、感觉敏锐性的影响，个体差异很大。因此，NYHA 对心脏病心功能分级进行多次修订，1994 年采用并行的两种分级方案，即第一种是上述病人主观功能容量（functional capacity），第二种是根据客观检查手段（心电图、负荷试验、X 线、B 型超声心动图等）来评估心脏病严重程度。后者将心脏病分为 A、B、C、D 共 4 级：

A 级：无心血管病的客观依据。

B 级：客观检查表明属于轻度心血管病病人。

C 级：客观检查表明属于中度心血管病病人。

D 级：客观检查表明属于重度心血管病病人。

其中轻、中、重的标准未做出明确规定，由医师根据检查结果进行判断。将病人的两种分级并列。如心功能Ⅱ级C、Ⅰ级B等。

2. 评估与心脏病有关的症状和体征 如呼吸、心率、有无活动受限、发绀、心脏增大征、肝大、水肿等。尤其注意评估有无早期心力衰竭的表现。对于存在诱发心力衰竭因素的孕产妇，须及时识别心衰指征。

（1）妊娠期：评估胎儿宫内健康状况，胎心胎动计数。孕妇宫高、腹围及体重的增长是否与停经月份相符。评估病人的睡眠、活动、休息、饮食、出入量等情况。

（2）分娩期：评估宫缩及产程进展情况。

（3）产褥期：评估母体康复及身心适应状况，尤其注意评估与产后出血和产褥感染相关的症状和体征，如生命体征、宫缩、恶露的量、色及性质、疼痛与休息、母乳喂养及出入量等，注意及时识别心衰先兆。

3. 心理-社会状况 随着妊娠的进展，心脏负担逐渐加重，由于缺乏相关知识，孕产妇及家属的心理负担较重，甚至产生恐惧心理而不能合作。如产后分娩顺利，母子平安，产妇则逐渐表现出情感性和动作性护理婴儿的技能；如分娩不顺利则心情抑郁，少言寡语。因此，应重点评估孕产妇及家属的相关知识掌握情况、母亲角色的获得及心理状况。

（三）辅助检查

1. 心电图 常规12导联心电图帮助诊断心率（律）异常、心肌缺血、心肌梗死及梗死的部位等，有助于判断心脏起搏状况和药物或电解质对心脏的影响。

2. 24小时动态心电图 协助阵发性或间歇性心律失常和隐匿性心肌缺血的诊断，提供心律失常的持续时间和频次等，为临床诊治提供依据。

3. 超声心动图（UCG） 可精确地反映各心腔大小的变化，心瓣膜结构及功能情况。

4. X线检查 显示有心脏扩大，尤其个别心腔扩大。

5. 胎儿电子监护仪、无应激试验、胎动评估、预测宫内胎儿储备能力，评估胎儿健康状况。

6. 心肌酶学和肌钙蛋白检测提示有无心肌损伤。脑钠肽的检测可作为有效的心衰筛查和判断预后的指标。血常规、肝肾功能、凝血功能、血气分析等，根据病情酌情选择。

【常见护理诊断/问题】

1. 活动无耐力 与心排血量下降有关。

2. 潜在并发症： 心力衰竭、感染。

【护理目标】

1. 孕产妇能结合自身情况，描述可以进行的日常活动。

2. 孕产妇不发生心力衰竭、感染。

【护理措施】

（一）非孕期

根据心脏病的类型、病变程度、心功能状态及是否有手术矫治史等具体情况，进行妊娠风险咨询和评估，综合判断耐受妊娠的能力。对不宜妊娠者，指导病人采取有效措施严格避孕。

心脏病妇女妊娠风险分级及分层管理

1. 妊娠风险分级 依据妊娠是否增加孕妇死亡率和母儿并发症等情况将妊娠风险分为Ⅰ～Ⅴ级。Ⅰ～Ⅲ级：孕妇死亡率未增加或轻、中度增加，母儿并发症未增加或轻、中、重度增加；Ⅳ级指孕妇死亡率明显增加或者母儿并发症重度增加，需要专家咨询；Ⅴ级属妊娠禁忌证。

2. 疾病种类 Ⅰ级：无合并症的轻度肺动脉狭窄和二尖瓣脱垂，小的动脉导管未闭（≤3mm）等；Ⅱ级：未手术修补的不伴有肺动脉高压的房室间隔缺损、动脉导管未闭、不伴有心脏结构异常的大多数心律失常等；Ⅲ级：轻度二尖瓣狭窄（瓣口面积>1.5cm²）、Marfan综合征（无主动脉扩张）等；Ⅳ级：机械瓣膜置换术后、中度二尖瓣狭窄等；Ⅴ级：复杂先天性心脏病、有围生期心肌病病史伴左心功能不全等。

3. 就诊医院级别 Ⅰ～Ⅱ级：二、三级妇产科专科医院或者二级及以上综合医院；Ⅲ级：三级妇产科专科医院或三级综合医院；Ⅳ～Ⅴ级：有良好心脏专科的三级甲等综合性医院或综合实力强的心脏监护中心。

（二）妊娠期

1. 加强孕期保健

（1）定期产前检查或家庭访视：妊娠20周前每2周行产前检查1次，妊娠20周后，尤其是32周后，需1周检查1次，由产科医师和其他多学科医师共同完成，并根据病情需要调节检查间期。重点评估心脏功能情况及胎儿宫内情况，可早期发现诱发心力衰竭的各种潜在危险因素。有早期心力衰竭征象者，应立即住院。若孕期经过顺利，亦应在36～38周提前住院待产。

（2）识别早期心力衰竭的征象：①轻微活动后即有胸闷、心悸、气短；②休息时心率每分钟超过110次，呼吸每分钟大于20次；③夜间常因胸闷而需坐起呼吸，或需到窗口呼吸新鲜空气；④肺底部出现少量持续性湿啰音，咳嗽后不消失。病人出现上述征象时应考虑为早期心衰，需及时处理。

2. 预防心力衰竭

（1）充分休息，避免过劳：每日至少10小时睡眠。避免过劳及情绪激动。休息时应采取左侧卧位或半卧位。提供良好的家庭支持系统，避免因过劳及精神压力诱发心力衰竭。

（2）营养科学合理：限制过度加强营养而导致体重过度增长。以体重每周增长不超过0.5kg，整个妊娠期不超过12kg为宜。保证合理的高蛋白、高维生素饮食的摄入及铁剂的补充，20周以后预防性应用铁剂防止贫血。适当限制食盐量，一般每日食盐量不超过4～5g。宜少量多餐，多食蔬菜和水果，防止便秘加重心脏负担。

（3）预防治疗诱发心力衰竭的各种因素：卧床休息期间注意翻身拍背，协助排痰，保持外阴清洁，加强保暖。必要时持续监测心率、心律、呼吸、血压、血氧饱和度等。使用输液泵严格控制输液滴速。风心病致心衰者，协助病人经常变换体位，活动双下肢，以防血栓的形成。临产后及时加用抗生素以防感染。

（4）健康教育：促进家庭成员适应妊娠造成的压力，协助并提高孕妇自我照顾能力，完善家庭支持系统。指导孕妇及家属掌握妊娠合并心脏病的相关知识，包括如何自我照顾，限制活动程度，诱发心力衰竭的因素及预防；识别早期心衰的常见症状和体征，尤其是遵医嘱服药的重要性，掌握应对措施。及时为家人提供信息，使其了解孕妇目前的身心状况，妊娠的进展情况，监测胎动的方法及产时、产后的护理方法，以减轻孕妇及家人的焦虑心理，安全度过妊娠期。

3．急性心力衰竭的紧急处理

（1）体位：病人取半卧位或端坐位，双腿下垂，减少静脉血回流。

（2）吸氧：立即高流量鼻导管吸氧，根据动脉血气分析结果进行氧流量调整，严重者采用无创呼吸机持续加压（continuous positive airway pressure，CPAP），增加肺泡内压，加强气体交换，对抗组织液向肺泡内渗透。

（3）开放静脉通道，按医嘱用药：注意观察用药时的毒性反应。对妊娠晚期，有严重心力衰竭者，宜与内科医师联系，在控制心力衰竭的同时，紧急行剖宫产术取出胎儿，以减轻心脏负担，挽救孕妇的生命。

（三）分娩期

1．严密观察产程进展，防止心力衰竭发生

（1）左侧卧位，避免仰卧，防止仰卧位低血压综合征发生。分娩时采取半卧位，臀部抬高，下肢放低。密切观察子宫收缩，胎头下降及胎儿宫内情况，随时评估孕妇的心功能状态，正确识别早期心力衰竭的症状及体征。第一产程，每15分钟测血压、脉搏、呼吸、心率各1次，每30分钟测胎心率1次。第二产程每10分钟测1次上述指标，或使用胎儿电子监护仪持续监护。遵医嘱给予高浓度面罩吸氧，药物治疗并注意用药后观察。

（2）缩短第二产程，减少产妇体力消耗。宫缩时不宜用力，指导并鼓励产妇以呼吸及放松技巧减轻不适感，必要时给予硬膜外麻醉。宫口开全后需行产钳术或胎头吸引术缩短产程，以免消耗大量体力，同时应做好抢救新生儿的各种准备工作。

（3）预防产后出血和感染。胎儿娩出后，腹部应立即放置沙袋，持续24小时，以防腹压骤降诱发心力衰竭。为防止产后出血过多，可静脉或肌内注射缩宫素10～20U，禁用麦角新碱，以防静脉压升高。遵医嘱进行输血、输液时，使用输液泵控制滴速和补液量，以免增加心脏额外负担，并随时评估心脏功能。一切操作严格遵循无菌操作规程，并按医嘱给予抗生素预防感染。

2．给予生理及情感支持，降低产妇及家属焦虑　医护人员有责任提供并维护安静、舒适无刺激性分娩环境，陪伴产妇给予情感及生理上的支持与鼓励，及时提供信息，协助产妇及家属了解产程进展情况，并取得配合，减轻其焦虑感，保持情绪平稳，维护家庭关系和谐。

（四）产褥期

1．监测并协助产妇恢复孕前的心功能状态

（1）产后72小时严密监测生命体征：正确识别早期心衰症状，产妇应半卧位或左侧卧位，保证充足的休息，必要时遵医嘱给予镇静剂；在心脏功能允许的情况下，鼓励其早期下床适度活动，以减少血栓的形成。制订循序渐进式的自我照顾计划，逐渐恢复自理能力。

（2）一般护理及用药护理：心功能Ⅰ～Ⅱ级的产妇可以母乳喂养，但应避免过劳；保证充足的睡眠和休息。Ⅲ级或以上者，应及时回乳，指导家属人工喂养的方法。及时评估有无膀胱胀满，保持外阴部清洁；指导摄取清淡饮食，少量多餐，防止便秘，必要时遵医嘱给予缓泻剂。产后按医嘱预防性使用抗生素及协助恢复心功能药物，并严密观察其不良反应。

2．促进亲子关系建立，避免产后抑郁发生　心脏病产妇通常非常担心新生儿是否有心脏缺陷，同时由于自身原因而不能亲自参与照顾，会产生愧疚、烦躁的心理。因此，护士应详细评估其身心状况及家庭功能，并与家人一起共同制订康复计划，采取渐进式、恢复其自理能力为目的护理措施。若心功能状态尚可，应鼓励产妇适度地参加照顾婴儿的活动中，若可以母乳喂养，护士应详细予以指导，以增加母子互动。如果新生儿有缺陷或死亡，应允许产妇表述其情感，并给予理解和安慰，减少产后抑郁症的发生。

3．做好出院指导　制订详细出院计划，包括社区家庭访视相关内容，确保产妇和新生儿得到良好的照顾。指导产妇和家人与心内科医师定期交流，积极治疗原发心脏疾病，根据病情及时复诊。未做绝育术者，应建议采取适宜的避孕措施，严格避孕。

【结果评价】

1. 孕产妇知晓心脏病对身心的影响，掌握自我保健措施。
2. 孕产妇能列举预防心衰和感染的措施，分娩过程顺利，母婴健康。

第二节　糖尿病

妊娠合并糖尿病属高危妊娠，孕妇可增加与之有关的围生期疾病的患病率和病死率。由于胰岛素等药物的应用，糖尿病得到了有效的控制，围生儿死亡率下降至3%，但糖尿病孕妇的临床经过复杂，母婴并发症仍较高，临床须予以重视。妊娠合并糖尿病包括两种类型：①糖尿病合并妊娠为原有糖尿病（diabetes mellitus，DM）的基础上合并妊娠，也称为孕前糖尿病（pre-gestational diabetes mellitus，PGDM），临床该类病人不足10%。②妊娠期糖尿病（gestational diabetes mellitus，GDM）为妊娠前糖代谢正常，妊娠期才出现的糖尿病。糖尿病孕妇中，90%以上为GDM，多数病人血糖于产后恢复正常，但将来患2型糖尿病几率增加。

【妊娠、分娩对糖尿病的影响】

妊娠可使原有糖尿病病人的病情加重，使隐性糖尿病显性化，使既往无糖尿病的孕妇发生GDM。

1．妊娠期　正常妊娠时，孕妇本身代谢增强，加之胎儿从母体摄取葡萄糖增加，使葡萄糖需要量较非孕时增加；妊娠早期，空腹血糖较低，部分病人可能会出现低血糖。随妊娠进展，拮抗胰岛素样物质增加，胰岛素用量需要不断增加。

2．分娩期　分娩过程中，子宫收缩消耗大量糖原，产妇进食量减少，若未及时调整胰岛素使用剂量，易发生低血糖。临产后孕妇紧张及疼痛，可能引起血糖发生较大波动，使得胰岛素用量不易掌握。因此，产程中严密观察血糖变化，根据孕妇血糖水平调整胰岛素用量。

3．产褥期　分娩后，胎盘分泌的抗胰岛素物质迅速消失，胰岛素用量应立即减少。随之，全身内分泌系统逐渐恢复至非孕期水平。

妊娠合并糖尿病的孕产妇，在妊娠期、分娩期、产褥期体内糖代谢复杂多变，应用胰岛素治疗时，若未及时调整胰岛素用量，部分病人可能出现血糖过低或过高，严重者甚至导致低血糖昏迷及酮症酸中毒，护士应注意观察。

【糖尿病对妊娠、分娩的影响】

糖尿病对母儿的危害及其程度取决于糖尿病病情及血糖控制水平。孕前及孕期血糖控制不良者，母儿的近、远期并发症将明显增加。

（一）对孕妇的影响

1. **流产**　妊娠合并糖尿病孕妇的流产发生率达 15% ~ 30%。糖尿病病人宜在血糖控制正常后妊娠。

2. **妊娠期并发症**　糖尿病导致病人血管病变，小血管内皮细胞增厚，管腔狭窄，组织供血不足，存在严重胰岛素抵抗状态及高胰岛素血症，易并发妊娠期高血压疾病，为非糖尿病孕妇的 2 ~ 4 倍。当并发肾脏疾病时，妊娠期高血压及子痫前期发病率高达 50% 以上，且孕妇及围生儿预后较差。同时，因巨大儿发生率明显增高，故手术产率、产伤及产后出血发生率明显增高。

3. **感染**　是糖尿病主要的并发症。未能很好控制血糖的孕妇极易发生感染，感染亦可加重糖尿病代谢紊乱，甚至诱发酮症酸中毒等急性并发症。与糖尿病有关的妊娠期感染有：外阴阴道假丝酵母菌病、肾盂肾炎、无症状菌尿症、产褥感染及乳腺炎等。

4. **羊水过多**　较非糖尿病孕妇多 10 倍，可能与胎儿高血糖、高渗性利尿致胎尿排出增多有关。发现糖尿病孕期越晚，孕妇血糖水平越高，羊水过多越常见。血糖得到控制，羊水量也能逐渐转为正常。

5. **糖尿病酮症酸中毒**　由于妊娠期复杂的代谢变化，加之高血糖及胰岛素相对或绝对不足，代谢紊乱进一步发展到脂肪分解加速，血清酮体急剧升高，进一步发展为代谢性酸中毒。不仅是孕妇死亡的主要原因，也可导致胎儿畸形，胎儿窘迫及胎死宫内。

6. **增加再次妊娠患 GDM 的风险**　孕妇再次妊娠时，复发率高达 30% ~ 50%。远期患糖尿病几率增加，17% ~ 63% 将发展为 2 型糖尿病。同时，远期心血管系统疾病发生几率亦随之增加。

（二）对胎儿的影响

1. **巨大胎儿**　发生率高达 25% ~ 40%，其原因为胎儿长期处于母体高血糖所致的高胰岛素血症环境中，促进蛋白、脂肪合成和抑制脂解作用，导致躯体过度发育。GDM 孕妇体重指数过大是发生巨大儿的重要危险因素。

2. **流产和早产**　妊娠早期导致胚胎死亡而流产。合并羊水过多易发生早产，并发妊娠期高血压疾病、胎儿窘迫等并发症时，常需提前终止妊娠，早产发生率为 10% ~ 25%。

3. **胎儿生长受限**（fetal growth restriction，FGR）　发生率为 21%。妊娠早期高血糖有抑制胚胎发育的作用，导致妊娠早期胚胎发育落后。糖尿病合并微血管病变者，胎盘血管常出现异常，影响胎儿发育。

4. **胎儿畸形**　以心血管畸形和神经系统畸形最常见。严重畸形发生率为正常妊娠的 7 ~ 10 倍，与受孕后最初数周高血糖水平密切相关，是构成围生儿死亡的重要原因。孕前患糖尿病者应在妊娠期加强对胎儿畸形的筛查。

（三）对新生儿的影响

1. **新生儿呼吸窘迫综合征**（neonatal respiratory distress syndrome，NRDS）　高血糖刺激胎儿胰岛素分泌增加，形成高胰岛素血症，后者具有拮抗糖皮质激素促进肺泡 Ⅱ 型细胞表面活性物质合成及释放的作用，使胎儿肺表面活性物质产生及分泌减少，胎儿肺成熟延迟，故 NRDS 发生率增加。

2. **新生儿低血糖**　新生儿脱离母体高血糖环境后，高胰岛素血症仍存在，若不及时补充糖，易发生低血糖，严重时危及新生儿生命。

【处理原则】

加强孕期母儿监护，严格控制孕产妇血糖值，选择正确的分娩方式，减少并发症发生。

1. 糖尿病妇女于妊娠前应判断糖尿病的程度，以确定妊娠的可能性。

2. 允许妊娠者，需在内分泌科医师、产科医师及营养师的密切监护指导下，尽可能将孕妇血糖控制在正常或接近正常范围内，并选择正确的分娩方式，防止并发症的发生。

【护理评估】

（一）健康史

评估孕妇糖尿病病史及家族史，有无复杂性外阴阴道假丝酵母菌病、不明原因反复流产、死胎、巨大儿或分娩足月新生儿呼吸窘迫综合征史、胎儿畸形、新生儿死亡等不良孕产史等；本次妊娠经过、病情管理及目前用药情况；有无胎儿偏大或羊水过多等潜在高危因素。同时，注意评估有无肾脏、心血管系统及视网膜病变等合并症的症状及体征。

（二）身心状况

1. **症状与体征**　评估孕妇有无三多症状（多饮、多食、多尿），重症者症状明显；妊娠前体重超重或肥胖、糖耐量异常史；孕妇有无皮肤瘙痒，尤其外阴瘙痒；因高血糖可导致眼房水与晶体渗透压改变而引起眼屈光改变，患病孕妇可出现视力模糊；评估糖尿病孕妇有无产科并发症，如低血糖、高血糖、妊娠期高血压疾病、酮症酸中毒、感染等。确定胎儿宫内发育情况，注意有无巨大儿或胎儿生长受限。分娩期重点评估孕妇有无低血糖及酮症酸中毒症状，如心悸、出汗、面色苍白、饥饿感或出现恶心、呕吐、视力模糊、呼吸快且有烂苹果味等；评估静脉输液的性质与速度；监测产程的进展、子宫收缩、胎心率、母体生命体征等有无异常。产褥期主要评估有无低血糖或高血糖症状，有无产后出血及感染征兆，评估新生儿状况。

2. **评估糖尿病的病情及预后**　按 White 分类法，即根据病人糖尿病的发病年龄，病程长短以及有无血管病变进行分期，有助于判断病情的严重程度及预后：

A 级：妊娠期诊断的糖尿病。

A1 级：经控制饮食，空腹血糖 <5.3mmol/L，餐后 2 小时血糖 <6.7mmol/L。

A2 级：经控制饮食，空腹血糖 ≥ 5.3mmol/L，餐后 2 小时血糖 ≥ 6.7mmol/L。

B 级：显性糖尿病，20 岁以后发病，病程 <10 年。

C 级：发病年龄 10～19 岁，或病程达 10～19 年。

D 级：10 岁前发病，或病程 ≥ 20 年，或合并单纯性视网膜病。

F 级：糖尿病性肾病。

R 级：眼底有增生性视网膜病变或玻璃体积血。

H 级：冠状动脉粥样硬化性心脏病。

T 级：有肾移植史。

3. **心理 - 社会状况**　由于糖尿病的特殊性，应评估孕妇及家人对疾病知识的掌握程度，认知态度，有无焦虑、恐惧心理，社会及家庭支持系统是否完善等。

（三）辅助检查

1. 妊娠前未进行过血糖检查的孕妇，尤其存在糖尿病高危因素者，首次产前检查时需明确是否存在糖尿病，妊娠期血糖升高达到以下任何一项标准应诊断为 PGDM。

（1）空腹血糖（fasting plasma glucose，FPG）≥ 7.0mmol/L（126mg/dl）。

（2）75g 口服葡萄糖耐量试验（oral glucose tolerance tes，OGTT），服糖后 2 小时血糖 ≥ 11.1mmol/

L（200mg/dl）。

（3）伴有典型的高血糖症状或高血糖危象，同时随机血糖≥11.1mmol/L（200mg/dl）。

（4）糖化血红蛋白（glycosylated hemoglobin，HbA1c）≥6.5%。

2. 推荐医疗机构，在妊娠24~28周及28周后首次就诊时，对所有尚未被诊断为PGDM或GDM的孕妇，进行75g OGTT检测。

OGTT的方法：OGTT前1日晚餐后禁食至少8小时至次日晨（最迟不超过上午9时）。OGTT试验前连续3日正常体力活动、正常饮食，即每日进食碳水化合物不少于150g，检查期间静坐、禁烟。检查时，5分钟内口服含75g葡萄糖的液体300ml，分别抽取服糖前、服糖后1小时、2小时的静脉血（从开始饮用葡萄糖水计算时间），放入含有氟化钠的试管中，采用葡萄糖氧化酶法测定血浆葡萄糖水平。

75g OGTT的诊断标准：空腹及服糖后1、2小时的血糖值分别为5.1mmol/L、10.0mmol/L、8.5mmol/L（92、180、153mg/dl）。任何一点血糖值达到或超过上述标准即诊断为GDM。

3. 医疗资源缺乏地区或孕妇具有GDM高危因素，建议妊娠24~28周首先检查空腹血糖（FPG）。FPG≥5.1mmol/L，可以直接诊断为GDM，不必再做75g OGTT；而4.4mmol/L≤FPG<5.1mmol/L者，应尽早做75g OGTT；FPG<4.4mmol/L，可暂不行75g OGTT。

4. 胎儿监测

（1）胎儿超声心动图检查：胎儿发育的监测尤其注意检查胎儿中枢神经系统和心脏的发育；妊娠晚期应每4~6周进行1次超声检查，尤其注意监测胎儿腹围和羊水量的变化。

（2）无应激试验（NST）：需要应用胰岛素或口服降糖药物者，应自妊娠32周起，每周行1次NST检查，36周后每周2次，了解胎儿宫内储备能力，可疑胎儿生长受限时尤其应严密监测。

（3）胎盘功能测定：连续动态测定孕妇尿雌三醇及血中HPL值，及时判定胎盘功能。

5. 肝肾功能检查 24小时尿蛋白定量，尿酮体及眼底等相关检查。

【常见护理诊断／问题】

1. **有血糖不稳定的危险** 与血糖代谢异常有关。

2. **知识缺乏**：缺乏血糖监测、妊娠合并糖尿病自我管理等的相关知识。

【护理目标】

1. 孕妇及家人能够描述个体化饮食方案，体重增长保持正常范围。

2. 孕妇及家人能描述监测血糖的方法，掌握发生高血糖及低血糖的症状及应对措施，维持母儿健康。

【护理措施】

（一）非孕期

为确保母婴健康，减少畸形儿及并发症的发生，显性糖尿病妇女在妊娠前应寻求产前咨询和详细的评估，由内分泌科医师和产科医师共同研究，确定糖尿病的病情程度。按White分类法，病情达D、F、R级，易造成胎儿畸形、智力障碍、死胎，并可加重孕妇原有病情等严重不良后果，不宜妊娠；对器质性病变较轻者，指导控制血糖水平在正常范围内再妊娠。

（二）妊娠期

由于妊娠期糖代谢复杂多变，为预防并减少孕妇及围生儿的并发症，妊娠合并糖尿病孕妇的产前监护及治疗应由产科医师、内分泌医师、营养师、糖尿病专科护士等多学科成员的密切配合完成，从而确保母婴的健康与安全。

1. 健康教育 通过多媒体授课、手机短信、微信、建立 QQ 群、健康教育短片、床边一对一等多种方式，进行妊娠期糖尿病相关知识宣教。指导孕妇正确控制血糖，提高自我监护和自我护理能力，与家人共同制订有针对性的健康教育干预计划，使孕妇掌握注射胰岛素的正确方法，药物作用的药峰时间，配合饮食及合适的运动和休息，并能自行血糖或尿糖测试。讲解妊娠合并糖尿病对母儿的危害，预防各种感染的方法，指导孕妇听一些优美抒情的音乐，在专业人员指导下，进行孕期瑜伽练习，保持身心愉悦。教会孕妇掌握高血糖及低血糖的症状及紧急处理步骤，鼓励其外出携带糖尿病识别卡及糖果，避免发生不良后果。

2. 孕期母儿监护 孕前患糖尿病孕妇早期应每周产前检查 1 次至第 10 周。妊娠中期每 2 周检查 1 次，一般妊娠 20 周时需要依据孕妇的血糖控制水平，及时调整胰岛素的用量，妊娠 32 周后每周检查 1 次。指导孕妇每周测量体重、宫高、腹围；每天监测血压，定期监测胎心音等，确保胎儿安全。

（1）孕妇监护：除常规的产前检查内容外，应对孕妇进行糖尿病相关检查，降低并发症的发生。①血糖监测：包括自我血糖监测（self-monitored blood glucose，SMBG）、连续动态血糖监测（continuous glucose monitoring，CGM）和糖化血红蛋白（HbA1c）监测。SMBG 能反映实时血糖水平，其结果有助于评估糖尿病病人糖代谢紊乱的程度，为病人制订个性化生活方式干预和优化药物干预方案提供依据，提高治疗的有效性和安全性。②肾功能监测及眼底检查：每次产前检查做尿常规监测尿酮体和尿蛋白。每 1～2 个月测定肾功能及眼底检查。

（2）胎儿监测：了解胎儿健康状况：①超声和血清学筛查胎儿畸形；②胎动计数；③无激惹试验；④胎盘功能测定。

3. 营养治疗 通过个体化的饮食方案实现血糖控制，饮食方案的设计应综合考虑个人饮食习惯、体力活动水平、血糖水平及孕妇妊娠期生理学特点，在限制碳水化合物摄入的同时保证充足的营养供给和产妇体重适当增加，并将血糖维持在正常水平，减少酮症的发生。

（1）控制能量摄入：可协助管理体重、控制血糖及避免巨大儿发生。根据孕前体质指数（BMI）决定妊娠期能量摄入量：孕前超重的孕妇，妊娠期每日应摄入能量 25～30kcal/kg，孕前肥胖的孕妇，每日能量摄入应减少 30%，但不低于 1600～1800kcal/d。每日摄入的碳水化合物应占总能量的 35%～45%，且每日碳水化合物的摄入量应 ≥ 175g（非妊娠期女性为 130g/d），并将其分为 3 份小或中量餐，及 2～4 份加餐，且睡前适当加餐可避免夜间酮症的发生。

（2）饮食指导：请营养师给予协助制订营养配餐；碳水化合物应多选择血糖生成指数较低的粗粮，如莜麦面、荞麦面、燕麦面、玉米面、薯类等富含维生素 B、多种微量元素及食物纤维的主食，长期食用可降低血糖、血脂；鱼、肉、蛋、牛奶、豆类食品等富含蛋白质、无机盐和维生素，且含不饱和脂肪酸，能降低血清胆固醇及甘油三酯；增加含铬丰富及降糖食物的摄入量，如猕猴桃、苦瓜、洋葱、香菇、柚子、南瓜、牡蛎等是糖尿病人理想的食物。同时，指导病人不宜吃各种糖、蜜饯、饮料、果汁、糖制糕点等，食用易出现高血糖；不宜吃含高胆固醇的食物及动物脂肪，如动物的肝、蛋黄、黄油、猪牛羊油等，易使血脂升高，易发生动脉粥样硬化；不宜饮酒。增加含铁、钙维生素等微量元素的食物摄入，适当限制钠盐的摄入。

（3）体重管理：对于孕期体重增长，妊娠前肥胖或超重的女性减轻体重后妊娠。妊娠前 BMI 25.0～29.9kg/m² 的孕妇应增重 7.0～11.5kg，中晚孕期平均每周增重 0.28kg（0.23～0.33kg）；妊娠前 BMI>30.0kg/m² 的孕妇，妊娠期应增重 5～9kg。

4．运动干预　安全有效的运动有利于改善妊娠糖尿病病人对葡萄糖的有效利用，改善葡萄糖代谢异常，降低血糖水平。在护理干预中，应充分体现个体化及安全性的特点，指导孕妇结合自身身体条件，科学把握运动的时间和强度，避免在空腹或胰岛素剂量过大的情况下运动，避免做剧烈运动如球类等，运动方式以有氧运动最好，如瑜伽、散步、上臂运动、太极拳、孕妇操、游泳等方式，强度以孕妇自己能够耐受为原则。不宜下床活动的孕妇，可选择在床上活动，如做上肢运动。进食30分钟后运动，每次30～40分钟的连续有氧运动，休息30分钟。对于空腹血糖升高的病人，有氧运动可以降低个别高血糖病人的血糖水平，延缓对胰岛素的用药需求。每日运动时间和量基本不变，通过饮食和适度运动，使孕期体重增加控制在10～12kg内较为理想。先兆流产者或者合并其他严重并发症者不宜采取运动疗法。

5．合理用药　多数GDM孕妇通过饮食、运动等生活方式的干预，使血糖达标，不能达标的GDM病人，为避免低血糖或酮症酸中毒的发生，首选胰岛素进行药物治疗。显性糖尿病孕妇应在孕前即改为胰岛素治疗。

6．心理支持　维护孕妇自尊，积极开展心理疏导。糖尿病孕妇了解糖尿病对母儿的危害后，可能会因无法完成"确保自己及胎儿安全顺利地度过妊娠期和分娩期"而产生焦虑、恐惧及低自尊的反应，严重者造成身体意象紊乱。若妊娠分娩不顺利，胎儿产生不良后果，则孕妇心理压力更大，因此，护士应主动建议病人向有资质的机构咨询和改善心理问题。多学科之间的合作可以有效改善糖尿病管理质量，减轻心理问题造成的不良影响。提供各种交流的机会，对孕产妇及家属介绍妊娠合并糖尿病的相关知识，血糖控制稳定的重要性和降糖治疗的必要性，鼓励其讨论面临的问题及心理感受。以积极的心态面对压力，并协助澄清错误的观念和行为，促进身心健康。

○ **知识拓展**　　糖尿病管理之孕妇血糖监测

1. 血糖监测方法　自我血糖监测：新确诊的高血糖孕妇、血糖控制不良或不稳定者以及妊娠期应用胰岛素治疗者，应每日监测血糖7次，包括三餐前30分钟、三餐后2小时和夜间血糖；血糖控制稳定者，每周应至少行血糖轮廓试验1次，根据血糖监测结果及时调整胰岛素用量；不需要胰岛素治疗的GDM孕妇，在随诊时建议每周至少监测1次全天血糖，包括末梢空腹血糖及三餐后2小时末梢血糖共4次。

2. 妊娠期血糖控制目标　GDM病人妊娠期血糖应控制在餐前及餐后2小时血糖值分别≤5.3、6.7mmol/L（95、120mg/dl），特殊情况下可测餐后1小时血糖≤7.8mmol/L（140mg/dl）；夜间血糖不低于3.3mmol/L（60mg/dl）；妊娠期HbA1c<5.5%。PGDM病人妊娠期血糖控制应达到下述目标：妊娠早期血糖控制勿过于严格，以防低血糖发生；妊娠期餐前、夜间血糖及FPG宜控制在3.3～5.6mmol/L（60～99mg/dl），餐后峰值血糖5.6～7.1mmol/L（100～129mg/dl），HbA1c<6.0%。无论GDM或PGDM，经过饮食和运动管理，妊娠期血糖达不到上述标准时，应及时加用胰岛素或口服降糖药物进一步控制血糖。

（三）分娩期

1．终止妊娠时机　GDM 孕妇，若血糖控制达标，无母儿并发症，在严密监测下可待预产期，仍未临产者，引产终止妊娠；PGDM 及胰岛素治疗的 GDM 孕妇，若血糖控制良好且无母儿并发症，在严密监测下，妊娠 39 周后可终止妊娠；血糖控制不满意或出现母儿并发症，应及时收入院观察，根据病情决定终止妊娠时机。

2．分娩方式　妊娠合并糖尿病本身不是剖宫产指征，若有胎位异常、巨大儿、糖尿病伴微血管病变及其他产科指征，病情严重需终止妊娠时，常选择剖宫产。若决定阴道分娩者，应制订产程中分娩计划，产程中密切监测孕妇血糖、宫缩、胎心变化，避免产程过长。

3．分娩时护理　严密监测血糖、尿糖和尿酮体。血糖 5.6～7.8mmol/L，静滴胰岛素 1.0U/h；血糖 7.8～10.0mmol/L，静滴胰岛素 1.5U/h；血糖 >10.0mmol/L，静滴胰岛素 2.0U/h，提供热量，预防低血糖。准备阴道分娩者，鼓励产妇左侧卧位，改善胎盘血液供应。密切监护胎儿状况，产程不宜过长，否则增加酮症酸中毒、胎儿缺氧和感染危险。糖尿病孕妇在分娩过程中，仍需维持身心舒适，给予支持以减缓分娩压力。

4．新生儿护理

（1）无论体重大小均按高危儿处理，注意保暖和吸氧等。

（2）新生儿出生时取脐血检测血糖，定时滴服葡萄糖液防止低血糖，注意预防低血钙，高胆红素血症及 NRDS 发生。

（3）糖尿病产妇，即使接受胰岛素治疗，哺乳也不会对新生儿产生不良影响。

（四）产褥期

1．调整胰岛素用量　由于胎盘娩出，抗胰岛素激素迅速下降，妊娠期应用胰岛素者需重新评估胰岛素的需要量，根据产妇血糖情况调整胰岛素用量。妊娠期无需胰岛素治疗的 GDM 产妇，产后可恢复正常饮食，但应避免高糖及高脂饮食。

2．预防产褥感染　糖尿病病人抵抗力下降，易合并感染，应及早识别病人的感染征象，并及时处理。鼓励糖尿病产妇实施母乳喂养，做到尽早吸吮和按需哺乳。

3．建立亲子关系，提供避孕指导　及时提供有关新生儿的各种信息，积极为母亲创造各种亲子互动机会，促进家庭和谐关系的建立与发展。遵医嘱采取避孕措施。

4．随访指导　产妇定期接受产科和内科复查，GDM 妇女在产后 6～12 周进行随访，指导其改变生活方式、合理饮食及适当运动，鼓励母乳喂养。随访时建议进行身高、体质指数、腰围及臀围的测定，了解产后血糖的恢复情况，建议所有 GDM 妇女产后行 OGTT 测定，如产后正常也需每 3 年复查 OGTT 1 次，以减少或推迟患有 GDM 者发展成为 2 型糖尿病。同时建议对糖尿病病人的子代进行随访以及健康生活方式的指导。

【结果评价】

1．孕妇及家人掌握饮食治疗原则，营养摄入满足营养需求，母婴健康。

2．孕妇血糖控制良好，无并发症发生。

第三节　病毒性肝炎

病毒性肝炎是由肝炎病毒引起，以肝细胞变性坏死为主要病变的传染性疾病。根据病毒类型分为甲型、乙型、丙型、丁型、戊型等，其中以乙型最为常见，我国约8%的人群是慢性乙型肝炎病毒（hepatitis B virus，HBV）携带者。HBV主要经血液传播，但母婴传播是其重要的途径，我国高达50%的慢性HBV感染者是经母婴传播造成的。乙型病毒性肝炎在妊娠期更容易进展为重型肝炎，是我国孕产妇死亡的主要原因之一。

【妊娠、分娩对病毒性肝炎的影响】

妊娠期某些生理变化可使肝脏负担加重或使原有肝脏疾病的病情复杂化，从而发展为重症肝炎。

1. 由于孕早期妊娠反应，母体摄入减少，体内蛋白质等营养物质相对不足，而妊娠期机体基础代谢率增高，各种营养物质需要量增加，肝内糖原储备降低，使肝脏抗病能力下降。

2. 孕妇体内产生大量内源性雌激素均需在肝内灭活，胎儿代谢产物也需经母体肝内解毒，从而加重肝脏负担。妊娠期内分泌系统变化，可激活体内HBV。

3. 妊娠期某些并发症、分娩期的疲劳、缺氧、出血、手术及麻醉等均加重肝脏负担。

【病毒性肝炎对妊娠、分娩的影响】

（一）对孕产妇的影响

1. 妊娠期并发症增多　妊娠期高血压疾病、产后出血发生率增加。肝功能损害使凝血因子产生减少致凝血功能障碍，重型肝炎常并发弥散性血管内凝血（DIC）。

2. 孕产妇死亡率高　与非妊娠期相比，妊娠合并肝炎易发展为重型肝炎，以乙型、戊型多见。妊娠合并重型肝炎病死率可高达60%。

（二）对胎儿及新生儿的影响

1. 围生儿患病率及死亡率高　妊娠早期患有病毒性肝炎，胎儿畸形发生率高于正常孕妇2倍。肝功能异常的孕产妇流产、早产、死胎、死产和新生儿死亡率明显增加，围生儿死亡率高。

2. 慢性病毒携带状态　妊娠期内，胎儿由于垂直传播而被肝炎病毒感染，以乙型肝炎病毒多见。围生期感染的婴儿，部分转为慢性病毒携带状态，易发展为肝硬化或原发性肝癌。

（三）乙型肝炎病毒母婴传播

1. 垂直传播　HBV通过胎盘引起宫内传播。

2. 产时传播　是母婴传播的主要途径，占40%～60%。胎儿通过产道接触母血、羊水、阴道分泌物或子宫收缩使胎盘绒毛破裂，母血进入胎儿血液循环，导致新生儿感染。一般认为，母血清HBV DNA含量越高，产程越长，感染率越高。目前还没有足够证据支持剖宫产可降低母婴传播风险。

3. 产后传播　可能与新生儿密切接触母亲的唾液和乳汁有关。关于母乳喂养问题，多年来一直争议较多。近年来有证据显示，新生儿经主、被动免疫后，母乳喂养是安全的。

【处理原则】

感染HBV的育龄女性在妊娠前应行肝功能、血清HBV DNA检测以及肝脏B型超声检查。最佳的受孕时机是肝功能正常、血清HBV DNA低水平、肝脏B型超声无特殊改变。

1. 妊娠期轻型肝炎与非孕期肝炎病人相同，主要采用护肝、对症、支持疗法。有黄疸者立即住院，按重症肝炎处理。

2. 妊娠期重症肝炎应抗炎护肝，预防肝性脑病，预防 DIC 及肾衰竭。妊娠末期重症肝炎者，经积极治疗 24 小时后，以剖宫产结束妊娠。

治疗期间严密监测肝功能、凝血功能等指标。病人经治疗后病情好转，可继续妊娠。治疗效果不好、肝功能及凝血功能继续恶化的孕妇，应考虑终止妊娠。分娩方式以产科指征为主，但对于病情较严重者或血清胆汁酸明显升高的病人建议剖宫产。

【护理评估】

（一）健康史

评估有无与肝炎病人密切接触史或半年内曾输血、注射血制品史，有无肝炎病家族史及当地流行病史等。重症肝炎应评估其诱发因素，同时评估病人的治疗用药情况及家属对肝炎相关知识的知晓程度。

（二）身心状况

1. **症状与体征** 甲型病毒性肝炎的潜伏期 2~7 周（平均 30 日），起病急、病程短、恢复快。乙型病毒性肝炎潜伏期 1.5~5 个月（平均 60 日），病程长、恢复慢、易发展成慢性。临床上孕妇常出现不明原因的食欲减退、恶心、呕吐、腹胀、厌油腻、乏力、肝区叩击痛等消化系统症状；重症肝炎多见于妊娠末期，起病急、病情重，表现为畏寒发热、皮肤巩膜黄染迅速、尿色深黄、食欲极度减退、频繁呕吐、腹胀、腹水、肝臭气味、肝脏进行性缩小、急性肾衰竭及不同程度的肝性脑病症状，如嗜睡、烦躁、神志不清、甚至昏迷。

2. **心理－社会状况** 评估孕妇及家人对疾病的认知程度及家庭社会支持系统是否完善。由于担心感染胎儿，孕妇会产生焦虑、矛盾及自卑心理，应给予重点评估。

（三）辅助检查

1. **肝功能检查** 主要包括丙氨酸转氨酶（ALT）、门冬氨酸转氨酶（AST）等，其中 ALT 是反映肝细胞损伤程度最常用的敏感指标。1% 的肝细胞发生坏死时，血清 ALT 水平即可升高 1 倍。胆红素持续上升而转氨酶下降，称为"胆酶分离"，提示重型肝炎的肝细胞坏死严重，预后不良。凝血酶原时间百分活度（prothrombin time activity percentage，PTA）正常值 80%~100%，<40% 是诊断重型肝炎的重要指标之一。

2. **血清病原学检测及其临床意义**

（1）甲型病毒性肝炎：急性期病人血清中抗 HAV-IgM 阳性有诊断意义。

（2）乙型病毒性肝炎：人感染 HBV 后血液中可出现一系列有关的血清学标志物（表 10-1）。

表 10-1　乙型肝炎病毒血清病原学检测及其意义

项目	血清学标志物及意义
HBsAg	HBV 感染的特异性标志，与乙型病毒性肝炎传染性强弱相关，预测抗病毒治疗效果
HBsAb	是保护性抗体，机体具有免疫力，也是评价接种疫苗效果的指标之一
HBeAg	肝细胞内有 HBV 活动性复制，具有传染性
HBeAb	血清中病毒颗粒减少或消失，传染性减低
抗 HBc-IgM	抗 HBc-IgM 阳性可确诊为急性乙肝
抗 HBc-IgG	肝炎恢复期或慢性感染

（3）丙型病毒性肝炎：血清中检测出 HCV 抗体多为既往感染，不可作为抗病毒治疗的证据。

（4）丁型病毒性肝炎：急性感染时 HDV-IgM 出现阳性。慢性感染者 HDV-IgM 呈持续阳性。

（5）戊型病毒性肝炎：由于 HEV 抗原检测困难，而抗体出现较晚，需反复检测。

3．影像学检查　主要是 B 型超声检查，必要时可行磁共振成像（MRI）检查，主要观察肝脾大小，有无肝硬化存在，有无腹腔积液，有无肝脏脂肪变性等。

4．凝血功能及胎盘功能检查　凝血酶原时间，HPL 及孕妇血或尿雌三醇检测等。

【常见护理诊断／问题】

1．知识缺乏：缺乏有关病毒性肝炎感染途径、传播方式、母儿危害及预防保健等知识。

2．有复杂性悲伤的危险　与肝炎病毒感染造成的母儿损害有关。

3．潜在并发症：肝性脑病、产后出血。

【护理目标】

1. 孕产妇及家人能描述病毒性肝炎的病程、感染途径及自我保健应对措施等。

2. 建立良好的家庭支持系统，减轻孕妇负面情绪，促进母亲角色的获得。

3. 母儿在妊娠期、分娩期及产褥期维持良好的健康状态，无并发症发生。

【护理措施】

（一）加强卫生宣教，普及防病知识

重视高危人群，婴幼儿疫苗接种，开展以切断传播途径为重点的综合性预防措施。重视围婚期保健，提倡生殖健康，夫妇一方患有肝炎者应使用避孕套以免交叉感染。已患肝炎的育龄妇女应做好避孕。患急性肝炎者应于痊愈后半年，最好 2 年后在医师指导下妊娠。

（二）妊娠期

1. 妊娠合并轻型肝炎者护理内容与非孕期肝炎病人相同，更需注意以下内容：

（1）保证休息，避免体力劳动：加强营养，增加优质蛋白、高维生素、富含碳水化合物、低脂肪食物的摄入，保持大便通畅。详细讲解疾病的相关知识，取得家属的理解和配合。减缓孕妇的自卑心理，提高自我照顾能力，评估孕妇在妊娠期母亲角色获得情况，并及时给予帮助。

（2）定期产前检查，防止交叉感染：医疗机构需开设隔离诊室，所有用物使用 2000mg/L 含氯制剂浸泡，严格执行传染病防治法中的有关规定。定期进行肝功能、肝炎病毒血清病原学标志物的检查。积极治疗各种妊娠并发症，加强基础护理，预防各种感染以免加重肝损害。

（3）为进一步减少 HBV 母婴传播：妊娠中后期 HBV DNA 载量 $>2 \times 10^6$ IU/ml，在充分沟通、权衡利弊的情况下，可于妊娠第 28 周开始给予替诺福韦、替比夫定或拉米夫定，建议于产后 1 ~ 3 个月停药，停药后可以母乳喂养。

2. 妊娠合并重症肝炎者

（1）保护肝脏，积极防治肝性脑病：遵医嘱给予各种保肝药物。严格限制蛋白质的摄入量，每日应 <0.5g/kg，增加碳水化合物，保持大便通畅。遵医嘱口服新霉素或甲硝唑抑制大肠埃希菌，以减少游离氨及其他毒素的产生及吸收，并严禁肥皂水灌肠。严密观察病人有无性格改变，行为异常、扑翼样震颤等肝性脑病前驱症状。

（2）预防 DIC 及肝肾综合征：严密监测生命体征，准确严格限制入液量，记录出入量。应用肝素治疗时，应注意观察有无出血倾向。为防产后出血，产前 4 小时及产后 12 小时内不宜使用肝素治疗。

（三）分娩期

1. 密切观察产程进展，促进产妇身心舒适　为产妇及家人提供安全、温馨、舒适的待产分娩环境，注意语言保护，避免各种不良刺激，提供无痛分娩措施。密切观察产程进展，防止并发症发生。

2. 监测凝血功能　为预防 DIC，于分娩前 1 周肌注维生素 K_1，20～40mg/d，配备新鲜血液。密切观察产妇有无口鼻、皮肤黏膜出血倾向，监测出血、凝血时间及凝血酶原等。

3. 正确处理产程，防止母婴传播及产后出血　第二产程给予阴道助产，严格执行操作程序，避免软产道损伤及新生儿产伤等引起的母婴传播。胎儿娩出后，抽脐血做血清病原学检查及肝功能检查。正确应用缩宫素，预防产后出血。

4. 预防感染并严格执行消毒隔离制度　产时严格消毒并应用广谱抗生素。凡病毒性肝炎产妇使用过的医疗用品均需用 2000mg/L 的含氯消毒液浸泡后按相关规定处理。

（四）产褥期

1. 预防产后出血　观察子宫收缩及阴道流血，加强基础护理，并继续遵医嘱给予对肝脏损害较小的抗生素预防感染。同时开始评价母亲角色的获得，协助建立良好的亲子关系，提高母亲的自尊心。

2. 指导母乳喂养　新生儿在出生 12 小时内注射乙型肝炎免疫球蛋白（hepatitis B immunoglobulin，HBIG）和乙型肝炎疫苗后，可接受 HBsAg 阳性母亲的哺乳。对不宜哺乳者，应教会产妇和家人人工喂养的知识和技能。

3. 新生儿免疫　我国《慢性乙型病毒性肝炎防治指南 2015 年版》指出，HBsAg 阳性母亲的新生儿，应在出生后 24 小时内尽早（最好在出生后 12 小时）注射 HBIG，剂量应 ≥ 100U，同时在不同部位接种 10μg 重组酵母乙型肝炎疫苗。在 1 个月和 6 个月时分别接种第 2 和第 3 针乙型肝炎疫苗，可显著提高阻断母婴传播的效果。

4. 健康教育　遵医嘱继续为产妇提供保肝治疗指导，加强休息和营养，指导避孕措施，促进产后康复，必要时及时就诊。

【结果评价】

1. 产妇及家属获得有关病毒性肝炎的相关知识，积极地面对现实。
2. 产妇表现出较好的母性行为，母亲角色适应良好。
3. 妊娠及分娩经过顺利，母婴健康。

第四节　缺铁性贫血

贫血（anemia）是由多种病因引起，通过不同的病理过程，使人体外周血红细胞容量减少，低于正常范围下限的一种常见的临床症状。常以血红蛋白（Hb）浓度作为诊断标准。孕妇外周血血红蛋白 <110g/L 及血细胞比容 <0.33 为妊娠期贫血，其中血红蛋白 ≤ 60g/L 为重度贫血，以缺铁性贫血最常见。

妊娠期妇女由于血容量增加需铁 650 ~ 750mg，胎儿生长发育需铁 250 ~ 350mg，仅妊娠期约需铁 1000mg 左右。孕妇每日从饮食中可摄取铁 10 ~ 15mg，但机体吸收利用率仅为 10%，即 1 ~ 1.5mg。因此，每日需从食物中摄取至少 4mg。妊娠晚期，机体对铁的最大吸收率虽已达 40%，但仍不能满足母儿需求，如不及时给予补充铁剂，则易耗尽体内储存铁导致贫血。

【贫血与妊娠的相互影响】

（一）对母体的影响

妊娠可使原有贫血病情加重，而贫血则使孕妇妊娠风险增加。由于贫血母体耐受力差，孕妇易产生疲倦感，而长期倦怠感会影响孕妇在妊娠期的心理适应，将妊娠视为一种负担而影响亲子间的感情及产后心理康复。重度贫血可导致贫血性心脏病、妊娠期高血压疾病性心脏病、产后出血、失血性休克、产褥感染等并发症的发生，危及孕产妇生命。

（二）对胎儿影响

孕妇骨髓与胎儿在竞争摄取母体血清铁的过程中，一般以胎儿组织占优势。由于铁通过胎盘的转运为单向性运输，胎儿缺铁程度不会太严重。若孕妇缺铁严重时，会影响骨髓造血功能致重度贫血，则缺乏胎儿生长发育所需的营养物质和胎盘养分，可造成胎儿生长受限、胎儿宫内窘迫、早产、死胎或死产等不良后果。

【处理原则】

补充铁剂、输血、治疗并发症；预防产后出血和感染。

【护理评估】

（一）健康史

评估既往有无月经过多等慢性失血性病史，有无因不良饮食习惯，如长期偏食或胃肠道功能紊乱导致的营养不良病史。

（二）身心状况

1. **症状**　轻度贫血者多无明显症状或只有皮肤、口唇黏膜和睑结膜苍白。重者可表现为头晕、乏力、耳鸣、心悸、气短、面色苍白、倦怠、食欲缺乏、腹胀、腹泻等症状，甚至出现贫血性心脏病、妊娠期高血压疾病性心肌病、胎儿生长受限、胎儿窘迫、早产、死胎、死产等并发症的相应症状。同时，由于贫血孕产妇机体抵抗力低下，容易导致各种感染性疾病的发生。

2. **体征**　皮肤黏膜苍白、毛发干燥无光泽易脱落、指（趾）甲扁干、脆薄易裂或反甲（指甲呈勺状），并可伴发口腔炎、舌炎等，部分孕妇出现脾脏轻度肿大。

3. **心理 - 社会状态**　重点评估孕妇因长期疲倦或知识缺乏而引起的倦怠心理。同时评估孕妇及家人对缺铁性贫血疾病的认知情况，以及家庭、社会支持系统是否完善等。

（三）辅助检查

1. **血象**　外周血涂片为小红细胞低血红蛋白性贫血。血红蛋白 <110g/L，血细胞比容 <0.33，红细胞 <3.5×10^{12}/L，白细胞计数及血小板计数均在正常范围。

2. **血清铁测定**　孕妇血清铁 <6.5μmol/L（正常成年妇女血清铁 7 ~ 27μmol/L），即可诊断为缺铁性贫血。

3. **骨髓象**　骨髓象为红细胞系统呈轻度或中度增生活跃，中、晚幼红细胞增生为主，骨髓铁染色可见细胞内外铁均减少，细胞外铁减少明显。

【常见护理诊断/问题】

1. 有活动无耐力的危险 与贫血引起的乏力有关。

2. 有感染的危险 与血红蛋白低、机体免疫力低下有关。

3. 有受伤的危险 与贫血引起的头晕，眼花等症状有关。

【护理目标】

1. 孕产妇能结合自身情况，描述可以进行的日常活动。

2. 妊娠期、分娩期母婴维持最佳的身心状态，无感染等并发症发生。

3. 孕产妇住院期间得到满意的生活护理，无跌倒、受伤等意外发生。

【护理措施】

（一）预防

妊娠前应积极治疗慢性失血性疾病，改变长期偏食等不良饮食习惯，调整饮食结构，增加营养，必要时补充铁剂，以增加铁的储备。

（二）妊娠期

1. 饮食护理 建议孕妇摄取铁丰富的食物如动物血、肝脏、瘦肉等，同时多摄入富含维生素C的深色蔬菜、水果（如橘子、橙子、柚子、猕猴桃、草莓、鲜枣等），以促进铁的吸收和利用。纠正偏食、挑食等不良习惯。

2. 正确补充铁剂 铁剂的补充应首选口服制剂。每日遵医嘱服用铁剂，同时服维生素C，促进铁的吸收。铁剂对胃黏膜有刺激作用，引起恶心、呕吐、胃部不适等症状，应饭后或餐中服用。服用铁剂后，由于铁与肠内硫化氢作用而形成黑色便，应予以解释。服用抗酸药时须与铁剂交错时间服用。对于妊娠末期重度缺铁性贫血或口服铁剂胃肠道反应较重者，可采用深部肌内注射法补充铁剂，利用率高达 $90\% \sim 100\%$，常见制剂有右旋糖酐铁及山梨醇铁。

3. 加强母儿监护 产前检查时常规给予血常规检测，妊娠晚期应重点复查。注意胎儿宫内生长发育状况的评估，并积极地预防各种感染。

4. 健康指导 注意劳逸结合，依据贫血的程度安排工作及活动量。轻度贫血病人可下床活动，并适当减轻工作量；重度贫血病人需卧床休息，避免因头晕、乏力引起意外伤害；加强口腔护理：轻度口腔炎病人可于餐前、餐后、睡前、晨起用漱口液漱口；重度口腔炎病人每日应做口腔护理，有溃疡的病人按医嘱可局部用药。

（三）分娩期

重度贫血产妇于临产后应配血备用。输血时监控输血速度和输注总量，遵循少量多次的原则，以防止发生急性左心衰竭。严密观察产程，鼓励产妇进食；加强胎心监护，给予低流量吸氧；防止产程过长，可阴道助产缩短第二产程，但应避免发生产伤。积极预防产后出血，当胎儿前肩娩出后，肌内注射或静脉注射缩宫素 $10 \sim 20$U。若无禁忌证，胎盘娩出后可应用前列腺素类制剂，同时，应用缩宫素20U加于5%葡萄糖注射液中静脉滴注，持续至少2小时。出血多时应及时输血。产程中严格无菌操作，产时及产后应用广谱抗生素预防感染。同时，为产妇提供心理支持。

（四）产褥期

1. 密切观察子宫收缩及阴道流血情况，按医嘱补充铁剂，纠正贫血并继续应用抗生素预防和控制感染。

2. 指导母乳喂养,对于因重度贫血不宜哺乳者,详细讲解原因,并指导产妇及家人掌握人工喂养的方法。采取正确的回奶方法,如口服生麦芽冲剂或芒硝外敷乳房。

3. 提供家庭支持,增加休息和营养,避免疲劳。加强亲子互动,提供避孕指导,避免产后抑郁。

【结果评价】

1. 孕产妇能够积极地应对缺铁性贫血对身心的影响,掌握自我保健措施,能够完成日常生活所需的活动。

2. 妊娠分娩经过顺利,无并发症发生,母婴健康。

附 急性阑尾炎

【概述】

急性阑尾炎(acute appendicitis)是妊娠期最常见的外科合并症之一,发病率为0.05‰~1‰,以妊娠早中期多见。受妊娠反应和增大子宫影响,妊娠期阑尾炎诊断较非妊娠期困难,误诊率较高,加之炎症不易被包裹局限,常发展到阑尾穿孔和弥漫性腹膜炎阶段,导致孕产妇和围生儿病死率增高。早期诊断和及时处理对预后有重要影响。

1. 妊娠期阑尾位置的变化 妊娠初期,阑尾的位置与非孕期相似,阑尾的根部在右髂前上棘至脐连线中外1/3处(麦氏点),随妊娠周数增加,子宫增大,盲肠与阑尾的位置会向上、向外、向后移位。妊娠12周末位于髂嵴下2横指,妊娠满20周达髂嵴水平,满32周上升至髂嵴上2横指,足月时可达胆囊区。随着盲肠向上移位的同时,阑尾呈逆时针方向旋转,子宫将其推向外、上、后方,位置相对较深,常被增大子宫所覆盖。产后14日才恢复到非孕时位置。

2. 妊娠期阑尾炎特点 妊娠并不诱发阑尾炎,但由于妊娠期阑尾位置的改变,阑尾炎的发生有以下两个特点:一是诊断比较困难,二是炎症容易扩散。

(1)诊断困难的因素:①早孕反应中的呕吐、恶心与阑尾炎的症状相似;②增大的子宫可导致阑尾移位,使腹痛不再局限于右下腹;③易与其他妊娠期腹痛性疾病相混淆,例如肾绞痛、胎盘早剥、子宫肌瘤变性、早产、肾盂肾炎等;④妊娠期的白细胞计数也有升高;⑤妊娠中、晚期阑尾炎的临床体征不典型。

(2)炎症易扩散的原因:①增大的子宫将腹壁与阑尾分开从而使腹壁防卫能力减弱;②孕期盆腔的血液及淋巴循环旺盛,组织蛋白溶解能力与毛细血管通透性增强;③增大的子宫妨碍大网膜游走,致使大网膜不能抵达感染部位发挥防卫作用,炎症被网膜局限包裹的可能性变小;④由于炎症波及子宫可诱发宫缩,宫缩又促使炎症扩散,易导致弥漫性腹膜炎;⑤临床症状及体征不典型,易延误诊疗时机。

【临床表现】

妊娠不同时期,急性阑尾炎临床表现有明显差异。

1. 孕早期 急性阑尾炎症状与体征与非孕期基本相同。表现为:腹痛、恶心、呕吐,急性阑尾炎早期体温正常或轻度升高(<38℃);右下腹有压痛、反跳痛或肌紧张,80%的病人有转移性右下腹痛。

2. 孕中、晚期 急性阑尾炎症状与体征与非孕期表现不同,增大的子宫致使阑尾的位置发生改变，临床表现常不典型，腹痛不典型或不明显。常无明显的转移性右下腹痛。当阑尾位于子宫背面时，疼痛有可能位于右侧腰部。增大子宫将壁腹膜向前撑起，因此腹部压痛、反跳痛和肌紧张常不明显。在妊娠期有生理性白细胞增加，当白细胞计数超过 $15 \times 10^9/L$ 才有诊断意义，也存在白细胞升高不明显者。

【辅助检查】

血液检查、B 型超声检查等。

【处理原则】

手术治疗并抗感染。妊娠期合并急性阑尾炎时不主张保守治疗，当高度怀疑急性阑尾炎时，应积极抗感染治疗的同时立即行手术治疗，尤其是在妊娠中、晚期。当一时难以明确诊断，并高度怀疑急性阑尾炎时，应剖腹探查，以免延误治疗时机，危及母婴安全。

术后应继续抗感染治疗，需要继续妊娠者，应选择对胎儿影响小、敏感的广谱抗生素，建议使用头孢类或青霉素类药物。阑尾炎病人中 75%～90% 为厌氧菌感染，需选择针对于厌氧菌敏感的抗生素。若继续妊娠，术后 3～4 日内应给予保胎药物。

【护理措施】

1. 心理护理　由于女性对疼痛的耐受性差，在妊娠合并身体疾患这个特殊阶段，应以耐心、细心、和蔼的态度做好解释安抚工作，为病人提供安静舒适的就医环境，缓解因疾病带来的焦虑、紧张情绪，针对胎儿健康状况的担忧，及时提供相关治疗信息，给予帮助。

2. 病情监测　严密观察胎心、胎动、腹痛、宫缩及阴道流血情况。指导孕妇做好胎动的自我监测，出现异常及时通知医师，严密监测生命体征，并做好记录。

3. 手术病人的护理

（1）体位：孕妇宜取左侧卧位或右侧臀部垫高 30°～45°，以减少术中对子宫的刺激，防止仰卧位低血压综合征的发生。术后病人一般平卧 6 小时后改为半卧位，以利于引流，也可减小腹壁张力，减轻切口疼痛。

（2）休息与活动：若胎心率正常，没有产科异常症状，鼓励其早期下床活动，避免肠粘连等并发症的发生。有引流的病人，活动时注意保持引流管的通畅，并妥善固定，防止其脱落和引流液的逆流。

（3）饮食护理：中晚期妊娠的孕妇，腹壁张力较大，肠蠕动恢复后需循序渐进地按照清淡流质、流质、半流质、普食的顺序给予各种营养素齐全的高营养饮食。手术后机体的分解代谢大于合成代谢，出现明显的负氮平衡，又由于妊娠的因素，营养素的需求比一般手术病人多，需按其口味和饮食习惯烹调，确保营养素的摄入，以利于机体的恢复和胎儿的生长。

（4）用药护理：术后遵医嘱继续给予抗感染治疗。对继续妊娠者，术后 3～4 日内遵医嘱给予抑制宫缩药及镇静药保胎治疗。静脉用药时严格控制滴速，密切观察胎心及胎动，定时进行胎心监护。

4. 出院指导　详细制订出院后康复计划，提供家庭支持，做好孕产妇围生期保健工作。

☆ **本章小结**　···

孕妇在妊娠期间可发生各种内外科疾病，妊娠前已有的各种内外科疾病也可在妊娠期间加重。本章节详细阐述了妊娠合并心脏病、糖尿病、病毒性肝炎及缺铁性贫血等妊娠期常见的合并症，疾病与妊娠的相互关系及对母儿的影响。若处理不当，可对母儿造成严重危害。

妊娠合并心脏病是妇女在围生期患有的一种严重的妊娠合并症。妊娠期妇女循环血容量于32～34周达高峰，心脏负荷加重。分娩期血流动力学的急剧变化及产褥期的最初3日内，极易诱发心力衰竭。准确判定孕产妇心功能分级，正确处理产程，积极防治心力衰竭和感染，是确保母婴安全的首要措施。

妊娠合并糖尿病包括糖尿病合并妊娠和妊娠期糖尿病。临床经过复杂，母婴并发症高。需在多学科医师配合下，指导孕妇和家人掌握饮食、运动等血糖控制方法，选择正确的分娩方式，减少并发症发生。

病毒性肝炎以乙型病毒性肝炎最为常见，母婴传播是其重要的传播途径。在妊娠期易进展为重型肝炎。定期产前检查，正确处理产程，采取正确的阻断母婴传播措施，防止交叉感染，预防产后出血等并发症的发生。

贫血以缺铁性贫血最常见。孕妇外周血血红蛋白 <110g/L 及血细胞比容 <0.33 为妊娠期贫血。因此，针对妊娠合并症妇女，应遵循护理程序对孕妇及家人进行专业的护理干预，采取适宜的应对措施，降低对母儿不良影响，确保母婴安全。改善孕妇及家人生育体验，促进家庭和谐发展。

（王治英）

◇ 护理学而思

1. 孕妇，23岁，G_1P_0，妊娠 37^{+2} 周，枕左前位。病人有先天性房间隔缺损介入治疗病史。现心功能Ⅱ级，BP：110/80mmHg，P：96次/分，规律宫缩，宫颈口开大8cm，胎头在坐骨棘水平下2cm，胎心128次/分。

结合本案例，请思考：

（1）目前其最适宜的治疗及护理措施是什么？

（2）其可能的护理诊断/问题是什么？

（3）在该病人的分娩期和产褥期，护士将为其采取的护理措施是什么？

2. 孕妇，31岁，G_2P_0，妊娠37周，自然流产1次。其母亲患2型糖尿病。查体：BP：125/75mmHg，P：88次/分，宫高36cm，胎心146次/分，空腹血糖7.4mmol/L，近期有多饮、多尿、多食症状。

结合本案例，请思考：

（1）此病人首先考虑的临床诊断是什么？

（2）其可能的护理诊断/问题是什么？

（3）护士如何对她实施护理措施和健康保健指导？

3. 孕妇，25岁，G_1P_0，妊娠32周。近3天自感乏力，食欲差，曾在当地治疗，昨日病情加重，伴呕吐，巩膜发黄，神志欠清而转入院。查体：BP 130/80mmHg，P 88 次 / 分，胎心 152 次 / 分；实验室检查：SGPT 150U/L，胆红素 174μmol/L，PTA<35%，尿蛋白（++）。结合本案例，你认为：

（1）确诊本例的最佳辅助检查方法是什么？

（2）护士如何对她进行分娩期护理和健康保健指导？

（3）该产妇术后发生阴道流血，失血量超过 1000ml，其最可能的原因是什么？

（4）新生儿应接受的免疫治疗内容及方法是什么？

第十一章
异常分娩妇女的护理

学习目标

通过本章学习，学生能够：

1. 识别产力异常的类型。

2. 说出产力异常时处理原则。

3. 运用所学的知识对异常分娩的妇女进行护理及健康教育。

> ▶ 影响产妇分娩的主要因素包括产力、产道、胎儿及产妇精神心理因素。这些因素在分娩过程中相互影响，其中任何一个或一个以上因素发生异常，或几个因素间不能相互协调、适应，而使分娩过程受到阻碍，称为异常分娩（abnormal labor），又称难产（dystocia）。护士的主要任务就是正确地认识影响分娩的 4 个因素，在产程中提供整体护理，及时发现和处理异常分娩，获得产妇的配合，维护母儿安全。

导入案例与思考

张女士，30 岁，G_1P_0，孕 39 周，于 2016 年 2 月 20 日因不规律宫缩 3 小时入院。入院检查提示：胎方位枕左前，先露已衔接，胎膜未破，胎心音 150 次 / 分，查体宫口未开。在规律宫缩 14 小时后，查体宫口开大 6cm。4 小时后再次检查：宫口仍为 6cm，宫缩持续 30 秒，间歇约 10 ~ 15 分钟 / 次，胎心音 148 次 / 分，宫缩高峰时子宫不硬，无明显头盆不称。产妇精神差，入睡困难。

结合本案例，你认为：

1. 该产妇的产程进展正常吗？属于哪种异常产程情况？

2. 该产妇存在的主要护理问题？

3. 针对该产妇的产程进展情况，护士应采取哪些护理措施？

第一节　产力因素

产力是分娩的动力，包括子宫收缩力、腹肌及膈肌收缩力和肛提肌收缩力，其中以子宫收缩力为主，子宫收缩力贯穿于分娩过程的始终。有效的产力能使宫口扩张，胎先露下降，产程不断进展。相反，若产力无效或受到来自胎儿、待产妇产道和（或）精神心理因素的影响会出现产力异常。在分娩过程中，子宫收缩的节律性、对称性及极性不正常或强度、频率有异常，称为子宫收缩力异常（abnormal uterine action），简称产力异常。临床上，子宫收缩力异常分为子宫收缩乏力（uterine inertia）（简称宫缩乏力）和子宫收缩过强（uterine hypercontractility）（简称宫缩过强）两类。每类又分为协调性子宫收缩和不协调性子宫收缩（图11-1）。当子宫收缩乏力时，可导致产程延长，甚至发生滞产及一系列影响母儿健康的问题；当子宫收缩过强时，可导致急产或不协调性子宫收缩过强，可出现胎儿宫内缺氧、宫内死亡，甚至新生儿窒息死亡及母体损伤等。

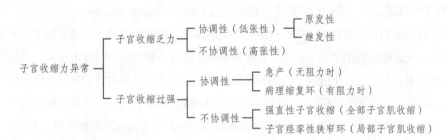

图 11-1　子宫收缩力异常的分类

一、子宫收缩乏力

【病因】

1. 头盆不称或胎位异常　临产后，当骨盆异常或胎位异常时，胎儿先露部下降受阻，胎先露不能紧贴子宫下段及子宫颈内口，不能有效刺激子宫阴道神经丛引起有力的反射性子宫收缩，是导致继发性宫缩乏力的最常见原因。

2. 子宫局部因素　子宫壁过度膨胀（如双胎、羊水过多、巨大胎儿等），可使子宫肌纤维过度伸展，失去正常收缩能力；高龄产妇、经产妇或宫内感染者、子宫肌纤维变性、结缔组织增生而影响子宫收缩；子宫肌瘤、子宫发育不良、子宫畸形（如双角子宫）等也能引起原发性宫缩乏力。

3. 精神因素　多见于初产妇，尤其是 35 岁以上的高龄初产妇。由于初产妇缺少产前健康教育和分娩经历，对分娩知识不甚了解，因此对分娩有恐惧心理，精神过度紧张，干扰了中枢神经系统正常功能，导致大脑皮层功能紊乱，睡眠减少，加之临产后进食不足以及过多体力消耗，水、电解质紊乱，均可导致原发性宫缩乏力。

4. 内分泌失调　临产后，产妇体内雌激素、缩宫素、前列腺素合成及释放减少，一方面使子宫平滑肌间隙连接蛋白数量减少，另一方面缩宫素受体量减少，以上各因素均可直接导致子宫收缩乏力；临产后孕激素下降缓慢，子宫对乙酰胆碱的敏感性降低，从而影响子宫肌兴奋阈，也是导致子宫收缩乏力的原因之一；子宫平滑肌细胞钙离子浓度的降低、肌浆蛋白轻链激酶及 ATP 酶不足，均可影响肌细胞收缩，导致宫缩乏力。

5. 药物影响 产程中使用大剂量解痉、镇静、镇痛剂及宫缩抑制剂（如硫酸镁、哌替啶、吗啡、盐酸利托君等），可以使宫缩受到抑制。

【临床表现】

1. 协调性子宫收缩乏力 又称低张性子宫收缩乏力（hypotonic uterine inertia），是指子宫收缩具有正常的节律性、对称性和极性，但收缩力弱，宫腔压力低于 15mmHg，持续时间短，间歇期长且不规律，宫缩 <2 次 /10 分钟。在宫缩的高峰期，宫体隆起不明显，用手指压宫底部肌壁仍可出现凹陷。此种宫缩乏力多属于继发性宫缩乏力，可导致产程延长甚至停滞。

根据宫缩乏力在产程中出现的时间可分为：①原发性宫缩乏力，指产程开始即出现子宫收缩乏力，宫口不能如期扩张，胎先露不能如期下降，产程延长；②继发性宫缩乏力，指产程开始时子宫收缩正常，在产程进行到某一阶段（多在活跃期或第二产程）减弱，常由于中骨盆与骨盆出口平面狭窄，胎先露下降受阻，持续性枕横位或枕后位等头盆不称，发生继发性宫缩乏力，表现为子宫收缩力较弱，产程进展缓慢，甚至停滞。

2. 不协调性子宫收缩乏力 又称高张性子宫收缩乏力（hypertonic uterine inertia），多见于初产妇，临床表现为子宫收缩的极性倒置，宫缩的兴奋点不是起源于两侧子宫角部，而是来自子宫下段某处或宫体多处，子宫收缩波由下向上扩散，收缩波小而不规律，频率高，节律不协调。其特点为宫缩时宫底部不强，而是子宫下段强，宫缩间歇期子宫壁也不能完全松弛，表现为子宫收缩不协调。这种宫缩不能使宫口如期扩张、不能使胎先露如期下降，属无效宫缩。此种宫缩乏力多属于原发性宫缩乏力，需与假临产相鉴别。此种宫缩容易使产妇自觉宫缩强，持续腹痛，拒按，精神紧张，烦躁不安，体力消耗，产程延长或停滞，严重者出现脱水、电解质紊乱、肠胀气、尿潴留；同时因胎儿－胎盘循环障碍，可出现胎儿宫内窘迫。产科检查：下腹部有压痛，胎位触不清，胎心不规律，宫口扩张早期缓慢或停滞，潜伏期延长，胎先露部下降延缓或停滞。

3. 产程异常 产程进展的标志是宫口扩张和胎先露部下降。临床上对以上两个指标监护和识别的重要手段主要依赖于产程图。分娩过程中，将动态监护宫口扩张及胎先露下降的记录连线所形成的曲线图称为产程曲线。观察产程曲线，可以监护产程和及时识别难产。宫缩乏力导致的产程曲线异常有以下 7 种：

（1）潜伏期延长（prolonged latent phase）：从临产规律宫缩开始至宫口开大 3cm 称为潜伏期。初产妇潜伏期正常约需 8 小时，最大时限 16 小时，超过 16 小时称为潜伏期延长。

（2）活跃期延长（prolonged active phase）：从宫口开大 3cm 开始至宫口开全称为活跃期。初产妇活跃期正常约需 4 小时，最大时限 8 小时，超过 8 小时称为活跃期延长。

（3）活跃期停滞（protracted active phase）：进入活跃期后，宫口扩张停止超过 4 小时称为活跃期停滞。

（4）第二产程延长（prolonged second stage）：第二产程初产妇超过 2 小时（硬膜外麻醉无痛分娩时以超过 3 小时为标准）、经产妇超过 1 小时尚未分娩，称为第二产程延长。

（5）胎头下降延缓（prolonged descent）：活跃期晚期及第二产程，胎头下降速度初产妇每小时 <1cm，经产妇每小时 <2cm，称为胎头下降延缓。

（6）胎头下降停滞（protracted descent）：活跃期晚期胎头停留在原处不下降达 1 小时以上，称为胎头下降停滞。

（7）滞产（prolonged labor）：指总产程超过 24 小时者。

临产后应密切注意产程进展，认真绘制产程图。当出现产程进展异常情况，积极寻找原因，做出相应的处理。

妇产科护理学

【对母儿的影响】

1. 对产妇的影响

（1）体力损耗：产程延长直接影响产妇休息及进食，同时，由于体力消耗及过度换气，可致产妇精神疲惫、全身疲乏无力、肠胀气、排尿困难等，严重者引起脱水、酸中毒、低钾血症，既增加手术产率，又进一步加重宫缩乏力。

（2）产伤：由于第二产程延长，膀胱或尿道较长时间被胎先露（特别是胎头）压迫，被压迫部位组织缺血、缺氧、水肿、坏死脱落，易形成膀胱阴道瘘或尿道阴道瘘。

（3）产后出血：因子宫收缩乏力，影响胎盘剥离、娩出和子宫壁的血窦关闭，容易引起产后出血。

（4）产后感染：产程延长、滞产、体力消耗、多次肛查或阴道检查、胎膜早破、产后出血等均增加产后感染的机会。

2. 对胎儿、新生儿的影响 不协调性子宫收缩乏力不能使子宫壁完全放松，而致胎盘 - 胎儿血液循环受阻，从而使胎盘供血、供氧不足，容易发生胎儿宫内窘迫；协调性子宫收缩乏力容易造成胎头在盆腔内旋转异常，使产程延长，导致手术干预及产伤机会增多，进而可致新生儿颅内出血发病率及死亡率增加；胎膜早破容易造成的脐带受压或脱垂易导致胎儿宫内窘迫、新生儿窒息或死亡。

【处理原则】

尽可能做到产前预测，产时及时、准确诊断，针对原因适时处理。无论出现哪种产程异常，均需仔细评估子宫收缩力、胎儿大小与胎位、骨盆以及头盆关系等，综合分析决定分娩方式（图 11-2）。

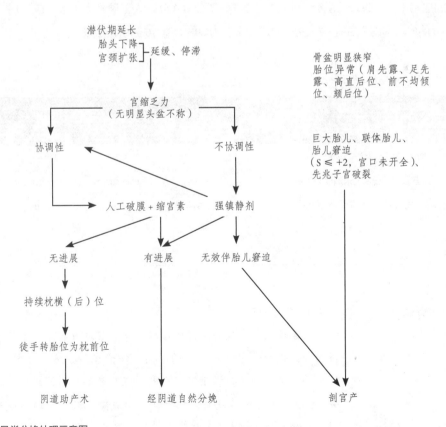

图 11-2 异常分娩处理示意图

【护理评估】

1. **健康史** 首先要评估产前检查的一般资料，了解产妇的身体发育状况、身高与骨盆测量值、胎儿大小与头盆关系等；同时还要注意既往病史、妊娠及分娩史；评估产妇的社会支持系统情况。

2. **身心状况** 临产后，测量产妇的体温、血压、脉搏、呼吸、心率，观察产妇神志、皮肤弹性等。注意评估产妇的精神状态、产妇的休息、进食及排泄情况。评估产程进展情况，用手触摸孕妇腹部监测宫缩的节律性、对称性、极性、强度及频率的变化情况，区别宫缩乏力是协调性还是不协调性。协调性子宫收缩乏力者，产妇无特殊不适，精神好，进食正常，休息好，表现为宫缩软弱无力，持续时间短，间歇时间长，先露下降及子宫颈口扩张缓慢。也有表现为临产开始宫缩正常，宫缩时宫体隆起变硬，有痛感。当产程进展到某一阶段时，产妇自觉子宫收缩转弱，产程进展缓慢。由于产程延长，产妇出现焦虑状态，休息差，进食少，甚至出现肠胀气，排尿困难等。产妇及家属对阴道分娩方式失去信心，通常要求手术分娩。不协调性子宫收缩乏力者，临产后就表现为持续性腹痛，烦躁不安，进食、休息均差，产妇疲乏无力。产妇子宫壁在两次宫缩间歇期不能完全放松，下腹部有压痛，胎位触不清，胎心不规律，严重时可出现产程停滞。产妇及家属显得焦虑、恐惧，担心母儿的安危。

3. **辅助检查**

（1）多普勒胎心听诊仪监测可及时发现心率减慢、过快或心律不齐。评估宫口开大及先露下降情况，了解产程进展，对产程延长者及时查找原因并进行处理。

（2）实验室检查：尿液检查可出现尿酮体阳性，血液生化检查可出现钾、钠、氯及钙等电解质的改变，二氧化碳结合力可降低。

（3）Bishop宫颈成熟度评分：可以利用Bishop宫颈成熟度评分法（表11-1），判断引产和加强宫缩的成功率。该评分法满分为13分。若产妇得分 ≤ 3分，人工破膜多失败，应该用其他方法；4~6分的成功率约为50%；7~9分的成功率约为80%；≥ 10分引产成功。

表11-1 Bishop宫颈成熟度评分

指标	分数			
	0	1	2	3
宫口开大（cm）	0	1~2	3~4	≥ 5
宫颈管消退%（未消退为3cm）	0~30	40~50	60~70	≥ 80
先露位置（坐骨棘水平=0）	-3	-2	-1~0	+1~+2
宫颈硬度	硬	中	软	
宫口位置	后	中	前	

⊙ **知识链接**　促宫颈成熟的方法

促宫颈成熟的目的是促进宫颈变软、变薄并扩张，能提高引产的成功率，缩短从引产到分娩的时间。评估宫颈成熟度的方法是Bishop评分法，评分 ≥ 6分提示宫颈成熟，评分越高，引产成功率越高。评分 <6分提示宫颈不成熟，需要促宫颈成熟。对于宫颈不成熟而实施引产的初产妇，剖宫产的风险会提高2倍。

促进宫颈成熟的方法分为药物方法和机械性方法。常用的促宫颈成熟的药物主要是前列腺素制剂。目前临床常使用的前列腺素制剂有：可控释地诺前列酮栓和米索前列醇。可控释地诺前列酮优点是可以适当控制药物的释放，当宫缩过频时方便取出。缺点是需冷藏，易引起药物敏感者宫缩过频。米索前列醇常规使用每次阴道放药剂量是 $25\mu g$。6小时后没有宫缩，再重复使用米索前列醇前应行阴道检查，重新评估宫颈成熟度。机械性促宫颈成熟包括低位水囊、Foley导管、海藻棒等。需要在无阴道感染及胎膜完整时才能使用。

【常见护理诊断/问题】

1. **疲乏** 与产程延长、孕妇体力消耗有关。
2. **有体液不足的危险** 与产程延长、孕妇体力消耗、过度疲乏影响摄入有关。

【护理目标】

1. 产妇情绪稳定，安全度过分娩期。
2. 产妇体液的问题得到纠正，水、电解质达到平衡。

【护理措施】

1. 协调性子宫收缩乏力 无论是原发性还是继发性宫缩乏力，首先应寻找原因，检查有无头盆不称或胎位异常，阴道检查了解宫颈扩张和胎先露下降情况。若发现有头盆不称、胎位异常及骨盆狭窄等，估计不能经阴道分娩者，应及时做好剖宫产术前准备。若估计可经阴道分娩者，应做好以下护理：

（1）第一产程的护理

1）改善全身情况：①保证休息，心理疏导。产妇进入产程后，护士/助产士要关心和安慰产妇、消除其精神紧张与恐惧心理，使其了解分娩的生理过程，增强对分娩的信心。对产程长、产妇过度疲劳或烦躁不安者按医嘱给予镇静剂，如地西泮（安定）10mg缓慢静脉推注或哌替啶100mg肌内注射，使其休息后体力和子宫收缩力得以恢复。②补充营养、水分、电解质。鼓励产妇多进易消化、高热量饮食。不能进食者静脉补充营养。按医嘱对酸中毒者根据二氧化碳结合力补充适量 5% 碳酸氢钠；低钾血症时应给予氯化钾缓慢静脉滴注；补充钙剂可提高子宫肌球蛋白及腺苷酶的活性，增加间隙连接蛋白的数量，增强子宫收缩；同时注意纠正产妇电解质紊乱状态。③开展陪伴分娩。通过医院设置的家庭病房或陪伴分娩室，让有经验助产士陪伴指导，同时家属陪伴在产妇身边，宫缩时家属辅助腰骶部按摩，精神上鼓励，有助于消除产妇紧张的情绪，减少因精神紧张所致的宫缩乏力。④保持膀胱和直肠空虚状态。

2）加强子宫收缩：无胎儿窘迫、产妇无剖宫产史者，诊断为协调性宫缩乏力，产程无明显进展，则按医嘱加强子宫收缩。常用的加强宫缩方法有：①人工破膜：宫颈扩张 ≥ 3cm，无头盆不称，胎头已衔接而产程延缓者，可行人工破膜，破膜后先露下降紧贴子宫下段和宫颈内口，引起宫缩加强，加速宫口扩张及产程进展。破膜前必须检查有无脐带先露，破膜应在宫缩间歇期进行；破膜后术者手指应停留在阴道内，经过 1～2 次宫缩待胎头入盆后，术者再将手指取出，便于查看和处理脐带脱垂。同时应观察羊水量、性状和胎心变化。②缩宫素静脉滴注：适用于产程延长且协调性宫缩乏力、胎心良好、胎位正常、头盆相称者。原则以最小浓度获得最佳宫缩，一般将缩宫素 2.5U 加入 0.9% 的生理盐水 500ml 内，使每滴液含缩宫素 0.33mU，从 4～5 滴／分开始，根据宫缩强弱进行调整。每隔 15 分钟观察 1 次子宫收缩、胎心、血压脉搏及产程进展，并予记录。若子宫收缩不强，可逐渐加快滴速，最大剂量通常不超多 60 滴／分（20mU/min），维持宫缩时宫腔内压力达 50～60mmHg，以子宫收缩达到持续 40～60 秒，间隔 2～3 分钟为好。在用缩宫素静脉滴注时，必须专人监护，监测宫缩、胎心、血压及产程进展等状况。通过触诊子宫、电子胎儿监护和宫腔内导管测量子宫收缩力的方法，评估宫缩强度。随时调节剂量、浓度和滴速，若 10 分钟内宫缩 ≥ 5 次、宫缩持续 1 分钟以上或胎心率异常，应立即停止滴注缩宫素。避免因子宫收缩过强而发生子宫破裂或胎儿窘迫等严重并发症。③针刺穴位：通常针刺合谷、三阴交、太冲、关元、中极等穴位，有增强宫缩的效果。④刺激乳头可加强宫缩。⑤地西泮静脉推注：地西泮能使子宫颈平滑肌松弛，软化宫颈，促进宫口扩张，而不影响宫体肌纤维收缩，适用于宫口扩张缓慢及宫颈水肿时。常用剂量为 10mg，缓慢静脉推注，与缩宫素联合应用效果更佳。

3）剖宫产术前准备：若经上述处理，试产 2～4 小时产程仍无进展产程，甚至出现胎儿宫内窘迫、产妇体力衰竭等情况时，应立即做好剖宫产术前准备。

（2）第二产程的护理：应做好阴道助产和抢救新生儿的准备，密切观察胎心、宫缩与胎先露下降情况。若无头盆不称，于第二产程期间出现宫缩乏力时，也应加强宫缩，给予缩宫素静脉滴注促进产程进展。若胎头双顶径已通过坐骨棘平面，等待自然分娩或行阴道助产（具体内容见第二十三章）结束分娩；若胎头还是未衔接或出现胎儿窘迫征象时，应行剖宫产术。

（3）第三产程的护理：预防产后出血及感染。按医嘱于胎儿前肩娩出时可静脉推注缩宫素 10U，并同时给予缩宫素 10～20U 静脉滴注，加强子宫收缩，促使胎盘剥离与娩出及子宫血窦关闭。凡破膜时间超过 12 小时、总产程超过 24 小时、肛查或阴道助产操作多者，应用抗生素预防感染。密切观察子宫收缩、阴道出血情况及生命体征各项指标。注意产后及时保暖及饮用一些高热量饮品，以利于产妇在产房的 2 小时观察中得到休息与恢复。

2．不协调性宫缩乏力　处理原则是调节子宫收缩，恢复正常节律性和极性。医护人员要关心病人，耐心细致地向产妇解释疼痛的原因，指导产妇宫缩时做深呼吸、腹部按摩及放松，稳定其情绪，减轻疼痛，缓解其不适。按医嘱给予适当的镇静剂，如派替啶 100mg、吗啡 10mg 肌内注射或地西泮 10mg 静脉推注等，确保产妇充分休息。充分休息后不协调性宫缩多能恢复为协调性子宫收缩，产程得以顺利进展。在协调性宫缩恢复之前，严禁应用缩宫素。若宫缩仍不协调或出现胎儿窘迫征象，或伴有头盆不称、胎位异常等，应及时通知医师，并做好剖宫产术和抢救新生儿的准备。若不协调性宫缩已被纠正，但宫缩较弱时，按协调性宫缩乏力处理。

3．提供心理支持，减少焦虑与恐惧　产妇的心理状态是影响子宫收缩的重要因素，护士／助产士必须重视评估产妇的心理状况，及时给予解释和支持，防止精神紧张。可用语言和非语言性沟通技巧以示关心。指导产妇学会在宫缩间歇期休息，休息时行左侧卧位；适当的室内活动有助于加强宫缩；鼓励产妇及家属表达出他们的担心和不适感，护士／助产士随时向产妇及家属解答问题，不断对分娩进程作出判断并将产程的进展和护理计划告知产妇及家属，使产妇心中有数，对分娩有信心，并鼓励家属为产妇提供持续性心理支持。

【结果评价】

1．产妇在待产和分娩过程中获得支持，满足了基本需要且舒适度增加。

2. 产妇不存在水、电解质失衡与酸中毒问题。

二、子宫收缩过强

【病因】

目前尚不十分明确，但与以下因素有关：

1. 急产几乎都发生于经产妇，其主要原因是软产道阻力小。

2. 缩宫素应用不当，如引产时剂量过大、误注子宫收缩剂或个体对缩宫素过于敏感，分娩发生梗阻或胎盘早剥血液浸润子宫肌层，均可导致强直性子宫收缩。

3. 待产妇精神过度紧张、产程延长、极度疲劳、胎膜早破及粗暴地、多次宫腔内操作等，均可引起子宫壁某部肌肉呈痉挛性不协调性宫缩过强。

【临床表现】

1. **协调性子宫收缩过强**　是指子宫收缩的节律性、对称性和极性均正常，仅子宫收缩力过强、过频（10分钟内达5次或以上），宫腔压力≥60mmHg。若产道无阻力、无头盆不称及胎位异常情况，往往产程进展很快，初产妇宫口扩张速度≥5cm/h，经产妇宫口扩张速度≥10cm/h，产道无阻力，分娩在短时间内结束，造成急产（precipitate delivery），即总产程<3小时，多见于经产妇。若存在产道梗阻或瘢痕子宫，宫缩过强可能出现病理性缩复环（pathologic retraction ring），甚至子宫破裂。产妇往往有痛苦面容，大声叫喊。宫缩过强、过频易致产道损伤、胎儿缺氧、胎死宫内或新生儿外伤等。

2. **不协调性子宫收缩过强**

（1）强直性子宫收缩（tetanic contraction of uterus）：其特点是子宫强烈收缩，失去节律性，宫缩无间歇。常见于缩宫药物使用不当时，如缩宫素静滴剂量过大、肌内注射缩宫素或米索前列醇引产等。产妇烦躁不安、持续腹痛、拒按。胎方位触诊不清，胎心音听不清。有时可在脐下或平脐处见一环状凹陷，即病理性缩复环，导尿为血尿等先兆子宫破裂的征象。

（2）子宫痉挛性狭窄环（constriction ring of uterus）：子宫局部平滑肌呈痉挛性不协调性收缩形成的环状狭窄，持续不放松，称为子宫痉挛性狭窄环。狭窄环可发生在宫颈、宫体的任何部位，多在子宫上下段交界处，也可在胎体某一狭窄部，以胎颈、胎腰处常见（图11-3）。多因精神紧张、过度疲劳以及不适当的应用缩宫药物或粗暴地进行阴道内操作所致。产妇持续性腹痛、烦

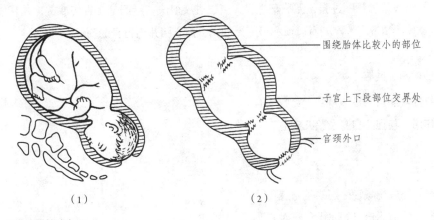

（1）　　　　　　　　　（2）

图11-3　子宫痉挛性狭窄环
（1）狭窄环围绕胎颈；（2）狭窄环容易发生的部位

躁、宫颈扩张缓慢、胎先露下降停滞、胎心时快时慢。此环与病理缩复环不同，其特点是不随宫缩上升，阴道检查时在宫腔内可触及较硬而无弹性的狭窄环。

【对母儿的影响】

1. 对母体的影响 子宫收缩过强、过频，产程过快，可致初产妇宫颈、阴道以及会阴撕裂伤，若有梗阻则可发生子宫破裂危及产妇生命。宫缩过强使宫腔内压力增高，增加羊水栓塞的风险。接产时来不及消毒可致产褥感染。胎儿娩出后子宫肌纤维缩复不良易发生胎盘滞留或产后出血。子宫痉挛性狭窄环会导致产程延长，产妇极度痛苦、疲乏无力、衰竭，手术产机会增多。

2. 对胎儿及新生儿的影响 宫缩过强、过频影响子宫胎盘的血液循环，胎儿在子宫内缺氧，易发生胎儿窘迫甚至胎死宫内及新生儿窒息。胎儿娩出过快，胎头在产道内受到的压力突然解除可致新生儿颅内出血。如果来不及消毒即分娩，新生儿易发生感染。若坠地，可致新生儿骨折、外伤等。

【处理原则】

识别发生急产的高危人群和急产征兆，正确处理急产，预防并发症。有急产史孕妇，应提前住院待产。临产后慎用缩宫药物及其他促进宫缩的处理方法，如灌肠、人工破膜等。提前做好待产及抢救新生儿窒息的准备。胎儿娩出时，嘱产妇勿向下屏气。若急产来不及消毒及新生儿坠地者，新生儿应给予维生素 K_1 10mg 肌内注射，预防颅内出血，并尽早肌内注射精制破伤风抗毒素1500U。产后仔细检查宫颈、阴道、外阴，若有撕裂，应及时缝合。若属未消毒的接产，应给予抗生素预防感染。纠正导致子宫痉挛性狭窄环的原因。

【护理评估】

1. 健康史 认真阅读产前检查记录，包括骨盆测量值、胎儿情况及妊娠并发症等有关资料。经产妇需了解有无急产史。重点评估临产时间、宫缩频率、强度及胎心、胎动情况。

2. 身心状况 应测量身高、体重、体温、脉搏、呼吸、血压及一般情况。密切观察产妇产程进展情况，注意观察宫缩、胎心、血压及产程进展，评估宫缩强度。产妇临产后突感腹部宫缩阵痛难忍，子宫收缩过频、过强。产科检查发现待产妇宫缩持续时间长、宫缩时宫内压很高，宫体硬，间歇时间短，触诊胎方位不清。若产道无梗阻，则产程进展快，胎头下降迅速。若遇产道梗阻，可在腹部见到病理性缩复环，此时子宫下段很薄，压痛明显，膀胱充盈或有血尿等先兆子宫破裂的征象。

由于子宫收缩过频、过强，无喘息之机，产程进展很快，产妇毫无思想准备，尤其周围无医护人员及家属的情况下，产妇有恐惧和极度无助感，担心胎儿与自身的安危。

【常见护理诊断 / 问题】

1. 急性疼痛 与过频过强子宫收缩有关。

2. 焦虑 与担心自身及胎儿安危有关。

【护理目标】

1. 产妇能应用减轻疼痛的常用技巧。

2. 产妇能描述自己的焦虑和应对方法。

【护理措施】

1. 分娩前护理　有高危妊娠因素或异常分娩史的孕妇在预产期前 1～2 周不宜外出，以免发生意外，宜提前 2 周住院待产，以防院外分娩，造成损伤和意外。经常巡视住院的孕妇，嘱其勿远离病房。应卧床休息，最好左侧卧位。待产妇主诉有便意时，先判断宫口大小及胎先露下降情况，以防分娩在厕所造成意外伤害。做好接生及抢救新生儿的准备。做好与孕产妇沟通，让其了解分娩过程，减轻其焦虑与紧张等不良情绪。

2. 分娩期护理　有临产征兆后，提供缓解疼痛、减轻焦虑的支持性措施。鼓励产妇做深呼吸，提供背部按摩，嘱其不要向下屏气，以减慢分娩过程。密切观察产程进展及产妇状况，发现异常及时通知医师并配合处理。宫缩过强时按医嘱给予宫缩抑制剂，如 25% 硫酸镁 20ml 加入 5% 葡萄糖注射液 20ml 内缓慢静脉推注（不少于 5 分钟），等待异常宫缩自然消失。若属梗阻性原因，应停止一切刺激，如禁止阴道内操作、停用缩宫素等。当子宫收缩恢复正常时，可行阴道助产或等待自然分娩。经上述处理不能缓解，宫口未开全，胎先露较高，或伴有胎儿窘迫征象者，均应行剖宫产。接生时防止会阴撕裂，遇有宫颈、阴道及会阴撕裂伤，应及时发现并予缝合。新生儿按医嘱给予维生素 K_1 肌内注射，以预防颅内出血。

3. 产后护理　除观察宫体复旧、会阴伤口、阴道出血、生命体征等情况外，应向产妇进行健康教育及出院指导。若新生儿出现意外，需协助产妇及家属顺利度过哀伤期，并为产妇提供出院后的避孕指导。

【结果评价】

1. 产妇能应用减轻疼痛的技巧，舒适感增加。
2. 产妇分娩经过顺利，母子平安出院。

第二节　产道因素

产道包括骨产道（骨盆腔）及软产道（子宫下段、宫颈、阴道、外阴），是胎儿娩出的通道。产道异常包括骨产道异常及软产道异常，临床上以骨产道异常多见，可使胎儿娩出受阻。由于骨盆径线过短或形态异常，致使骨盆腔小于胎先露可通过的限度，阻碍胎先露下降，影响产程顺利进展，称为狭窄骨盆（pelvic contraction）。狭窄骨盆可以为一个径线过短或多个径线过短，也可以一个平面狭窄或多个平面狭窄，临床上需要综合分析，作出判断。常见的狭窄骨盆有扁平骨盆、漏斗骨盆、均小骨盆、畸形骨盆等。

【骨产道异常及临床表现】

1. 骨盆入口平面狭窄（contracted pelvic inlet）　扁平骨盆最常见，以骨盆入口平面前后径狭窄为主，其形态呈横扁圆形。入口平面狭窄分为三级：Ⅰ级为临界性狭窄，对角径 11.5cm（入口前后径 10cm），多数可以经阴道分娩；Ⅱ级为相对性狭窄，对角径 10.0～11.0cm（入口前后径 8.5～9.5cm），阴道分娩的难度明显增加；Ⅲ级为绝对性狭窄，对角径 ≤ 9.5cm（入口前后径 ≤ 8.0cm），必须以剖宫产结束分娩。扁平型骨盆常见有单纯扁平骨盆（simple flat pelvis）（图 11-4）和佝偻病性扁平骨盆（rachitic flat pelvis）（图11-5）两种。由于骨盆入口平面狭窄，于妊娠末期或临产后影响胎头衔接，不能入盆。一般情况下初产妇在预产期前1～2周胎头已衔接，若骨盆入口狭窄时，即使已经临产胎头仍未入盆，初产妇腹部多呈尖腹，经产妇多呈悬垂腹，经检查胎头跨耻征阳性；若已经临产，骨盆入口临界狭窄时，临床表现为潜伏期及活跃早期延长，活跃晚期产程进展顺利，若胎头迟迟不入盆，此时常出现胎膜破裂及脐带脱垂，其发生率为正常骨盆的4～6倍。胎头又不能紧贴宫颈内口诱发反射性宫缩，常出现继发性宫缩乏力；若已经临产，骨盆入口绝对狭窄，即使产力、胎儿大小及胎位均正常，胎头仍不能入盆，常发生梗阻性难产。产妇出现腹痛拒按、排尿困难，甚至尿潴留等症状。检查可见产妇下腹部压痛明显、耻骨联合分离、宫颈水肿，甚至出现病理性缩复环、肉眼血尿等先兆子宫破裂征象，若未及时处理可发生子宫破裂。若胎先露长时间嵌入骨盆入口平面，血液循环障碍，可形成泌尿生殖道瘘。在强大的宫缩压力下，胎头颅骨重叠，严重时刻出现颅骨骨折及颅内出血。

2. **中骨盆平面狭窄**（contracted midpelvis） 中骨盆平面狭窄较入口平面狭窄更常见，主要见于男型骨盆及类人猿型骨盆，以坐骨棘间径及中骨盆后矢状径狭窄为主。中骨盆平面狭窄可分为3级：Ⅰ级为临界性狭窄，坐骨棘间径10cm，坐骨棘间径加中骨盆后矢状径13.5cm；Ⅱ级为相对性狭窄，坐骨棘间径8.5～9.5cm，坐骨棘间径加中骨盆后矢状径12.0～13.0cm；Ⅲ级为绝对性狭窄，坐骨棘间径≤8.0cm，坐骨棘间径加中骨盆后矢状径≤11.5cm。临产后先露入盆不困难，胎头能正常衔接，但胎头下降至中骨盆时，由于内旋转受阻，胎头双顶径被阻于中骨盆狭窄部位以上，常出现持续性枕横位或枕后位（图11-6），同时出现继发性宫缩乏力，产程进入活跃晚期及第二产程后进展缓慢，甚至停滞。胎头受阻于中骨盆，有一定可塑性的胎头开始发生变形，颅骨重叠，胎头受压，使软组织水肿，产瘤较大，严重时可发生颅内出血及胎儿宫内窘迫。若中骨盆狭窄程度严重，宫缩又较强，可发生先兆子宫破裂及子宫破裂。强行阴道助产，可导致严重软产道裂伤及新生儿产伤。

3. **骨盆出口平面狭窄**（contracted pelvic outlet） 常与中骨盆平面狭窄相伴行，主要见于男型骨盆，以坐骨结节间径及骨盆出口后矢状径狭窄为主。骨盆出口狭窄的程度可分为3级：Ⅰ级为临界性狭窄，坐骨结节间径7.5cm，坐骨结节间径加出口后矢状径15.0cm；Ⅱ级为相对性狭窄，

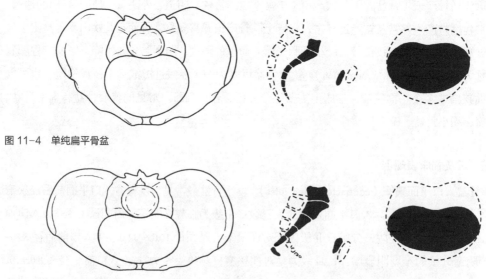

图11-4　单纯扁平骨盆

图11-5　佝偻病性扁平骨盆

坐骨结节间径6.0～7.0cm，坐骨结节间径加出口后矢状径12.0～14.0cm；Ⅲ级为绝对性狭窄，坐骨结节间径≤5.5cm，坐骨结节间径加出口后矢状径≤11.0cm；骨盆出口平面狭窄与中骨盆平面狭窄常同时存在。若单纯骨盆出口平面狭窄者，第一产程进展顺利，胎头达盆底受阻，第二产程停滞，继发宫缩乏力，胎头双顶径不能通过出口横径。强行产道助产，可导致严重软产道裂伤及新生儿产伤。中骨盆平面和出口平面的狭窄常见于以下两种类型：

（1）漏斗型骨盆（funnel shaped pelvis）：骨盆入口平面各径线正常，两侧骨盆壁向内收，状似漏斗，其特点是中骨盆及骨盆出口平面均明显狭窄，使坐骨棘间径和坐骨结节间径缩短，坐骨切迹宽度（骶棘韧带宽度）<2横指，耻骨弓角度<90°，坐骨结节间径与出口后矢状径之和小于15cm，常见于男型骨盆（图11-7）。

（2）横径狭窄骨盆（transversely contracted pelvis）：与类人猿型骨盆类似。骨盆各平面横径均缩短，入口平面呈纵椭圆形。常因中骨盆及骨盆出口平面横径狭窄导致难产。

4. 骨盆三个平面狭窄　骨盆外形属正常女性骨盆，但骨盆三个平面各径线均比正常值小2cm或更多，称为均小骨盆（generally contracted pelvis）（图11-8）。多见于身材矮小、体形匀称的妇女。

5. 畸形骨盆　骨盆失去正常形态及对称性，包括跛行及脊柱侧突所致的偏斜骨盆和骨盆骨折所致的畸形骨盆。偏斜骨盆的特征是骨盆两侧的侧斜径（一侧髂后上棘与对侧髂前上棘间径）或侧直径（同侧髂后上棘与髂前上棘间径）之差>1cm（图11-9）。骨盆骨折常见于尾骨骨折使尾骨尖前翘或骶尾关节融合使骨盆出口前后径缩短，导致骨盆出口狭窄而影响分娩。

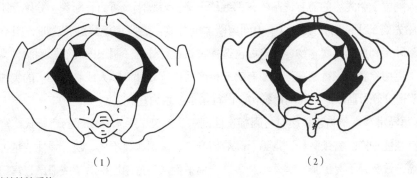

（1）　　　　　　　　　　　　（2）

图11-6　持续性枕后位
（1）枕左后位；（2）枕右后位

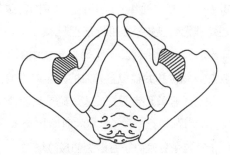

图11-7　漏斗型骨盆

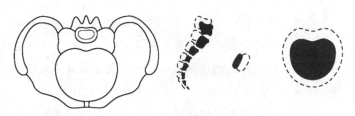

图11-8　均小骨盆

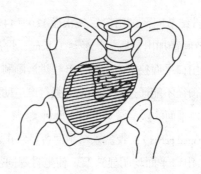

图 11-9　偏斜骨盆

【软产道异常及临床表现】

软产道包括阴道、宫颈、子宫及盆底软组织。软产道异常可由先天发育异常及后天疾病引起。软产道异常所致的异常分娩相对少见，容易被忽视。应在妊娠早期常规行妇科检查，了解软产道有无异常。

1. 阴道异常　临床上常见的阴道异常有阴道纵隔、阴道横膈和阴道包块。阴道横膈影响胎先露部下降，当横膈被撑薄，此时可在直视下自小孔处将横膈做 X 形切开。若横膈高且坚厚，阻碍胎先露部下降，则需行剖宫产结束分娩。阴道纵隔若伴有双子宫、双宫颈，位于一侧子宫内的胎儿下降，通过该侧阴道分娩时，纵隔被推向对侧，分娩多无阻碍。当阴道纵隔发生于单宫颈时，有时纵隔位于胎先露的前方，胎先露部继续下降，若纵隔薄可自行断裂，分娩无阻碍。若纵隔厚阻碍胎先露部下降时，须在纵隔中间剪断才能分娩。若阴道壁囊肿较大时，阻碍胎先露下降，可行囊肿穿刺抽出其内容物，待产后再选择时机进行处理。阴道内肿瘤影响胎先露部下降而又不能经阴道切除者，应行剖宫产，原有病变待产后再行处理。较大或者范围广的尖锐湿疣可阻塞产道，阴道分娩可造成严重的阴道裂伤，以行剖宫产术为宜。

2. 宫颈异常　宫颈粘连和瘢痕可因损伤性刮宫、感染、手术和物理治疗所致。宫颈粘连和瘢痕易致宫颈性难产。宫颈坚韧，常见于高龄初产妇、宫颈成熟不良、缺乏弹性或精神过度紧张使宫颈挛缩，致宫颈不易扩张。宫颈水肿多见于扁平骨盆、持续性枕后位或滞产，宫口未开全时过早使用腹压，致使宫颈前唇长时间被压于胎头与耻骨联合之间，血液回流受阻引起水肿，影响宫颈扩张。轻者可抬高产妇臀部，减轻胎头对宫颈压力，也可于宫颈两侧各注入 0.5% 利多卡因 5～10ml 或地西泮 10mg 静脉推注，待宫口近开全，用手将水肿的宫颈前唇上推，使其逐渐越过胎头，即可经阴道分娩。若上述处理无明显效果，可行剖宫产术。

3. 子宫异常　包括子宫畸形和瘢痕子宫。子宫畸形包括中隔子宫、双子宫、双角子宫等，子宫畸形时难产发生率明显增加，胎位和胎盘位置异常的发生率增加，易出现子宫收缩乏力、产程异常、宫颈扩张慢和子宫破裂。子宫畸形合并妊娠者，临产后应严密观察，适当放宽剖宫产手术指征。瘢痕子宫包括曾经行剖宫产、穿过子宫内膜的肌瘤挖除术、输卵管间质部及宫角切除术、子宫成形术的孕妇，瘢痕子宫再孕分娩时子宫破裂的风险增加。

⊙ **知识链接**　　　　剖宫产术后阴道分娩（vaginal birth after caesarean，VBAC）

我国剖宫产一直排在世界首位，二胎政策开放之后，剖宫产后再次分娩方式的选择成为产科医生面临的主要问题之一。不是全部有剖宫产史的孕妇，再次妊娠都需要通过剖宫产的方式来结束分娩。国内外研究表明通过建立剖宫产后阴道分娩预测模型，利用相对客观指标作为参考。在孕早期、围生期或临产后对 VBAC 的指征进行把握，能够指导孕妇选择合适的分娩方式成功分娩，提高 VBAC 的成功率。

VBAC 一旦成功，母儿的结局优于重复剖宫产。依人口学和产科学特征不同而异，一般 VBAC 的成功率为 60%～80%。既往有阴道分娩史或成功的 VBAC 史的产妇是 VBAC 的最佳人选，VBAC 成功率越高，子宫破裂发生率越低。影响 VBAC 成功率的因素主要有：高龄、既往剖宫产子宫切口的位置和类型、先前有子宫破裂史、本次妊娠距离上次剖宫产的时间、分娩孕周 >40 周、没有阴道分娩或试产史、母亲肥胖、前次剖宫产指征为引产失败、头盆不称、产程无进展、大于胎龄儿等。在实施 VBAC 的过程中病人的意志对结局有重要的影响。鼓励病人试产的同时，应如实说明可能存在的风险，取得知情同意，并做好急诊手术和预防子宫破裂的应急抢救准备。

4. 盆腔肿瘤　包括子宫肌瘤和卵巢肿瘤。子宫肌瘤对分娩的影响主要取决于肌瘤大小、数量和生长部位。黏膜下肌瘤合并妊娠，容易发生流产及早产。肌壁间肌瘤可引起子宫收缩乏力，产程延长。宫颈肌瘤和子宫下段肌瘤或嵌顿于盆腔内的浆膜下肌瘤，均可阻碍胎先露衔接及下降，应行剖宫产术。妊娠合并卵巢肿瘤时，由于卵巢随子宫提升，子宫收缩的激惹和胎儿先露部下降的挤压，卵巢肿瘤容易发生蒂扭转、破裂和感染。卵巢肿瘤位于骨盆入口阻碍胎先露衔接者，应行剖宫产术，并同时切除卵巢肿瘤。

【对母儿的影响】

1. 对母体的影响

（1）骨盆入口狭窄：临产后由于胎先露在骨盆入口之上，不能入盆，下降受阻造成继发性子宫收缩乏力，产程延长或停滞；或因子宫收缩过强，出现病理性子宫缩复环，进一步发展可导致子宫破裂，危及产妇生命。

（2）中骨盆狭窄：影响胎头内旋转及俯屈，发生持续性枕后位、枕横位造成难产；胎头长时间嵌顿于产道内，压迫软组织致其水肿、坏死，可致生殖道瘘；由于容易发生胎膜早破、产程延长、阴道检查与手术机会增多，使感染发生率高；由于胎头下降受阻，易引起继发性宫缩乏力，导致产程延长或停止，使产后出血以及软产道裂伤增多。

2. 对胎儿和新生儿的影响

（1）骨盆入口平面狭窄影响先露部衔接。中骨盆狭窄主要影响胎头俯屈，使内旋转受阻，易发生持续性枕横位或枕后位。胎先露不能紧贴宫颈，羊膜囊受力不均易发生胎膜早破或脐带脱垂，导致发生胎儿窘迫、胎死宫内、新生儿窒息、新生儿死亡等。

（2）胎头在下降过程中受阻，极度变形、受压易发生颅内出血。胎头长时间嵌顿于产道内，有一定可塑性的胎头开始变形，颅骨重叠，胎头受压，使软组织水肿，产瘤较大，严重时可发生颅骨骨折，颅内出血及胎儿宫内窘迫。

（3）手术产机会增多，致新生儿产伤、感染及围生儿死亡率增加。

【处理原则】

应明确狭窄骨盆的类型和程度，了解产力、胎方位、胎儿大小、胎心率、宫口扩张程度、胎先露下降程度、破膜与否，同时结合年龄、产次、既往史进行综合分析、判断，决定分娩方式。轻度头盆不称者在严密监护下可以试产，试产充分与否的判断，除参考宫缩强度外，应以宫口扩张的程度为衡量标准。骨盆入口狭窄的试产应使宫口扩张 3~4cm 以上。胎膜未破者可在宫口扩张 ≥ 3cm 时行人工破膜。若破膜后宫缩较强，产程进展顺利，多数能经阴道分娩。试产过程中若出现宫缩乏力，可用缩宫素静脉滴注加强宫缩。试产过程一般不用镇静、镇痛药。少肛查，禁灌肠。试产 2~4 小时，胎头仍未入盆，宫口扩张缓慢，并伴胎儿窘迫者，则应停止试产，及时行剖宫产术结束分娩。

【护理评估】

1. **健康史**　仔细阅读产妇产前检查的有关资料，尤其是骨盆各径线测量值及妇科检查记录、曾经处理情况及身体反应。重点了解既往分娩史，内、外科疾病史，询问产妇有无佝偻病、脊髓灰质炎、脊柱和髋关节结核以及外伤史。若为经产妇，应了解既往有无难产史及新生儿有无产伤等。

2. **身心状况**　评估本次妊娠经过及身体反应，了解产妇情绪，妊娠早、中、晚期的经过，是否有病理妊娠问题与妊娠并发症的发生，以及产妇的心理状态及社会支持系统等情况。

（1）一般检查：观察腹部形态，尖腹及悬垂腹者应提示可能有盆腔入口平面狭窄。观察产妇的体型、步态有无跛足，有无脊柱及髋关节畸形，米氏菱形窝是否对称等。身高低于 145cm 者，应警惕均小骨盆。

（2）腹部检查

1）测量子宫底高度和腹围，估计胎儿大小。

2）腹部四步触诊：了解胎先露、胎方位及胎先露是否衔接。

3）评估头盆关系：正常情况下，部分初孕妇在预产期前 1~2 周，经产妇于临产后，胎头已经入盆。若已临产，胎头仍未入盆，则应充分估计头盆关系。检查头盆是否相称的具体方法：产妇排空膀胱后仰卧，两腿伸直。检查者将一手放于耻骨联合上方，另一手将胎头向骨盆腔方向推压。若胎头低于耻骨联合平面，称胎头跨耻征阴性，提示头盆相称 [图 11-10（1）]；若胎头与耻骨联合在同一平面，表示可疑头盆不称，为跨耻征可疑阳性 [图 11-10（2）]；若胎头高于耻骨联合平面，则表示头盆明显不称，为跨耻征阳性 [图 11-10（3）]。对出现跨耻征阳性的孕妇，应让其取两腿屈曲半卧位，再次检查胎头跨耻征，若转为阴性，提示为骨盆倾斜度异常，而不是头盆不称。头盆不称提示可能有骨盆相对性或绝对性狭窄，但是不能单凭胎头跨耻征阳性而轻易做出临床诊断，需要观察产程进展或试产后方可做出最终诊断。此项检查在初产妇预产期前两周或经产妇临产后胎头尚未入盆时有一定的临床意义。

（3）骨盆测量：包括骨盆外测量和内测量，具体测量方法见第四章。

3. **辅助检查**

（1）B 型超声检查：观察胎先露与骨盆的关系，测量胎头双顶径、胸径、腹径、股骨长度，预测胎儿体重，判断胎儿能否通过骨产道。

（2）电子胎儿监护仪：监测子宫收缩和胎儿胎心率的情况。

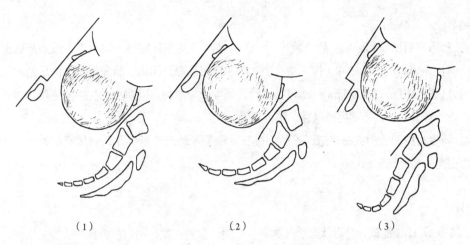

图 11-10　检查头盆相称程度
（1）头盆相称；（2）头盆可能相称；（3）头盆不称

【常见护理诊断／问题】

1. **有感染的危险**　与胎膜早破、产程延长、手术操作有关。

2. **有窒息的危险**　与产道异常、产程延长有关。

3. **潜在并发症**：子宫破裂、胎儿窘迫。

【护理目标】

1. 产妇的感染征象得到预防和控制。

2. 新生儿出生状况良好，Apgar 评分 >7 分。

3. 产妇能平安分娩，无并发症发生。

【护理措施】

1. 有明显头盆不称、不能从阴道分娩者，做好剖宫产术的围手术期护理。

2. 阴道试产的护理

（1）心理护理：为产妇及其家属提供心理支持做好产妇心理护理：①向产妇及家属讲清楚阴道分娩的可能性及优点，增强其自信心；②认真解答产妇及家属提出的疑问，使其了解目前产程进展状况；③向产妇及家属讲明产道异常对母儿的影响，使产妇及家属解除对未知的焦虑，以取得良好的合作；④提供人文关怀护理，使他们建立对医护人员的信任感，缓解恐惧，安全度过分娩期。

（2）保证良好的产力：关心产妇饮食、营养、水分、休息。必要时按医嘱补充水、电解质、维生素 C。

（3）观察产程进展：护士用手放于产妇腹部或用胎儿电子监护仪监测子宫收缩及胎心率变化，发现异常时，及时通知医师及早处理。

（4）协助处理：中骨盆狭窄者，若宫口已开全，胎头双顶径达坐骨棘水平或更低，可经阴道徒手旋转胎头为枕前位，待其自然分娩，或用胎头吸引、产钳等阴道助产术，并做好抢救新生儿的准备；若胎头双顶径未达坐骨棘水平，或出现胎儿窘迫征象，应做好剖宫产术前准备。骨盆出口狭窄者应在临产前对胎儿大小、头盆关系作充分估计，及早决定分娩方式，出口平面狭窄者不宜试产。临床上常用坐骨结节间径与后矢状径之和估计出口大小。若出口横径与后矢状径之和 >15cm，多数可经阴道分娩，有时需行产钳术或胎头吸引助产术，应做较大的会阴后 - 侧切开，以免会阴严重撕裂；若出口横径与后矢状径两者之和 ≤ 15cm 者，足月胎儿不易经阴道分娩，应行剖宫产术前准备。

3. 预防产后出血和感染 胎儿娩出后，及时按医嘱使用宫缩剂、抗生素，预防产后出血及感染。保持外阴清洁，每日冲（擦）洗会阴 2 次，使用消毒会阴垫。胎先露长时间压迫阴道或出现血尿时，应及时留置导尿管 8～12 日，必须保证导尿管通畅，以防止发生生殖道瘘。做好留置尿管产妇的管道护理，定期更换尿袋，防止感染。

4. 新生儿护理 胎头在产道压迫时间过长或经手术助产的新生儿，应按产伤处理，严密观察颅内出血或其他损伤的症状。

【结果评价】

1. 产妇无感染征象，产后体温、恶露、白细胞计数均正常，伤口愈合良好。
2. 新生儿窒息被及时发现并处理。
3. 产妇能配合实施处理方案，母儿平安度过分娩过程。

第三节　胎儿因素

胎儿的胎位异常（abnormal fetal position）或发育异常均可导致不同程度的异常分娩，造成难产。

【胎位异常及临床表现】

胎位异常包括胎头位置异常、臀先露及肩先露。其中以头先露的胎头位置异常最常见，占妊娠足月分娩总数的 6%～7%，常见于持续性枕后位或枕横位。臀先露是产前最常见的一种异常胎位，占妊娠足月分娩总数的 3%～4%。肩先露占妊娠足月分娩总数的 0.25%，是对母儿最不利的胎位，可造成胎儿宫内窘迫、死胎、围生儿死亡及子宫破裂等威胁母儿生命。

1. 持续性枕后位（persistent occiput posterior position，POPP）**或持续性枕横位**（persistent occipitotransverse position） 在分娩过程中，胎头多为枕后位或枕横位衔接，枕部在下降过程中，向前旋转成枕前位，以最小径线通过产道自然分娩。若胎头枕骨持续不能转向前方，直至临产后位于母体骨盆后方或侧方，致使分娩发生困难者，称为持续性枕后位或持续性枕横位。多因骨盆异常、胎头俯屈不良等，枕后位的胎先露部不易紧贴宫颈及子宫下段，常导致协调性子宫收缩乏力而致内旋转受阻，而子宫收缩乏力，影响胎头下降、俯屈及内旋转容易造成持续性枕横位或枕后位，两者互为因果关系。另外，头盆不称、前置胎盘、膀胱充盈、子宫下段肌瘤等均可影响胎头内旋转，形成持续性枕横位或枕后位。

临床表现为产程延长，尤其胎儿枕骨持续位于母体骨盆后方，直接压迫直肠，产妇自觉肛门坠胀及排便感，子宫颈口尚未开全时，过早用力屏气使用腹压，使产妇疲劳，宫颈前唇水肿，胎头水肿，影响产程进展。持续性枕后（横）位常致活跃晚期及第二产程延长。若阴道口已见到胎头，但历经多次宫缩屏气却不见胎头继续顺利下降时，应考虑持续性枕后位。

2. 胎头高直位 胎头呈不屈不仰姿势衔接于骨盆入口，其矢状缝与骨盆入口前后径相一致，称为高直位（sincipital presentation）。包括高直前位（胎头枕骨向前靠近耻骨联合者，又称枕耻位）和高直后位（胎头枕骨向后靠近骶岬者，又称枕骶位）。

3. 前不均倾位 枕横位入盆的胎头前顶骨先入盆，称为前不均倾位（anterior asynclitism）。前不均倾位时，因耻骨联合后面直而无凹陷，前顶骨紧紧嵌顿于耻骨联合后，使后顶骨无法越过骶岬而入盆，需行剖宫产术。

4. 面先露（face presentation）（颜面位） 胎头以颜面为先露称为面先露，多于临产后发现，常由额先露继续仰伸形成，以颏骨为指示点，有6种胎位，颏左（右）前、颏左（右）横、颏左（右）后，以颏左前和颏右后较多见。临床表现为颏前位时，胎儿颜面部不能紧贴子宫下段及宫颈，引起子宫收缩乏力，产程延长。由于颜面部骨质不易变形，容易发生会阴裂伤。颏后位可发生梗阻性难产，处理不及时，可致子宫破裂。

5. 臀先露（breech presentation） 指胎儿以臀、足或膝为先露，以骶骨为指示点，在骨盆的前、侧、后构成6种胎方位（骶左前、骶左横、骶左后；骶右前、骶右横、骶右后）的总称。根据胎儿两下肢所取姿势又可分为单臀先露或腿直臀先露；完全臀先露或混合臀先露；以及不完全臀先露。其中以单臀先露最多见（胎儿双髋关节屈曲，双膝关节伸直，以臀部为先露），其次以完全臀先露或混合臀先露较多见（胎儿双髋关节及膝关节均屈曲呈盘膝坐，以臀部和双足先露）。由于臀围小于头围，后出头困难，易发生胎膜早破、脐带脱垂、胎儿窘迫、新生儿产伤等并发症，围生儿死亡率是枕先露的3~8倍。

临床表现为孕妇常感觉肋下或上腹部有圆而硬的胎头，由于胎臀不能紧贴子宫下段及子宫颈，常导致子宫收缩乏力，产程延长，手术产机会增多。胎臀形状不规则，对前羊膜囊压力不均匀，易致胎膜早破。

6. 肩先露（shoulder presentation） 胎儿横卧于骨盆入口以上，其纵轴与母体纵轴垂直，称为横产式（俗称横位），先露为肩称肩先露。临产后由于先露部不能紧贴子宫下段，常出现宫缩乏力和胎膜早破，破膜后可伴有脐带和上肢脱出等情况，可导致胎儿窘迫甚至死亡，足月活胎不可能经阴道娩出。

7. 复合先露（compound presentation） 胎头或胎臀伴有肢体（上肢或下肢）作为先露部同时进入骨盆入口，称为复合先露，常见以一手或一前臂沿胎头脱出。

【胎儿发育异常及临床表现】

1. 巨大胎儿（fetal macrosomia） 指出生体重达到或超过4000g者。多见于父母身材高大、孕妇患轻型糖尿病、经产妇、过期妊娠等。临床表现为妊娠期子宫增大较快，妊娠后期孕妇可出现呼吸困难，自觉腹部及肋两侧胀痛等症状。常引起头盆不称、肩性难产、软产道损伤、新生儿产伤等不良后果。

2. 胎儿畸形

（1）脑积水（hydrocephalus）：指胎头颅腔内、脑室内外有大量脑脊液（500~3000ml）潴留，使头颅体积增大，头周径大于50cm，颅缝明显增宽，囟门增大。临床表现为明显头盆不称，跨耻征阳性，若不及时处理可致子宫破裂。

（2）联体儿：胎儿颈、胸、腹等处发育异常或发生肿瘤，使局部体积增大致难产，通常于第二产程出现胎先露下降受阻，经阴道检查时被发现。

【对母儿的影响】

1. 对母体的影响

（1）可致继发性宫缩乏力，产程延长，常需手术助产。

（2）胎头位置异常，长时间压迫软产道造成局部组织缺血、坏死，易形成生殖道瘘。行阴道助产时，易造成宫颈撕裂，严重者甚至可发生子宫破裂。

（3）产褥感染、产后出血的发生率增加。

2．对胎儿、新生儿的影响

（1）可致胎膜早破、脐带先露、脐带脱垂，从而引起胎儿窘迫、胎儿或新生儿死亡。

（2）早产儿及低体重儿增多。

（3）分娩时由于后出胎头，牵出困难，除了可发生新生儿窒息、外伤，还可以发生臂丛神经损伤、胸锁乳突肌损伤及颅内出血等。

【处理原则】

1．临产前

（1）胎位异常者：定期产前检查，妊娠 30 周以前顺其自然；妊娠 30 周以后胎位仍不正常者，则根据不同情况予以矫治。若矫治失败，提前 1 周住院待产，以决定分娩方式。持续性枕后（横）位，若骨盆无异常，胎儿不大时可以试产。试产时应严密观察产程，注意胎头下降、宫口扩张程度、宫缩强弱及胎心有无变化。

（2）胎儿发育异常：定期产前检查，一旦发现为巨大胎儿，应及时查明原因，如系糖尿病孕妇则需积极治疗，于孕 36 周后根据胎儿成熟度、胎盘功能及血糖控制情况择期引产或行剖宫产。各种畸形儿一经确诊，及时终止妊娠。

2．临产后 根据产妇及胎儿具体情况综合分析，以对产妇和胎儿造成最少的损伤为原则，采用阴道助产或剖宫产术。

【护理评估】

1．健康史 仔细阅读产前检查的资料，如身高、骨盆测量值、胎方位，估计胎儿大小、羊水量、有无前置胎盘及盆腔肿瘤等。询问既往分娩史，注意有无头盆不称、糖尿病史。了解是否有分娩巨大儿、畸形儿等家族史。评估待产过程中产程进展、胎头下降等情况。

2．身心状况 胎位异常或胎儿发育异常均可导致产程延长、继发宫缩无力，或出现胎膜早破、脐带先露或脐带脱垂的危险，导致胎心不规则，甚至窒息死亡。产妇因产程时间过长，极度疲乏失去信心而产生急躁情绪，同时也十分担心自身及胎儿的安危。

（1）腹部检查：持续性枕后位、臀位时胎体纵轴与母体纵轴一致，子宫呈纵椭圆形。如在宫底部触及胎臀，胎背偏向母体后方或侧方，前腹壁触及胎体，胎心在脐下偏外侧处听得最清楚时，一般为枕后位。如在宫底部触到圆而硬、按压时有浮球感的胎头，在耻骨联合上方触及软而宽、不规则的胎臀，胎心在脐上左（右）侧听得最清楚时，为臀位。

（2）肛门检查或阴道检查：当宫颈口部分开大或开全时，行肛查或阴道检查，若感到盆腔后部空虚，胎头矢状缝在骨盆斜径上，前囟在骨盆的右（左）前方，后囟在骨盆的右（左）后方，提示为持续性枕后位；若触及软而宽且不规则的胎臀、胎足或生殖器等可确定为臀位；若感胎头很大，颅缝宽，囟门大且紧张，颅骨骨质薄而软，如乒乓球的感觉，则考虑脑积水。无论肛查或阴道检查，次数不宜过多，阴道检查须严格消毒，防止感染。

3．辅助检查

（1）B 型超声检查：于产前检查则可估计头盆是否相称，探测胎头的位置、大小及形态，作出胎位及胎儿发育异常的诊断。

（2）实验室检查：可疑为巨大胎儿的孕妇，产前应做血糖、尿糖检查、孕晚期抽羊水作胎儿肺成熟度检查、胎盘功能检查。疑为脑积水合并脊柱裂者，妊娠期可查孕妇血清或羊水中的甲胎蛋白水平。

【常见护理诊断／问题】

1. **有窒息的危险**　与分娩因素异常有关。

2. **恐惧**　与难产及胎儿发育异常的结果有关。

【护理目标】

1. 新生儿健康。

2. 产妇能正视分娩障碍，与医护合作，分娩过程顺利，无并发症。

【护理措施】

加强孕期及分娩期的监测与护理，减少母儿并发症。

1. 加强孕期保健，通过产前检查及时发现并处理异常情况。胎位异常者于 30 周前多能自行转为头先露，若 30 周后仍不纠正，可指导孕妇行胸膝卧位：孕妇排空膀胱，松解裤带，姿势如（图 11-11）所示，每日 2 次，每次 15 分钟，连做 1 周后复查。还可以采用激光或艾灸"至阴穴"（足小趾外侧，距趾甲角 1 分）等。

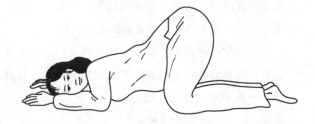

图 11-11　膝胸卧位

2. 有明显头盆不称、胎位异常或确诊为巨大胎儿的产妇，应做好剖宫产围手术期护理。

3. 阴道分娩的孕妇，应做好如下护理：

（1）鼓励待产妇进食，保持待产妇良好的营养状况，按医嘱必要时给予补液，维持水、电解质平衡；指导产妇合理用力，避免体力消耗；枕后位者，嘱其不要过早屏气用力，以防宫颈水肿及疲乏。

（2）防止胎膜早破：孕妇在待产过程中应少活动，尽量少做肛查，禁灌肠。一旦胎膜早破，立即观察胎心，抬高床尾，若胎心有改变，及时报告医师，并立即行阴道检查，及早发现脐带脱垂情况。

（3）协助医师做好阴道助产及新生儿抢救的准备，必要时为缩短第二产程可行阴道助产。新生儿出生后应仔细检查有无产伤。第三产程应仔细检查胎盘、胎膜的完整性及母体产道的损伤情况。按医嘱及时应用宫缩剂与抗生素，预防产后出血与感染。

4. **心理护理**　针对产妇及家属的疑问、焦虑与恐惧，护士在执行医嘱及提供护理照顾时，应给予充分解释，消除产妇与家属的精神紧张状态，并将产妇及胎儿状况及时告诉本人及家属。

为待产妇提供分娩过程中增加舒适感的措施，如松弛身心、抚摸腹部等持续的关照。鼓励产妇更好地与医护配合，以增强其对分娩的自信心，安全度过分娩期。

【结果评价】

1. 无胎儿宫内窘迫、新生儿健康，母子平安。
2. 产妇能与医护配合，顺利度过分娩期。

☆ 本章小结 ···

　　在分娩过程中产力、产道、胎儿及产妇精神心理因素，任何一个或一个以上因素发生异常，都可导致异常分娩。子宫收缩力异常主要表现为子宫收缩乏力和子宫收缩过强两类，每类又分为协调性和不协调性。子宫收缩力异常的处理原则是调节子宫收缩，预防分娩期和分娩后并发症。产道异常以骨产道异常多见，分娩时应明确狭窄骨盆的类型和程度，结合软产道、产力和胎儿因素综合判断，决定分娩方式。胎儿异常包括位置异常和发育异常，应根据骨盆类型、软产道、胎儿大小和位置等作出判断，决定分娩方式。在分娩过程中，对未知产程的恐惧、宫缩疼痛产生的心理应激以及对胎儿预后的担忧，产妇容易出现焦虑的负面情绪。这种情绪会使机体出现如心率加快、呼吸急促、致使子宫收缩乏力、宫口扩张缓慢、产程延长，产妇神经内分泌发生变化，交感神经兴奋，导致胎儿缺血缺氧。

　　对于阴道试产者，应基于产程进展的个体差异性，密切观察产程进展，正确判断分娩过程是否正常，加强支持性照顾，及时发现异常并协助医师积极处理，做好阴道助产、抢救新生儿和剖宫产的准备，减少并发症，促进母婴健康。

（耿　力）

❖ 护理学而思 ···

　　1. 某女，26 岁，G_1P_0，宫内妊娠 39^{+3} 周，因规律腹痛 2 小时 2016 年 3 月 15 日 2:00am 入院待产。入院后检查：骨盆测量值正常，头位，已衔接，胎膜未破，宫口开大 0.5cm，胎先露 S^{-1}，胎心率 145 次 / 分，8:00am 规律宫缩每 3 ～ 4 分钟持续 25 ～ 30 秒，查体：宫颈口开大 3cm，11:00am 产妇宫缩较之前减弱，查体宫口未继续扩张。

　　请思考：

　　（1）该产妇入院时是否临产？你认为最有可能的是？

　　（2）该产妇可能出现的护理问题有哪些？

　　（3）对该产妇应采取哪些护理措施？

　　2. 某女，24 岁，G_1P_0，妊娠 40 周，规律宫缩 24 小时，检查宫口开大 4cm，胎头前囟位于耻骨联合后方，胎膜已破，羊水浑浊绿色，胎心 104 次 / 分。

请思考：

（1）该产妇可能的诊断是什么？

（2）该产妇应采取哪种处理？

（3）该产妇应采取的护理措施有哪些？

3. 某女，30 岁，G_1P_0，妊娠 40 周，规律宫缩 8 小时入院。查：髂棘间径 24cm，骶耻外径 20cm，坐骨结节间径 7cm，坐骨结节间径加后矢状径之和为 14cm，枕右前位，胎心 134 次 / 分。肛查宫口开大 4cm，胎先露 S=0。3 小时后产妇呼叫腹痛难忍，检查宫缩 1～2 分钟一次，持续 45 秒，胎心 105 次 / 分，子宫下段压痛明显。出现病理性缩复环和血尿。肛查宫口开大 5cm。

请思考：

（1）此时产程受阻于骨盆的哪个平面？

（2）此时可能的诊断是什么？

（3）该产妇应采取的护理措施有哪些？

第十二章
分娩期并发症妇女的护理

学习目标

通过本章学习，学生能够：

1. 说出产后出血、子宫破裂及羊水栓塞的定义、病因、临床表现及处理原则。

2. 评估产后出血量，早期识别先兆子宫破裂及羊水栓塞。

3. 运用相关知识提出产后出血、子宫破裂及羊水栓塞病人可能的护理诊断/问题。

4. 制订针对产后出血、子宫破裂及羊水栓塞病人的科学合理的护理措施。

▶ 分娩虽是一个正常的生理过程，但在该过程中，若由于某些因素发生异常，产妇在分娩期可能出现一些严重威胁母婴生命安全的并发症，如产后出血、子宫破裂、羊水栓塞等，可不同程度地对母儿造成影响甚至威胁生命。

导入案例与思考

产妇29岁，G_2P_1，足月分娩，分娩过程中潜伏期延长，第二产程时产妇疲惫，宫缩乏力，给予缩宫素2.5U加0.9%生理盐水500ml静脉滴注加强宫缩。后因胎儿宫内窘迫行会阴侧切，产钳助产娩出一男婴，体重3950g，胎盘胎膜自然娩出，完整。胎盘娩出后子宫收缩欠佳，行子宫按摩后好转，阴道右侧壁有一个4cm×6cm血肿，予以切开缝合。产时出血约400ml。出产房后1小时，产妇出现阴道流血增多，色暗红，挤压宫腔排出凝血块约300g，子宫软，轮廓不清，产妇诉心慌、口渴、眩晕。

结合本案例，你认为：

1. 导致该产妇发生上述表现的原因是什么？

2. 如何预防产后出血的发生？如何正确评估产后出血量？

3. 该产妇的主要护理诊断有哪些？

4. 针对该产妇，应立即采取哪些护理措施？

第一节 产后出血

产后出血（postpartum hemorrhage，PPH）是指胎儿娩出后24小时内阴道分娩者出血量超过500ml，剖宫产者超过1000ml。产后出血是分娩期的严重并发症，居我国产妇死亡原因首位。产后出血的发生率占分娩总数的2%～3%，其中80%以上发生在产后2小时之内，其预后随失血量、失血速度及孕产妇的体质不同而异。短时间内大量失血可迅速发生失血性休克、死亡，存活者可因休克时间过长引起垂体缺血坏死，继发严重的腺垂体功能减退—希恩综合征（Sheehan syndrome）。由于精确的测量和收集分娩时失血量有一定困难，主观因素较大，造成估计的失血量往往低于实际出血量，故实际发病率可能更高。因此，应特别重视产后出血的防治与护理，以降低产后出血发生率及孕产妇死亡率。

【病因】

子宫收缩乏力、胎盘因素、软产道损伤及凝血功能障碍是引起产后出血的主要原因。产后出血既可由以上单一因素所致，也可多因素并存，相互影响或互为因果。

1. **子宫收缩乏力** 是产后出血最常见的原因，占产后出血总数的70%～80%。正常情况下，胎儿娩出后，由于子宫平滑肌的收缩和缩复作用使胎盘剥离面迅速缩小；同时，子宫平滑肌肌束间血管受压闭合，出血控制。因此，任何影响子宫平滑肌收缩及缩复功能的因素，均可引起子宫收缩乏力性产后出血。常见的因素有：

（1）全身因素：产妇精神过度紧张，对分娩过度恐惧，尤其对阴道分娩缺乏足够信心；产程时间过长或难产，造成产妇体力消耗过多乃至衰竭使体质虚弱；临产后过多使用镇静剂、麻醉剂或子宫收缩抑制剂；产妇合并慢性全身性疾病等。

（2）局部因素：①子宫肌纤维过度伸展，如多胎妊娠、巨大胎儿、羊水过多使子宫肌纤维过度伸展失去弹性；②子宫肌纤维发育不良，如妊娠合并子宫畸形或子宫肌瘤，影响子宫平滑肌正常收缩；③子宫肌壁损伤，如剖宫产史、子宫肌瘤剔除术后、子宫穿孔等子宫手术史，或产次过多、急产等均可造成子宫肌纤维受损；④子宫肌水肿或渗血，如妊娠期高血压疾病、严重贫血、宫腔感染等产科并发症使子宫平滑肌层水肿或渗血，引起子宫收缩乏力；⑤胎盘早剥所致子宫胎盘卒中以及前置胎盘等均可引起子宫收缩乏力，导致产后出血。

2. **胎盘因素** 根据胎盘剥离情况，胎盘因素所致产后出血的类型包括：

（1）胎盘滞留（retained placenta）：胎儿娩出后，胎盘多在15分钟内排出。若超过30分钟仍未排出，胎盘剥离面血窦不能正常关闭，导致产后出血。常见原因有：①膀胱充盈：阻碍已剥离胎盘下降，使其滞留于宫腔，影响子宫收缩而出血；②胎盘嵌顿：使用宫缩剂不当，宫颈内口附近子宫平滑肌出现环形收缩，使已剥离的胎盘嵌顿于宫腔内，多为隐性出血；③胎盘剥离不全：第三产程胎盘完全剥离前过早牵拉脐带或按压子宫，影响胎盘正常剥离，导致胎盘剥离不全，已剥离部分血窦开放致出血。

（2）胎盘植入：指胎盘绒毛在其附着部位与子宫肌层紧密相连。根据胎盘绒毛侵入子宫肌层的深度分为胎盘粘连、胎盘植入和穿透性胎盘植入。胎盘绒毛全部或部分黏附于子宫肌层表面，不能自行剥离者称为胎盘粘连（placenta accreta）。绒毛穿透子宫壁表层，植入子宫肌层者称为胎盘植入（placenta increta）。绒毛穿透子宫肌层到达或超过子宫浆膜面为穿透性胎盘植入（placenta percreta）。完全性胎盘粘连或植入者因胎盘未剥离而出血不多；部分胎盘粘连或植入者因胎盘部分剥离导致子宫收缩不良，已剥离面血窦开放，可能引发致命性出血。胎盘植入可引起产时出血、产后出血、子宫破裂和感染等并发症，穿透性胎盘植入也可导致膀胱或直肠损伤。引起胎盘植入的常见原因有：①子宫内膜损伤，如多次人工流产史、宫腔感染等；②胎盘附着部位异常，如胎盘附着于内膜菲薄的子宫下段、子宫颈或子宫角部，使绒毛容易侵入宫壁肌层；③子宫手术史，如剖宫产史、子宫肌瘤剔除术后；④经产妇发生子宫内膜损伤及炎症的机会增多，易引起蜕膜发育不良而发生植入。

（3）胎盘部分残留（retained placenta fragment）：部分胎盘小叶、副胎盘或胎膜残留于宫腔，影响子宫收缩导致产后出血。

3. 软产道裂伤 分娩过程中软产道裂伤，尤其未及时发现者，可导致产后出血。常与下列因素有关：①外阴组织弹性差，子宫收缩过强、产程进展过快、软产道未经充分扩张；②急产、产力过强、巨大胎儿；③阴道手术助产（如产钳、胎吸、臀牵引术等）操作不规范；④会阴切口缝合时止血不彻底，宫颈或阴道穹隆部裂伤未能及时发现等。常见的软产道裂伤有会阴、阴道、宫颈裂伤，严重者裂伤可深达阴道穹隆、子宫下段甚至盆壁，形成腹膜后血肿、阔韧带内血肿而致大量出血。

4. 凝血功能障碍（coagulation defects） 任何原发或继发的凝血功能异常均可引起产后出血。临床包括两种情况：①妊娠合并凝血功能障碍性疾病，如原发性血小板减少、白血病、再生障碍性贫血、重症肝炎等，因凝血功能障碍可引起手术创面及子宫剥离面出血；②妊娠并发症所致凝血功能障碍，如重度子痫前期、重度胎盘早剥、羊水栓塞、死胎滞留过久等均可影响凝血功能，引起弥散性血管内凝血（DIC）。凝血功能障碍所致的产后出血常为难以控制的大量出血，特征为血液不凝。

○ **知识拓展**　　产后出血高危因素

有学者用4个"T"概括产后出血高危因素：Tone（张力）：主要指子宫收缩乏力，包括全身、子宫、产科和医源性因素所致的子宫收缩乏力；Tissue（组织）：指胎盘因素如胎盘滞留、剥离不全、嵌顿、粘连、植入和残留等；Trauma（损伤）：指会阴、阴道、宫颈等软产道裂伤、盆腔血肿、子宫破裂等；Thrombin（凝血）：指凝血功能障碍性疾病。对具备这些高危因素的孕产妇，应及时采取针对性的防范措施，以降低产后出血的发生率。

【临床表现】

产后出血主要表现为胎儿娩出后阴道流血量过多及/或伴有因失血而引起的相应症状。

1. 阴道流血 不同原因所致的产后出血临床表现不同。①子宫收缩乏力所致出血：常表现为胎盘娩出后阴道大量出血，色暗红，子宫软，轮廓不清；②胎盘因素所致出血：多在胎儿娩出数分钟后出现大量阴道流血，色暗红；③软产道裂伤所致出血：多表现为胎儿娩出后立即出现阴道流血，色鲜红。隐匿性软产道损伤时，常伴阴道疼痛或肛门坠胀感，而阴道流血不多；④凝血功能障碍性出血：胎儿娩出后阴道流血呈持续性，且血液不凝。

2. 低血压症状 阴道出血量多时，产妇可出现面色苍白、出冷汗，诉口渴、心慌、头晕，出现脉搏细数、血压下降等低血压甚至休克的临床表现。

【处理原则】

产后出血的处理原则为：针对出血原因，迅速止血；补充血容量，纠正失血性休克；防治感染。

【护理评估】

1. **健康史**　除收集一般健康史外，尤其应注意收集与产后出血病因相关的健康史，如孕前是否患有出血性疾病、重症肝炎、子宫肌壁损伤史；有无多次人工流产史及产后出血史；有无妊娠期高血压疾病、前置胎盘、胎盘早剥、多胎妊娠、羊水过多；产妇是否分娩期精神过度紧张，有无体力消耗过多致产妇衰竭；镇静剂、麻醉剂的使用情况；有无产程过长、急产以及软产道裂伤等导致产后出血的相关因素。

2. **身心状况**　注意评估由于产后出血所致症状和体征的严重程度。一般情况下，出血早期，由于机体自身的代偿功能，失血的症状、体征可不明显。若出现失代偿状况，则很快进入休克，表现出相应的症状和体征。当产妇全身状况较差或合并有内科、产科等易致产后出血的相关高危因素时，即使出血量不多，也可能发生休克。发生产后出血后，产妇和家属常常表现出惊慌、焦虑、恐惧，产妇更是担心自己的生命安危，迫切希望能得到医护人员的全力救治，应注意密切观察产妇的表现和倾听其主诉。

（1）评估产后出血量：临床上目测估计的阴道流血量往往低于实际失血量。目前常用的评估出血量的方法有以下几种：

1）称重法：失血量（ml）=［胎儿娩出后所有敷料湿重（g）–胎儿娩出前所有敷料干重（g）］/1.05（血液比重 g/ml）。此法可较准确的评估出血量，但操作烦琐，分娩过程中操作可行性小，而且当敷料被羊水浸湿时无法准确估计。但对于产后的产妇，可通过称量产垫的重量变化评估产后出血量。

2）容积法：用专用的产后接血容器收集阴道出血，放入量杯测量。此法可简便准确地了解出血量，但与称重法一样，当容器中混入羊水时，其测值不准确。临床上主要用于阴道分娩过程中，第二产程结束后在产妇臀下置接血器，以计量产时出血量。

3）面积法：根据接血纱布血湿面积粗略估计，将血液浸湿的面积按 10cm×10cm（4 层纱布）为 10ml 计算。该法简便易行，但不同估计者对于纱布浸湿程度的掌握不尽相同，导致估计的出血量不准确。

4）休克指数法（shock index，SI）：休克指数 = 脉率 / 收缩压（mmHg）。SI=0.5 为正常；SI=1.0 时为轻度休克；若为 2.0 以上，则为重度休克。此法方便、快捷，可第一时间粗略估计出血量。休克指数与估计出血量见表 12-1。

表 12-1　休克指数与估计出血量

休克指数	估计出血量（ml）	占总血容量的百分比（%）
<0.9	<500	<20
1.0	1000	20
1.5	1500	30
2.0	≥ 2500	≥ 50

上述评估方法可因操作者不同而有一定的误差。值得注意的是，有些产妇即使未达到产后出血的诊断标准，也可能会出现严重的病理、生理改变，如合并妊娠期高血压疾病、贫血、脱水或身材矮小等血容量本身储备不足的产妇，对失血的耐受性差，极易发生失血性休克。因此，建议同时结合监测产妇的生命体征、尿量和精神状态等估算失血量。同时，需注意出血速度也是反映病情轻重的重要指标，若出血速度 >150ml/min；3 小时内出血量超过总血容量的 50%；24 小时内出血量超过全身总血容量，为重症产后出血。

（2）初步评估产后出血的原因：结合不同原因所致产后出血的临床表现，初步评估出血原因。子宫收缩乏力及胎盘因素所致出血者，子宫轮廓不清，触不到宫底，按摩后子宫收缩变硬，停止按摩又变软，按摩子宫时阴道有大量出血，尤其子宫收缩乏力者宫腔内常有血凝块积存。血液积存或胎盘已剥离而滞留于子宫腔内者，宫底可升高，按摩子宫并挤压宫底部刺激宫缩，可促使胎盘和血凝块排出。因软产道裂伤或凝血功能障碍所致的出血，腹部检查宫缩较好，子宫轮廓清晰。

3．辅助检查

（1）实验室检查：抽血查血常规，出、凝血时间，纤维蛋白原，凝血酶原时间等。其中血红蛋白每下降 10g/L，估计出血量约 400～500ml。但需注意产后出血早期，由于血液浓缩，血红蛋白值常不能准确反映实际出血量。

（2）测量中心静脉压：若中心静脉压低于 2cmH_2O，常提示右心房充盈压力不足，即静脉回流不足，血容量不足。

【常见护理诊断／问题】

1．恐惧 与大量失血担心自身安危有关。

2．潜在并发症：出血性休克。

3．有感染的危险 与失血后抵抗力降低及手术操作有关。

【护理目标】

1. 产妇的血容量能尽快得到恢复，血压、脉搏、尿量正常。

2. 产妇体温正常，恶露、伤口无异常，白细胞总数和中性粒细胞分类正常。无感染症状。

3. 产妇情绪稳定，积极配合治疗和护理。

【护理措施】

（一）积极预防产后出血

1．妊娠期

（1）加强孕期保健，定期接受产前检查，及时治疗高危妊娠或必要时及早终止妊娠。

（2）对具有产后出血高危因素的孕妇，如妊娠期高血压疾病、妊娠合并血液系统疾病及肝病、贫血、多胎妊娠、巨大胎儿、羊水过多、子宫手术史等的孕妇，要加强产前检查，建议孕妇提前入院。

（3）提供积极的心理支持。精神因素是决定分娩的四大要素之一，为孕妇提供积极的心理和情感上的支持，让其了解分娩的相关知识，使孕妇感到舒适安全，树立分娩自信心。

2．分娩期 严密观察及正确处理产程。

（1）第一产程：密切观察产程进展；合理使用子宫收缩药物，防止产程延长；注意水和营养的补充，防止产妇疲劳；消除产妇紧张情绪，必要时给予镇静剂以保证良好的休息。

（2）第二产程：对于有高危因素的产妇，应建立静脉通道；正确掌握会阴切开指征并熟练助产；指导产妇正确使用腹压，避免胎儿娩出过急过快；阴道检查及手术助产时动作轻柔、规范；严格执行无菌技术操作。

（3）第三产程：胎肩娩出后立即肌注或静脉滴注缩宫素，以加强子宫收缩，减少出血；正确处理胎盘娩出，胎盘未剥离前，不可过早牵拉脐带或按摩、挤压子宫，见胎盘剥离征象后，及时协助胎盘娩出，并仔细检查胎盘、胎膜是否完整，检查软产道有无裂伤及血肿；准确收集和测量出血量。

3. 产褥期

（1）产后 2 小时是发生产后出血的高峰期，约 80% 的产后出血发生在这一时期。产妇应留在产房接受严密观察：注意观察产妇的子宫收缩、阴道出血及会阴伤口情况，定时测量生命体征，发现异常及时处理。

（2）督促产妇及时排空膀胱，以免影响子宫收缩致产后出血。

（3）若无特殊情况，应尽早实施母乳喂养，以刺激子宫收缩，减少阴道出血。

（4）对可能发生大出血的高危产妇，注意保持静脉通道，充分做好输血和急救的准备，并为产妇做好保暖。

（二）针对原因迅速止血，纠正失血性休克，控制感染

1. 子宫收缩乏力所致出血 加强宫缩是最迅速、有效的止血方法。另外，还可通过宫腔内填塞纱布条或结扎血管等方法达到止血的目的。

（1）按摩子宫：①腹壁单手按摩宫底：是最常用的方法。助产者一手置于产妇腹部（拇指在子宫前壁，其余 4 指在子宫后壁），触摸子宫底部，均匀而有节律地按摩子宫，促使子宫收缩（图 12-1）；②腹壁双手按摩子宫：助产者一手在产妇耻骨联合上缘按压下腹中部，将子宫向上托起，另一手握住宫体，使其高出盆腔，在子宫底部有节律地按摩，同时间断用力挤压子宫，使积存在子宫腔内的血块及时排出（图 12-2）；③腹壁 - 阴道双手按摩子宫：助产者一手戴无菌手套伸入阴道，握拳置于阴道前穹隆顶住子宫前壁，另一手在腹部按压子宫后壁使宫体前屈，两手相对紧压子宫，均匀有节律地进行按摩，此法不仅可刺激子宫收缩，还可压迫子宫内血窦，减少出血（图 12-3）。

（2）应用宫缩剂：根据产妇情况，可采用肌内注射、静脉滴注、舌下含服、阴道上药等方式给药，达到促进子宫收缩而止血的目的。①缩宫素：预防和治疗产后出血的一线药物。常用 10U

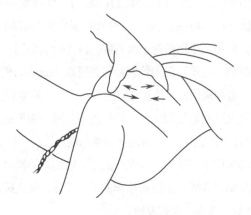

图 12-1　腹壁单手按摩宫底

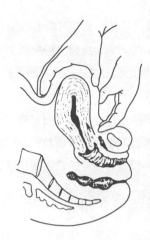

图 12-2　腹壁双手按摩子宫

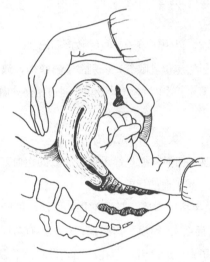

图 12-3　腹壁－阴道双手按摩子宫

加于 0.9% 生理盐水 500ml 中静脉滴注，必要时根据医嘱给予缩宫素 10U 直接宫体注射；②前列腺素类药物：米索前列醇 200μg 舌下含化，或地诺前列酮 0.5～1mg 经腹或直接宫体注射，注入子宫肌层。缩宫素无效时，应尽早使用前列腺素类药物。

（3）宫腔纱条填塞：适用于子宫松弛无力，虽经按摩及宫缩剂等处理仍无效者。由助手在腹部固定子宫，术者用卵圆钳将无菌特制的长 1.5～2m，宽 6～8cm 的 4～6 层无菌不脱脂棉纱布条送入宫腔，自宫底由内向外填紧，达到压迫止血的目的（图 12-4）。若填塞不紧，留有空隙，可造成隐性出血。宫腔填塞纱布条后应密切观察生命体征及宫底高度和子宫大小，警惕因填塞不紧，宫腔内继续出血、积血而阴道不出血的止血假象。24 小时后取出纱布条，取出前应先使用宫缩剂，并给予抗生素预防感染。由于宫腔内填塞纱布条可增加感染的机会，故只有在缺乏输血条件、病情危急时考虑使用。也可采用宫腔放置球囊的方法代替宫腔填塞止血。

（4）结扎盆腔血管：经上述积极处理无效，仍出血不止时，为抢救产妇生命，可经阴道结扎子宫动脉上行支。若仍无效，则经腹结扎子宫动脉或髂内动脉。

（5）髂内动脉或子宫动脉栓塞：适用于经保守治疗无效的难治性产后出血，需在产妇生命体征稳定时进行。行股动脉穿刺插入导管至髂内动脉或子宫动脉，注入吸收性明胶海绵颗粒栓塞动脉。通常栓塞剂可于 2～3 周后吸收，血管复通。

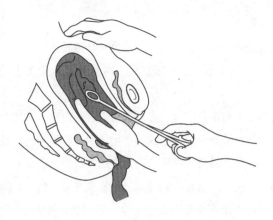

图 12-4　宫腔纱条填塞法

（6）切除子宫：经积极抢救无效，危及产妇生命时，需行子宫次全切除或子宫全切除术，按医嘱做好切除子宫的术前准备。

2. 胎盘因素所致出血　正确处理第三产程，胎盘剥离后及时将胎盘取出，并检查胎盘、胎膜是否完整，必要时做好刮宫准备。胎盘已剥离尚未娩出者，可协助产妇排空膀胱，然后牵拉脐带，按压宫底协助胎盘娩出；胎盘粘连者，可行徒手剥离胎盘后协助娩出；胎盘、胎膜残留者，可行钳刮术或刮宫术；胎盘植入者，应及时做好子宫切除术的术前准备；若为子宫狭窄环所致胎盘嵌顿，应配合麻醉师使用麻醉剂，待环松解后徒手协助胎盘娩出。

3. 软产道损伤所致出血　按解剖层次逐层缝合，彻底止血。宫颈裂伤 <1cm 且无活动性出血者，通常无需缝合；若裂伤 >1cm 且有活动性出血，应立即予以缝合。缝合时第一针需超过裂口顶端 0.5cm，避免止血不彻底造成继续出血。缝合阴道及会阴裂伤时，对齐解剖层次，逐层缝合，第一针均需超过裂伤顶端，不留死腔，同时注意避免缝线穿透直肠黏膜。软产道血肿应切开血肿、清除积血、彻底止血、缝合，必要时可放置橡皮引流条。

4. 凝血功能障碍所致出血　首先应排除子宫收缩乏力、胎盘因素、软产道损伤等原因所致的出血。尽快输新鲜全血，补充血小板、纤维蛋白原或凝血酶原复合物、凝血因子等。若并发 DIC，则按 DIC 处理。

5. 失血性休克的护理　休克程度与出血量、出血速度及产妇自身状况有关。应严密观察并详细记录病人的意识状态、皮肤颜色、血压、脉搏、呼吸及尿量，发现早期休克；迅速建立静脉通道，纠正低血压；对失血过多尚未有休克征象者，应及早补充血容量；对失血多，甚至休克者应输血，以补充同等血量为原则；去枕平卧、吸氧、保暖；观察子宫收缩情况、有无压痛、恶露量、色、气味；观察会阴伤口情况并严格会阴护理；抢救过程中，注意无菌操作，按医嘱给予抗生素防治感染；注意为产妇提供安静的休养环境。

○ **知识拓展**　　产后出血防治流程

产后出血预防与处理指南（2014 年）将产后出血的处理分为预警期、处理期和危重期。产后 2 小时出血量达到 400ml 且出血尚未控制者为预警线，应迅速启动一级急救处理，包括迅速建立两条静脉通道、吸氧、监测生命体征和尿量、向上级医护人员求助、交叉配血，同时积极寻找出血原因并进行处理；若继续出血，出血量达到 500 ~ 1500ml、≥ 1500ml 时，应分别启动相应的二、三级急救处理方案。

（三）心理护理与健康教育

1. 积极做好产妇及家属的安慰、解释工作，避免精神紧张。

2. 大量失血后，产妇抵抗力低下，体质虚弱，医护人员应更加主动关心并为其提供帮助，使其增加安全感。

3. 鼓励产妇进食营养丰富易消化饮食，多进食含铁、蛋白质、维生素的食物。

4. 出院时，告知继续观察子宫复旧及恶露的变化情况，发现异常，及时就诊。

5. 做好产褥期卫生指导及产后避孕指导，告知产妇产褥期禁止盆浴及性生活。

6. 做好产后复查指导，告知产后复查的时间、目的和意义，使产妇能按时接受检查。

部分产妇分娩 24 小时后，于产褥期内发生子宫大量出血，称为晚期产后出血（late postpartum hemorrhage），以产后 1～2 周内发生最常见，也有迟至产后 6 周左右发病者，应予以高度警惕，以免导致严重后果。

【结果评价】

1. 产妇生命体征稳定，尿量、血红蛋白正常，全身状况改善。

2. 产妇体温、白细胞数正常，恶露、伤口无异常，无感染征象。

3. 产妇焦虑、疲劳感减轻，情绪稳定。

第二节　子宫破裂

子宫破裂（rupture of uterus）是指妊娠晚期或分娩期发生的子宫体部或子宫下段的破裂。子宫破裂直接危及产妇及胎儿生命，是导致母婴死亡最严重的产科并发症之一。子宫破裂的发生率约在 1:18 500～1:3000，多发生于经产妇，尤其是瘢痕子宫的孕妇。随着剖宫产率的增加及我国人口政策的调整，子宫破裂的发生率有上升的趋势。

【病因】

根据子宫破裂原因分为自然破裂和损伤性破裂。自然破裂可发生在梗阻性难产致子宫下段过度延伸而破裂，也可发生在子宫手术后的切口瘢痕处；损伤性破裂是指难产手术操作不规范所致。

1. **瘢痕子宫**　是近年来导致子宫破裂的常见原因。如既往剖宫产史、子宫肌瘤剔除术史、子宫穿孔史、宫角切除术后等，因子宫肌壁留有瘢痕，在妊娠晚期或分娩期由于子宫收缩的牵拉及宫腔内压力升高而致瘢痕破裂。前次手术后伤口愈合不良、剖宫产后间隔时间过短或伴感染者，妊娠晚期或临产后发生子宫破裂的危险性更大。宫体部瘢痕常在妊娠晚期自发破裂，多为完全性破裂；子宫下段瘢痕破裂多发生于临产后，多为不完全性破裂。

2. **梗阻性难产**　常见于骨盆狭窄、头盆不称、胎位异常、胎儿畸形、软产道阻塞（宫颈瘢痕、肿瘤或阴道横膈等）等，由于胎先露下降受阻，子宫为克服阻力而强烈收缩，使子宫下段过度伸展变薄而发生子宫破裂。

3. **子宫收缩药物使用不当**　胎儿娩出前缩宫素使用指征或使用剂量不当，或前列腺素类制剂使用不当，导致子宫收缩过强，加之先露下降受阻或瘢痕子宫等原因，最终造成子宫破裂。

4. 产科手术创伤 多发生于不恰当或粗暴的阴道助产手术，如宫口未开全时行产钳或臀牵引术，中 – 高位产钳牵引时可发生宫颈撕裂，严重时延及子宫下段，发生子宫下段破裂；穿颅术、毁胎术可因器械、胎儿骨片损伤子宫导致破裂；肩先露无麻醉条件下的内倒转术、强行剥离植入性胎盘或严重粘连胎盘时，因操作不慎，也可造成子宫破裂。

【临床表现】

子宫破裂多发生在分娩过程中，也可发生在妊娠晚期尚未临产时，通常为一渐进的发展过程，多数可分为先兆子宫破裂和子宫破裂两个阶段。子宫破裂根据发生的时间、部位、原因、程度分为妊娠期破裂和分娩期破裂；子宫体部破裂和子宫下段破裂；自然破裂和损伤性破裂；完全性破裂和不完全性破裂。

1. 先兆子宫破裂 子宫病理性缩复环、子宫压痛、胎心率改变及血尿是先兆子宫破裂的主要临床表现。常见于产程长、有梗阻性难产因素的产妇。

（1）子宫病理性缩复环：因胎先露部下降受阻，子宫收缩过强，强有力的宫缩使子宫下段肌肉拉长变薄，而子宫体部肌肉增厚变短，两者间形成明显的环状凹陷，此凹陷逐渐上升达脐部或脐部以上，压痛明显，称为病理性缩复环（图12-5）。

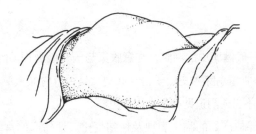

图 12-5　子宫病理性缩腹环

（2）下腹部疼痛：子宫呈强直性或痉挛性收缩，产妇烦躁不安、呼吸急促、心率加快，下腹剧痛难忍，拒按。

（3）血尿：由于胎先露部紧压膀胱使其充血，出现排尿困难及血尿。

（4）胎心率改变：由于宫缩过强、过频，胎儿供血受阻，胎心率加快、减慢或听不清。

2. 子宫破裂

（1）不完全性子宫破裂：子宫浆膜层完整，肌层部分或全层破裂，宫腔与腹腔不相通，胎儿及其附属物位于宫腔内，称不完全性子宫破裂。多见于子宫下段剖宫产切口瘢痕破裂，仅在子宫不全破裂口处有压痛，常无先兆子宫破裂症状，体征也不明显。若破裂口累及子宫动脉，可导致急性大出血或形成阔韧带内血肿，此时常伴胎心率异常，查体可在子宫一侧扪及逐渐增大的包块，有压痛。

（2）完全性子宫破裂：子宫肌层全层破裂，宫腔与腹腔相通，称完全性子宫破裂。继先兆子宫破裂症状后，产妇突感下腹部撕裂样剧痛，子宫收缩骤然停止。腹痛稍缓解后，待羊水、血液进入腹腔，又出现持续性全腹疼痛，伴面色苍白、出冷汗、脉搏细数、呼吸急促、血压下降等休克征象。全腹压痛明显，反跳痛，腹壁可清楚扪及胎体，子宫缩小位于侧方，胎心、胎动消失。阴道检查可见鲜血流出，曾扩张的宫颈口缩小，下降中的胎先露升高甚至消失（胎儿进入腹腔内），部分产妇可扪及宫颈及子宫下段裂口。子宫体部瘢痕破裂多为完全性破裂，常无先兆破裂典型症状。

　　子宫破裂的潜在危险信号－胎心率异常

　　　　现代研究表明，虽然子宫破裂有其典型的症状和体征：如伴随着"撕裂感"的宫缩突然停止；子宫张力基线下降；胎先露退回（腹腔）或消失；阴道出血或血尿；休克等。然而，其中一些症状和体征罕见，且与生理产科过程中的一些表现很难鉴别。持续、晚期或复发性可变减速，或胎儿心动过缓也许是唯一的子宫破裂征象。Bujold 等发现 87% 的子宫破裂病人首要的临床表现是出现异常胎心率波形，Leung 等报道有 79% 的子宫破裂病例出现胎心率持续减速，Rodriguez 等也发现 78% 的子宫破裂病例出现胎儿窘迫，因此，应警惕分娩过程中突然出现的胎心率异常，它可能是子宫破裂一个潜在的危险信号。

【处理原则】

　　1. 先兆子宫破裂　立即采取有效措施抑制子宫收缩，如全身麻醉或肌注哌替啶 100mg，之后立即剖宫产结束分娩。

　　2. 子宫破裂　在积极输液、输血、吸氧，抢救休克的同时，无论胎儿是否存活均应尽快剖宫产终止妊娠。手术方式应根据产妇全身情况、破裂部位、程度以及有无严重感染而定，手术前后给予大剂量广谱抗生素控制感染。

【护理评估】

　　1. 健康史　在收集一般健康史的同时，注意收集与子宫破裂相关的既往史与现病史，如是否有既往剖宫产史、子宫肌瘤剔除术史、子宫穿孔史；是否有骨盆狭窄、头盆不称、胎位异常；是否有子宫收缩药物使用不当或阴道助产手术操作史等。

　　2. 身心状况　主要评估产妇的临床表现及情绪变化。评估产妇宫缩强度、宫缩持续时间、间隔时间，腹部疼痛的部位、性质、程度；有无排尿困难、血尿；有无出现病理性缩复环；监测胎心、胎动情况，评估有无胎儿宫内窘迫表现；产妇有无烦躁不安、疼痛难忍、恐惧、焦虑等。腹部检查可发现子宫破裂不同阶段相应的临床症状和体征。

　　3. 辅助检查

　　（1）实验室检查：血常规检查可见血红蛋白值下降，白细胞计数增加。尿常规检查可见红细胞或肉眼血尿。

　　（2）其他：B 型超声检查可协助确定子宫破裂的部位及胎儿与子宫的关系；腹腔穿刺可证实腹腔内出血。

【常见护理诊断/问题】

　　1. 急性疼痛　与强直性子宫收缩、病理性缩复环或子宫破裂血液刺激腹膜有关。

　　2. 有心输出量减少的危险　与子宫破裂后大量出血有关。

　　3. 有感染的危险　与多次阴道检查、宫腔内损伤、大量出血等有关。

　　4. 悲伤　与切除子宫及胎儿死亡有关。

【护理目标】

　　1. 强直性子宫收缩得到抑制，产妇疼痛减轻。

2. 产妇低血容量得到纠正和控制。

3. 产妇无感染症状，白细胞总数和中性粒细胞分类正常。

4. 产妇情绪得到调整，哀伤程度减轻。

【护理措施】

1. 预防子宫破裂

（1）建立健全三级保健网，宣传孕妇保健知识，加强产前检查。

（2）有瘢痕子宫、产道异常等高危因素者，应提前住院待产。对有剖宫产史的孕妇，应详细了解上次分娩情况，如手术适应证、手术方式及术中、术后、新生儿情况等。

（3）严密观察产程进展，警惕并尽早发现先兆子宫破裂征象，及时处理。

（4）严格掌握缩宫素、前列腺素制剂等子宫收缩剂的使用指征和方法，避免滥用。

（5）正确掌握产科手术助产指征及操作常规，阴道助产术后仔细检查软产道，及时发现宫颈损伤并予修补。

2. 先兆子宫破裂病人的护理

（1）密切观察产程进展，及时发现导致难产的诱因，注意胎心变化。

（2）待产过程中，出现宫缩过强及下腹部压痛或腹部出现病理性缩复环时，应立即报告医师并停止缩宫素使用和一切操作，同时密切监测产妇生命体征，按医嘱给予抑制宫缩、吸氧并做好剖宫产的术前准备。

（3）做好心理护理，安抚产妇及家属的紧张、恐惧情绪。

3. 子宫破裂病人的护理

（1）遵医嘱迅速给予输液、输血、吸氧等处理，短时间内补足血容量；同时补充电解质及碱性药物，纠正酸中毒；积极进行抗休克处理。

（2）快速做好术前准备。

（3）术中、术后按医嘱应用大剂量抗生素以防感染。

（4）严密观察并记录生命体征、出入量。

4. 提供心理支持

（1）耐心安慰产妇，向产妇及家属解释子宫破裂的治疗计划及对再次妊娠的影响。

（2）对胎儿已死亡的产妇，认真倾听产妇诉说内心感受，帮助其尽快调整情绪，接受现实，度过悲伤阶段。

（3）为产妇及其家属提供舒适的环境，给予生活上的护理和更多的陪伴，鼓励其进食，以更好地恢复体力。

（4）为产妇提供产褥期休养计划，并做好避孕指导。

【结果评价】

1. 住院期间产妇的低血容量状态得到及时纠正和控制，手术经过顺利。

2. 出院时产妇白细胞计数、血红蛋白正常，伤口愈合良好，无并发症。

3. 出院时产妇情绪较为稳定，饮食、睡眠基本恢复正常。

第三节　羊水栓塞

羊水栓塞（amniotic fluid embolism，AFE）是指羊水突然进入母体血液循环引起的急性肺栓塞、过敏性休克、弥散性血管内凝血（DIC）、多器官功能衰竭或猝死等一系列严重症状的综合征。其发病急、病情凶险，是造成孕产妇死亡的重要原因之一。发生在足月分娩者，产妇死亡率可高达60%～70%以上。也可发生在妊娠早、中期的流产、引产或钳刮术中，但情况较为缓和，极少造成产妇死亡。近年研究认为，羊水栓塞主要是过敏反应，建议将其命名为"妊娠过敏反应综合征"。

【病因】

一般认为，羊水栓塞是由羊水中的有形物质（胎儿毳毛、角化上皮、胎脂、胎粪）进入母体血液循环引起。目前认为与下列因素有关：①羊膜腔内压力过高（子宫收缩过强），临产后，尤其是第二产程子宫收缩时，羊膜腔压力升高可达100～175mmHg，羊水被挤入破损的微血管而进入母体血液循环；②血窦开放，分娩过程中，胎膜与宫颈壁分离或宫颈口扩张引起宫颈黏膜损伤处有开放的静脉或血窦，羊水进入母体血液循环；宫颈裂伤、子宫破裂、前置胎盘、胎盘早剥或剖宫产术中羊水通过病理性开放的子宫血窦进入母体血液循环；③胎膜破裂，大部分羊水栓塞发生于胎膜破裂之后，羊水可从子宫蜕膜或宫颈管破损处的小血管进入母体血液循环；羊膜腔穿刺或钳刮术时子宫壁损伤处静脉窦亦可成为羊水进入母体的通道。

综上所述，羊膜腔内压力过高、胎膜破裂、宫颈或宫体损伤处有开放的静脉或血窦，是导致羊水栓塞发生的基本条件。高龄初产妇、多产妇（易发生子宫损伤）、子宫收缩过强、急产、胎膜早破、前置胎盘、胎盘早剥、剖宫产术、子宫不全破裂等，是羊水栓塞的诱发因素。

【病理生理】

研究资料提示，羊水栓塞的核心问题是过敏性变态反应。由于羊水进入母体血液循环后，通过阻塞肺小动脉引起过敏反应和凝血机制异常而导致机体发生一系列复杂而严重的病理生理变化。

1. **肺动脉高压**　羊水进入母体血液循环后，其中的有形成分如胎儿毳毛、上皮细胞、胎脂、胎粪等直接形成栓子，经肺动脉进入肺循环，阻塞小血管并刺激血小板和肺间质细胞释放5-羟色胺等血管活性物质，引起肺小血管痉挛；同时，羊水中有形物质还可激活凝血过程，使肺毛细血管内形成广泛的血栓，进一步阻塞肺小血管，反射性引起迷走神经兴奋，引起小支气管痉挛和支气管分泌物增多，使肺通气、换气量减少。肺小血管阻塞引起的肺动脉高压导致急性右心衰竭，继而呼吸循环功能衰竭，出现休克，甚至死亡。

2. **过敏性休克**　羊水中有形成分作为致敏原，作用于母体引起I型变态反应，导致过敏性休克。多在羊水栓塞后立即发生，表现为血压骤降甚至消失。休克后出现心肺功能衰竭。

3. **弥散性血管内凝血（DIC）**　妊娠时母体血液呈高凝状态，由多种凝血因子及纤维蛋白原增加所致，羊水中所含大量促凝物质可激活凝血系统，在血管内产生大量的微血栓，消耗大量凝血因子及纤维蛋白原而发生DIC。同时羊水中也含有纤溶激活酶，当纤维蛋白原下降时可激活纤溶系统，由于大量凝血物质的消耗和纤溶系统的激活，产妇血液由高凝状态迅速转变为纤溶亢进，血液不凝，极易发生严重产后出血及失血性休克。

4. 急性肾功能衰竭　由于休克和 DIC 的发生，母体多脏器受累，常见为肾急性缺血，进一步发展为肾功能障碍和衰竭。

【临床表现】

羊水栓塞起病急骤，来势凶险，临床表现复杂。典型的羊水栓塞以骤然血压下降（血压下降程度与失血量不符）、组织缺氧和消耗性凝血病（consumptive coagulopathy）为特征。多发生于分娩过程中，尤其是胎儿娩出前后的短时间内，也有极少数病例发生在外伤时、羊膜腔穿刺术中或羊膜腔灌注等情况下。典型临床表现可分为三个阶段：

1. 休克期　主要表现为心肺功能衰竭和休克。发生于分娩过程中或分娩前后一段时间内，尤其是刚破膜不久，产妇突然出现寒战、呛咳、气急、烦躁不安、恶心、呕吐等前驱症状，继而出现呼吸困难、发绀、抽搐、昏迷、脉搏细数、血压急剧下降，心率加快、肺底湿啰音，短时间内迅即进入休克状态，约 1/3 病人可在数分钟内死亡，少数出现右心衰竭症状。病情严重者，产妇仅在惊叫一声或打一个哈欠或抽搐一下后，即发生呼吸心搏骤停，于数分钟内死亡。

2. 出血期　度过休克期后，便进入凝血功能障碍阶段，临床表现为难以控制的大量阴道流血、切口渗血、全身皮肤黏膜出血、针眼渗血、血尿及消化道大出血等。产妇可死于出血性休克。

3. 肾功能衰竭期　由于循环功能衰竭引起肾缺血及 DIC 前期形成的血栓堵塞肾内小血管，引起肾脏缺血、缺氧，病人出现少尿（或无尿）和尿毒症的表现。部分病人在休克、出血控制后亦可因肾功能衰竭而死亡。

上述三个阶段的典型临床表现通常按顺序出现，有时也可不完全出现。部分不典型羊水栓塞病例病情发展缓慢，症状隐匿。如缺乏急性呼吸循环系统症状或症状较轻；胎膜破裂时突然出现一阵呛咳，之后缓解；或者仅表现为分娩或剖宫产过程中的一次寒战，几小时后才出现大量阴道出血，伤口渗血、血尿等，并出现休克表现。

分娩期常以肺动脉高压、心功能衰竭和中枢神经系统严重损害为主要表现，而产后则以出血和凝血功能障碍为主要特征。

【处理原则】

一旦怀疑或确诊羊水栓塞，应立即抢救。主要原则是抗过敏、纠正呼吸循环功能衰竭、改善低氧血症、抗休克、防止 DIC 和肾功能衰竭。

【护理评估】

1. 健康史　评估发生羊水栓塞的各种诱因，如胎膜是否破裂（胎膜早破或人工破膜）、有无宫缩过强或强直性子宫收缩、有无前置胎盘或胎盘早剥、是否中期妊娠引产或钳刮术、有无羊膜腔穿刺术等病史。

2. 身心状况　结合羊水栓塞的诱发因素、临床症状和体征进行评估。处于不同临床阶段的羊水栓塞病人，临床表现特点不同。常见病人于破膜后、第一产程末、第二产程宫缩较强时或在胎儿娩出后的短时间内，突然出现烦躁不安、呛咳、气促、呼吸困难、发绀、面色苍白、四肢厥冷、心率加快，并迅速出现循环衰竭，进入休克及昏迷状态；还可能表现有全身皮肤黏膜出血点及瘀斑，切口、针眼渗血，消化道出血，阴道大量流血且不凝等难以控制的出血倾向，继而出现少尿、无尿等肾功能衰竭表现。少数病人可无任何先兆症状，产妇窒息样惊叫一声或打一哈欠后即进入昏迷状态，呼吸心跳停止。

3．辅助检查

（1）实验室检查：采集下腔静脉血，镜检可见羊水有形物质；DIC 各项血液检查指标呈阳性。

（2）床旁胸部 X 线摄片：约 90% 的病人可见双侧肺部弥漫性点状、片状浸润影，沿肺门周围分布，伴轻度肺不张及心脏扩大。

（3）床旁心电图或心脏彩色多普勒超声检查：提示 ST 段下降，右心房、右心室扩大，左心室缩小。

（4）尸检：可见肺水肿、肺泡出血，主要脏器如肺、胃、心、脑等血管及组织中或心内血液经离心处理后，镜检找到羊水有形物质。

【常见护理诊断／问题】

1．**气体交换受损**　与肺动脉高压致肺血管阻力增加及肺水肿有关。

2．**外周组织灌注无效**　与弥散性血管内凝血及失血有关。

3．**有窒息的危险**　与羊水栓塞、母体呼吸循环功能衰竭有关。

4．**恐惧**　与病情危重、濒死感有关。

5．**潜在并发症**：休克、肾衰竭、DIC。

【护理目标】

1．产妇胸闷、呼吸困难症状有所改善。

2．产妇能维持体液平衡，并维持最基本的生理功能。

3．胎儿或新生儿安全。

4．产妇病情平稳，恐惧感减轻。

【护理措施】

1．羊水栓塞的预防

（1）密切观察产程进展，严格掌握子宫收缩药物的使用指征及方法，防止宫缩过强。

（2）人工破膜时不兼行剥膜，以减少子宫颈管部位的小血管破损；不在宫缩时行人工破膜。

（3）剖宫产术中刺破羊膜前保护好子宫切口，避免羊水进入切口处开放性血管。

（4）及时发现前置胎盘、胎盘早剥等并发症并及时处理，对死胎、胎盘早剥的孕产妇，应密切观察出凝血等情况。

（5）中期妊娠引产者，羊膜穿刺次数不应超过 3 次；行钳刮术时应先刺破胎膜，待羊水流尽后再钳夹胎块。

2．羊水栓塞病人的处理与配合　一旦出现羊水栓塞的临床表现，应及时识别并立即给予紧急处理。

（1）改善低氧血症

1）吸氧：出现呼吸困难、发绀者，立即面罩给氧，必要时行气管插管或气管切开正压给氧。保持呼吸道通畅，保证氧气的有效供给，可有效改善肺泡毛细血管缺氧，减轻肺水肿。同时，也可改善心、脑、肾等重要脏器的缺氧状态。

2）解痉：按医嘱使用阿托品、罂粟碱、氨茶碱等药物，以缓解肺动脉高压、改善肺血流灌注，预防呼吸、循环衰竭。

（2）抗过敏：在给氧的同时，按医嘱立即予肾上腺皮质激素静脉推注，以改善和稳定溶酶体，保护细胞，对抗过敏反应。通常首选氢化可的松 100～200mg 加于 5%～10% 葡萄糖液 50～100ml 快速静脉滴注，随后 300～800mg 加入 5% 葡萄糖液 250～500ml 静脉滴注。也可用地塞米松 20mg 加 25% 葡萄糖液静脉推注，随后 20mg 加 5%～10% 葡萄糖液静脉滴注。

（3）抗休克：按医嘱使用低分子右旋糖酐扩容，多巴胺或间羟胺升压，毛花苷丙纠正心衰，5% 碳酸氢钠纠正酸中毒等处理。

（4）防治 DIC：早期抗凝，按医嘱使用肝素钠，以对抗羊水栓塞早期的高凝状态；及时输新鲜全血或血浆、纤维蛋白原，补充凝血因子；晚期抗纤溶，防止大出血。

（5）预防肾功能衰竭：补足血容量仍少尿者，按医嘱给予 20% 甘露醇或呋塞米等利尿剂。

（6）预防感染：严格无菌操作，按医嘱使用广谱抗生素预防感染。

（7）产科处理：原则上应在产妇呼吸循环功能得到明显改善，并已纠正凝血功能障碍后再处理分娩。

1）临产者密切观察产程进展、宫缩强度与胎儿情况。在第一产程发病者待产妇病情平稳后立即行剖宫产结束分娩，以去除病因；若在第二产程发病，可在条件允许的情况下经阴道助产结束分娩；密切观察出血量、血凝情况，若子宫出血不止，应及时报告医师做好子宫切除术的术前准备。

2）中期妊娠钳刮术中或于羊膜腔穿刺时发病者，应立即终止手术，积极实施抢救。

3）发生羊水栓塞时，若正在滴注缩宫素，应立即停止，同时严密监测病人的生命体征变化，同时做好出入量记录。

3. 提供心理支持　对于神志清醒的病人，应给予安慰和鼓励，使其放松心情，配合治疗和护理。对于家属的恐惧情绪表示理解和安慰，适当的时候允许家属陪伴病人，向家属介绍病人病情的严重性，以取得配合。待病情稳定后与其共同制订康复计划，针对病人具体情况提供健康教育与出院指导。

【结果评价】

1. 产妇胸闷、呼吸困难症状改善。
2. 血压稳定、尿量正常，阴道流血量减少，全身皮肤、黏膜出血停止。
3. 胎儿或新生儿无生命危险，产妇出院时无并发症。
4. 产妇情绪稳定。

☆ **本章小结**

　　产后出血指胎儿娩出后 24 小时内阴道分娩者出血量超过 500ml，剖宫产者超过 1000ml。居我国产妇死亡原因首位。常见原因有子宫收缩乏力、胎盘因素、软产道裂伤、凝血功能障碍，短期内大量出血可导致失血性休克。尤应注意 80% 以上的产后出血发生在产后 2 小时内。

　　子宫破裂是指妊娠晚期或分娩期发生的子宫体部或子宫下段的破裂，是最严重的产科并发症之一，常引起母儿死亡。瘢痕子宫、梗阻性难产、子宫收缩药物使用不当及产科手术创伤是导致子宫破裂发生的主要原因。随着孕期保健的加强及产时管理的规范，梗阻性难产、子宫收缩药物使用不当及产科手术创伤所导致的子宫破裂将会进一步下降，而由于我国近年的高剖宫产率及人口政策的调整，瘢痕子宫所致的子宫破裂已引起广泛关注。

羊水栓塞是指羊水突然进入母体血液循环引起的急性肺栓塞、过敏性休克、DIC、多器官功能衰竭或猝死等一系列严重症状的综合征。是极严重的分娩期并发症，发生在足月妊娠分娩者，产妇死亡率可高达 60% ~ 70% 以上。因其病因不明，难以预测，需注意早期识别并立即启动抢救流程。

（周明芳）

◇ 护理学而思

1. 某产妇，38 岁，因 G_2P_0，孕 34 周，双胎妊娠，水肿 3 个月，血压增高 1 周入院。胎心正常，宫高 42cm，腹围 122cm，BP150/98mmHg，水肿（++++），无头昏眼花等不适。入院后给予解痉、降压、利尿、促胎肺成熟等治疗 10 日后行剖宫产术。术中宫缩乏力，出血约 700ml，给予缩宫素 10U 宫体注射后好转。返回病房 1 小时后病人诉心慌、胸闷，极其紧张，按压子宫见阴道流出大量暗红色血液，伴血凝块，子宫轮廓不清。

请思考：

（1）该产妇发生产后出血的主要原因是什么？本病例中有哪些易导致产后出血的高危因素？

（2）该产妇的主要护理诊断是什么？

（3）针对产妇的病情，应采取哪些护理措施？

2. 某产妇，36 岁，因 G_4P_1，孕 36^{+1} 周，重度子痫前期入院。入院后给予解痉、降压等治疗，血压波动在（170 ~ 155）/（120 ~ 110）mmHg，感头昏，无心慌、恶心。入院治疗 3 日后胎心率基线 110 次 / 分，无反应型。立即在硬膜外麻醉下行剖宫产术，破膜后见羊水 II 度污染，量约 1200ml，娩出一男活婴。胎儿娩出后约 2 分钟，病人出现呛咳、抽搐、颜面青紫，血压下降为 70/40mmHg，心率 40 次 / 分，子宫切口边缘广泛渗血，色暗红，不凝。考虑羊水栓塞。

请思考：

（1）该产妇出现羊水栓塞的高危因素有哪些？

（2）若要进一步明确诊断，应做哪些辅助检查？

（3）该产妇的主要护理诊断是什么？

（4）针对该产妇应采取哪些护理措施？

3. 某产妇，30 岁，因 G_6P_1，孕 37^{+2} 周，LOA 临产，瘢痕子宫入院。诉规律性下腹疼痛 2 小时，3 年前剖宫产 1 次。入院时胎心正常，宫高 35cm，腹围 97cm，入院常规测血压时产妇突然大叫，诉腹部瞬间撕裂样剧痛，后缓解，立即测胎心为 100 次 / 分，血压 130/60mmHg。2 分钟后产妇再诉下腹疼痛，拒按，口唇发绀，呼吸急速，胎心、血压进行性下降，考虑子宫破裂。

请思考：

（1）你认为该产妇是完全性子宫破裂还是不完全性子宫破裂？为什么？

（2）该产妇的主要护理诊断有哪些？

（3）针对该产妇，应配合医生采取哪些护理措施？

第十三章
产褥期疾病妇女的护理

学习目标

通过本章学习，学生能够：

1. 说出产褥感染、产褥病率及产后抑郁症的概念。
2. 说出产褥感染和产后抑郁症的原因。
3. 识别产褥感染和产后抑郁症。
4. 利用所学知识对产褥感染和产后抑郁症病人进行护理及健康教育。

▶ 产褥期母体各系统发生很大变化，是身体和心理恢复的关键期。产褥期由于个体因素或其他原因，可导致产褥期感染、出血、精神心理改变等异常情况出现，影响母体健康。因此，护士应该掌握产褥期常见疾病的知识，为产褥期妇女提供整体护理，避免产褥期疾病的发生和发展，保证产褥期妇女的康复。

导入案例与思考

初产妇，30岁，G_1P_0，孕39周，因性生活后出现胎膜早破入院。分娩过程中出现潜伏期延长，阴道分娩一活女婴。会阴Ⅱ度裂伤常规修补缝合。分娩后3日，出现下腹痛，恶露血性，量增多有臭味。查体：体温39℃，脉搏95次/分，宫底平脐，宫旁压痛，血红蛋白90g/L，白细胞$15.8×10^9$/L，中性粒细胞80%，C-反应蛋白15mg/L。

结合本案例，你认为：

1. 该产妇出现了什么问题？可能原因是什么？
2. 该产妇存在的护理问题有哪些？
3. 如何对该产妇进行护理？

第一节　产褥感染

产褥感染（puerperal infection）是指分娩及产褥期内生殖道受病原体侵袭引起的局部和全身感染。产褥病率（puerperal morbidity）是指分娩24小时以后的10日内，每日测量体温4次，间隔时间4小时，有2次体温≥38℃（口表）。产褥病率的常见原因是产褥感染，也可由生殖道以外感染所致（如泌尿系感染、上呼吸道感染、急性乳腺炎、血栓静脉炎等）。产褥感染是常见的产褥期并发症，其发病率约为6%，是产妇死亡的四大原因之一（另外三种是产后出血、妊娠合并心脏病和严重的妊娠高血压疾病）。

【病因】

1．诱发因素　正常女性生殖道对外界致病因子有一定的防御功能。其对入侵病原体的反应与病原体的种类、数量、毒力和机体免疫力有关。正常妊娠和分娩通常不会增加感染的机会。只有在机体免疫力、细菌毒力、细菌数量三者平衡失调时，才会增加感染的机会，导致感染发生。产褥感染的诱因有胎膜早破、羊膜腔感染、产程延长、产前产后出血、产科手术操作，慢性疾病、孕期贫血、营养不良、体质虚弱及妊娠晚期性生活等。

2．感染途径

（1）内源性感染：寄生于正常孕妇生殖道内的微生物多数不致病，当机体抵抗力降低和（或）病原体数量、毒力增加时，非致病微生物转化为致病微生物引起感染。研究表明，内源性感染更重要，因孕妇生殖道内的病原体不仅可以导致产褥感染，还能够通过胎盘、胎膜、羊水间接感染胎儿，引起流产、早产、胎儿生长受限、胎膜早破及死胎等。

（2）外源性感染：指外界病原体侵入生殖道引起的感染。病原体可通过消毒不严格或被污染的衣物、用具、各种手术器械及临产前性生活等途径侵入机体。

3．病原体　正常女性生殖道内寄生大量的微生物，包括需氧菌、厌氧菌、假丝酵母菌及衣原体、支原体，可分为致病微生物和非致病微生物两类。有些非致病的微生物在一定条件下可以致病，称为条件致病菌。

（1）需氧菌

1）链球菌：是外源性产褥感染的主要致病菌，以β-溶血性链球菌致病性最强，能产生致热外毒素与溶组织酶，使病变迅速扩散导致严重感染。链球菌可以寄生在女性生殖道内，也可以通过医务人员或产妇其他部位感染进入生殖道。

2）杆菌：以大肠埃希菌、克雷伯菌属、变形杆菌属多见。这些细菌平时寄生在阴道、会阴、尿道口周围，能产生内毒素，是引起菌血症或感染性休克的最常见致病菌。

3）葡萄球菌：主要包括金黄色葡萄球菌和表皮葡萄球菌。金黄色葡萄球菌多为外源性感染，容易引起伤口严重感染；因其能产生青霉素酶，易对青霉素产生耐药性。表皮葡萄球菌存在于阴道菌群中，引起的感染较轻。

（2）厌氧菌

1）革兰阳性球菌：消化球菌和消化链球菌存在于阴道中，当产道损伤、胎盘残留、局部组织坏死等造成缺氧时，细菌迅速繁殖引起感染。如果合并大肠埃希菌混合感染，发出异常恶臭味。

2）杆菌属：脆弱类杆菌是常见的厌氧性杆菌。这类杆菌多与需氧菌和厌氧性链球菌混合感染，形成局部脓肿，产生大量脓液，有恶臭味；还可以引起化脓性血栓性静脉炎，形成感染血栓，血栓脱落后随血液循环到全身各器官形成脓肿。

3）芽胞梭菌：主要是产气荚膜梭菌。该菌能产生外毒素溶解蛋白质而产气及溶血。产气荚膜梭菌感染轻者引起子宫内膜炎、腹膜炎、败血症；严重者引起溶血、黄疸、血红蛋白尿、急性肾衰竭、循环衰竭、气性坏疽而死亡。

（3）支原体与衣原体：溶脲支原体、人型支原体均可在女性生殖道内寄生，引起生殖道感染，其感染多无明显症状。

【临床表现】

产褥感染的3大主要症状是发热、疼痛、异常恶露。由于感染部位、程度、扩散范围不同，产褥感染的临床表现也不同。根据感染部位分为会阴、阴道、宫颈、腹部伤口、子宫切口局部感染，急性子宫内膜炎、急性盆腔结缔组织炎、腹膜炎、血栓静脉炎、脓毒血症及败血症等。

1. **急性外阴、阴道、宫颈炎** 分娩时会阴损伤或手术导致感染，以葡萄球菌和大肠埃希菌感染为主。会阴裂伤或会阴后－侧切开伤口感染，表现为会阴部疼痛，坐位困难。局部伤口红肿、发硬、伤口裂开，有脓性分泌物流出，压痛明显，较重时可伴有低热。阴道裂伤及挫伤感染表现为阴道黏膜充血、水肿、溃疡，脓性分泌物增多。感染部位较深时，可以引起阴道旁结缔组织炎。宫颈裂伤向深部蔓延达宫旁组织，引起盆腔结缔组织炎。

2. **子宫感染** 子宫感染包括急性子宫内膜炎、子宫肌炎。病原体经胎盘剥离面侵入，扩散至子宫蜕膜层称子宫内膜炎，侵入子宫肌层称子宫肌炎，两者常伴发。子宫内膜炎表现为子宫内膜充血、坏死，阴道内有大量脓性分泌物，而且有臭味。子宫肌炎表现为腹痛，恶露量多，呈脓性，子宫压痛明显，子宫复旧不良，可以伴有高热、寒战、头痛、心率增快、白细胞增多等全身感染的症状。

3. **急性盆腔结缔组织炎、急性输卵管炎** 病原体沿宫旁淋巴和血行达宫旁组织引起盆腔结缔组织炎，形成炎性包块，同时累及输卵管时可引起输卵管炎。表现为下腹痛伴肛门坠胀，伴有持续高热、寒战、脉速、头痛等全身症状。体征有下腹明显压痛、反跳痛、肌紧张，子宫复旧差，宫旁一侧或两侧结缔组织增厚、触及炎性包块，严重者累及整个盆腔形成"冰冻骨盆"。

4. **急性盆腔腹膜炎及弥漫性腹膜炎** 炎症进一步扩散至子宫浆膜层形成盆腔腹膜炎；继而发展成弥漫性腹膜炎。全身中毒症状明显，如高热、恶心、呕吐、腹胀等，检查腹部压痛、反跳痛、肌紧张。腹膜面分泌大量渗出液，纤维蛋白覆盖引起肠粘连，可以在直肠子宫陷凹形成局限性脓肿，若脓肿波及肠管及膀胱，可有腹泻、里急后重和排尿困难。

5. **血栓性静脉炎** 来自胎盘剥离处的感染性栓子，经血行播散可引起盆腔血栓性静脉炎，可以累及子宫静脉、卵巢静脉、髂内静脉、髂总静脉及阴道静脉。病变单侧居多，产后1～2周多见。表现为寒战、高热，症状可持续数周或反复发作。临床表现随静脉血栓形成的部位不同而有所不同。病变多在股静脉、腘静脉及大隐静脉处，当髂总静脉或股静脉栓塞时影响下肢静脉回流，出现下肢水肿、皮肤发白和疼痛（称股白肿）。小腿深静脉栓塞时可出现腓肠肌及足底部疼痛和压痛。

6. **脓毒血症及败血症** 当感染血栓脱落进入血液循环可引起脓毒血症，出现肺、脑、肾脓肿或肺栓塞。当侵入血液循环的细菌大量繁殖引起败血症时，可出现严重全身症状及感染性休克症状，如寒战、高热、脉细数、血压下降、呼吸急促、尿量减少等，可危及生命。

【处理原则】

积极控制感染并纠正全身状况。

1. **支持疗法** 纠正贫血和水、电解质紊乱。病情严重者多次、少量输注新鲜血液及血浆。

2. **切开引流** 会阴伤口或腹部切口感染应及时行切开引流术；盆腔脓肿可经腹或阴道后穹隆切开引流。

3. **胎盘胎膜残留处理** 有效抗感染的同时，清除宫腔内残留物。病人如果为急性感染伴发热，应控制感染和体温下降后再彻底清宫，避免刮宫引起感染扩散和子宫穿孔。

4. **应用抗生素** 未确定病原体时，根据临床表现和临床经验选择广谱高效的抗生素；然后根据细菌培养和药敏实验结果调整抗生素的种类和剂量。中毒症状严重时可短期应用肾上腺皮质激素。

5. **肝素治疗** 血栓性静脉炎在应用大量抗生素的同时，可加用肝素钠、尿激酶，或者口服双香豆素、阿司匹林等，活血化瘀的中药也可以应用。

6. **手术治疗** 严重子宫感染经积极治疗无效，炎症扩展出现不能控制的出血、败血症或脓毒血症时应及时行子宫切除术清除感染源，挽救生命。

【护理评估】

1. **健康史** 评估产褥感染的诱发因素，如是否有贫血、营养不良或生殖道、泌尿道感染的病史；了解本次妊娠有无妊娠合并症与并发症、分娩时是否有胎膜早破、产程延长、手术助产、软产道损伤、产前出血、产后出血史及产妇的个人卫生习惯等。

2. **身心状况** 评估病人的体温、脉搏等基本生命体征，子宫复旧及伤口愈合情况；检查宫底高度、子宫软硬度、有无压痛及其程度；观察会阴部有无疼痛、局部红肿、硬结及脓性分泌物；观察恶露量、颜色、性状、气味等；窥阴器检查阴道、宫颈及分泌物的情况，双合诊检查宫颈有无举痛、子宫一侧或双侧是否扪及包块；另外，还应注意病人有无排便或排尿异常及乳腺炎、泌尿系统感染的症状和体征。评估观察病人的情绪与心理状态，是否存在心理沮丧、烦躁与焦虑情绪。

3. **辅助检查**

（1）血液检查：白细胞计数增高，尤其是中性白细胞计数升高明显；血沉加快。血清 C- 反应蛋白 >8mg/L 有助于早期感染的诊断。

（2）病原体：取宫腔分泌物、脓肿穿刺物、后穹隆穿刺物做细菌培养和药物敏感试验，确定病原体及敏感的抗生素，必要时做血培养和厌氧菌培养。病原体抗原和特异抗体检测可以作为快速确定病原体的方法。

（3）影像学检查：B 型超声、彩色多普勒超声、CT 及磁共振成像等检查手段，能够对产褥感染形成的炎性包块、脓肿做出定位及定性诊断。

【常见护理诊断 / 问题】

1. **体温过高** 与病原体感染及产后机体抵抗力降低有关。

2. **急性疼痛** 与感染有关。

【护理目标】

1. 产妇感染得到控制，体温正常，舒适感增加。

2. 产妇疼痛减轻至缓解。

【护理措施】

1. **一般护理** 注意保暖，保持病室安静、清洁、空气新鲜。保持床单、衣物及用物清洁。保证产妇休息。加强营养，给予高蛋白、高热量、高维生素易消化饮食。鼓励产妇多饮水，保证足够的液体摄入。产妇出现高热、疼痛、呕吐时做好症状护理，解除或减轻不适。产妇取半卧位以利恶露引流。

2. **心理护理** 耐心解答家属及病人的疑虑，向其讲解疾病的知识，让其了解病情和治疗护理情况，增加治疗信心，缓解疑虑情绪。

3. **病情观察** 密切观察产后生命体征的变化，尤其体温，每4小时测1次。观察是否有恶心、呕吐、全身乏力、腹胀、腹痛等症状。同时观察记录恶露的颜色、性状与气味，子宫复旧情况及会阴伤口情况。

4. **治疗配合** 根据医嘱进行支持治疗，增强抵抗力。配合做好脓肿引流术、清宫术、后穹隆穿刺术、子宫切除术的术前准备及护理。遵医嘱应用抗生素及肝素。应用抗生素时注意抗生素使用的间隔时间，维持血液中有效浓度。应用肝素期间要注意监测凝血功能。严重病例有感染性休克或肾功能衰竭者，应积极配合抢救。

5. **健康教育与出院指导** 加强孕期卫生，临产前2个月避免性生活及盆浴，加强营养，增强体质。及时治疗外阴炎、阴道炎、宫颈炎症等慢性疾病。避免胎膜早破、滞产、产道损伤、产后出血等。消毒产妇用物，接产严格无菌操作，正确掌握手术指征。必要时应用广谱抗生素预防感染。教会产妇自我观察，会阴部要保持清洁干净，及时更换会阴垫；治疗期间不要盆浴，可采用淋浴。指导病人采取半卧位或抬高床头，促进恶露引流，防止感染扩散。产褥期结束返院复查。

【结果评价】

1. 出院时，产妇体温正常、疼痛减轻、舒适感增加。
2. 出院时，产妇产褥感染症状消失，无并发症发生。

第二节 产后抑郁症

产后抑郁症（postpartum depression，PPD）是指产妇在产褥期出现抑郁症状，是产褥期非精神病性精神综合征中最常见的一种类型。产后抑郁症的发生率有很大差异。流行病学资料显示：西方发达国家的发生率为7%～40%，亚洲国家发生率为3.5%～63.3%。我国报道的发生率为1.1%～52.1%，平均14.7%，与目前国际上公认的发生率10%～15%基本一致。产后抑郁症不仅影响产妇的生活质量，还影响家庭功能和产妇的亲子行为，影响婴儿认知能力和情感的发展。

【病因】

病因不明，可能与下列因素有关：

1. 分娩因素 分娩经历给产妇带来紧张与恐惧心理，尤其产时和产后并发症、难产、手术产等，导致内分泌功能状态不稳定。

2. 心理因素 最主要的是产妇的个性特征。敏感（神经质）、自我为中心、情绪不稳定、社交能力不良、好强求全、固执、内向性格等个性特点的产妇容易发生产后心理障碍。

3. 内分泌因素 分娩后产妇体内人绒毛膜促性腺激素（hCG）、人胎盘生乳素（HPL）、孕激素、雌激素含量急剧下降，可能在产后抑郁症和精神方面起重要的作用。

4. 社会因素 孕期发生不良生活事件，如失业、夫妻分离、亲人病丧、家庭不和睦、家庭经济条件差、居住环境低劣、缺少家庭和社会的支持与帮助，特别是缺乏来自丈夫与长辈的理解、支持与帮助等，是影响产后抑郁症发生和恢复的重要因素。

5. 遗传因素 有精神病家族史，特别是家族抑郁症病史的产妇发病率高。

【临床表现】

产后抑郁症多在产后 2 周内发病，产后 4～6 周症状明显，病程可持续 3～6 个月。主要表现：

1. 情绪改变 心情压抑、情绪淡漠，甚至焦虑、恐惧、易怒，夜间加重；有时表现为孤独、不愿见人或伤心、流泪。

2. 自我评价降低 自暴自弃、自罪感、对身边的人充满敌意，与丈夫及其他家庭成员关系不协调。

3. 创新性思维受损，主动性降低。

4. 对生活缺乏信心，觉得生活无意义，出现厌食、睡眠障碍、易疲倦、性欲减退。严重者出现绝望、自杀或杀婴倾向，有时陷于错乱或昏迷状态。

【处理原则】

心理治疗是产后抑郁症的重要治疗手段，包括心理支持、咨询和社会干预等。药物治疗为辅，适用于中度抑郁症及心理治疗无效者。尽量选用不进入乳汁的抗抑郁药。首选 5- 羟色胺再吸收抑制剂，如常用药物有盐酸帕罗西汀、盐酸舍曲林。

【护理评估】

1. 健康史 询问有无抑郁症、精神病个人史和家族史，有无重大精神创伤史。了解本次妊娠过程及分娩情况是否顺利、有无难产、滞产、手术产以及产时产后的并发症、婴儿健康状况、婚姻家庭关系及社会支持系统等因素并识别诱因。

2. 身心状况 观察产妇的情绪变化、食欲、睡眠、疲劳程度及集中能力。观察产妇的日常活动和行为，如自我照顾能力与照顾婴儿的能力。观察母婴之间接触和交流的情况，了解产妇对婴儿的喜恶程度及对分娩的体验与感受。评估产妇的人际交往能力与社会支持系统，判断病情的严重程度。

3. 辅助检查 产褥期抑郁症临床诊断困难，产后问卷调查对早期发现和诊断很有帮助。

（1）爱丁堡产后抑郁量表（Edinburgh postnatal depression scale，EPDS）：是目前常用的筛选工具，包括 10 项内容，4 级评分。最佳筛查时间在产后 2～6 周。当产妇总分 ≥ 13 时需要进一步确诊（表 13-1）。

表 13-1　Edinburgh 产后抑郁量表

序号	测评项目及评分标准			
	在过去的 7 日			
	我能够笑并观看事物有趣的方面			
1	如我总能做到那样多	0 分	现在不是那样多	1 分
	现在肯定不多	2 分	根本不	3 分
	我期待着享受事态			
2	如我做到那样多	0 分	较我原来做得少	1 分
	肯定较原来做得少	2 分	全然难得有	3 分
	当事情做错，我多会责备自己			
3	是，大多时间如此	3 分	是，有时如此	2 分
	并不经常	1 分	不，永远不	0 分
	没有充分的原因我会焦虑或苦恼			
4	不，总不	0 分	极难得	1 分
	是，有时	2 分	是，非常多	3 分
	没有充分理由我感到惊吓或恐慌			
5	是，相当多	3 分	是，有时	2 分
	不，不多	1 分	不，总不	0 分
	事情对我来说总是发展到顶点			
6	是，大多情况下我全然不能应付	3 分	是，有时我不能像平时那样应付	2 分
	不，大多数时间我应付得相当好	1 分	我应付与过去一样好	0 分
	我难以入睡，很不愉快			
7	是，大多数时间如此	3 分	是，有时	2 分
	并不经常	1 分	不，全然不	0 分
	我感到悲伤或痛苦			
8	是，大多数时间如此	3 分	是，相当经常	2 分
	并不经常	1 分	不，根本不	0 分
	我很不愉快，我哭泣			
9	是，大多数时间	3 分	是，相当常见	2 分
	偶然有	1 分	不，根本不	0 分
	出现自伤想法			
10	是，相当经常	3 分	有时	2 分
	极难得	1 分	永不	0 分

（2）产后抑郁筛查量表（postpartum depression screening scale，PDSS）：包括睡眠／饮食失调、焦虑／担心、情绪不稳定、精神错乱、丢失自我、内疚／羞耻及自杀想法7个因素，共35个条目，分5级评分，一般以总分≥60分作为筛查产后抑郁症的临界值。

【常见护理诊断／问题】

1. **家庭运作过程失常** 与无法承担母亲角色有关。

2. **有对自己实行暴力的危险** 与产后严重的心理障碍有关。

【护理目标】

1. 产妇情绪稳定，能配合护理人员与家人采取有效应对措施。

2. 产妇能进入母亲角色，能关心爱护婴儿。

3. 产妇的生理、心理行为正常。

【护理措施】

1. **一般护理** 提供温暖、舒适的环境。注意休息，入睡前喝热牛奶、洗热水澡等协助产妇入睡，保证足够的睡眠。合理安排饮食，保证产妇的营养摄入。鼓励、协助产妇哺乳，使其有良好的哺乳能力。鼓励产妇白天从事多次短暂的活动，必要时陪伴。

2. **心理护理** 心理护理对产后抑郁症非常重要，使产妇感到被支持、尊重、理解，信心增强，加强自我控制，建立与他人良好交流的能力，激发内在动力去应对自身问题。护理人员要具备温和、接受的态度，鼓励产妇宣泄、抒发自身的感受，耐心倾听产妇诉说的心理问题，做好心理疏通工作。同时，让家人给予更多的关心和爱护，减少或避免不良的精神刺激和压力。

3. **协助并促进产妇适应母亲角色** 帮助产妇适应角色的转换，指导产妇与婴儿进行交流、接触，并鼓励多参与照顾婴儿，培养产妇的自信心。

4. **防止暴力行为发生** 注意安全保护，谨慎地安排产妇生活和居住环境，产后抑郁症产妇的睡眠障碍主要表现为早醒，而自杀、自伤等意外事件就发生在这种时候，应特别注意。

5. **治疗配合** 药物治疗是产后抑郁症的重要治疗手段，适用于中重度抑郁症病人和心理治疗无效者。药物治疗应该在专科医生指导下用药，根据以往疗效和个体情况选择药物。护理人员应该遵医嘱指导产妇正确应用抗抑郁症药，并注意观察药物疗效及不良反应。

6. **出院指导** 本病预后良好，约70%病人1年内治愈，极少数持续1年以上，再次妊娠复发率20%，其下一代认知能力可能受影响，因此，应该为产妇提供心理咨询机会。

7. **预防** 产后抑郁症的发生受社会因素、心理因素及妊娠因素的影响，因此应该加强对孕产妇的精神关怀，利用孕妇学校等多种途径宣传普及有关妊娠、分娩常识，减轻孕产妇对妊娠、分娩的紧张、恐惧心理，提高自我保健能力。在分娩过程中，运用医学心理学、社会学知识对产妇多加关心和爱护，对产后抑郁症的预防非常重要。产褥期抑郁症早期诊断困难，可以利用心理量表进行筛查。

【结果评价】

1. 住院期间产妇的情绪稳定，能配合诊治方案。

2. 产妇与婴儿健康安全。

3. 产妇能示范正确护理新生儿的技巧。

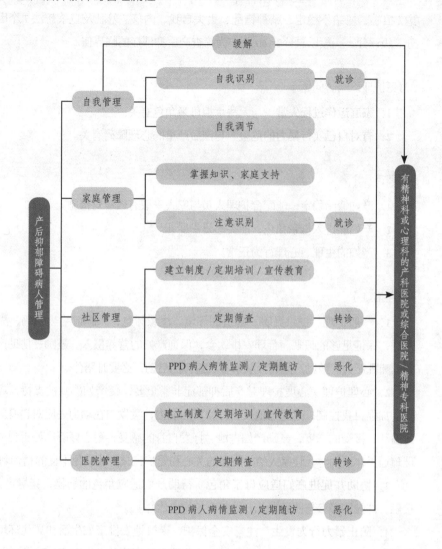

☆ **本章小结**

　　产褥感染及产后抑郁症是产褥期常见疾病，影响产妇的康复。产褥感染是导致产妇死亡的四大原因之一，以 β- 溶血性链球菌最常见；临床分为急性外阴炎、阴道炎、宫颈炎，子宫感染，急性盆腔结缔组织炎和急性输卵管炎，急性盆腔腹膜炎和弥散性腹膜炎，血栓静脉炎，脓毒血症及败血症。发热、疼痛、恶露异常是三大主要症状，具体表现因感染部位、程度、扩散范围而不同。产后抑郁症是产褥期精神综合征最常见的一种，主要表现为持续和严重的情绪低落及一系列症状，严重者影响对新生儿的照顾能力，心理护理对产后抑郁症非常重要。

（王爱华）

◇ **护理学而思**

　　王女士，1周前阴道助娩一女婴。分娩过程中出血较多。4日后出现乳房胀痛，测体温 37.9℃，母乳喂养后 1 日体温降到正常。现感觉发热和下腹部疼痛。查体：体温 39.5℃，痛苦病容，腹部拒按，子宫底在脐耻之间，压痛，右侧附件区明显压痛，且触及一边界不清的囊性肿物，大约 5cm×6cm×4cm。血常规：血红蛋白 110g/L，白细胞 15×10^9/L。

结合本案例，请思考：

（1）王女士出现发热的原因是什么？

（2）王女士存在的护理问题有哪些？

（3）如何为王女士提供护理和健康教育？

第十四章
女性生殖系统炎症病人的护理

学习目标

通过本章学习，学生能够：

1. 陈述女性生殖系统的自然防御功能；生殖系统炎症的病原体、传染途径、发展与转归。

2. 说明阴道炎症、子宫颈炎、盆腔炎性疾病常用检查项目及其临床意义。

3. 结合盆腔炎性疾病的发病机制和高危因素，开展预防为主的健康教育。

4. 陈述淋病、尖锐湿疣、梅毒对妊娠、分娩及胎儿、新生儿的影响。

5. 运用所学知识，识别女性生殖系统炎症病人的临床表现，解释处理原则，分析做出常见护理诊断/问题，制订护理措施。

▶ 女性生殖系统炎症是指来自外阴、阴道、宫颈、子宫、输卵管、卵巢、盆腔腹膜和盆腔结缔组织的炎症。炎症可局限于一个部位或多个部位同时受累。临床表现多样，轻者无症状，重者可引起败血症甚至感染性休克、死亡。女性生殖系统炎症不仅危害病人，还可危害胎儿及新生儿。

导入案例与思考

某女，33岁。因持续性下腹痛伴尿急、尿痛4日，高热1日入院。既往月经规则，周期30日，经期5日。已婚，G_1P_1。入院后查体：体温39℃，脉搏96次/分，急性面容。下腹有压痛及反跳痛。妇科检查：外阴正常，阴道可见脓性臭味分泌物，子宫颈充血，子宫颈口见脓性分泌物流出，宫颈举痛；子宫后倾，宫体稍大，有压痛，活动受限，左附件区可触及一边界不清的囊实相间的包块，活动欠佳，有压痛。B型超声提示子宫左侧有一个 6cm×7cm×5cm 液性包块，内容物较稠，边界不清，与子宫关系不明。

结合本案例，你认为：

1. 该病人可能患了什么疾病？

2. 该病人的护理问题有哪些？

3. 对该病人应采取的护理措施是什么？

第一节 概　述

【女性生殖系统的自然防御功能】

女性生殖器的解剖、生理、生化和免疫学特点具有比较完善的自然防御功能，以抵御感染的发生。若防御功能下降或遭到破坏，阴道内源性菌群会发生变化或外源性致病菌侵入，即可发生生殖系统炎症。

1. **外阴**　外阴皮肤为鳞状上皮；两侧大阴唇自然合拢，遮掩阴道口和尿道口，防止外界微生物污染。

2. **阴道**　自然状态下，阴道口闭合，阴道前、后壁紧贴，可减少外界微生物的侵入。经产妇阴道松弛，防御功能较差。生理情况下，阴道上皮在卵巢分泌的雌激素影响下增生变厚，增加抵抗病原体侵入的能力，同时上皮细胞中含有丰富糖原，在阴道乳杆菌的作用下分解为乳酸，维持阴道正常的酸性环境（pH 在 3.8～4.4），使其他病原体的生长受到抑制，称为阴道自净作用。此外，阴道分泌物可维持巨噬细胞活性，防止细菌侵入阴道黏膜。若体内雌激素水平下降、性生活频繁、阴道灌洗等，阴道 pH 上升，不利于乳杆菌生长；长期应用广谱抗生素，则抑制乳杆菌生长；机体免疫力下降，阴道其他致病菌成为优势菌，则引起炎症。

3. **子宫颈**　子宫颈内口紧闭，宫颈管黏膜分泌大量黏液，形成胶冻状黏液栓，成为上生殖道感染的机械屏障；宫颈管黏液栓内含乳铁蛋白、溶菌酶等，可抑制病原体侵入子宫内膜。

4. **子宫内膜**　育龄妇女子宫内膜周期性剥脱，是消除宫腔感染的有利条件。此外，子宫内膜分泌液也含有乳铁蛋白、溶菌酶，可清除少量进入宫腔的病原体。

5. **输卵管**　输卵管黏膜上皮细胞的纤毛向子宫腔方向摆动以及输卵管的蠕动，均有利于阻止病原体的侵入。输卵管分泌液与子宫内膜分泌液一样，含有乳铁蛋白、溶菌酶，清除偶尔进入输卵管的病原体。

6. **生殖道的免疫系统**　生殖道黏膜聚集有不同数量的淋巴组织及散在的淋巴细胞，包括 T 细胞、B 细胞。此外，中性粒细胞、巨噬细胞、补体以及一些细胞因子，均在局部有重要的免疫功能，发挥抗感染作用。

女性生殖系统虽具有自然防御功能，但是外阴阴道与尿道和肛门邻近，易受污染；外阴与阴道又是性交、分娩及宫腔操作的必经之道，容易受到损伤及外界病原体的感染。此外，妇女在特殊生理时期，如月经期、妊娠期、分娩期和产褥期，防御功能受到破坏，机体免疫功能下降，病原体容易侵入生殖道而形成炎症。

【病原体】

1. **细菌**　大多为化脓菌，如葡萄球菌、链球菌、大肠埃希菌、厌氧菌、变形杆菌、淋病奈瑟菌、结核杆菌等。

葡萄球菌为革兰阳性球菌，是产后、手术后生殖器炎症及伤口感染常见的病原菌，金黄色葡萄球菌致病力最强。革兰阳性链球菌的种类很多，乙型溶血性链球菌的致病力强，使感染扩散，并引起败血症。大肠埃希菌为革兰阴性杆菌，是肠道及阴道的正常寄生菌，一般不致病，但当机体极度衰弱时，可引起严重感染，甚至产生内毒素。厌氧菌主要有革兰阴性脆弱类杆菌及革兰阳性消化链球菌、消化球菌等，脆弱类杆菌致病力最强，感染的特点是容易形成盆腔脓肿、感染性血栓性静脉炎，脓液有粪臭并有气泡。消化链球菌和消化球菌多见于产褥感染、感染性流产及输卵管炎。

2. **原虫** 以阴道毛滴虫最为多见，其次为阿米巴原虫。

3. **真菌** 以假丝酵母菌为主。

4. **病毒** 以疱疹病毒、人乳头瘤病毒为多见。

5. **螺旋体** 多见苍白密螺旋体。

6. **衣原体** 常见为沙眼衣原体，感染症状不明显，但常导致输卵管黏膜结构及功能的严重破坏，并引起盆腔广泛粘连。

7. **支原体** 是正常阴道菌群的一种，在一定条件下可引起生殖道炎症，包括有人型支原体、生殖支原体以及解脲支原体。

【传染途径】

1. **沿生殖器黏膜上行蔓延** 病原体侵入外阴、阴道后，或阴道内的菌群沿阴道黏膜经宫颈、子宫内膜、输卵管黏膜至卵巢及腹腔，是非妊娠期、非产褥期盆腔炎性疾病的主要感染途径。淋病奈瑟菌、沙眼衣原体及葡萄球菌等沿此途径扩散（图 14-1）。

2. **经血液循环蔓延** 病原体先侵入人体的其他系统，再经过血液循环感染生殖器，为结核菌感染的主要途径（图 14-2）。

3. **经淋巴系统蔓延** 细菌经外阴、阴道、宫颈及宫体创伤处的淋巴管侵入盆腔结缔组织及内生殖器其他部分，是产褥感染、流产后感染及放置宫内节育器后感染的主要传播途径，多见于链球菌、大肠埃希菌、厌氧菌感染（图 14-3）。

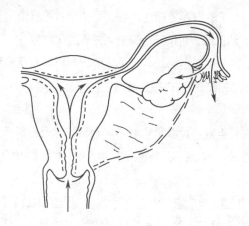

图 14-1 炎症经黏膜上行蔓延

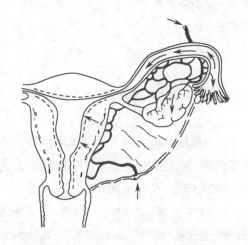

图 14-2 炎症经血行蔓延

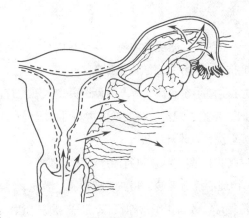

图 14-3　炎症经淋巴系统蔓延

4．直接蔓延　腹腔其他脏器感染后直接蔓延到内生殖器，如阑尾炎可引起右侧输卵管炎。

【炎症的发展与转归】

1．痊愈　病人抵抗力强、病原体致病力弱或治疗及时、抗生素使用恰当，病原体完全被消灭，炎症很快被控制，炎性渗出物完全被吸收，病人痊愈。一般情况下，痊愈后组织结构、功能都可以恢复正常，不留痕迹。但如果坏死组织、炎性渗出物机化形成瘢痕或粘连，则组织结构和功能不能完全恢复，只是炎症消失。

2．转为慢性　炎症治疗不彻底、不及时或病原体对抗生素不敏感，身体防御功能和病原体的作用处于相持状态，炎症长期持续存在。机体抵抗力强时，炎症可以被控制并逐渐好转，一旦机体抵抗力降低，慢性炎症可急性发作。

3．扩散与蔓延　病人抵抗力低下而病原体数量多及致病力强时，炎症可经淋巴和血行扩散或蔓延到邻近器官。严重时可形成败血症，危及生命。由于抗生素的快速发展，此种情况已不多见。

【临床表现】

1．阴道分泌物异常　女性阴道内常有少量分泌物，主要是由阴道黏膜渗出物、宫颈管及子宫内膜腺体分泌物等混合而成，又称白带。白带的形成与雌激素的作用有关。正常白带呈白色稀糊状或蛋清样，黏稠，无腥臭味，量少，称为生理性白带。若生殖道出现炎症，特别是阴道炎和宫颈炎时，白带量显著增多，有臭味，且性状亦有改变，称为病理性白带。

2．外阴不适　外阴受到异常阴道分泌物刺激，常出现瘙痒、灼热或疼痛。外阴瘙痒常为阵发性发作，也可为持续性，通常夜间加重。瘙痒程度因不同疾病和不同个体而有明显差异。因长期搔抓，外阴可见抓痕、血痂或继发毛囊炎；由于外阴皮肤完整性受损，病人常感到局部灼热或疼痛。

3．下腹不适　病人下腹不适的临床表现依据炎症侵及的部位、范围及程度不同而不同。常表现为下腹痛，通常分为急性下腹痛与慢性下腹痛两种。急性下腹痛，起病急剧，疼痛剧烈，常伴有恶心、呕吐、出汗及发热等症状，盆腔炎性疾病、子宫内膜炎或输卵管卵巢脓肿病人常有急性下腹痛伴发热；慢性下腹痛，起病缓慢，多为隐痛或钝痛，病程长，慢性输卵管炎常有非周期性慢性下腹痛，盆腔炎性疾病常有月经期慢性下腹痛。

4．不孕　阴道及宫颈管炎症不利于精子穿过；输卵管炎狭窄或子宫内膜炎症，妨碍受精卵到达宫腔并顺利着床。

【处理原则】

1. 加强预防　注意个人卫生，经常更换内裤，穿纯棉内裤，保持外阴清洁、干燥。增加营养，增强体质，提高机体抵抗力。避免私自滥用抗生素。

2. 控制炎症　一旦发生生殖系统炎症，应及时就医并遵医嘱治疗。针对病原体选用敏感的抗生素进行治疗，要求及时、足量、规范、有效地使用。可口服全身用药，也可局部药物治疗，或局部热敷、坐浴、冲洗或熏洗，以改善症状。

3. 病因治疗　积极寻找病因，针对病因进行治疗或手术修补。

4. 物理或手术治疗　物理治疗有微波、短波、超短波、激光、冷冻、离子透入（可加入各种药物）等，促进局部血液循环，改善组织营养状态，提高新陈代谢，以利炎症吸收和消退。手术治疗可根据情况选择经阴道、经腹部手术或腹腔镜手术，手术以彻底治愈为原则，避免遗留病灶而再复发。

5. 中药治疗　根据具体情况，可选用清热解毒、清热利湿或活血化瘀的中药。

【护理评估】

（一）健康史

询问病人的年龄、月经史、婚育史、哺乳史、生殖系统手术史、性生活史、肺结核病史及糖尿病病史，了解有无吸毒史、输血史，有无接受大剂量雌激素治疗或长期应用抗生素治疗史；宫腔内手术操作后、产后、流产后有无感染史，采用的避孕或节育措施，个人卫生及月经期卫生保健情况；发病后有无发热、寒战、腹痛、阴道分泌物增多、阴道分泌物颜色和性质改变，有无排尿、排便改变；外阴有无瘙痒、疼痛、肿胀、灼热感等，此次疾病的治疗经过和效果，识别发病的可能诱因。

（二）身心状况

结合病史，通过询问和观察，评估病人的症状和出现症状后相应的心理反应。

1. 外阴　询问外阴皮肤瘙痒、疼痛、烧灼等主观感觉，及其与活动、性交、排尿、排便的关系。

2. 阴道分泌物　阴道炎、宫颈炎病人往往出现阴道分泌物显著增多、性状改变或伴有臭味。护理人员应评估病人阴道分泌物的量、性状、气味。生殖系统炎症病人病理性白带常见的有灰黄色或黄白色泡沫稀薄白带、凝乳块状或豆渣样白带、灰白色匀质鱼腥味白带、脓性白带等。

3. 阴道流血　妇女生殖道任何部位均可发生出血，内生殖器官发生的异常出血常经阴道流出，称为阴道流血。护理人员应评估病人的出血部位、出血量、出血时间（经前、经间、经后、性交后、停经后或绝经后）、持续时间和伴随症状。

4. 炎症扩散症状　当炎症扩散到盆腔时，可有腰骶部疼痛、盆腔部下坠痛，常在劳累、性交后及月经前后加剧。若有腹膜炎，则出现消化系统症状，如恶心、呕吐、腹胀、腹泻等；若有脓肿形成，则有下腹包块及局部压迫刺激症状。

5. 不孕　注意不孕发生的时间、类型，与生殖系统炎症的关系等。

6. 全身症状　病人可出现精神不振、食欲减退、体重下降、乏力、头痛、四肢疼痛等。

7. 心理反应　通过与病人接触、交谈，观察其行为变化，以了解病人情绪、心理状态的改变。多数病人在出现典型的临床症状后，出于无奈被迫就医。有些未婚或未育女性，常因害羞、恐惧、担心遭人耻笑和遗弃等原因未及时就诊，或自行寻找非正规医疗机构处理，以致延误病情，也给治疗和护理带来了一定的困难。

（三）辅助检查

1. **阴道分泌物检查**　①pH测定：采用精密pH试纸测定阴道上1/3处分泌物的pH。滴虫阴道炎和细菌性阴道病pH升高，均>4.5，而外阴阴道假丝酵母菌病的pH则多在4.0～4.7之间，通常pH<4.5。②病原菌检查：取阴道分泌物分别放于滴有生理盐水及10%氢氧化钾的两张玻片上，进行显微镜检查。生理盐水湿片用于检查滴虫、线索细胞，10%氢氧化钾湿片用于假丝酵母菌的检查及胺臭味试验。阴道分泌物中若找到滴虫或假丝酵母菌，可确诊滴虫阴道炎、外阴阴道假丝酵母菌病；若找到线索细胞或胺臭味试验阳性，结合分泌物的性状及pH，可明确细菌性阴道病的诊断。生理盐水湿片法是检测滴虫的最简便方法，敏感性为60%～70%。对可疑病人，若多次湿片法未能发现滴虫时，分泌物应送培养，准确性可达98%。③白细胞检查：滴虫阴道炎、淋病奈瑟菌及衣原体感染引起的宫颈管黏膜炎白细胞增加，而细菌性阴道病以及外阴阴道假丝酵母菌病白细胞不增加。

2. **宫颈分泌物检查**　主要检测病原体，包括淋病奈瑟菌和衣原体。检测淋病奈瑟菌常用的方法有：①分泌物涂片革兰染色，查找中性粒细胞内有无革兰阴性双球菌；②淋病奈瑟菌培养，是诊断淋病的金标准方法；③核酸扩增试验。检测沙眼衣原体常用的方法有：①衣原体培养，因其方法复杂，临床少用；②酶联免疫吸附试验，检测沙眼衣原体抗原，为临床常用的方法；③核酸检测，包括核酸杂交及核酸扩增，尤其是核酸扩增方法为检测衣原体感染敏感、特异的方法。宫颈分泌物还可进行白细胞检查，宫颈分泌物革兰染色中性粒细胞>30/高倍视野对于诊断宫颈管炎症有意义。

3. **宫颈刮片或分段诊刮术**　对有血性白带者，应与子宫恶性肿瘤相鉴别，需常规做宫颈刮片，必要时行分段诊刮术。

4. **阴道镜检查**　有助于发现宫颈微小病变，并可取可疑部位活组织做病理检查。

5. **聚合酶链反应（PCR）**　PCR方法简便、快速、灵敏度高，特异性强，可检测、确诊人乳头瘤病毒、淋病奈瑟菌等感染。

6. **局部组织活检**　活体组织检查可明确诊断。

7. **腹腔镜**　能直接观察到子宫、输卵管浆膜面，并可取腹腔液行细菌培养，或在病变处取活组织检查。此项检查应避免损伤肠道。

8. **B型超声**　以了解子宫、附件及盆腔情况。

【常见护理诊断/问题】

1. **组织完整性受损**　与炎性分泌物刺激引起局部瘙痒、搔抓等有关。

2. **舒适度减弱**　与炎症引起的瘙痒、疼痛等不适有关。

3. **焦虑**　与治疗效果不佳有关。

【护理目标】

1. 病人接受治疗措施后，外阴皮肤愈合。

2. 病人瘙痒症状减轻，诉说舒适感增加。

3. 病人的焦虑缓解，接受医务人员指导，积极配合治疗。

【护理措施】

1. **一般护理**　嘱病人多休息，避免劳累。急性炎症期应卧床休息。指导病人增加营养，进食高热量、高蛋白、高维生素饮食。发热时多饮水。

2．缓解症状，促进舒适　指导病人定时更换消毒会阴垫，便后冲洗及会阴擦洗时遵循由前向后、从尿道到阴道，最后达肛门的原则，以保持会阴部清洁。炎症急性期，病人宜采取半卧位，以利于盆腔分泌物积聚于子宫直肠陷窝，使炎症局限或便于引流。为发热病人做好物理降温并及时为其更换衣服、床单。疼痛症状明显者，按照医嘱给予止痛剂。若病人局部奇痒难忍，酌情给予止痒药膏，并嘱咐病人避免搔抓。

3．执行医嘱，配合治疗　评估病人对诊疗方案的了解程度及执行能力后，帮助护理对象接受妇科诊疗时的体位、方法及各种治疗措施，护士应尽可能陪伴病人并为其提供有助于保护隐私的环境，解除病人不安、恐惧的情绪。执行医嘱时应尽量使用通俗易懂的语言与病人及家属沟通，认真回答其问题，准确执行医嘱。及时、正确收集各种送检标本，协助医师完成诊疗过程。

4．心理护理，精神支持　由于炎症部位处于病人的隐私处，病人往往有害羞心理，不愿及时就医，护理人员应耐心向病人进行解释，告知及时就医的重要性，并鼓励坚持治疗和随访。对待慢性病人要及时了解其心理问题，尊重病人，耐心倾听其诉说，主动向病人解释各种诊疗的目的、作用、方法、不良反应和注意事项，与病人及家属共同讨论治疗、护理方案，减轻病人的恐惧和焦虑，争取家人的理解和支持，必要时提供直接帮助。

5．病情观察，做好记录　巡视病人过程中，认真对待病人的主诉，注意观察生命体征、阴道分泌物的量和性状、用药反应等情况，详细记录，若有异常情况，及时与医师取得联系。

6．健康教育，出院指导

（1）卫生宣教：指导妇女穿用棉织品内裤，以减少局部刺激。告知治疗期间勿去公共浴池、游泳池、浴盆、浴巾等用具应消毒，并禁止性生活。注意经期、孕期、分娩期和产褥期的卫生。

（2）普查普治：积极开展普查普治，指导护理对象定期进行妇科检查，及早发现异常，并积极治疗。

（3）指导用药：对需局部用药治疗者，要耐心教会病人会阴区清洁、自己用药的方法及注意事项，请病人独立操作至确定其完全理解并掌握为止。此外，向病人讲解有关药物的作用、不良反应，使病人明确不同剂型药物的用药途径，以保证疗程和疗效。

（4）传授知识：向病人及家属讲解常见生殖系统炎症的病因、诱发因素、预防措施，并与病人及家人共同讨论适用于个人、家庭的防治措施，并鼓励其使用。

（5）信息告知：向病人及家属告知相关诊断检查可能出现的不适。如腹腔镜检查术后出现上腹部不适及肩痛，是 CO_2 对膈肌刺激所致，术后数日内可自然消失。

【结果评价】

1. 病人外阴皮肤愈合，能够主动实施促进健康的行为，保持外阴清洁、干燥。

2. 病人诉说外阴瘙痒症状减轻，不再搔抓外阴。

3. 病人描述自己的焦虑和焦虑的表现，接受医务人员指导，焦虑缓解或消失。

第二节 外阴部炎症

一、非特异性外阴炎

非特异性外阴炎（non-specific vulvitis）是由物理、化学因素而非病原体所致的外阴皮肤或黏膜的炎症。

【病因】

外阴暴露于外，与尿道、肛门、阴道邻近，若不注意皮肤清洁，月经血、产后恶露、阴道分泌物、尿液、粪便等刺激均可引起外阴不同程度的炎症。其次为糖尿病病人的糖尿刺激、粪瘘病人的粪便刺激、尿瘘病人尿液长期浸渍等。此外，穿紧身化纤内裤、月经垫通透性差、外阴局部潮湿等均可引起外阴部炎症。

【临床表现】

外阴皮肤黏膜瘙痒、疼痛、红肿、灼热感，于性交、活动、排尿、排便时加重。检查见外阴局部充血、肿胀、糜烂，常有抓痕，严重者形成溃疡或湿疹。慢性炎症者，外阴局部皮肤增厚、粗糙、皲裂等，甚至苔藓样变。

【处理原则】

保持局部清洁、干燥，包括局部治疗和病因治疗。局部治疗应用抗生素；病因治疗，若发现糖尿病则积极治疗糖尿病；若有尿瘘、粪瘘，应及时行修补术。

【护理要点】

1. 治疗指导　非特异性外阴炎病人的局部治疗可用 0.1% 聚维酮碘液或 1∶5000 高锰酸钾液坐浴，每日 1～2 次，每次 15～30 分钟，5～10 次为一个疗程。护士应教会病人坐浴的方法，包括浴液的配制、温度、坐浴的时间及注意事项。注意提醒病人浴液浓度不宜过浓，以免灼伤皮肤。坐浴时要使会阴部浸没于溶液中，月经期停止坐浴。坐浴后，局部涂抗生素软膏或紫草油。也可用中药水煎熏洗外阴部，每日 1～2 次。急性期病人还可选用微波或红外线进行局部物理治疗。

2. 健康教育　指导护理对象注意保持外阴的清洁、干燥，穿纯棉内裤并经常更换，做好经期、孕期、分娩期及产褥期卫生。勿饮酒，少食辛辣食物。外阴部严禁搔抓，勿用刺激性药物或肥皂擦洗。外阴溃破者要预防继发感染，使用柔软无菌会阴垫，减少摩擦和感染的机会。

二、前庭大腺炎

病原体侵入前庭大腺引起的炎症，称为前庭大腺炎（Bartholinitis）。前庭大腺位于两侧大阴唇后 1/3 深部，其直径为 0.5～1.0cm，出口管长 1.5～2.0cm，腺管开口于处女膜与小阴唇之间。外阴部受污染时，易发生炎症。育龄妇女多见，幼女及绝经后期妇女少见。

【病因】

主要病原体为葡萄球菌、链球菌、大肠埃希菌、肠球菌等，随着性传播疾病发病率的增加，淋病奈瑟菌及沙眼衣原体已成为常见病原体。急性炎症发作时，病原体首先侵犯腺管，导致前庭大腺导管炎，腺管开口往往因肿胀或渗出物凝聚而阻塞，脓液不能外流、积存而形成脓肿，称为前庭大腺脓肿（abscess of Bartholin gland）。

【临床表现】

炎症多发生于一侧。初起时局部肿胀、疼痛、灼烧感，行走不便，有时致大小便困难。部分病人出现发热等全身症状。检查见局部皮肤红肿、发热、压痛明显，患侧前庭大腺开口处有时可见白色脓点。当脓肿形成时，疼痛加剧，脓肿直径可达 3~6cm，局部可触及波动感。当脓肿内压力增大时，表面皮肤发红、变薄，脓肿可自行破溃，若破孔大，可自行引流，炎症较快消退而痊愈；若破孔小，引流不畅，则炎症持续不消退，并可反复急性发作。发热病人可有腹股沟淋巴结不同程度增大。

【处理原则】

根据病原体选择敏感的抗生素控制急性炎症；脓肿／囊肿形成后可切开引流并作造口术。

【护理要点】

1. 急性期病人应卧床休息，保持局部清洁；由前庭大腺开口处取分泌物进行细菌培养和药敏试验，按医嘱给予抗生素及止痛剂。也可选用蒲公英、紫花地丁、金银花、连翘等局部热敷或坐浴。

2. 脓肿或囊肿切开术后，局部放置引流条引流，引流条需每日更换。外阴用消毒液常规擦洗，伤口愈合后，可改用坐浴。

三、前庭大腺囊肿

前庭大腺囊肿（Bartholin cyst）系因前庭大腺腺管开口部阻塞、分泌物积聚于腺腔而形成。前庭大腺囊肿可继发感染，形成脓肿并反复发作。

【病因】

引起前庭大腺管阻塞的原因有：

1. 前庭大腺脓肿消退后，腺管口粘连闭塞，腺管阻塞，分泌物不能排出，脓液吸收后由黏液分泌物所代替。

2. 先天性腺管狭窄或腺腔内黏液浓稠分泌物排出不畅，导致囊肿形成。

3. 前庭大腺管损伤，如分娩时会阴与阴道裂伤后瘢痕阻塞腺管口，或会阴后－侧切开术损伤腺管。

【临床表现】

前庭大腺囊肿多由小逐渐增大，囊肿多为单侧，也可为双侧。若囊肿小且无感染，病人可无自觉症状，往往于妇科检查时被发现；若囊肿大，可有外阴坠胀感或性交不适。检查见囊肿多呈椭圆形，大小不等，位于外阴部后下方，可向大阴唇外侧突起。

【处理原则】

行前庭大腺囊肿造口术，造口术方法简单、损伤小，术后还能保留腺体功能。还可采用 CO_2 激光或微波行囊肿造口术。

【护理要点】

同前庭大腺炎病人的护理。

第三节　阴道炎症

一、滴虫阴道炎

滴虫阴道炎（trichomonal vaginitis）是由阴道毛滴虫引起的阴道炎，是常见的性传播疾病。

【病因】

滴虫呈梨形，体积约为多核白细胞的 2~3 倍，其顶端有 4 根鞭毛，体侧有波动膜，后端尖并有轴柱凸出，无色透明如水滴（图 14-4）。鞭毛随波动膜的波动而活动。其适宜在温度 25~40℃、pH 为 5.2~6.6 的潮湿环境中生长，在 pH 5.0 以下或 7.5 以上的环境中则不生长。滴虫能在 3~5℃生存 21 日，在 46℃生存 20~60 分钟，在半干燥环境中生存约 10 小时；在普通肥皂水中也能生存 45~120 分钟。月经前、后阴道 pH 发生变化，月经后接近中性，故隐藏在腺体及阴道皱襞中的滴虫于月经前、后常得以繁殖，引起炎症的发作。另外，妊娠期、产后等阴道环境也发生改变，适于滴虫生长繁殖。滴虫能消耗或吞噬阴道上皮细胞内的糖原，也可吞噬乳杆菌，阻碍乳酸生成，使阴道 pH 升高而有利于繁殖。滴虫阴道炎病人的阴道 pH 一般在 5.0~6.5，多数 >6.0。滴虫不仅寄生于阴道，还常侵入尿道或尿道旁腺，甚至膀胱、肾盂以及男性的包皮皱褶、尿道或前列腺中。滴虫能消耗氧，使阴道成为厌氧环境，利于厌氧菌繁殖，约 60% 病人合并有细菌性阴道病。

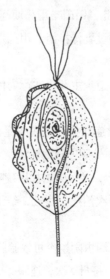

图 14-4　阴道毛滴虫

【传播方式】

1. **经性交直接传播**　是主要的传播方式。由于男性感染滴虫后常无症状，易成为感染源。

2. **间接传播**　经公共浴池、浴盆、浴巾、游泳池、坐式便器、衣物等间接传播，还可通过污染的器械及敷料传播。

【临床表现】

潜伏期 4～28 日，25%～50% 的病人感染初期无症状，主要症状是阴道分泌物增多及外阴瘙痒，间或有灼热、疼痛、性交痛等。典型分泌物是稀薄脓性、黄绿色，泡沫状伴有臭味。分泌物呈脓性是因分泌物中含有白细胞，若合并其他感染则呈黄绿色；泡沫状、有臭味是因滴虫无氧酵解碳水化合物，产生腐臭气体。瘙痒部位主要为阴道口及外阴。若合并尿道口感染，可有尿频、尿痛，有时可见血尿。阴道毛滴虫能吞噬精子，影响精子在阴道内存活，可致不孕。妇科检查可见病人阴道黏膜充血，严重者有散在出血斑点，甚至宫颈有出血斑点，形成"草莓样"宫颈，后穹隆有多量白带，呈泡沫状灰黄色、黄白色稀薄液体或黄绿色脓性分泌物。少数病人阴道内有滴虫存在而无炎症反应，阴道黏膜无异常，称为带虫者。

【处理原则】

全身用药，主要治疗药物是甲硝唑和替硝唑。初次治疗可选择甲硝唑 2g，单次口服；或替硝唑 2g，单次口服。甲硝唑的治愈率为 90%～95%，替硝唑治愈率为 86%～100%。替代方案：甲硝唑 400mg，每日 2 次，连服 7 日。

【护理要点】

1. **指导病人自我护理**　注意个人卫生，保持外阴部的清洁、干燥。勤换内裤，内裤、坐浴及洗涤用物应煮沸消毒 5～10 分钟以消灭病原体，避免交叉和重复感染的机会。尽量避免搔抓外阴部以免皮肤破损。治疗期间禁止性生活。

2. **指导病人配合检查**　告知病人取分泌物前 24～48 小时避免性交、阴道灌洗或局部用药。分泌物取出后应及时送检并注意保暖，否则滴虫活动力减弱，造成辨认困难。

3. **告知全身用药注意事项**　甲硝唑口服后偶见胃肠道反应，如食欲减退、恶心、呕吐。此外，偶见头痛、皮疹、白细胞减少等，一旦发现应报告医师并停药。由于药物可抑制乙醇在体内氧化而产生有毒的中间代谢产物，因此，甲硝唑用药期间及停药 24 小时内、替硝唑用药期间及停药 72 小时内禁止饮酒。甲硝唑能通过乳汁排泄，用药期间及用药后 12～24 小时内不宜哺乳；替硝唑服药后 3 日内不宜哺乳。

4. **要求性伴侣同时治疗**　滴虫阴道炎主要由性行为传播，性伴侣应同时进行治疗，治愈前避免无保护性交。

5. **随访及治疗失败者的处理**　对症状持续存在或症状复发的病人进行随访及病原体检测。滴虫阴道炎病人再感染率高，患有滴虫性阴道炎的性活跃女性应在最初感染 3 个月后重新进行筛查。对初次治疗失败且排除再次感染者，按医嘱增加甲硝唑疗程及剂量仍有效。可重复应用甲硝唑 400mg，每日 2 次，连服 7 日；若再次治疗仍失败，给予甲硝唑 2g，每日 1 次，连服 5 日，同时进行耐药性监测。

6. **说明妊娠期治疗的注意事项**　滴虫阴道炎可致胎膜早破、早产及低出生体重儿，治疗可采用甲硝唑 2g 顿服，或甲硝唑 400mg，每日 2 次，连服 7 日。治疗有症状的滴虫阴道炎孕妇可以减轻症状，减少传播，防止新生儿呼吸道和生殖道感染。但是目前关于甲硝唑治疗是否能够改善滴虫阴道炎的产科并发症及是否增加胎儿致畸率尚无统一结论，因此应用甲硝唑时，最好取得孕妇及其家属的知情同意。

二、外阴阴道假丝酵母菌病

外阴阴道假丝酵母菌病（vulvovaginal candidiasis，VVC）是由假丝酵母菌引起的外阴阴道炎症，曾称为外阴阴道念珠菌病，发生率高，国外资料显示，约75%妇女一生中至少患过1次外阴阴道假丝酵母菌病，其中40%～45%妇女经历过2次或以上的发病。

【病因】

80%～90%的病原体为白假丝酵母菌，10%～20%为非白假丝酵母菌（光滑假丝酵母菌、近平滑假丝酵母菌、热带假丝酵母菌等）引起。酸性环境适宜假丝酵母菌生长，假丝酵母菌感染的病人阴道 pH 多在 4.0～4.7，通常 <4.5。假丝酵母菌对热的抵抗力不强，加热至 60℃后 1 小时即可死亡，但对于干燥、日光、紫外线及化学制剂等抵抗力较强。

白假丝酵母菌是有酵母相和菌丝相的双相菌。酵母相为芽生孢子，在无症状寄居和传播中起作用；菌丝相为芽生孢子伸长成假菌丝，侵袭组织能力强。白假丝酵母菌为条件致病菌，10%～20%非孕妇女及 30%～40%孕妇阴道中有此菌寄生，但数量极少，且呈酵母相，并不引起症状。只有在全身及阴道局部免疫能力下降、假丝酵母菌大量繁殖并转变为菌丝相才出现症状。常见发病诱因有：①长期应用抗生素，抑制了乳杆菌生长，有利于假丝酵母菌繁殖；②妊娠时机体免疫力下降，雌激素水平高，阴道组织内糖原增加，酸度增高，有利于假丝酵母菌生长；③糖尿病病人机体免疫力下降，阴道内糖原增加，适合假丝酵母菌繁殖；④大量应用免疫抑制剂，如皮质类固醇激素或免疫缺陷综合征，使机体的抵抗力降低；⑤其他诱因有胃肠道假丝酵母菌、应用含高剂量雌激素的避孕药、穿紧身化纤内裤和肥胖等，后者可使会阴局部的温度及湿度增加，易于假丝酵母菌繁殖。

【传播方式】

1. 内源性感染　为主要感染途径，假丝酵母菌除作为条件致病菌寄生于阴道外，还可寄生于人的口腔、肠道，当局部环境条件适合时易发病，这 3 个部位的假丝酵母菌可互相传染。

2. 性交传染　部分病人可通过性交直接传染。

3. 间接传染　少数病人是接触感染的衣物而间接传染。

【临床表现】

主要为外阴瘙痒、灼痛、性交痛以及尿痛，部分病人阴道分泌物增多。尿痛特点是排尿时尿液刺激水肿的外阴及前庭导致疼痛。阴道分泌物由脱落上皮细胞和菌丝体、酵母菌和假丝菌组成，其特征是白色稠厚呈凝乳或豆腐渣样。妇科检查可见外阴红斑、水肿，常伴有皮肤抓痕，严重者可见皮肤皲裂、表皮脱落。阴道黏膜红肿，小阴唇内侧及阴道黏膜附有白色块状物，擦除后露出红肿黏膜面，急性期还可见到糜烂及浅表溃疡。

目前根据其流行情况、临床表现、微生物学、宿主情况而分为单纯性 VVC 和复杂性 VVC，见表 14-1。大约 10%～20% 的妇女表现为复杂性 VVC。一年内有症状并经真菌学证实的 VVC 发作

4次或以上，称为复发性外阴阴道假丝酵母菌病（recurrent vulvovaginal candidiasis，RVVC），发生率约为5%。其中VVC的临床表现按VVC评分标准划分（2012年中华医学会妇产科分会感染协作组修订），评分≥7分为重度VVC，而<7分为轻、中度VVC，见表14-2。

表14-1 VVC临床分类

	单纯性VVC	复杂性VVC
发生频率	散发或非经常发作	复发性
临床表现	轻到中度	重度
真菌种类	白假丝酵母菌	非白假丝酵母菌
宿主情况	免疫功能正常	免疫功能低下、应用免疫抑制剂、未控制的糖尿病、妊娠

表14-2 VVC临床评分标准

评分项目	0	1分	2分	3分
瘙痒	无	偶有发作，可被忽略	能引起重视	持续发作，坐立不安
疼痛	无	轻	中	重
阴道黏膜充血、水肿	无	轻	中	重
外阴抓痕、皲裂、糜烂	无	/	/	有
分泌物量	无	较正常多	量多，无溢出	量多，有溢出

【处理原则】

消除诱因，包括积极治疗糖尿病，及时停用广谱抗生素、雌激素及皮质类固醇激素。根据病人具体情况选择局部或全身应用抗真菌药物。单纯性VVC主要以局部短疗程抗真菌药物为主，复杂性VVC病人可采用强化治疗及巩固治疗。严重VVC者，外阴局部可应用低浓度糖皮质激素软膏或唑类霜剂。

【护理要点】

1. **健康指导**　与病人讨论发病的因素及治疗原则，积极配合治疗方案；培养健康的卫生习惯，保持局部清洁；避免交叉感染。勤换内裤，用过的内裤、盆及毛巾均用开水烫洗。

2. **用药护理**　要向病人说明用药的目的与方法，取得配合，按医嘱完成正规疗程。指导病人正确用药。需要阴道用药的病人应洗手后戴手套，用示指将药沿阴道后壁推进达阴道深部（详见二十二章第四节阴道或宫颈上药），为保证药物局部作用时间，宜在晚上睡前放置。为提高用药效果，可用2%～4%碳酸氢钠液坐浴或阴道冲洗后用药。对RVVC病人，治疗期间应定期复查监测疗效及药物副作用，一旦发现副作用，立即停药。妊娠期合并感染者以局部治疗为主，以7日疗法效果为佳。禁止口服唑类药物。

（1）单纯性VVC主要以局部短疗程抗真菌药物为主，唑类药物的疗效高于制霉菌素。可选用下列药物之一放于阴道内：①咪康唑栓剂，每晚1粒（200mg），连用7日；或每晚1粒（400mg），连用3日；或1粒（1200mg），单次用药；②克霉唑栓剂，每晚1粒（100mg），塞入阴道深部，连用7日；或1粒（500mg），单次用药；③制霉菌素栓剂，每晚1粒（10万U），连用

14日。复杂性 VVC 病人局部用药可采用强化治疗；严重 VVC 者，外阴局部可应用低浓度糖皮质激素软膏或唑类霜剂。

单纯性 VVC 病人若不能耐受局部用药、未婚妇女及不愿采用局部用药者，可选用口服药物。常用药物是氟康唑 150mg，顿服。严重 VVC 病人，若选择口服氟康唑 150mg，则 72 小时后加服 1 次。

（2）RVVC 的抗真菌治疗分为强化治疗及巩固治疗。根据真菌培养和药物敏感试验选择药物。在强化治疗达到真菌学阴性后，给予巩固治疗至半年。强化治疗若为阴道局部治疗，可选咪康唑栓剂，每晚 1 粒（400mg），连用 6 日；若为全身用药，可口服氟康唑 150mg，第 4 日、第 7 日各加服 1 次。巩固治疗方案：目前国内外尚无成熟方案，若为每月规律发作者，可于发作前预防用药 1 次，连续 6 个月。

3. 性伴侣治疗　约 15% 男性与女性病人接触后患有龟头炎，对有症状男性应进行假丝酵母菌检查及治疗，预防女性重复感染。

4. 随访　若症状持续存在或诊断后 2 个月内复发者，需再次复诊。对 RVVC 病人，在治疗结束后 7～14 日、1 个月、3 个月和 6 个月各随访 1 次，后两次随访时，建议进行真菌培养。

三、萎缩性阴道炎

萎缩性阴道炎（atrophic vaginitis）常见于自然绝经或人工绝经后妇女，也可见于产后闭经或药物假绝经治疗的妇女。

【病因】

绝经后妇女因卵巢功能衰退，雌激素水平降低，阴道壁萎缩，黏膜变薄，上皮细胞内糖原含量减少，阴道内 pH 增高，多为 5.0～7.0，嗜酸性的乳杆菌不再为优势菌，局部抵抗力降低，其他致病菌过度繁殖或外源性致病菌容易入侵而引起炎症。

【临床表现】

主要症状为外阴灼热不适、瘙痒及阴道分泌物增多。阴道分泌物稀薄，呈淡黄色，感染严重者呈血样脓性白带。由于阴道黏膜萎缩，可伴有性交痛。妇科检查可见阴道呈萎缩性改变，上皮皱襞消失、萎缩、菲薄。阴道黏膜充血，常伴有散在小出血点或点状出血斑，有时见浅表溃疡。溃疡面可与对侧粘连，严重时造成阴道狭窄甚至闭锁，若炎症分泌物引流不畅，可形成阴道积脓或宫腔积脓。

【处理原则】

治疗原则为应用抗生素抑制细菌生长；补充雌激素增强阴道抵抗力。

【护理要点】

1. 加强健康教育　注意保持会阴部清洁，勤换内裤，出现症状应及时到医院就诊。

2. 用药护理　使病人理解用药的目的、方法与注意事项，主动配合治疗过程。阴道局部应用抗生素，如诺氟沙星 100mg，放入阴道深部，每日 1 次，7～10 日为 1 个疗程。也可选用中药，如保妇康栓等。对于阴道局部干涩明显者，可应用润滑剂。通常在阴道冲洗后进行阴道局部用药。病人可采用 1% 乳酸或 0.5% 醋酸冲洗阴道，1 次 / 日，以增加阴道酸度，抑制细菌生长繁殖。本人用药有困难者，指导其家属协助用药或由医务人员帮助使用。

雌激素制剂可局部给药，可用雌三醇软膏局部涂抹，每日 1～2 次，14 日为 1 个疗程；或选用兼有广谱抗菌作用及局部雌激素样作用的制剂，如氯喹那多普罗雌烯阴道片。也可全身用药，对于同时需要性激素替代治疗的病人，可口服替勃龙，2.5mg，每日 1 次。乳腺癌或子宫内膜癌病人要慎用雌激素。

四、细菌性阴道病

细菌性阴道病（bacterial vaginosis，BV）是阴道内正常菌群失调引起的一种混合感染，但临床及病理特征无炎症改变。

【病因】

正常阴道微生物群中以乳杆菌为优势菌，乳杆菌不但能够维持阴道的酸性环境，还能产生 H_2O_2、细菌素等抗微生物因子，可抑制致病菌微生物的生长；同时，通过竞争排斥机制阻止致病微生物黏附于阴道上皮细胞，维持阴道微生态平衡。频繁性交、多个性伴侣或阴道灌洗等情况下，乳杆菌减少，导致其他微生物大量繁殖，主要有加德纳菌、厌氧菌（动弯杆菌、普雷沃菌、紫单胞菌、类杆菌、消化链球菌等）以及人型支原体，其中以厌氧菌居多，这些微生物的数量可增加 100～1000 倍。随着这些微生物的繁殖，其代谢产物使阴道分泌物的生化成分发生相应改变，pH 升高，胺类物质（尸胺、腐胺、三甲胺）、有机酶以及一些酶类（黏多糖酶、唾液酸酶、IgA 蛋白酶等）增加。胺类物质可使阴道分泌物增多并有臭味。酶和有机酸可破坏宿主的防御机制，如溶解宫颈黏液，使致病微生物更易进入上生殖道，引起炎症。

【临床表现】

多发生在性活跃期妇女。10%～40% 病人无临床症状。有症状者表现为阴道分泌物增多，伴有鱼腥臭味，性交后加重，可出现轻度外阴瘙痒或烧灼感。检查可见阴道分泌物呈灰白色，均匀一致，稀薄，常黏附于阴道壁，但黏度很低，容易将分泌物从阴道壁拭去，阴道黏膜无充血的炎症表现。

细菌性阴道病还可引起子宫内膜炎、盆腔炎、子宫切除术后阴道断端感染，妊娠期细菌性阴道病可导致绒毛膜炎、胎膜早破、早产。

【处理原则】

有症状者均需治疗，无症状者除早产高风险孕妇外，一般不需治疗。治疗选用抗厌氧菌药物，主要药物有甲硝唑和克林霉素。局部用药与口服药物疗效相似，治愈率 80% 左右。

【护理要点】

1. **指导病人自我护理**　注意个人卫生，保持外阴部清洁、干燥，尽量避免搔抓外阴部致皮肤破损。勤换内裤，出现症状应及时诊断并治疗。

2. **用药护理**　向病人说明药物治疗的目的、方法，指导病人正确用药。口服药物首选甲硝唑 400mg，每日 2 次，口服，共 7 日。替代方案：替硝唑 2g，口服，每日 1 次，连服 3 日；或替硝唑 1g，口服，每日 1 次，连服 5 日；或克林霉素 300mg，每日 2 次，连服 7 日。阴道局部用药，如甲硝唑栓剂 200mg，每晚 1 次，连用 7 日；或 2% 克林霉素软膏阴道涂布，每次 5g，每晚 1 次，连用 7 日。任何有症状的细菌性阴道病孕妇及无症状早产高风险孕妇均需筛查及治疗。用药为甲硝唑或克林霉素，剂量及用药时间同非孕妇女。

3．随访指导　治疗后无症状者不需常规随访。对妊娠合并 BV 需要随访治疗效果。细菌性阴道病复发较常见，对症状持续或症状重复出现者，应告知病人复诊，接受治疗。

第四节　子宫颈炎症

子宫颈炎症（cervicitis）是妇科常见的疾病之一，包括宫颈阴道部炎症及宫颈管黏膜炎症。临床上多见的是急性子宫颈管黏膜炎，若急性子宫颈管黏膜炎未经及时诊治或病原体持续存在，可导致慢性子宫颈炎症。

一、急性子宫颈炎

急性子宫颈炎（acute cervicitis），又称急性宫颈炎，是指以宫颈管黏膜柱状上皮感染为主，局部充血、水肿，上皮变性、坏死，黏膜、黏膜下组织、腺体周围见大量中性粒细胞浸润，腺腔中可有脓性分泌物。急性子宫颈炎可由多种病原体引起，也可由物理因素、化学因素刺激或机械性子宫颈损伤、子宫颈异物伴发感染所致。

【病因】

正常情况下，宫颈具有多种防御功能，是阻止病原菌进入上生殖道的重要防线。但因宫颈容易受性交、分娩、流产或手术操作的损伤；同时，宫颈管单层柱状上皮抗感染能力较差，容易发生感染。因宫颈阴道部鳞状上皮与阴道鳞状上皮相延续，阴道炎症可引起宫颈阴道部炎症。

急性子宫颈炎的病原体包括性传播疾病病原体和内源性病原体。性传播疾病病原体，如沙眼衣原体、淋病奈瑟菌，主要见于性传播疾病的高危人群。沙眼衣原体及淋病奈瑟均可感染子宫颈管柱状上皮，沿黏膜面扩散引起浅层感染，病变以子宫颈管明显。除子宫颈管柱状上皮外，淋病奈瑟菌还常侵袭尿道移行上皮、尿道旁腺及前庭大腺。内源性病原体主要包括需氧菌和厌氧菌，部分子宫颈炎的病原体是引起细菌性阴道病的病原体。也有部分病人的病原体不清楚。

【临床表现】

大部分病人无症状，有症状者主要表现为阴道分泌物增多，呈黏液脓性，阴道分泌物刺激可引起外阴瘙痒及灼热感。此外，可出现经间期出血、性交后出血等症状。若合并尿路感染，可出现尿急、尿频、尿痛等症状。妇科检查可见宫颈充血、水肿、黏膜外翻，有黏液脓性分泌物附着，甚至从宫颈管流出，子宫颈管黏膜质脆，容易诱发出血。若为淋病奈瑟菌感染，因尿道旁腺、前庭大腺受累，可见尿道口、阴道口黏膜充血、水肿以及多量脓性分泌物。

【处理原则】

主要为抗生素药物治疗。对有性传播疾病高危因素的病人，即使未获得病原体检测结果，也可立即给予经验性抗生素治疗；有病原体检测结果者，则选择针对病原体的抗生素。

【护理要点】

1. **一般护理** 加强会阴部护理，保持外阴清洁、干燥，减少局部摩擦。

2. **抗生素用药指导** 指导病人按医嘱及时、足量、规范的应用抗生素。

（1）对于有性传播疾病高危因素的病人（年龄<25岁，有多个性伴或新性伴，并且为无保护性交），未获得病原体检测结果前，针对沙眼衣原体，可给予阿奇霉素1g，单次口服；或多西环素100mg，每日2次，连服7日。

（2）对于获得病原体者，选择针对病原体的抗生素。①单纯急性淋病奈瑟菌性子宫颈炎病人，常用药物有第三代头孢菌素，如头孢曲松钠250mg，单次肌内注射；或头孢噻肟钠1g，单次肌内注射；对不能接受头孢菌素者，可选择氨基糖苷类抗生素中的大观霉素4g，单次肌内注射。②沙眼衣原体感染所致子宫颈炎病人，治疗药物主要有四环素类，如多西环素100mg，每日2次，连服7日；红霉素类，如阿奇霉素1g，单次顿服。③由于淋病奈瑟菌感染常伴有衣原体感染，因此，淋菌性子宫颈炎治疗时除选用抗淋病奈瑟菌药物外，同时应用抗衣原体感染药物。④合并细菌性阴道病的病人，应同时治疗细菌性阴道病，否则将导致子宫颈炎持续存在。

3. **性伴侣的处理** 告知病原体为沙眼衣原体及淋病奈瑟菌的子宫颈炎病人，其性伴侣应进行相应的检查及治疗。

4. **随访症状持续存在者** 应告知治疗后症状持续存在者随诊。对持续性宫颈炎症病人，协同医生对其进行全面评估，分析原因，调整治疗方案。包括了解有无再次感染性传播疾病，性伴侣是否已进行治疗，阴道菌群失调是否持续存在等。

二、慢性子宫颈炎

慢性子宫颈炎症（chronic cervicitis），又称慢性宫颈炎，指子宫颈间质内有大量淋巴细胞、浆细胞等慢性炎细胞浸润，可伴有子宫颈腺上皮及间质的增生和鳞状上皮化生。慢性子宫颈炎症可由急性子宫颈炎症迁延而来，也可为病原体持续感染所致，病原体与急性子宫颈炎相似。

【病理】

1. **慢性子宫颈管黏膜炎** 宫颈管黏膜皱襞较多，柱状上皮抵抗力弱，感染后容易形成持续性子宫颈黏膜炎，表现为子宫颈管黏液及脓性分泌物，反复发作。

2. **子宫颈息肉** 宫颈管黏膜增生形成的局部突起病灶，称为宫颈息肉。息肉可为一个或多个不等，色红，呈舌型，质软而脆，可有蒂，蒂宽窄不一，根部可附在子宫颈外口，也可在子宫颈管内。光镜下见息肉表面被覆高柱状上皮，间质水肿、血管丰富以及慢性炎性细胞浸润。子宫颈息肉极少恶变，但切除的子宫颈息肉应送病理组织学检查，以与子宫的恶性肿瘤鉴别。

3. **子宫颈肥大** 宫颈比正常大。慢性炎症的长期刺激可导致子宫颈腺体及间质增生。此外，子宫颈深部的腺囊肿也可使子宫颈呈不同程度肥大，质地变硬。

【临床表现】

慢性子宫颈炎多无症状，少数病人可有阴道分泌物增多，呈淡黄色或脓性，偶有分泌物刺激引起外阴瘙痒或不适，或有性交后出血，月经间期出血。妇科检查可见子宫颈呈糜烂样改变，或有黄色分泌物覆盖子宫颈口或从子宫颈口流出，也可表现为子宫颈息肉或子宫颈肥大。

子宫颈糜烂样改变是一个临床征象，可由生理性原因引起，即子宫颈的生理性柱状上皮异位，多见于青春期、生育年龄妇女雌激素分泌旺盛者、口服避孕药或妊娠期。由于雌激素的作用，鳞柱交界部外移，子宫颈局部呈糜烂样改变。也可为病理性改变，除慢性子宫颈炎外，子宫颈上皮内瘤变、甚至早期子宫颈癌也可呈现子宫颈糜烂性改变。因此，对于子宫颈糜烂样改变者需进行子宫颈细胞学检查和（或）HPV检测，必要时行阴道镜及活组织检查，以除外子宫颈上皮内瘤变或子宫颈癌。

【处理原则】

先筛查，除外子宫颈上皮内瘤变和子宫颈癌；后针对不同病变采取不同的治疗方法。对宫颈糜烂样改变者，若为无症状的生理性柱状上皮异位，则无需处理。对宫颈糜烂样改变伴有分泌物增多、乳头状增生或接触性出血者，可给予局部物理治疗，包括激光、冷冻、微波等方法，也可给予中药保妇康治疗或其作为物理治疗前后的辅助治疗。

【护理要点】

1. 一般护理 加强会阴部护理，保持外阴清洁、干燥，减少局部摩擦。

2. 物理治疗注意事项 临床常用的物理治疗方法有激光治疗、冷冻治疗、红外线凝结疗法及微波疗法等。其原理都是将宫颈糜烂面的单层柱状上皮破坏，结痂脱落后新的鳞状上皮覆盖创面，为期3～4周，病变较深者，需6～8周，宫颈恢复光滑外观。接受物理治疗的病人应注意：①治疗前应常规行宫颈癌筛查；②有急性生殖器炎症者列为禁忌；③治疗时间选择在月经干净后3～7日内进行；④物理治疗后应每日清洗外阴2次，保持外阴清洁，在创面尚未愈合期间（4～8周）禁盆浴、性交和阴道冲洗；⑤病人治疗后均有阴道分泌物增多，在宫颈创面痂皮脱落前，阴道有大量黄水流出，在术后1～2周脱痂时可有少量血水或少许流血，若出血量多，需急诊处理，局部用止血粉或压迫止血，必要时加用抗生素；⑥一般于两次月经干净后3～7日复查，了解创面愈合情况，同时注意观察有无宫颈管狭窄。未痊愈者可择期再作第二次治疗。

3. 采取预防措施 ①积极治疗急性宫颈炎；②定期做妇科检查，发现急性宫颈炎症者及时治疗并达到痊愈；③提高助产技术，避免分娩时或器械损伤宫颈；④产后发现宫颈裂伤应及时正确缝合。

第五节　盆腔炎性疾病

盆腔炎性疾病（pelvic inflammatory disease，PID）是指女性上生殖道的一组感染性疾病，主要包括子宫内膜炎（endometritis）、输卵管炎（salpingitis）、输卵管卵巢脓肿（tubo-ovarian abscess，TOA）、盆腔腹膜炎（peritonitis）。炎症可局限于一个部位，也可同时累及几个部位，最常见的是输卵管炎及输卵管卵巢炎，单纯的子宫内膜炎或卵巢炎较少见。盆腔炎性疾病多发生在性活跃期、有月经的妇女，初潮前、绝经后或无性生活者很少发生盆腔炎性疾病，若发生盆腔炎性疾病，也往往是由邻近器官炎症扩散所致。若盆腔炎性疾病被延误诊断或未能得到有效治疗，有可能导致上生殖道感染后遗症（不孕、输卵管妊娠、慢性腹痛、炎症反复发作等），称为盆腔炎性疾病后遗症（sequelae of PID），从而影响妇女的生殖健康，且增加家庭与社会的经济负担。

【病因】

女性生殖系统有较完整的自然防御功能，但当机体免疫力下降、内分泌发生变化及病原体侵入时，即可导致炎症的发生。据美国资料显示，盆腔炎性疾病的高发年龄为 15～25 岁。年轻妇女、不良性行为、下生殖道感染、宫腔内操作、不注意性卫生保健、邻近器官炎症等是发生盆腔炎性疾病的高危因素。年轻妇女容易发生盆腔炎性疾病可能与频繁性活动、宫颈柱状上皮生理性异位、宫颈黏液机械防御功能较差有关。此外，不注意性卫生保健，如使用不洁的月经垫、经期性交或不恰当阴道冲洗者均可引起病原体侵入而导致炎症。

引起盆腔炎症性疾病的病原体有：①内源性病原体，来自寄居于阴道内的菌群，包括需氧菌（金黄色葡萄球菌、溶血性链球菌等）和厌氧菌（脆弱类杆菌、消化球菌等）。需氧菌或厌氧菌可以单独引起感染，但以需氧菌及厌氧菌混合感染多见。②外源性病原体，主要是性传播疾病的病原体，如淋病奈瑟菌、沙眼衣原体、支原体等。外源性和内源性病原体可单独存在，但通常为混合感染，可能是外源性的衣原体或淋病奈瑟菌感染造成输卵管损伤后，容易继发内源性的需氧菌或厌氧菌感染。

病原体可经生殖道黏膜上行蔓延，如刮宫术、输卵管通液术、子宫输卵管造影术、宫腔镜检查等，由于手术消毒不严格或手术所致生殖道黏膜损伤等，可导致下生殖道内源性菌群的病原体上行感染。病原体也可经外阴、阴道、宫颈及宫体创伤处的淋巴管经淋巴系统蔓延；或病原体先侵入人体的其他系统再经血液循环传播（结核），或因腹腔内其他脏器感染后直接蔓延到内生殖器，如阑尾炎、腹膜炎等蔓延至盆腔，导致炎症发作，病原体以大肠埃希菌为主。

盆腔炎性疾病所致的盆腔广泛粘连、输卵管损伤、输卵管防御能力下降，容易造成再次感染，导致急性发作。

【病理】

1. 急性子宫内膜炎及子宫肌炎　子宫内膜充血、水肿，有炎性渗出物，严重者内膜坏死、脱落形成溃疡。镜下见大量白细胞浸润，炎症向深部侵入形成子宫肌炎。

2. 急性输卵管炎、输卵管积脓、输卵管卵巢脓肿　急性输卵管炎症因病原体传播途径不同而有不同的病变特点：①炎症经子宫内膜向上蔓延者，首先引起输卵管黏膜炎，严重者引起输卵管黏膜粘连，导致输卵管管腔及伞端闭锁，若有脓液积聚于管腔内，则形成输卵管积脓。淋病奈瑟菌及大肠埃希菌、类杆菌及普雷沃菌除直接引起输卵管上皮损伤外，其细胞壁脂多糖等内毒素引起输卵管纤毛大量脱落，导致输卵管运输功能减退、丧失。衣原体感染后引起交叉免疫反应可损伤输卵管，导致严重输卵管黏膜结构及功能破坏，并引起盆腔广泛粘连。②病原菌经过宫颈的淋巴扩散，首先侵及浆膜层发生输卵管周围炎，然后累及肌层，而输卵管黏膜层可不受累或受累极轻，病变以输卵管间质炎为主，其管腔常可因肌壁增厚受压变窄，但仍能保持通畅。轻者输卵管仅有轻度充血、肿胀、略增粗，严重者输卵管明显增粗、弯曲，与周围组织粘连。卵巢很少单独发炎，常与发炎的输卵管伞端粘连而发生卵巢周围炎，称为输卵管卵巢炎，又称附件炎。炎症可通过卵巢排卵的破孔侵入卵巢实质形成卵巢脓肿，脓肿壁与输卵管积脓粘连并穿通，形成输卵管卵巢脓肿。输卵管卵巢脓肿多位于子宫后方或子宫、阔韧带后叶及肠管间粘连处，可破入直肠或阴道，若破入腹腔则引起弥漫性腹膜炎。

3. 急性盆腔腹膜炎 盆腔内器官发生严重感染时往往蔓延到盆腔腹膜，发炎的腹膜充血、水肿，并有少量含纤维素的渗出液，形成盆腔脏器粘连。当有大量脓性渗出液积聚于粘连的间隙内，可形成散在小脓肿，多见积聚于直肠子宫陷凹处形成盆腔脓肿，脓肿前面为子宫，后方为直肠，顶部为粘连的肠管及大网膜，脓肿可破入直肠而使症状突然减轻，也可破入腹腔引起弥漫性腹膜炎。

4. 急性盆腔结缔组织炎 病原体经淋巴管进入盆腔结缔组织而引起结缔组织充血、水肿及中性粒细胞浸润，以宫旁结缔组织炎最常见。若形成盆腔腹膜外脓肿，可自发破入直肠或阴道。

5. 败血症及脓毒血症 当病原体毒性强、数量多、病人抵抗力降低时常发生败血症。发生盆腔炎性疾病后，若身体其他部位发现多处炎症病灶或脓肿者，应考虑有脓毒血症存在，但需要经血培养证实。

6. 肝周围炎（Fitz-Hugh-Curtis 综合征） 是指肝包膜炎症而无肝实质损害的肝周围炎，淋病奈瑟菌及衣原体感染均可引起。由于肝包膜水肿，吸气时病人的右上腹疼痛。肝包膜上有脓性或纤维渗出物，早期在肝包膜与前腹壁腹膜之间形成松软粘连，晚期形成琴弦样粘连。5%～10% 输卵管炎病人可出现肝周围炎，临床表现为继下腹痛后出现右上腹痛，或下腹疼痛与右上腹疼痛同时出现。

7. 盆腔炎性疾病后遗症 是指盆腔炎性疾病未得到及时正确的治疗，可能会发生的一系列后遗症。主要病理改变为组织破坏、广泛粘连、增生及瘢痕形成，导致输卵管阻塞、输卵管增粗、输卵管卵巢肿块、输卵管积水或输卵管卵巢囊肿，盆腔结缔组织炎的遗留改变表现为主韧带、骶韧带增生、变厚，若病变广泛，可使子宫固定。

【临床表现】

1. 盆腔炎性疾病 因炎症轻重及范围大小不同，症状与体征表现也不尽相同。轻者无症状或症状轻微。常见症状为下腹痛、阴道分泌物增多。腹痛为持续性、活动或性交后加重。重者可有寒战、高热、头痛、食欲缺乏等。月经期发病者可出现经量增多、经期延长。腹膜炎者出现消化系统症状，如恶心、呕吐、腹胀、腹泻等。若有脓肿形成，可有下腹包块及局部压迫刺激症状。包块位于子宫前方可出现排尿困难、尿频等膀胱刺激症状，若引起膀胱肌炎还可有尿痛等；包块位于子宫后方可有直肠压迫或刺激症状，如腹泻、里急后重感和排便困难；若包块在腹膜外，可破溃入直肠或阴道，流出脓性液体。病人若有输卵管炎的症状及体征并同时伴有右上腹疼痛者，应怀疑有肝周围炎。

轻者检查无明显异常发现，或妇科检查仅发现宫颈举痛或宫体压痛或附件区压痛等。重者，病人呈急性病容，体温升高，心率加快，下腹部有压痛、反跳痛及肌紧张，叩诊鼓音明显，肠鸣音减弱或消失。盆腔检查：阴道充血，可见大量脓性臭味分泌物从宫颈口外流；穹隆有明显触痛，宫颈充血、水肿，举痛明显；宫体增大，有压痛，活动受限；子宫两侧压痛明显。若为单纯输卵管炎，可触及增粗的输卵管，压痛明显；若为输卵管积脓或输卵管卵巢脓肿，可触及包块且压痛明显，活动受限或粘连固定；宫旁结缔组织炎时可扪及宫旁一侧或两侧片状增厚，或两侧宫骶韧带高度水肿、增粗，压痛明显；若有盆腔脓肿形成且位置较低时，可扪及后穹隆或侧穹隆有肿块且有波动感。三合诊常能协助进一步了解盆腔情况。

2．盆腔炎性疾病后遗症 病人有时出现低热、乏力等，临床多表现为不孕、异位妊娠、慢性盆腔痛或盆腔炎性疾病反复发作等症状。根据病变涉及部位，妇科检查可呈现不同特点：通常发现子宫大小正常或稍大、常呈后位、活动受限或粘连固定、触痛；宫旁组织增厚，骶韧带增粗，触痛；或在附件区可触及条索状物、囊性或质韧包块、活动受限，有触痛。如果子宫被固定或封闭于周围瘢痕化组织中，则呈"冰冻骨盆"状态。

【处理原则】

主要为及时、足量及个体化的抗生素治疗，必要时手术治疗。抗生素应用原则是经验性、广谱、及时及个体化；给药途径的选择依据药物及疾病的严重程度。对于盆腔炎性疾病后遗症者，多采用综合性治疗方案控制炎症，缓解症状，增加受孕机会，包括中西药治疗、物理治疗、手术治疗等，同时注意增强机体抵抗力。

【护理要点】

1．健康教育 作好经期、孕期及产褥期的卫生宣教；指导性生活卫生，减少性传播疾病，经期禁止性交。对淋病及沙眼衣原体感染的高危妇女进行筛查和治疗，可减少盆腔炎性疾病发生率。若有盆腔炎性疾病者，需及时接受正规治疗，防止发生盆腔炎性疾病后遗症。

2．对症护理 病情严重者或经门诊治疗无效者应住院治疗，并提供相应的护理：①卧床休息，给予半卧位，有利于脓液积聚于子宫直肠陷凹，使炎症局限；②给予高热量、高蛋白、高维生素饮食，并遵医嘱纠正电解质紊乱和酸碱失衡；③高热时采用物理降温，若有腹胀，应遵医嘱行胃肠减压；④减少不必要的盆腔检查，以避免炎症扩散。

3．执行医嘱 通常根据病原体的特点及时选择高效的抗生素，诊断48小时内及时用药将明显降低PID后遗症的发生。应配合医生选择给药途径：①若病人一般状况好，症状轻，能耐受口服抗生素，并有随访条件，可给予口服或肌内注射抗生素。常用药物有头孢曲松钠、多西环素、氧氟沙星等。②若病人一般状况差，病情重，不能耐受口服抗生素，或门诊治疗无效等，可给予静脉给药。常用药物有头孢西丁钠、多西环素等。

使病人了解及时、足量抗生素治疗的重要性在于清除病原体，改善症状及体征，减少后遗症。经恰当的抗生素积极治疗，绝大多数盆腔炎性疾病病人能彻底治愈，使其建立信心，主动配合。护士应经常巡视病人，保证药液在体内的有效浓度，并观察病人的用药反应。对于药物治疗无效、脓肿持续存在或脓肿破裂者，需要手术切除病灶，根据病人情况选择经腹手术或腹腔镜手术。需要手术治疗者，为其提供相应的护理措施。

4．心理护理 关心病人的疾苦，耐心倾听病人的诉说，提供病人表达不适的机会，尽可能满足病人的需求，解除病人思想顾虑，增强对治疗的信心。和病人及其家属共同探讨适合于个人的治疗方案，取得家人的理解和帮助，减轻病人的心理压力。

5．防治PID后遗症 为预防PID后遗症的发生，应该注意：①严格掌握手术指征，严格遵循无菌操作规程，为病人提供高质量的围手术期护理；②及时诊断并积极正确治疗PID；③注意性生活卫生，减少性传播疾病。对于被确诊为PID后遗症的病人，要使其了解中、西医结合的综合性治疗方案可缓解症状，以减轻病人的焦虑情绪。综合治疗包括：①物理疗法，能促进盆腔局部血液循环，改善组织营养状态，提高新陈代谢，有利于炎症吸收和消退，常用的有激光、短波、超短波、微波、离子透入等；②中药治疗：结合病人特点，通过清热利湿、活血化淤或温经散寒、行气活血，达到治疗目的；③西药治疗：针对病原菌选择有效抗生素控制炎症，还可采用透明质酸酶等使炎症吸收；④不孕妇女可选择辅助生育技术达到受孕目的。

6. 指导随访 对于接受抗生素治疗的病人，应在 72 小时内随诊，以确定疗效，包括评估有无临床情况的改善，如体温下降，腹部压痛、反跳痛减轻，宫颈举痛、子宫压痛、附件区压痛减轻。若此期间症状无改善，则需进一步检查，重新进行评估，必要时行腹腔镜或手术探查。对沙眼衣原体及淋病奈瑟菌感染者，可在治疗后 4～6 周复查病原体。

⊙ **知识链接**　　盆腔炎性疾病的诊断标准

2015 年美国疾病控制中心（CDC）推荐的盆腔炎性疾病的诊断标准（见下表），旨在提高对盆腔炎性疾病的认识，对可疑病人做进一步评价，及时治疗，减少后遗症的发生。

最低诊断标准提示，在性活跃的年轻女性或者具有性传播疾病的高危人群，若出现下腹痛，并可排除其他引起下腹痛的原因，妇科检查符合最低诊断标准，即可给予经验性抗生素治疗。

附加标准可增加诊断的特异性，支持盆腔炎性疾病的诊断。多数盆腔炎性疾病病人有宫颈黏液脓性分泌物，或阴道分泌物 0.9% 氯化钠溶液湿片中见到大量白细胞，若宫颈分泌物正常并且阴道分泌物镜下见不到白细胞，盆腔炎性疾病的诊断需慎重，应考虑其他引起腹痛的疾病。阴道分泌物湿片可检测到合并阴道感染（细菌性阴道病及滴虫阴道炎）。

特异标准基本可诊断盆腔炎性疾病，但由于除 B 型超声检查外，均为有创检查或费用较高，特异标准仅适用于一些有选择的病例。若腹腔镜下未发现输卵管炎症，则需要子宫内膜活检，因为一些盆腔炎性疾病病人可能仅有子宫内膜炎的体征。

盆腔炎性疾病的诊断标准（美国 CDC 诊断标准，2015 年）

最低标准（minimum criteria）

宫颈举痛或子宫压痛或附件区压痛

附加标准（additional criteria）

体温超过 38.3℃（口表）

宫颈异常黏液脓性分泌物或宫颈脆性增加

阴道分泌物湿片出现大量白细胞

红细胞沉降率升高

血 C- 反应蛋白升高

实验室证实的宫颈淋病奈瑟菌或衣原体阳性

特异标准（specific criteria）

子宫内膜活检组织学证实子宫内膜炎

阴道超声或磁共振检查显示输卵管增粗，输卵管积液，伴或不伴有盆腔积液、输卵管卵巢肿块，或腹腔镜检查发现盆腔炎性疾病征象

第六节　性传播疾病

性传播疾病（sexually transmitted diseases，STD）是指主要通过性接触、类似性行为及间接接触传播的一组传染病。性传播疾病涉及 8 类病原体引起的 20 余种疾病类型（表 14-3）。病原体包括细菌、病毒、螺旋体、衣原体、支原体、真菌、原虫及寄生虫 8 类。目前我国重点监测的性传播疾病有 8 种，包括梅毒、淋病、艾滋病、尖锐湿疣、软下疳、性病性淋巴肉芽肿、生殖器疱疹和非淋菌性尿道炎。其中，梅毒、淋病、艾滋病列为乙类传染病。初发部位除生殖器外，也可在口唇、舌、扁桃体及肛门等处。

表 14-3　性传播疾病的病原体及相关疾病

分类	病原体	疾病
细菌类	1. 淋病奈瑟菌	淋病
	2. 杜克雷嗜血杆菌	软下疳
	3. 肉芽肿荚膜杆菌	腹股沟肉芽肿
	4. 加德纳菌及动弯杆菌	细菌性阴道病
病毒类	5. 人乳头瘤病毒	尖锐湿疣
	6. 单纯疱疹病毒	生殖器疱疹
	7. 巨细胞病毒	巨细胞病毒感染症
	8. 甲型肝炎病毒	病毒性甲型肝炎
	9. 乙型肝炎病毒	病毒性乙型肝炎
	10. 人类免疫缺陷病毒	艾滋病
	11. 传染性软疣病毒	传染性软疣
螺旋体类	12. 梅毒螺旋体	梅毒
支原体类	13. 解脲支原体	生殖道支原体感染
衣原体类	14. 沙眼衣原体 H ~ K	生殖道衣原体感染
	15. 沙眼衣原体 L1 ~ 3	性病性淋巴肉芽肿
真菌类	16. 假丝酵母菌	外阴阴道假丝酵母菌病
原虫类	17. 阴道毛滴虫	滴虫阴道炎
寄生虫类	18. 人疥螨	疥疮
	19. 阴虱	阴虱病

传播方式包括以下 6 种：①性行为传播：性交是 STD 主要传播方式，占 95% 以上。由于性行为的多样化，如口与生殖器接触、肛交、触摸、接吻等，增加了 STD 传播的机会；②间接接触传播：接触污染的衣物、共用浴具，可感染滴虫、假丝酵母菌病、股癣、疥疮等；③医源性传播：使用污染的医疗器械，可使 STD 交叉感染，如梅毒、艾滋病、乙肝等可通过输血或血液制品、器官移植、人工授精等传播；④职业性传播：由于防护措施不严，医务人员或防疫人员工作时可被污染的器械误伤而感染；⑤母儿传播：感染性传播疾病的孕妇，若未能及时诊治，妊娠时可通过垂直传播（母婴传播）使胎儿感染，导致流产、早产、死胎、死产；或分娩经产道传播，乙肝、HIV 还可通过母乳传播，感染新生儿；⑥其他媒介：不注意饮食卫生，食用污染的食物；环境卫生不良、昆虫叮咬等可也导致 STD 的传播。

STD 对人类危害极大，已成为当今世界严重的社会经济问题和公共卫生问题。

一、淋 病

淋病（gonorrhea）是由淋病奈瑟菌（简称淋菌）引起的以泌尿生殖系统化脓性感染为主要表现的性传播疾病。近年其发病率居我国性传播性疾病首位。

【病因】

淋菌为革兰阴性双球菌，人是其唯一天然宿主，淋菌离开人体不易生存，一般消毒剂易将其杀灭。淋菌以侵袭生殖、泌尿系统黏膜的柱状上皮和移行上皮为特点，淋菌外膜有菌毛，黏附于宫颈管柱状上皮而被上皮细胞吞饮，传染性强。若急性淋病治疗不当，可迁延不愈或反复急性发作。成人淋病绝大多数是通过性交直接接触传染，多为男性先感染淋菌后再传播给女性，少数病人通过接触染菌衣物、毛巾、床单、浴盆等物品及消毒不彻底的检查器械等感染。新生儿多在分娩通过软产道时接触污染的阴道分泌物传染。

【临床表现】

潜伏期短，通常 1～10 日，平均 3～5 日。约 50%～70% 的病人感染淋病奈瑟菌后无症状，易被忽视或致他人感染。感染初期病变局限于下生殖道、泌尿道，引起宫颈管黏膜炎、尿道炎、前庭大腺炎，称为女性无并发症淋病；随病情发展或未经及时治疗，可累及上生殖道，引起子宫内膜炎、输卵管炎、输卵管积脓、盆腔腹膜炎、TOA、盆腔脓肿等，导致淋菌性盆腔炎，称为女性有并发症淋病。按病理过程分为急性和慢性两种。

1. **急性淋病** 在感染淋病后 1～14 日出现尿频、尿急、尿痛等急性尿道炎的症状，白带增多呈黄色、脓性，外阴部红肿、有烧灼样痛，继而出现前庭大腺炎、急性宫颈炎的表现。如病程发展至上生殖道，可发生子宫内膜炎、急性输卵管炎及积脓、输卵管卵巢囊肿、盆腔脓肿、弥漫性腹膜炎，甚至中毒性休克。病人表现为发热、寒战、恶心、呕吐、下腹两侧疼痛等。

2. **慢性淋病** 急性淋病未经治疗或治疗不彻底可逐渐转为慢性淋病。病人表现为慢性尿道炎、尿道旁腺炎、前庭大腺炎、慢性宫颈炎、慢性输卵管炎、输卵管积水等。淋菌可长期潜伏在尿道旁腺、前庭大腺或宫颈黏膜腺体深处，引起反复急性发作。

【对妊娠、胎儿及新生儿的影响】

妊娠期任何阶段感染淋菌对妊娠预后均有不良影响。妊娠早期，淋菌性宫颈管黏膜炎可致感染性流产与人工流产后感染；妊娠中晚期，淋菌性宫颈管黏膜炎使胎膜脆性增加，易发生绒毛膜羊膜炎、胎膜早破。分娩后产妇抵抗力低，易发生淋病播散，引起子宫内膜炎、输卵管炎等产褥感染，严重者可致淋菌性盆腔炎。对胎儿的威胁则是早产和胎儿宫内感染，早产发病率约为 17%，胎儿感染易发生胎儿宫内生长受限、胎儿窘迫，甚至导致死胎、死产。

约 1/3 新生儿通过未治疗产妇软产道分娩时感染淋菌，发生新生儿淋菌性结膜炎、肺炎，甚至出现淋菌败血症，使围生儿死亡率明显增加。因为淋菌感染潜伏期为 1～10 日，所以新生儿淋菌结膜炎多在生后 1～2 周内发病，可见双眼睑肿胀，结膜发红，有脓性分泌物流出。若未能及时治疗，结膜炎继续发展，引起淋菌眼眶蜂窝织炎，累及角膜可形成角膜溃疡、云翳，甚至发生角膜穿孔或发展成虹膜睫状体炎、全眼球炎，导致失明。

【处理原则】

治疗应遵循及时、足量、规范用药的原则。由于耐青霉素菌株增多，目前首选药物以第三代头孢菌素为主。20%～40% 淋病同时合并沙眼衣原体感染，可同时应用抗衣原体药物。妊娠期禁用喹诺酮类及四环素类药物，性伴侣应同时治疗。

【护理要点】

1. **急性淋病病人护理**　嘱病人卧床休息，做好严密的床边隔离。将病人接触过的生活用品进行严格的消毒灭菌，污染的手需经消毒液浸泡消毒，防止交叉感染等。

2. **用药护理**　指导病人正确用药。例如，头孢曲松 125mg，单次肌内注射；或头孢克肟 400mg，单次口服；对不能耐受头孢菌素类药物者，可选用阿奇霉素 2g，单次肌内注射。孕妇可首选头孢曲松钠加用阿奇霉素 1g 顿服或阿莫西林进行治疗。播散性淋病，头孢曲松 1g 肌内注射或静脉注射，24 小时 1 次，症状改善 24～48 小时后改为头孢克肟 400mg 口服，每日 2 次，连用 7 天。

3. **孕产妇护理**　在淋病高发地区，孕妇应于首次产前检查时筛查淋菌，宫颈分泌物涂片检查的检出率低，核酸扩增试验敏感性及特异性高，我国规定核酸检测须在通过相关机构认定的实验室开展，此外，可做淋病奈瑟菌培养，以便及早确诊并得到彻底治疗。对孕产妇做好解释工作，妊娠期淋病不是剖宫产指征，减轻孕产妇及家属的焦虑。

4. **新生儿护理**　所有淋病产妇娩出的新生儿，应尽快使用 0.5% 红霉素眼膏，预防淋菌性眼炎。若无红霉素眼膏，建议预防用头孢曲松钠 25～50mg/kg（总剂量不超过 125mg），单次肌内注射或静脉注射，预防新生儿淋病。

5. **健康教育**　治疗期间严禁性交。因为淋病病人有同时感染滴虫和梅毒的可能，所以同时监测阴道滴虫、梅毒血清反应。此外，教会病人自行消毒隔离的方法，病人的内裤、浴盆、毛巾应煮沸消毒 5～10 分钟，病人所接触的物品及器具用 1% 苯酚溶液浸泡。

6. **指导随访**　指导病人随访，无并发症淋病治疗后无需随访，治疗后症状持续存在者，应行淋病奈瑟菌培养及药物敏感性试验。病人于治疗结束后 2 周内，在无性接触史情况下符合下列标准为治愈：①临床症状和体征全部消失；②治疗结束后 4～7 日取宫颈管分泌物作涂片及细菌培养，连续 3 次均为阴性，方能确定治愈。

7. **心理护理**　尊重病人，给予其关心、安慰，解除病人求医的顾虑。向病人强调急性期及时、彻底治疗的重要性和必要性，解释抗生素治疗的作用和效果，以防疾病转为慢性，帮助病人树立治愈的信心。

二、尖锐湿疣

尖锐湿疣（condyloma acuminate，CA）是由人乳头瘤病毒（HPV）感染生殖器官及附近表皮引起的鳞状上皮疣状增生病变。CA 是常见的性传播性疾病。发病率仅次于淋病，居第二位，常与多种性传播疾病同时存在。

【病因】

HPV 是环状双链 DNA 病毒，目前共发现 100 多个型别，其中 50 个型别与生殖道感染有关。约 90% 的生殖道尖锐湿疣与低危型 HPV6 型和 11 型有关。初次性交时年龄小、多个性伴侣、免疫力低下、吸烟以及高性激素水平等是发病高危因素。温暖、潮湿的外阴皮肤易于 HPV 的生长。糖尿病病人和免疫功能低下或受抑制者，尖锐湿疣生长迅速，且不易控制。少部分病人的尖锐湿疣可自行消退，但机制不明。

HPV 主要的传播途径是经性交直接传播，病人性伴侣中约 60% 发生 HPV 感染；不排除间接传播可能。孕妇感染 HPV 可传染给新生儿，但其传播途径是经胎盘感染、分娩过程中感染还是出生后感染尚无定论，一般认为胎儿通过患病母亲的软产道时吞咽含 HPV 的羊水、血或分泌物而感染。

【临床表现】

潜伏期 3 周 ~ 8 个月，平均 3 个月，病人以 20 ~ 29 岁年轻妇女居多。临床症状常不明显，部分病人有外阴瘙痒、烧灼痛或性交后疼痛不适。典型体征是初起为微小散在或呈簇状增生的粉色或白色小乳头状疣，柔软，其上有细小的指样突起，或为小而尖的丘疹，质地稍硬。病灶逐渐增大、增多，互相融合成鸡冠状、桑葚状或菜花状，顶端可有角化或感染溃烂。病变多发生在外阴性交时易受损的部位，如阴唇后联合、小阴唇内侧、阴道前庭、尿道口等部位。

【对妊娠、胎儿及新生儿的影响】

妊娠期细胞免疫功能降低，甾体激素水平增高，会阴局部血液循环丰富，致使尖锐湿疣生长迅速，数目多，体积大，多区域，多形态，巨大尖锐湿疣可阻塞产道。此外，妊娠期尖锐湿疣组织脆弱，阴道分娩时容易导致大出血。产后部分尖锐湿疣可迅速缩小，甚至可能自然消退。

胎儿宫内感染极罕见，有报道个别胎儿出现畸胎或死胎。新生儿有患喉乳头瘤及眼结膜乳头瘤的可能。

【处理原则】

目前尚无根除 HPV 方法，治疗原则是去除外生疣体，改善症状和体征。妊娠 36 周前、病灶小、位于外阴者，可选用局部药物治疗，80% ~ 90% 三氯醋酸涂擦病灶局部，每周 1 次。若病灶大、有蒂，可行物理（如激光、微波、冷冻、电灼等）及手术治疗。妊娠期间禁用足叶草碱、咪喹莫特乳膏和干扰素。配偶或性伴侣应同时治疗。妊娠近足月或足月、病灶局限于外阴者，仍可行冷冻或手术切除病灶，可经阴道分娩。若病灶广泛，易发生软产道裂伤引起大出血或巨大病灶堵塞软产道时，应行剖宫产术结束分娩。

【护理要点】

1. **尊重病人**　尊重病人的人格和隐私，以耐心、热情、诚恳的态度对待病人，了解并解除其思想顾虑、负担，使病人做到患病后及早到医院接受正规诊断和治疗。

2. **患病孕妇护理**　指导孕妇按医嘱正确用药。行物理或手术切除病灶的孕妇，术后要及时观察宫缩、胎心情况。疣体切除后每天用络合碘棉球擦洗阴道及外阴，擦洗时注意观察创面有无渗出、出血等。为行剖宫产术的孕妇提供相应的手术护理。

3. **健康教育**　保持外阴清洁卫生，杜绝混乱的性关系，强调预防为主的重要性。被污染的衣裤、生活用品要及时消毒。生殖器尖锐湿疣的病人不适合坐浴，以免上行感染。WHO 推荐性伴侣应进行尖锐湿疣的检查，强调配偶或性伴侣同时治疗，告知病人尖锐湿疣具有传染性，推荐使用避孕套阻断传播途径。

4. 随访指导 尖锐湿疣病人的治愈标准是疣体消失，治愈率高，但有复发可能，病人需要遵循医嘱随访接受指导。对反复发作的顽固病例，应取活检排除恶变。

三、梅 毒

梅毒（syphilis）是由苍白密螺旋体引起的慢性全身性的性传播疾病。病变范围广泛，临床表现复杂，危害极大。

【病因】

苍白密螺旋体在体外干燥条件下不易生存，一般消毒剂及肥皂水均可杀灭。但其耐寒力强，4℃存活3日，−78℃保存数年，仍具有传染性。95%的梅毒病人是通过性接触感染。未经治疗的病人在感染后1年内最具传染性。随病期延长，传染性逐渐减弱，病期超过4年者基本无传染性。少数病人可因医源性途径、接吻、哺乳、或污染的衣裤、被褥、浴具等间接感染，个别病人可通过输入有传染性梅毒病人的血液而感染。患梅毒的孕妇即使病期超过4年，病原体仍可通过妊娠期胎盘感染给胎儿，引起先天梅毒，一般先天梅毒儿占死胎30%左右。若孕妇软产道有梅毒病灶，新生儿可通过软产道感染，但不属于先天梅毒。

【临床表现】

梅毒的潜伏期约2～4周。不同期别的梅毒病人临床表现不同：①一期梅毒主要表现为硬下疳及硬化性淋巴结炎；②二期梅毒主要表现为皮肤梅毒疹；③三期梅毒主要表现为永久性皮肤黏膜损害，愈后留有瘢痕。故早期主要表现为皮肤黏膜损害，晚期能侵犯心血管、神经系统等重要脏器，产生各种严重症状和体征，造成劳动力丧失甚至死亡。

【对胎儿及婴幼儿的影响】

患梅毒孕妇能通过胎盘将螺旋体传给胎儿，引起晚期流产、早产、死产或分娩先天梅毒儿。若胎儿幸存，娩出先天梅毒儿（也称胎传梅毒儿），病情较重。早期表现有皮肤大疱、皮疹、鼻炎及鼻塞、肝脾肿大、淋巴结肿大等；晚期先天梅毒多出现在2岁以后，表现为楔状齿、鞍鼻、间质性角膜炎、骨膜炎、神经性耳聋等，病死率及致残率均明显升高。

【处理原则】

以青霉素药物治疗为主，治疗原则是早期明确诊断，及时治疗，用药足量，疗程规范。对于妊娠合并梅毒者，一是要治疗孕妇梅毒，二是要预防和治疗先天梅毒。性伴侣应同时进行检查及治疗。

【护理要点】

1. 孕妇护理 建议所有孕妇在初次产科检查时做梅毒血清学筛查，必要时在妊娠末期或分娩期重复检查，以明确诊断及时治疗。目前，首选青霉素治疗，青霉素过敏者，首选脱敏和脱敏后青霉素治疗。对用药的孕妇提供相应护理，使患有梅毒的孕妇了解治疗方案，用药目的、原则及注意事项，取得配合。青霉素用药前，应特别告知孕妇及家属青霉素可能出现妊娠期吉－海反应，表现为：发热、子宫收缩、胎动减少、胎心监护出现暂时性晚期胎心率减速等。所有已确诊为先天梅毒的新生儿均需要按医嘱接受治疗。在治疗过程中，争取病人主动配合，并严格按医嘱及时、足量、规范完成治疗方案。

2．健康教育　治疗期间禁止性生活，性伴侣应同时进行检查及治疗，治疗后接受随访。治愈标准为临床治愈及血清学治愈。各种损害消退及症状消失为临床治愈。抗梅毒治疗 2 年内，梅毒血清学试验由阳性转为阴性，脑脊液检查阴性，为血清学治愈。治疗后至少 2 年内不妊娠。

3．随访指导　经充分治疗后，应随访 2～3 年。第 1 年每 3 个月复查 1 次，以后每半年复查 1 次，包括临床及非密螺旋体抗原血清试验。若在治疗后 6 个月内血清滴度未下降 4 倍，应视为治疗失败或再感染，除需重新加倍治疗剂量外，还应行脑脊液检查，观察有无神经梅毒。多数一期梅毒在 1 年内、二期梅毒在 2 年内血清学试验转阴。少数晚期梅毒血清非密螺旋体抗体滴度低水平持续 3 年以上，可判为血清固定。

4．心理护理　正确对待病人，尊重病人，帮助其建立治愈的信心和生活的勇气。

⊙ **知识链接**

TORCH 综合征

TORCH 综合征即 TORCH 感染。TORCH 是由一组病原微生物英文名称第一个字母组合而成，其中 T（toxoplasma，Toxo）指弓形虫；O（other）指其他，主要指梅毒螺旋体等；R（rubella virus，RV）指风疹病毒；C（cytomegalovirus，CMV）指巨细胞病毒；H（herpes simplex virus，HSV）指单纯疱疹病毒。

TORCH 感染的主要特点是孕妇感染后无症状或症状轻微，但可垂直传播给胎儿，引起宫内感染，导致流产、死胎、早产和先天畸形等，即使幸存，也可遗留中枢神经系统等损害。

孕妇感染 Toxo 多为食用含有包囊的生肉或未煮熟的肉类、蛋类和未洗涤的蔬菜水果等或接触带有虫卵的猫等动物排泄物而感染；RV 主要是直接传播或经呼吸道飞沫传播；CMV 主要通过飞沫、唾液、尿液和性接触感染，也可通过输血、人工透析和器官移植感染；性接触是梅毒螺旋体和 HSV 的主要传播途径。

TORCH 感染重点在于预防。孕妇应吃熟食、削皮或洗净蔬菜和水果、避免与宠物接触；RV 抗体阴性的育龄妇女应接种 RV 疫苗，但妊娠前 1 个月和妊娠期禁止接种；妊娠早期确诊为原发感染或发现有宫内感染时，应向孕妇及家属交代感染对胎儿和新生儿的可能影响，以决定胎儿的取舍。若在妊娠中晚期发生感染或再感染者，可在严密监测下继续妊娠。

☆ **本章小结**　···

当女性生殖系统自然防御功能遭到破坏、机体免疫功能降低、内分泌发生变化或外源性病原体侵入时，均可导致生殖系统炎症发生。阴道乳杆菌及 pH 对维持阴道生态平衡方面十分重要。女性生殖系统炎症病人的护理特别要注意尊重病人隐私、性行为及性卫生的健康教育、病人心理护理，对于妊娠合并生殖系统炎症的孕妇，还应注意疾病对妊娠及母儿的影响。

前庭大腺炎的主要症状是局部肿胀和疼痛，可发展为前庭大腺脓肿；前庭大腺囊肿处理采取前庭大腺囊肿造口术。滴虫阴道炎由阴道毛滴虫引起，阴道分泌物呈稀薄脓性、黄绿色、泡沫状、有臭味。外阴阴道假丝酵母菌病由假丝酵母菌引起，阴道分泌物增多，白色稠厚呈凝乳或豆渣样，外阴瘙痒、灼痛。萎缩性阴道炎是雌激素水平降低、局部抵抗力下降引起。细菌性阴道病阴道检查无炎症改变，但鱼腥臭味、稀薄阴道分泌物增加。滴虫阴道炎主张全身用药，VVC和BV可选择局部或全身用药。

急性子宫颈炎表现为阴道分泌物增多、经间期出血或伴泌尿系统感染等；慢性子宫颈炎病人多数无症状，治疗前必须除外子宫颈上皮内瘤变和子宫颈癌。

盆腔炎性疾病常为混合感染，最常见病理类型为输卵管炎。轻者可无症状，重者有发热伴消化和泌尿系统症状，甚至危及生命。抗生素是主要治疗手段。治疗不及时，可导致PID后遗症。

淋病由淋病奈瑟菌引起，易导致感染性流产，甚至发生播散性淋病，胎儿易发生宫内感染和早产。尖锐湿疣由低危型HPV感染引起，可通过产道感染引起新生儿呼吸道乳头状瘤。梅毒是由苍白密螺旋体感染引起的慢性全身性传染病，可通过胎盘感染胎儿引起先天性梅毒。

（高玲玲）

◇ 护理学而思

1. 某女，32岁，近3个月外阴部发现肿块，两天前出现疼痛，发热，体温38℃，检查发现大阴唇后有一囊性肿物，直径约5cm大小，表面红、肿，触痛明显，有波动感。

结合本案例，请思考：

（1）该病人最可能患了什么疾病？

（2）该病人最恰当的处理措施是什么？

2. 某女，38岁，已婚。阴道分泌物增多、外阴瘙痒6天就诊。查外阴黏膜充血并且有皲裂，阴道内分泌物呈白色豆渣样，擦除后露出红肿黏膜面。

结合本案例，请思考：

（1）对该病人明确诊断最有价值的辅助检查方法是什么？

（2）若阴道湿片法未发现真菌的芽胞及假菌丝，进一步应如何处理？

（3）该病人的主要护理措施有哪些？

3. 某女，25岁，结婚半年。因停经2个月伴外阴痛、白带多、尿频、尿痛3天就诊。妇科检查外阴部充血，阴道内大量脓性白带有臭味，挤压尿道口有脓性物溢出，宫颈充血水肿，子宫妊娠2个月大小。

结合本案例，请思考：

（1）该病人最可能患了什么疾病？

（2）为明确诊断，首选的检查方法是什么？

（3）该病人主要的护理措施有哪些？

第十五章
女性生殖内分泌疾病病人的护理

学习目标

通过本章学习，学生能够：

1. 描述排卵障碍性异常子宫出血的临床表现、处理原则，并列举护理措施。

2. 说出闭经的概念、病因、处理原则，并叙述护理措施。

3. 重述痛经、经前期综合征的概念、临床表现，并说出护理措施。

4. 阐明绝经综合征的病因、临床表现、处理原则，并复述护理措施。

5. 应用所学知识对生殖内分泌疾病的病人进行护理及健康教育。

▶ 女性生殖内分泌疾病是妇科常见病，通常由下丘脑-垂体-卵巢轴功能异常或靶细胞效应异常所致，部分还涉及遗传因素、女性生殖器官发育异常等。女性生殖内分泌疾病包括排卵障碍性异常子宫出血、闭经、痛经、经前期综合征和绝经综合征等。这类疾病临床主要表现为月经周期、经期、经量的异常或伴发某些异常的症状。护士的主要任务是帮助病人和家属正确认识生殖内分泌疾病的发病原因，并采取积极措施，改善相关症状，提高病人的生活质量。

导入案例与思考

张女士，47 岁，G₃P₂。因经期延长，经量增多半年就诊。病人平素月经规律，周期 28～30 日，经期 4～5 日，量中，无痛经。自 6 个月前开始，无明显诱因出现月经周期 18～60 日，经期延长为 8～12 日，经量多，伴全身乏力。体格检查：体温 36.6 ℃，心率 76 次/分，呼吸 18 次/分，血压 90/60mmHg。实验室检查：红细胞 3.5×10^{12}/L，血红蛋白

100g/L。妇科检查：外阴已婚已产型，阴道中有暗红色血液；子宫颈已产型，无举痛；子宫体大小如常，质中，活动无压痛；两侧附件未见异常。

结合本案例，你认为：

1. 护士在接诊后，还需要收集病人哪些资料？

2. 病人目前主要的护理诊断是什么？

3. 病人的处理原则和治疗方法是什么？

4. 针对张女士的病情，护士要采取哪些主要的护理措施？

第一节 排卵障碍性异常子宫出血

正常月经的周期为21～35日，经期持续2～8日，平均失血量为20～60ml。凡不符合上述标准的均属异常子宫出血（abnormal uterine bleeding，AUB）。引起AUB的病因很多，可由全身或生殖器官器质性病变所致，如血液系统疾病、黏膜下子宫肌瘤等，也可由生殖内分泌轴功能紊乱所致，后者也称为功能失调性子宫出血（dysfunctional uterine bleeding，DUB），还可由多种病因综合所致。本节主要叙述临床上最常见的排卵障碍性异常子宫出血。

○ **知识拓展**　　异常子宫出血的分类

　　　　　　　　2011年国际妇产科联盟发表了"育龄期非妊娠妇女AUB病因新分类系统—PALM-COEIN"，用于指导临床治疗和研究。该分类系统将AUB病因分为两大类，9个类型，具体为：子宫内膜息肉（polyp）、子宫腺肌病（adenomyosis）、子宫平滑肌瘤（leiomyoma）、子宫内膜恶变和不典型增生（malignancy and hyperplasia）、全身凝血相关疾病（coagulopathy）、排卵障碍相关（ovulatory dysfunction）、子宫内膜局部异常（endometrial）、医源性（iatrogenic）、未分类（not yet classified）的AUB。按英语首字母缩写为"PALM-COEIN"，其中"PALM"引起的异常子宫出血存在结构性改变，可采用影像学技术和（或）组织病理学方法明确诊断；"COEIN"引起的异常子宫出血无子宫结构性改变。

排卵障碍性异常子宫出血包括稀发排卵、无排卵及黄体功能不足，主要由于下丘脑－垂体－卵巢轴功能异常引起，常见于青春期、绝经过渡期，生育期也可因多囊卵巢综合征、肥胖、高催乳素血症、甲状腺疾病等引起。常表现为不规律的月经，经量、经期长度、周期频率、规律性均可异常，有时会引起大出血和重度贫血。子宫内膜不规则脱落所致的经期延长是临床常见的病变，虽无明确的归类，但目前国内多认为其与黄体功能异常有关，故本节一并介绍。

【病因】

1. 无排卵性异常子宫出血　无排卵引起的异常子宫出血好发于青春期和绝经过渡期，但也可发生于生育期。

（1）青春期：青春期女性月经初潮后平均需要4年左右的时间建立起稳定的月经周期调节机制。在这段时期内下丘脑－垂体－卵巢轴激素间的反馈调节尚未成熟，大脑中枢对雌激素的正反馈作用存在缺陷，FSH持续低水平，虽有卵泡生长，但不能发育为成熟卵泡，合成、分泌的雌激素量不能达到促使LH高峰（排卵必须）释放的阈值，而无排卵。此外，青春期女性情绪多变，对外界环境的刺激常产生过度应激反应，这会对生殖内分泌调节系统产生影响，造成无排卵。

（2）绝经过渡期：因卵巢功能下降，卵泡数量极少，卵巢内剩余卵泡对垂体促性腺激素的反应低下，卵泡发育受阻而不能排卵。

（3）生育期：有时因内、外环境刺激，如劳累、应激、流产、手术和疾病等引起短暂的无排卵，也可因肥胖、多囊卵巢综合征、高催乳素血症等引起持续无排卵。

各种因素造成的无排卵，均导致子宫内膜受单一的雌激素刺激，无孕激素拮抗而到达或超过雌激素的内膜出血阈值，发生雌激素突破性出血（breakthrough bleeding）或撤退性出血（withdrawal bleeding）。雌激素突破性出血有两种类型：一种是低水平雌激素维持在阈值水平，可发生间断性少量出血，出血时间延长；另一种是高水平雌激素维持在有效浓度，雌激素超过阈值水平引起长时间闭经，内膜增厚但不牢固，容易发生急性突破性出血，血量汹涌。雌激素撤退性出血是在单一雌激素的刺激下子宫内膜持续增生，此时因一批卵泡退化闭锁，导致雌激素水平突然急剧下降，内膜失去激素支持而剥脱出血。

无排卵性异常子宫出血与子宫内膜出血的自限性机制缺陷有关，如子宫内膜组织脆性增加、子宫内膜脱落不全、血管结构与功能异常、凝血与纤溶异常、血管舒缩因子异常。

2．黄体功能异常

（1）黄体功能不足：病因复杂，引起黄体功能不足的原因包括卵泡发育不良、LH排卵高峰分泌不足、LH排卵峰后低脉冲缺陷。

（2）子宫内膜不规则脱落：由于下丘脑－垂体－卵巢轴调节功能紊乱，或溶黄体机制失常，引起黄体萎缩不全，内膜持续受孕激素影响，以致不能如期完整脱落。

【病理】

1．无排卵性异常子宫出血　子宫内膜受雌激素持续作用而无孕激素拮抗，可发生不同程度的增生性改变，少数亦可呈萎缩性改变。包括：

（1）子宫内膜增生症：分为三种类型：①单纯性增生：最常见，内膜呈弥漫性增生，增生程度超过正常周期的增殖晚期，发展为子宫内膜癌的几率约为1%；②复杂性增生：内膜增生呈息肉状，发展为子宫内膜癌的几率约为3%；③不典型增生：只涉及腺体增生，通常为局灶性，发展为子宫内膜癌的几率约为23%。

（2）增殖期子宫内膜：与正常月经周期的增殖期内膜形态一致，只是在月经周期后半期甚至月经期，仍表现为增殖期形态。

（3）萎缩性子宫内膜：子宫内膜菲薄。

2．黄体功能异常　①黄体功能不足：子宫内膜形态一般表现为分泌期内膜，腺体分泌不良，间质水肿不明显或腺体与间质发育不同步，或在内膜各个部位显示分泌反应不均。内膜活检显示分泌反应较实际周期日至少落后2日。②子宫内膜不规则脱落：常表现为混合型子宫内膜，即残留的分泌期内膜与出血坏死组织及新增生的内膜混合共存。

【临床表现】

1．无排卵性异常子宫出血　可有各种不同的临床表现。临床上最常见的症状有：①月经周期紊乱；②经期长短和经量多少不一，出血量少者仅为点滴出血，出血量多时间长者可能继发贫血，大量出血可导致休克。出血期间一般无腹痛或其他不适。

2．黄体功能异常　①黄体功能不足：月经周期缩短，表现为月经频发（周期<21日）。有时月经周期虽在正常范围内，但卵泡期延长、黄体期缩短（<11日），以致病人不易受孕或在妊娠早期流产。②子宫内膜不规则脱落：月经周期正常，经期延长，可达9～10日，出血量可多可少。

【处理原则】

1．无排卵性异常子宫出血　无排卵性异常子宫出血的一线治疗是药物治疗。青春期以止血、调整周期为主，有生育要求需促排卵治疗；绝经过渡期以止血、调整周期、减少经量，防止子宫内膜病变为主。

2. 黄体功能异常　①黄体功能不足：针对发生原因，调整性腺轴功能，促使卵泡发育和排卵，以利于正常黄体的形成。②子宫内膜不规则脱落：促进黄体功能，使黄体及时萎缩，内膜按时完整脱落。

【护理评估】

（一）健康史

询问病人年龄、月经史、婚育史、避孕措施、既往有无慢性疾病（如肝病、血液病、高血压、代谢性疾病等）。了解病人发病前有无精神紧张、情绪打击、过度劳累及环境改变等引起月经紊乱的诱发因素。回顾发病经过如发病时间、目前阴道流血情况、流血前有无停经史及诊治经历，包括所用激素名称、剂量和效果、诊刮的病理结果。询问有无贫血和感染征象。

（二）身心状况

观察病人的精神和营养状态，有无肥胖、贫血貌、出血点、紫癜、黄疸和其他病态。进行全身体格检查，了解淋巴结、甲状腺、乳房发育情况。妇科检查常无异常发现。随着病程延长并发感染或止血效果不佳引起大量出血，病人易产生焦虑和恐惧，影响身心健康和工作学习。绝经过渡期者常常担心疾病严重程度，疑有肿瘤而不安。黄体功能不足常可引起不孕、妊娠早期流产，病人常感焦虑。

（三）辅助检查

1. 实验室检查

（1）凝血功能检查：排除凝血和出血功能障碍性疾病。可检查凝血酶原时间、部分促凝血酶原激酶时间、血小板计数、出凝血时间等。

（2）全血细胞计数：确定有无贫血及血小板减少。

（3）尿妊娠试验或血 hCG 检测：有性生活史者，应除外妊娠及妊娠相关疾病。

（4）血清激素测定：可在下次月经前 7 日测定血清孕酮水平，了解黄体功能，确定有无排卵，但因出血频繁，常难以选择测定孕酮的时间。可于早卵泡期测定血清 E_2、FSH、LH、T、PRL 及 TSH 等，以排除其他内分泌疾病。

（5）宫颈黏液结晶检查：经前检查出现宫颈黏液羊齿植物叶状结晶提示无排卵。

2. 盆腔超声检查　了解子宫内膜厚度及回声，以明确有无宫腔占位病变及其他生殖道器质性病变。

3. 其他检查

（1）基础体温测定（basal body temperature，BBT）：是测定排卵的简易可行方法，该法不仅有助于判断有无排卵，还可了解黄体功能的情况。无排卵性异常子宫出血者 BBT 无上升改变而呈单相曲线（图 15-1），提示无排卵。黄体功能不足者 BBT 双相型，但高温相 <11 日（图 15-2）。子宫内膜不规则脱落者 BBT 呈双相型，但下降缓慢（图 15-3）。

（2）诊断性刮宫（dilation & curettage，D&G）：简称诊刮，其目的是止血和明确子宫内膜病理诊断。年龄 >35 岁、药物治疗无效或存在子宫内膜癌高危因素的异常子宫出血病人，应行分段诊刮，以排除宫颈管病变。不规则阴道流血或大量出血时，可随时刮宫。拟确定卵巢排卵功能或了解子宫内膜增生程度时，宜在经前期或月经来潮 6 小时内刮宫。子宫内膜不规则脱落者在月经第 5～6 日诊刮。无性生活史的病人，若激素治疗失败或疑有器质性病变，应经病人或其家属知情同

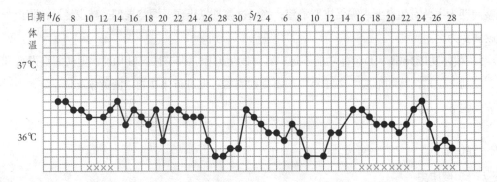

图 15-1 基础体温单相型（无排卵性异常子宫出血）

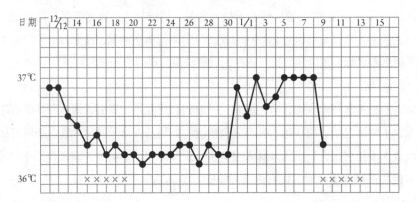

图 15-2 基础体温双相型（黄体期短）

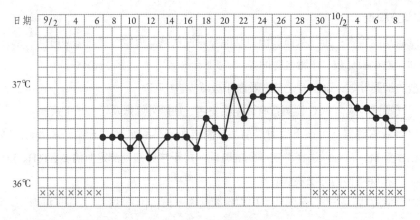

图 15-3 基础体温双相型（黄体萎缩不全）

意后行诊刮。刮宫要全面、特别注意两侧宫角部，并注意宫腔大小、形态、宫壁是否光滑，刮出物的性质和量。

（3）宫腔镜检查：直接观察子宫内膜情况，表面是否光滑，有无组织突起及充血。在宫腔镜直视下选择病变区如子宫内膜息肉、子宫黏膜下肌瘤、子宫内膜癌等进行活检，较盲取内膜的诊断价值高。

【常见护理诊断 / 问题】

1. **疲乏** 与子宫异常出血导致的贫血有关。

2. **有感染的危险** 与子宫不规则出血、出血量多导致贫血，机体抵抗力下降有关。

【护理目标】

1. 病人的异常阴道出血停止，疲乏的感觉减弱或消失。
2. 病人无感染发生。

【护理措施】

（一）补充营养

病人机体抵抗力较低，应加强营养，改善全身情况，可补充铁剂、维生素 C 和蛋白质。成人体内大约每 100ml 血中含 50mg 铁，经量多者应额外补铁。行经期妇女每日约从食物中吸收铁 0.7～2.0mg，应向病人推荐含铁较多的食物如猪肝、豆角、蛋黄、胡萝卜、葡萄干等。按照病人的饮食习惯，为病人制订适合于个人的饮食计划，保证病人获得足够的营养。

（二）诊疗配合

1. 无排卵性异常子宫出血

（1）止血：需根据出血量选择合适的制剂和使用方法。对少量出血病人，使用最低有效量激素，减少药物副作用。对大量出血病人，要求性激素治疗 8 小时内见效，24～48 小时内出血基本停止，若 96 小时以上仍不止血，应考虑有器质性病变存在的可能。

1）性激素：①雌孕激素联合用药：性激素联合用药的止血效果优于单一药物。采用孕激素占优势的口服避孕药，可以有效治疗青春期和生育期无排卵性异常子宫出血。目前使用第三代短效口服避孕药，如复方屈螺酮片、去氧孕烯炔雌醇片、复方孕二烯酮片或复方醋酸环丙孕酮片。②单纯雌激素：应用大剂量雌激素可促使子宫内膜迅速生长，短期内修复创面而止血，也称"子宫内膜修复法"，适用于急性大量出血的病人。常用药物有：结合雌激素（片剂、针剂），戊酸雌二醇等，也可在 24～48 小时内开始服用口服避孕药。所有雌激素疗法在血红蛋白计数增加至 90g/L 以上后均必须加用孕激素撤退。对存在血液高凝状态或血栓性疾病史的病人，禁忌应用大剂量雌激素止血。③单纯孕激素：孕激素可使雌激素作用下持续增生的子宫内膜转化为分泌期，并有对抗雌激素作用。停药后子宫内膜脱落较完全，起到药物性刮宫作用，也称"子宫内膜脱落法"或"药物刮宫"。适用于体内已有一定雌激素水平、血红蛋白 >80g/L、生命体征稳定的病人。常用药物包括地屈孕酮、17α- 羟孕酮衍生物（甲羟孕酮、甲地孕酮）、左炔诺孕酮和 19- 去甲基睾酮衍生物（炔诺酮）等。

2）刮宫术：适用于急性大出血、存在子宫内膜癌高危因素、病程长的生育期病人和绝经过渡期病人。对无性生活史的青少年，不轻易做刮宫术，仅适用于大量出血且药物治疗无效，需立即止血或检查子宫内膜组织学者。

3）辅助治疗：①一般止血药：氨甲环酸、巴曲酶、酚磺乙胺、维生素 K 等；②雄激素：如丙酸睾酮等，具有对抗雌激素，减少盆腔充血和增强子宫平滑肌及子宫血管张力的作用，可减少子宫出血量，起协助止血作用；③矫正凝血功能：出血严重时可补充凝血因子，如纤维蛋白原、血小板、新鲜冻干血浆或新鲜血；④矫正贫血：对中重度贫血病人在上述治疗的同时给予铁剂和叶酸治疗，必要时输血；⑤预防或控制感染：出血时间长、贫血严重、机体抵抗力低下，或有合并感染的临床征象时应及时使用抗生素。

（2）调整月经周期：应用性激素止血后，必须调整月经周期。青春期及生育期无排卵性异常子宫出血的病人，需恢复正常的内分泌功能，以建立正常月经周期；绝经过渡期病人需控制出血及预防子宫内膜增生症的发生。

1）雌、孕激素序贯法：即人工周期。通过模拟自然月经周期中卵巢的内分泌变化，序贯应用雌、孕激素，使子宫内膜发生相应变化，引起周期性脱落。适用于青春期及生育期内源性雌激素水平较低者。从撤退性出血第 5 日开始，口服戊酸雌二醇或结合雌激素片，每晚 1 次，连服 21 日，服雌激素第 11 ~ 16 日起加用孕激素，如醋酸甲羟孕酮或地屈孕酮，连用 10 ~ 14 日，连续 3 个周期为一疗程。若正常月经仍未建立，应重复上述序贯疗法（图 15-4）。

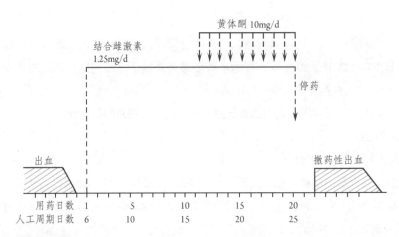

图 15-4　雌、孕激素序贯疗法示意图

2）雌、孕激素联合法：此法开始即用孕激素。孕激素可限制雌激素的促内膜生长作用，使撤退性出血逐步减少，雌激素则可预防治疗过程中孕激素突破性出血。常用口服避孕药，尤其适用于有避孕需求的生育期病人。一般自周期撤退性出血第 5 日起，每日 1 片，连服 21 日，1 周为药物撤退性出血间隔，连续 3 个周期为一个疗程。病情反复者酌情延至 6 个周期。有血栓性疾病、心脑血管疾病等高危因素及 40 岁以上吸烟的女性不宜使用口服避孕药。

3）孕激素法：适用于有内源性雌激素的青春期或组织学检查为子宫内膜增生期的病人。可于月经周期后半期（撤药性出血的第 16 ~ 25 日）口服孕激素，如地屈孕酮、微粒化孕酮、醋酸甲羟孕酮等，或肌内注射黄体酮，酌情应用 3 ~ 6 个周期。

4）宫内孕激素释放系统：放置含孕酮或左炔诺孕酮缓释系统的宫内节育器，每日释放左炔诺孕酮 20μg，能在宫腔内局部抑制子宫内膜生长，减少经量 80% ~ 90%，甚至出现闭经，有效期 4 ~ 5 年，适用于已无生育要求的育龄期病人。

（3）手术治疗：对于药物治疗疗效不佳或不宜用药、无生育要求的病人，尤其是不易随访的年龄较大病人，应考虑子宫内膜切除术或子宫切除术等手术治疗。

2．黄体功能不足　①可口服氯米芬或采用人绝经后尿促性腺激素联合人绒毛膜促性腺激素（hMG-hCG）疗法，促进卵泡发育和诱发排卵，促使正常黄体形成；②肌内注射绒毛膜促性腺激素，可促进黄体形成，并提高孕酮的分泌，延长黄体期；③选用天然黄体酮制剂，补充黄体分泌孕酮的不足；④对于合并高催乳素血症者，可口服溴隐亭，降低催乳素水平，改善黄体功能。

3．子宫内膜不规则脱落　可口服甲羟孕酮、天然微粒化孕酮，或肌内注射黄体酮等孕激素，使黄体及时萎缩，内膜按时完整脱落，也可肌内注射绒毛膜促性腺激素，促进黄体功能。对于无生育要求者，可口服避孕药，调整周期。

（三）遵医嘱使用性激素

1．按时、按量正确服用性激素，保持药物在血中的稳定水平，不得随意停服和漏服。

2．药物减量必须按医嘱规定在血止后才能开始，每 3 日减量一次，每次减量不得超过原剂量的 1/3，直至维持量。

3. 维持量服用时间，通常按停药后发生撤退性出血的时间与病人上一次行经时间相应考虑。

4. 告知病人在治疗期间如出现不规则阴道流血应及时就诊。

（四）维持正常血容量

观察并记录病人的生命体征，嘱病人保留出血期间使用的会阴垫及内裤，以便更准确地估计出血量。出血量较多者，督促其卧床休息，避免过度疲劳和剧烈活动。贫血严重者，遵医嘱做好配血、输血、止血等措施，以维持病人正常血容量。

（五）预防感染

严密观察与感染有关的征象，如体温、子宫体压痛等，监测白细胞计数和分类，同时做好会阴部护理，保持局部清洁。如有感染征象，及时与医师联系并遵医嘱进行抗生素治疗。

（六）加强心理护理

鼓励病人表达内心感受，耐心倾听病人的诉说，了解病人的疑虑。向病人解释病情及提供相关信息，帮助病人澄清问题，解除思想顾虑，摆脱焦虑。可通过看电视、听广播、看书等方式分散病人的注意力。

（七）需要接受手术治疗的病人，按手术常规护理。

【结果评价】

1. 病人异常阴道出血停止，疲乏的感觉减弱或消失。

2. 病人未发生感染，体温正常、血白细胞正常、血红蛋白正常。

第二节 闭 经

闭经（amenorrhea）是常见的妇科症状，表现为无月经或月经停止。根据既往有无月经来潮，分为原发性闭经和继发性闭经两类。原发性闭经（primary amenorrhea）指年龄超过 14 岁，第二性征未发育；或年龄超过 16 岁，第二性征已发育，月经还未来潮。继发性闭经（secondary amenorrhea）指正常月经建立后，月经停止 6 个月，或按自身原有月经周期计算停止 3 个周期以上。闭经可分为生理性闭经和病理性闭经，青春期前、妊娠期、哺乳期及绝经后的无月经来潮属生理性闭经，本节不展开讨论。

【病因】

正常月经的建立和维持，有赖于下丘脑 - 垂体 - 卵巢轴的神经内分泌调节，靶器官子宫内膜对性激素的周期性反应和下生殖道的通畅，其中任何一个环节发生障碍均可导致闭经。

（一）原发性闭经

较少见，多为遗传因素或先天性发育缺陷引起。约 30% 病人伴有生殖道异常，根据第二性征的发育情况，分为第二性征存在和第二性征缺乏两类。

1. 第二性征存在的原发性闭经　包括：①米勒管发育不全综合征（Müllerian agenesis syndrome，又称 Mayer−Rokitansky−Kuster−Hauser syndrome）；②雄激素不敏感综合征（androgen insensitivity syndrome）；

③对抗性卵巢综合征（savage syndrome）；④生殖道闭锁；⑤真两性畸形。

2. 第二性征缺乏的原发性闭经 包括：①低促性腺激素性腺功能减退（hypogonadotropic hypogonadism），最常见为体质性青春发育延迟，其次为嗅觉缺失综合征（Kallmann syndrome）；②高促性腺激素性腺功能减退（hypergonadotropic hypogonadism）：包括性腺先天性发育不全，如特纳综合征（Turner syndrome）、46, XX 单纯性腺发育不全（pure gonadal dysgenesis）、46, XY 单纯性腺发育不全（又称 Swyer 综合征）等；酶缺陷，如 XY 个体 17α- 羟化酶缺失等，或因青春期前卵巢接受放疗、辐射，导致卵巢功能早衰等。

（二）继发性闭经

继发性闭经的发生率明显高于原发性闭经。按生殖轴病变和功能失调的部位分为下丘脑性闭经、垂体性闭经、卵巢性闭经、子宫性闭经以及其他内分泌功能异常引起的闭经。

1. 下丘脑性闭经 最常见，指中枢神经系统及下丘脑各种功能和器质性疾病引起的闭经，以功能性原因为主。此类闭经的特点是下丘脑合成和分泌 GnRH 缺陷或下降导致垂体促性腺激素，即 FSH，特别是 LH 的分泌功能低下，故属低促性腺激素性闭经，治疗及时尚可逆。

（1）精神应激：突然或长期精神压抑、紧张、忧虑、环境改变、过度劳累、情感创伤、寒冷等，均可能引起神经内分泌障碍而导致闭经，其机制可能与应激状态下，下丘脑分泌的促肾上腺皮质激素释放激素和皮质素分泌增加，进而刺激内源性阿片肽和多巴胺分泌，抑制下丘脑分泌 GnRH 和垂体分泌促性腺激素有关。

（2）体重下降和神经性厌食：中枢神经对体重急剧下降极敏感，若体重减轻 10%～15%，或体脂丢失 30% 时将出现闭经。当内在情感剧烈矛盾或为保持体型强迫节食时，易发生严重的神经性厌食。因过度节食，体重急剧下降，导致下丘脑多种神经激素分泌降低，引起垂体前叶多种促激素包括 LH、FSH、促肾上腺皮质激素等分泌下降。临床表现为厌食、极度消瘦、低促性腺激素性闭经、皮肤干燥、低体温、低血压、各种血细胞计数及血浆蛋白低下，重症可危及生命。

（3）运动性闭经：长期剧烈运动或芭蕾舞、现代舞等训练易致闭经，与病人的心理、应激反应程度及体脂下降有关。初潮的发生和月经的维持有赖于一定比例（17%～22%）的机体脂肪，肌肉/脂肪比率增加或总体脂肪减少，均可使月经异常。运动剧增后，GnRH 释放受抑制，使 LH 释放受抑制，也可引起闭经。目前认为体内脂肪减少和营养不良引起瘦素水平下降，是生殖轴功能受抑制的机制之一。

（4）药物性闭经：长期应用甾体类避孕药，因药物抑制下丘脑 GnRH 的分泌，引起闭经。吩噻嗪衍生物（奋乃静、氯丙嗪）、利血平等，通过抑制下丘脑多巴胺，使垂体分泌催乳素增多，引起闭经。药物性闭经通常是可逆的，停药后 3～6 个月月经多能自然恢复。

（5）颅咽管瘤：瘤体增大可压迫下丘脑和垂体柄引起闭经、生殖器萎缩、肥胖、颅内压增高、视力障碍等症状，也称肥胖生殖无能营养不良症。

2. 垂体性闭经 主要病变在垂体。腺垂体器质性病变或功能失调，均可影响促性腺激素分泌，继而影响卵巢功能引起闭经。常见有：垂体梗死如希恩综合征，垂体肿瘤如分泌催乳素的腺瘤以及空蝶鞍综合征。

3. 卵巢性闭经 闭经的原因在卵巢。卵巢分泌的性激素水平低下，子宫内膜不发生周期性变化而导致闭经。常见于卵巢早衰、卵巢功能性肿瘤如卵巢支持－间质细胞瘤、卵巢颗粒－卵泡膜细胞瘤，以及多囊卵巢综合征。

4. 子宫性闭经 闭经原因在子宫。可因感染、创伤导致宫腔粘连引起闭经。月经调节功能正常，第二性征发育也正常，如 Asherman 综合征，也可因手术切除子宫或放疗破坏子宫内膜所致。

5．其他 内分泌功能异常，如甲状腺、肾上腺、胰腺等功能紊乱也可引起闭经。常见的疾病有甲状腺功能减退或亢进、肾上腺皮质功能亢进、肾上腺皮质肿瘤等。

【处理原则】

明确病变环节及病因后，针对病因给予治疗，改善全身健康情况，进行心理治疗，给予相应激素治疗，达到治疗目的。

【护理评估】

（一）健康史

详细询问月经史，包括初潮年龄、月经周期、经期、经量和闭经时间长短及伴随症状等。了解发病前有无导致闭经的诱因，如精神因素、环境改变、体重变化、有无剧烈运动以及各种疾病、用药情况等。已婚妇女需询问生育史及产后并发症史。原发性闭经应询问第二性征发育情况，了解生长发育史，有无先天缺陷或其他疾病及家族史。

（二）身心状况

注意观察病人精神状态、营养、全身发育状况，测量身高、体重、智力情况、躯干和四肢的比例，检查五官生长特征及第二性征发育情况，有无多毛、溢乳等。妇科检查应注意内、外生殖器发育，有无先天缺陷、畸形等。闭经对病人的自我概念有较大影响，病人会担心闭经对自己的健康、性生活和生育能力有影响。病程过长及反复治疗效果不佳时会加重病人和家属的心理压力，表现为情绪低落，对治疗和护理丧失信心，这反过来又会加重闭经。

（三）辅助检查

1．功能试验

（1）药物撤退试验：用于评估体内雌激素水平，以确定闭经程度。

1）孕激素试验：口服孕激素，如甲羟孕酮、地屈孕酮、微粒化黄体酮，或肌内注射黄体酮注射液。停药后出现撤退性出血（阳性反应），提示子宫内膜已受一定水平雌激素影响。停药后无撤退性出血（阴性反应），应进一步行雌孕激素序贯试验。

2）雌孕激素序贯试验：适用于孕激素试验阴性的闭经病人。服用足够量的雌激素，如戊酸雌二醇、17β-雌二醇或结合雌激素，连服 20～30 日后，加用孕激素，停药后发生撤退性出血为阳性，提示子宫内膜功能正常，可排除子宫性闭经，引起闭经的原因是病人体内雌激素水平低落，应进一步寻找原因。无撤退性出血为阴性，应重复一次试验，若仍无出血，提示子宫内膜有缺陷或被破坏，可诊断为子宫性闭经。

（2）垂体兴奋试验：又称 GnRH 刺激试验，了解垂体对 GnRH 的反应性。注射黄体生成素释放激素后 LH 值升高，说明垂体功能正常，病变在下丘脑。经多次重复试验，LH 值无升高或升高不显著，说明垂体功能减退，如希恩综合征。

2．血清激素测定 应停用雌孕激素药物至少两周后行 E_2、P、T、FSH、LH、PRL、TSH、胰岛素等激素测定，以协助诊断。

3．影像学检查

（1）盆腔超声检查：观察盆腔有无子宫，子宫形态、大小及内膜厚度，卵巢大小、形态、卵泡数目等。

（2）子宫输卵管造影：了解有无宫腔病变和宫腔粘连。

（3）CT 或磁共振显像（MRI）：用于盆腔及头部蝶鞍区检查，了解盆腔肿块和中枢神经系统病变性质，诊断卵巢肿瘤、下丘脑病变、垂体微腺瘤、空蝶鞍等。

（4）静脉肾盂造影：怀疑米勒管发育不全综合征时，用以确定有无肾脏畸形。

4. 宫腔镜检查 能精确诊断宫腔粘连。

5. 腹腔镜检查 可直视下观察卵巢形态、子宫大小。

6. 染色体检查 对鉴别性腺发育不全的病因及指导临床处理有重要意义。

7. 其他检查 如靶器官反应检查，包括基础体温测定、子宫内膜取样等。怀疑结核或血吸虫病，应行内膜培养。

【常见护理诊断/问题】

1. 长期低自尊 与长期闭经，治疗效果不明显，月经不能正常来潮而出现自我否定等有关。

2. 焦虑 与担心疾病对健康、性生活、生育的影响有关。

3. 持续性悲伤 与担心丧失女性形象有关。

【护理目标】

1. 病人能够接受闭经的事实，客观地评价自己。

2. 病人能够主动诉说病情及担心。

3. 病人能够主动、积极地配合诊治。

【护理措施】

（一）减轻或消除诱发闭经的原因

应激或精神因素所致闭经，应进行耐心的心理治疗，消除精神紧张和焦虑。因体重下降引起闭经，应供给足够营养，保持标准体重。运动性闭经者应适当减少运动量。因肿瘤、多囊卵巢综合征等引起的闭经，应进行特异性治疗。

（二）诊疗配合

1. 激素治疗

（1）性激素补充治疗：可以维持女性心血管系统、骨骼及骨代谢、神经系统等的健康，也可以促进和维持第二性征和月经。主要治疗方法有：①雌激素补充治疗：适用于无子宫者。②雌、孕激素人工周期疗法：适用于有子宫者。③孕激素疗法：适用于体内有一定内源性雌激素水平者。

（2）促排卵：适用于有生育要求的病人。治疗方法包括：①对于 FSH 和 PRL 正常的闭经者，体内有一定内源性雌激素，可首选氯米芬作为促排卵药物；②对于低促性腺激素性闭经者及氯米芬促排卵失败者，在雌激素治疗促进生殖器发育，子宫内膜已获得对雌孕激素的反应后，可采用 hMG-hCG 疗法促进卵泡发育及诱发排卵。对于 FSH 升高的病人，由于其卵巢功能衰竭，不建议采用促排卵治疗。

2. 其他治疗 包括：①溴隐亭：为多巴胺受体激动剂。通过与垂体多巴胺受体结合，直接抑制垂体 PRL 分泌，恢复排卵；②肾上腺皮质激素：适用于先天性肾上腺皮质增生所致的闭经，一般用泼尼松或地塞米松；③甲状腺素：如甲状腺片，适用于甲状腺功能减退引起的闭经；④辅助生殖技术：适用于有生育要求，诱发排卵后未成功妊娠，合并输卵管问题的闭经者或男方因素不孕者；⑤手术治疗：适用于生殖器畸形、Asherman 综合征、肿瘤等。

（三）指导合理用药

说明性激素的作用、不良反应、剂量，具体用药方法、用药时间等。嘱病人严格遵医嘱用药，不得擅自停服、漏服、不随意更改药量，并监测用药效果。

（四）加强心理护理

建立良好的护患关系，鼓励病人表达自己的感受，对治疗和预后等提出问题。向病人提供正确的诊疗信息，缓解病人的心理压力。鼓励病人与同伴、亲人交往，参与社会活动，减轻心理压力。

【结果评价】

1. 病人接受闭经的现实，主动、积极地配合诊治。
2. 病人表示了解病情，并能与病友交流病情和治疗感受。

第三节　痛　经

痛经（dysmenorrhea）是妇科最常见的症状之一，是指月经期出现的子宫痉挛性疼痛，可伴下腹坠痛、腰酸或合并头痛、乏力、头晕、恶心等其他不适，严重者可影响生活和工作质量。痛经分为原发性和继发性两类，前者指生殖器官无器质性病变的痛经，后者指由盆腔器质性疾病如子宫内膜异位症、盆腔炎等引起的痛经。本节只叙述原发性痛经。

【病因】

原发性痛经的发生主要与月经时子宫内膜前列腺素（prostaglandin，PG）含量增高或失衡有关。痛经病人子宫内膜和月经血中PGF_{2a}和PGE_2含量均较正常妇女明显升高，尤其是PGF_{2a}含量升高是造成痛经的主要原因。在月经周期中，分泌期子宫内膜前列腺素浓度较增生期子宫内膜高。分泌期晚期因孕激素水平的下降，子宫内膜启动溶解性酶促反应，激活环氧酶通路，释放前列腺素类物质。PGF_{2a}含量高可引起子宫平滑肌过强收缩，血管挛缩，造成子宫缺血、乏氧状态而出现痛经。增多的前列腺素进入血液循环，还可引起心血管和消化道等症状。血管加压素、内源性缩宫素以及β-内啡肽等物质的增加也与原发性痛经有关。此外，原发性痛经还受精神、神经因素影响，疼痛的主观感受也与个体痛阈有关。无排卵的增生期子宫内膜因无孕酮刺激，所含前列腺素浓度很低，通常不发生痛经。

【临床表现】

下腹部疼痛是主要症状。疼痛多自月经来潮后开始，最早出现在经前12小时，以行经第1日疼痛最剧烈。疼痛常呈痉挛性，通常位于下腹部耻骨上，可放射至腰骶部和大腿内侧，持续2～3日后缓解。可伴有恶心、呕吐、腹泻、头晕、乏力等症状，严重时面色发白、出冷汗。原发性痛经在青春期多见，常在初潮后1～2年内发病。

【处理原则】

避免精神刺激和过度疲劳，以对症治疗为主。

【护理评估】

（一）健康史

了解病人的年龄、月经史与婚育史，询问诱发痛经的相关因素，疼痛与月经的关系，疼痛发生的时间、部位、性质及程度，是否服用止痛药、用药量及持续时间，疼痛时伴随的症状以及自觉最能缓解疼痛的方法。

（二）身心状况

评估下腹痛严重程度及伴随症状，注意与其他原因造成的下腹部疼痛症状相鉴别。妇科检查无阳性体征。因反复疼痛，病人常常会感到焦虑。

（三）辅助检查

为排除继发性痛经和其他原因造成的疼痛，可作盆腔超声检查、腹腔镜、宫腔镜检查、子宫输卵管造影，注意要排除子宫内膜异位、子宫腺肌症、黏膜下子宫肌瘤、宫腔粘连症等引起的痛经。

【常见护理诊断／问题】

1. **急性疼痛**　与月经期子宫收缩，子宫缺血缺氧有关。

2. **焦虑**　与反复痛经造成的精神紧张有关。

【护理目标】

1. 病人的疼痛症状缓解。

2. 病人月经来潮前及月经期无焦虑。

【护理措施】

（一）加强保健

进行月经期保健的教育工作，注意经期清洁卫生，经期禁止性生活。足够的休息和睡眠、充分的营养摄入、规律而适度的锻炼、戒烟等均对缓解疼痛有一定的帮助。

（二）重视精神心理护理

讲解有关痛经的生理知识，阐明痛经是月经期常见的生理表现，关心并理解病人的不适和焦虑心理。

（三）缓解症状

腹部局部热敷和进食热的饮料如热汤或热茶，可缓解疼痛。增加病人的自我控制感，使身体放松，以解除痛经。疼痛不能忍受时可遵医嘱服药。若每一次经期习惯服用止痛剂，则应防止成瘾。

（四）诊疗配合

治疗痛经的药物包括：①口服避孕药：有避孕要求的痛经妇女可使用口服避孕药，通过抑制排卵，抑制子宫内膜生长，降低前列腺素和加压素水平，缓解疼痛；②前列腺素合成酶抑制剂：该类药物通过抑制前列腺素合成酶的活性，减少前列腺素产生，防止过强子宫收缩和痉挛，从而减轻或消除痛经。适用于不要求避孕或口服避孕药效果不佳的原发性痛经病人。常用药物有布洛芬、酮洛芬、甲氯芬那酸、双氯芬酸、甲芬那酸、萘普生等。

【结果评价】

1. 病人诉说疼痛减轻，并能说出减轻疼痛的措施。

2. 病人焦虑的行为或表现减少，舒适感增加。

第四节　经前期综合征

经前期综合征（premenstrual syndrome，PMS）是指月经前周期性发生的影响妇女日常生活和工作、涉及躯体、精神及行为的综合征。严重者影响学习、工作和生活质量，月经来潮后，症状自然消失。伴有严重情绪不稳定者称为经前焦虑障碍（premenstrual dysphoric disorder，PMDD）。

【病因】

病因尚无定论，可能与精神社会因素、卵巢激素失调和神经递质异常有关。

1. 精神社会因素　经前期综合征病人对安慰剂治疗的反应率高达 30%~50%，部分病人精神症状突出，且情绪紧张时常加重原有症状，提示社会环境与病人精神心理因素间的相互作用，参与经前期综合征的发生。

2. 卵巢激素失调　可能与黄体后期雌、孕激素撤退有关。临床补充雌孕激素合剂减少性激素周期性生理性改变，能有效缓解症状。

3. 神经递质异常　经前期综合征病人在黄体后期循环中类阿片肽浓度异常降低，表现内源性类阿片肽撤退症状，影响精神、神经及行为方面的变化。其他还包括 5-羟色胺活性改变等。

【临床表现】

多见于 25~45 岁妇女，症状出现于月经前 1~2 周，逐渐加重，月经来潮前 2~3 日最为严重，月经来潮后迅速减轻直至消失。周期性反复出现为其临床表现特点。主要症状有：①躯体症状：头痛、背痛、乳房胀痛、腹部胀满、便秘、肢体水肿、体重增加、运动协调功能减退；②精神症状：易怒、焦虑、抑郁、情绪不稳定、疲乏以及饮食、睡眠、性欲改变，而易怒是其主要症状；③行为改变：注意力不集中、工作效率低、记忆力减退、神经质、易激动等。

【处理原则】

以心理治疗、调整生活状态为主，药物治疗为辅。

【护理评估】

（一）健康史

了解经前期综合征持续的时间，每次发病的影响，是否治疗及治疗效果，了解近期有无诱发因素，处理压力的方法等，也要注意了解病人生理、心理方面的疾病史，既往妇科、产科等病史。

（二）身心状况

评估经前期综合征的症状，症状出现的时间与月经的关系，以及对日常工作、生活的影响。观察水肿的体征，测量体重，并与之前体重比较。妇科检查常无异常。评估时注意排除精神疾病。

（三）辅助检查

可进行心脏及腹部超声检查等，排除心、肝、肾等疾病引起的水肿。开展精神疾病专科检查，以排除精神疾病。

【常见护理诊断/问题】

1. 焦虑　与月经前周期性出现不适症状有关。

2.体液过多 与雌、孕激素失调有关。

【护理目标】

1. 病人在月经来潮前两周及月经期焦虑减轻或消除。
2. 病人能够列举预防水肿的方法。

【护理措施】

（一）心理护理

给予心理安慰与疏导，使精神放松，症状重者可行认知 – 行为心理治疗。指导应对压力的技巧，如腹式呼吸、生物反馈训练、渐进性肌肉松弛。

（二）调整生活状态

摄入高碳水化合物、低蛋白饮食，有水肿者限制摄入盐、糖、咖啡因、酒，多摄取富含维生素 E、维生素 B_6 和微量元素镁的食物，如猪肉、牛奶、蛋黄和豆类食物等。鼓励有氧运动如舞蹈、慢跑、游泳等，可协助缓解神经紧张和焦虑。

（三）指导用药

药物治疗以解除症状为主，如利尿、镇静、止痛等。①抗焦虑药如阿普唑仑，抗抑郁药如氟西汀，适用于有明显焦虑或抑郁症状者，但对躯体症状疗效不佳；②利尿剂如螺内酯，可拮抗醛固酮而利尿，减轻水潴留，对改善精神症状也有效，适用于月经前体重增加明显者；③维生素 B_6 调节自主神经系统与下丘脑 – 垂体 – 卵巢轴的关系，还可抑制催乳素的合成；④有避孕要求的妇女也可口服避孕药。

（四）健康教育

向病人和家属讲解可能造成经前期综合征的原因和处理措施，指导病人记录月经周期及其症状，帮助病人获得家人的支持，增加自我控制的能力。

【结果评价】

1. 病人焦虑感减轻或消失，月经来潮前没有明显的不适。
2. 病人没有水肿的体征或水肿减轻。

第五节　绝经综合征

绝经（menopause）指卵巢功能停止所致永久性无月经状态。绝经的判断是回顾性的，停经后 12 个月随诊方可判定绝经。绝经综合征（menopausal syndrome，MPS）指妇女绝经前后出现性激素波动或减少所致的一系列躯体及精神心理症状。绝经分为自然绝经和人工绝经。自然绝经指卵巢内卵泡生理性耗竭，或残余卵泡对促性腺激素失去反应，卵泡不再发育和分泌雌激素，导致绝经；人工绝经指手术切除双侧卵巢或放疗、化疗等损伤卵巢功能，人工绝经者更容易发生绝经综合征。绝经年龄与遗传、营养、地区、环境、吸烟等因素有关。

【内分泌变化】

绝经前后最明显的变化是卵巢功能衰退，随后表现为下丘脑－垂体功能退化。

1. **雌激素** 卵巢功能衰退的最早征象是卵泡对 FSH 敏感性降低，FSH 水平升高。绝经过渡期早期雌激素水平波动很大，由于 FSH 升高对卵泡过度刺激引起 E_2 分泌过多，甚至可高于正常卵泡期水平，因此整个绝经过渡期雌激素水平并非逐渐下降，只是在卵泡完全停止生长发育后，雌激素水平才迅速下降。绝经后卵巢极少分泌雌激素，但妇女循环中仍有低水平雌激素，主要为来自肾上腺皮质和来自卵巢的睾酮和雄烯二酮经周围组织中芳香化酶转化的雌酮（E_1）。因此，绝经后妇女循环中 E_1 高于 E_2。

2. **孕激素** 绝经过渡期卵巢尚有排卵功能，仍有孕激素分泌。但因卵泡期延长，黄体功能不良，导致孕激素分泌减少。绝经后极少量孕酮可能来自肾上腺。

3. **雄激素** 绝经后雄激素来源于卵巢间质细胞及肾上腺，总体雄激素水平下降。其中雄烯二酮主要来源于肾上腺，量约为绝经前的一半。卵巢主要产生睾酮，由于升高的 LH 对卵巢间质细胞的刺激增加，使睾酮水平较绝经前增高。

4. **促性腺激素** 绝经过渡期 FSH 水平升高，呈波动型，LH 仍在正常范围，FSH/LH 仍 <1。绝经后雌激素水平降低，诱导下丘脑释放 GnRH 增加，刺激垂体释放更多的 FSH 和 LH，其中 FSH 升高较 LH 更显著，FSH/LH>1。

5. **抑制素** 绝经后妇女血抑制素水平下降，较 E_2 下降早且明显，可能成为反映卵巢功能衰退更敏感的指标。

卵泡闭锁导致雌激素和抑制素水平降低以及 FSH 水平升高，是绝经的主要信号。

【临床表现】

1. **近期症状**

（1）月经紊乱：月经紊乱是绝经过渡期最早出现的症状，大致分为三种类型：①月经周期缩短、经量减少，最后绝经；②月经周期不规则，周期和经期延长，经量增多，甚至大出血或出血淋漓不断，然后逐渐减少而停止；③月经突然停止，较少见。

（2）血管舒缩症状：主要表现为潮热，为血管舒缩功能不稳定所致，是雌激素低落的特征性症状，其特点是反复出现短暂的面部、颈部及胸部皮肤阵阵发红，伴有轰热，继之出汗，一般持续 1～3 分钟。症状轻者每日发作数次，严重者十余次或更多，夜间或应激状态易促发。该症状可持续 1～2 年，有时长达 5 年或更长。潮热严重时可影响妇女的工作、生活和睡眠，是需要性激素治疗的主要原因。

（3）自主神经失调症状：常出现心悸、眩晕、头痛、失眠、耳鸣等症状。

（4）精神神经症状：常表现为注意力不易集中，并且情绪波动大，如激动易怒、焦虑不安或情绪低落、抑郁、不能自我控制等，记忆力减退也较常见。

2. **远期症状**

（1）泌尿生殖道症状：主要表现为泌尿生殖道萎缩症状，如阴道干燥、性交困难及反复阴道感染、子宫脱垂、膀胱或直肠膨出、压力性尿失禁，尿频、尿急、反复发生的尿路感染。

（2）骨质疏松：绝经后妇女缺乏雌激素使骨质吸收增加，导致骨量快速丢失而出现骨质疏松。50 岁以上妇女半数以上会发生绝经后骨质疏松，一般发生在绝经后 5～10 年内，最常发生在椎体。

（3）阿尔茨海默病（Alzheimer's disease）：绝经后期妇女比老年男性患病风险高，可能与绝经后内源性雌激素水平降低有关。

（4）心血管疾病：绝经后妇女糖、脂代谢异常增加，动脉硬化、冠心病的发病风险较绝经前明显增加，这可能与雌激素水平低落有关。

【处理原则】

缓解近期症状，早期发现，并有效预防骨质疏松症、动脉硬化等老年性疾病。

【护理评估】

（一）健康史

了解绝经综合征症状持续时间、严重程度及治疗、疗效等信息；了解月经史、生育史；了解既往健康状况，排除肝病、高血压、糖尿病、冠心病、其他内分泌腺体器质性疾病以及精神疾病；了解既往有无切除子宫、卵巢的手术，有无接受盆腔放疗等；注意收集乳腺癌、子宫内膜癌、动静脉血栓、骨折及骨质疏松等病史和家族史。

（二）身心状况

评估病人因卵巢功能减退及雌激素不足引起的相关症状。对病人进行全身体格检查，包括精神状态、心血管、呼吸、血液、生殖及泌尿等系统检查，排除明显的器质性病变。妇科检查可见内、外生殖器呈现不同程度的萎缩性改变，如外阴萎缩，大、小阴唇变薄；阴道萎缩，如合并感染，阴道分泌物增多，味臭；子宫颈及子宫萎缩变小等。工作、家庭、社会环境变化可以加重身体和心理负担，可能诱发和加重绝经综合征的症状。要注意评估近期出现的引起病人不愉快、忧虑、多疑、孤独的生活事件。需注意除外相关症状的器质性病变及精神疾病。

（三）辅助检查

1. 血清激素测定 ①FSH 及 E_2 测定：检查血清 FSH 及 E_2 了解卵巢功能。绝经过渡期血清 FSH>10U/L，提示卵巢储备功能下降。闭经、FSH>40U/L 且 E_2<10～20pg/ml，提示卵巢功能衰竭。②抑制素 B（inhibin B）：血清抑制素 B ≤ 45ng/L，是卵巢功能减退的最早标志，比 FSH 更敏感。③抗苗勒管激素（anti-mullerian hormone，AMH）：抗苗勒管激素 ≤ 0.5～1.0ng/ml，预示卵巢储备功能下降。

2. 超声检查 基础状态卵巢的窦状卵泡数减少、卵巢容积缩小、子宫内膜变薄。

【常见护理诊断 / 问题】

1. 焦虑 与绝经过渡期内分泌改变，或个性特点、精神因素等有关。

2. 知识缺乏：缺乏绝经期生理心理变化知识及应对技巧。

【护理目标】

1. 病人能够描述自己的焦虑心态和应对方法。

2. 病人能够正确描述绝经期生理心理变化。

【护理措施】

（一）调整生活状态

帮助病人建立适应绝经过渡期生理、心理变化的新生活形态，使其安全渡过该阶段。帮助病人选择既有营养又符合饮食习惯的食物。多摄入奶制品，可补钙；多摄入豆制品，因为大豆中含有类雌激素物质。鼓励病人加强体育锻炼，保持一定运动量，如散步、打太极拳、骑自行车等，增强体质。鼓励病人增加社交和脑力活动，以促进正性心态。

（二）诊疗配合

1. 激素补充治疗（hormone replacement therapy，HRT） HRT 是针对绝经相关健康问题而采取的一种医疗措施，可有效缓解绝经相关症状，并会对骨骼、心血管和神经系统产生长期的保护作用。HRT 应在有适应证、无禁忌证的前提下，在治疗的窗口期使用。

○ **知识拓展**　　　　HRT 的窗口期

　　　　　　　　　　　"窗口期"是指适合进行治疗的时间段，一般为绝经 10 年以内或 60 岁以前。在此阶段开始 HRT，效益最高，各种雌孕激素治疗相关风险极低。"窗口期"的概念起源是因 HRT 对心血管的作用而提出的。从骨健康角度考虑，越早开始治疗，获益越多，骨丢失程度越低。从预防阿尔茨海默病的角度观察，目前有限的证据表明，从绝经过渡期开始并长期应用 HRT 达 10 年以上，可有效降低其发生率。年龄 <60 岁的病人，有适应证、无禁忌证，按照症状侧重、基本检查结果和病人意愿选择不同的 HRT 方案；既往未用 HRT 且年龄 ≥ 60 岁者，不推荐开始使用 HRT。

（1）适应证：①绝经相关症状：月经紊乱、潮热出汗、睡眠障碍、疲倦、情绪障碍如易激动、烦躁、焦虑、紧张、或情绪低落等；②泌尿生殖道萎缩相关问题：阴道干涩、疼痛、排尿困难、性交痛、反复发作的阴道炎、反复泌尿系统感染、夜尿多、尿频和尿急；③低骨量及骨质疏松症：有骨质疏松症的危险因素（如低骨量）及绝经后骨质疏松症。

（2）禁忌证：已知或可疑妊娠、原因不明的阴道流血、已知或可疑患有乳腺癌、已知或可疑患有性激素依赖性恶性肿瘤、最近 6 个月内患有活动性静脉或动脉血栓栓塞性疾病、严重肝肾功能障碍、血卟啉症、耳硬化症、脑膜瘤（禁用孕激素）。

（3）慎用情况：是指绝经期女性有 HRT 的适应证，同时又合并某些性激素影响性疾病，是否可以启动 HRT，应当根据其具体病情来判定。慎用情况不是禁忌证，目前尚无充足的循证医学证据证实可用或禁用，在进一步观察和研究获得充足证据后，可能转化为 HRT 的非禁忌证或禁忌证。慎用情况包括：子宫肌瘤、子宫内膜异位症、子宫内膜增生史、尚未控制的糖尿病及严重高血压、有血栓形成倾向、胆囊疾病、癫痫、偏头痛、哮喘、高催乳素血症、系统性红斑狼疮、乳腺良性疾病、乳腺癌家族史。

（4）制剂：主要药物为雌激素，可辅以孕激素。①雌激素制剂：原则上应选择天然制剂。常用雌激素有戊酸雌二醇、结合雌激素、17β- 雌二醇、尼尔雌醇等。②组织选择性雌激素活性调节剂：如替勃龙，根据靶组织不同，其在体内的 3 种代谢物分别表现出雌激素、孕激素及弱雄激素活性。③孕激素制剂：近年来倾向于选用天然孕激素制剂，如微粒化黄体酮胶丸和黄体酮胶丸，或接近天然的孕激素，如地屈孕酮。

（5）用药途径及方案

1）口服：是 HRT 时最常规应用的给药途径，主要优点是血药浓度稳定，但对肝脏有一定损害，还可刺激产生肾素底物及凝血因子。用药方案有：①单用雌激素：适用于已切除子宫者。②雌、孕激素联合：适用于有完整子宫者，包括序贯用药和联合用药。两种用药方法又分周期性和连续性用药，前者每周期停用激素 5～7 日，有周期性出血，也称为预期计划性出血，适用于年龄较轻、绝经早期或愿意有月经样定期出血者；后者连续性用药，避免周期性出血，适用于年龄较大或不愿意有月经样出血的绝经后期妇女。③单用孕激素：适用于绝经过渡期出现无排卵性异常子宫出血者。

2）胃肠道外途径：能缓解潮热，防止骨质疏松，避免肝脏首过效应，对血脂影响较小。包括：①经阴道给药：常用药物有结合雌激素软膏、普罗雌烯阴道胶囊、普罗雌烯乳膏、氯喹那多－普罗雌烯阴道片、雌三醇乳膏，治疗下泌尿生殖道局部低雌激素症状；②经皮肤给药：适用于尚未控制的糖尿病及严重的高血压、有血栓形成倾向、胆囊疾病、癫痫、偏头疼、哮喘、高催乳素血症者。包括雌二醇皮贴和雌二醇凝胶，主要药物为17β－雌二醇。

（6）用药剂量与时间：HRT需个体化用药，应在综合考虑绝经期具体症状、治疗目的和危险性的前提下，选择能达到治疗目的的最低有效剂量。在卵巢功能开始减退并出现相关绝经症状后即开始给予HRT，可达到最大的治疗益处。至少每年进行1次个体化危险／受益评估，明确受益大于风险方可继续应用。停止雌激素治疗时，一般主张应缓慢减量或间歇用药，逐步停药，防止症状复发。

（7）副作用及危险性：应注意观察服用性激素的副作用。性激素补充治疗时可能引起子宫异常出血，多为突破性出血，必须高度重视，查明原因，必要时行诊刮，排除子宫内膜病变。其他副作用包括：雌激素剂量过大可引起乳房胀、白带多、头痛、水肿、色素沉着等；孕激素的副作用包括抑郁、易怒、乳房痛和水肿，病人常不易耐受。长期HRT可增加病人子宫内膜癌、卵巢癌、乳腺癌、心血管疾病及血栓性疾病、糖尿病的发病风险。督促长期使用性激素者接受定期随访。开始HRT后、用药后1个月、3个月、半年、1年复诊，主要了解HRT的疗效和副作用，并根据情况调整用药。长期HRT者每年应复诊1次，内容包括：①体格检查：如体重、身高、血压、乳腺及妇科检查等。②辅助检查：如盆腔B型超声、血糖、血脂及肝肾功能检查。每3～5年一次骨密度测定，可根据病人情况，酌情调整检查频率。

2. 非激素类药物 ①选择性5－羟色胺再摄取抑制剂，如盐酸帕罗西汀，可有效改善血管舒缩症状及精神神经症状。②阿仑膦酸钠、降钙素、雷洛昔芬等药物，可防治骨质疏松症。此外，也要适当摄入钙剂，与维生素D合用有利于钙的完全吸收。③适量镇静药如艾司唑仑，有助于睡眠。④谷维素，可调节自主神经功能。

（三）心理护理

与病人建立良好相互信任的关系，认真倾听，让病人表达自己的困惑和忧虑，帮助病人及其家属了解绝经过渡期的生理和心理变化，以减轻病人焦虑和恐惧的心理，并争取家人的理解和配合，护患双方共同努力，缓解病人的症状。

（四）健康指导

介绍绝经前后减轻症状的方法，以及预防绝经综合征的措施。如规律的运动可以促进血液循环，维持肌肉良好的张力，延缓老化的速度，还可以刺激骨细胞的活动，延缓骨质疏松症的发生；正确对待性生活等。设立"妇女围绝经期门诊"，提供系统的绝经过渡期咨询、指导和知识教育。

【结果评价】

1. 病人认识到绝经是女性正常生理过程，能以乐观、积极的态度对待自己，参与社区活动。病人的焦虑感减轻或消失。

2. 病人了解激素补充治疗的利弊。

排卵障碍性异常子宫出血包括稀发排卵、无排卵及黄体功能不足，主要由于下丘脑－垂体－卵巢轴功能异常引起，常见于青春期、绝经过渡期。排卵障碍性异常子宫出血主要采用性激素治疗，起到止血和调整月经周期的作用。要注意告知病人严格遵医嘱用药，不能随意停服、漏服性激素，要保持外阴清洁、干燥，防止发生感染。

闭经分为原发性闭经和继发性闭经，后者多见。继发性闭经又以下丘脑性闭经最为常见。主要针对病因治疗。

原发性痛经的发生与月经时子宫内膜前列腺素含量增高或失衡有关，主要表现为月经来潮后下腹部疼痛，要重视对病人的精神心理护理。经前期综合征是指月经前周期性发生的影响妇女日常生活和工作、涉及躯体、精神及行为的综合征。月经来潮后，症状自然消失。治疗以心理治疗、调整生活状态为主，药物治疗为辅。

绝经综合征是由于卵巢功能衰退，雌激素低落引起的一系列躯体、精神和心理症状，包括近期症状如月经紊乱、血管舒缩症状、自主神经失调症状、精神神经症状和远期症状如泌尿生殖道萎缩、骨质疏松、阿尔茨海默病、心血管疾病。激素补充治疗可以有效改善相关症状，提高生活质量。对长期服用激素的病人要进行定期体检，至少每年进行 1 次个体化危险 / 受益评估。

（王艳红）

1. 女童，14 岁，自 12 岁初潮后月经一直不规律，月经周期 25～45 日，经期 7～15 日，量中，无痛经，未进行任何治疗。病人此次行经已有 20 余日，经量时多时少，昨日经量突然增多，故到医院就诊。体格检查：体温 36.5℃，脉搏 78 次 / 分，呼吸 18 次 / 分，血压 100/80mmHg；盆腔检查：子宫前位，大小正常，活动度好，无压痛，附件未发现异常；实验室检查：血红蛋白 3.5×10^{12}/L，血红蛋白 105g/L。既往无特殊病史。

请思考：

（1）病人可能患有何种疾病？

（2）治疗原则是什么？

（3）病人目前主要的护理诊断有哪些？

（4）护士应如何对病人进行健康指导？

2. 刘同学，18 岁，因近半年无月经来潮而就诊。月经史：$12\dfrac{5～7}{30～32}$，量中，无痛经。既往史：无特殊。半年前离开家乡，异地求学后，一直没有行经。体格检查和盆腔检查未见异常。

请思考：

（1）病人发生闭经的可能原因是什么？

（2）病人的治疗方法有哪些？

（3）护士要如何对病人进行健康教育？

3. 张女士，49岁，潮热、出汗加重半年。1年前无明显诱因出现月经周期延长为60～85日，继而出现颈部，颜面部发热，随后出汗的症状，每日大约3～5次，未经治疗。近半年来症状较前有所加重，每日可达20余次，今来就诊。月经史：$13\frac{4\sim6}{28\sim30}$，量中，无痛经。生育史：1-0-1-1，安全套避孕。既往无高血压、糖尿病等病史。妇科检查：外阴已婚已产型，宫颈有糜烂样改变，子宫前位，大小如常，质地软，活动度好，无压痛，双侧附件无异常。实验室检查：FSH 32U/L，E_2 15pg/ml。

请思考：

（1）病人可能患有何种疾病？

（2）发生该疾病的主要原因是什么？

（3）治疗原则是什么？

（4）护士在对病人做健康教育时要注意什么？

第十六章
妊娠滋养细胞疾病病人的护理

学习目标

通过本章学习，学生能够：

1. 复述以下概念：妊娠滋养细胞疾病、葡萄胎、妊娠滋养细胞肿瘤。

2. 说明滋养细胞肿瘤病人常用化疗药物的主要不良反应和护理要点。

3. 为葡萄胎术后病人介绍随访计划及内容。

4. 运用所学知识为妊娠滋养细胞肿瘤病人制订护理计划、提供护理措施。

> 妊娠滋养细胞疾病（gestational trophoblastic disease，GTD）是一组来源于胎盘绒毛滋养细胞的疾病，根据组织学特征可分为葡萄胎、侵蚀性葡萄胎、绒毛膜癌（简称绒癌）、胎盘部位滋养细胞肿瘤（placental site trophoblastic tumor，PSTT）及上皮样滋养细胞肿瘤（epithelioid trophoblastic tumor，ETT）。2014 年世界卫生组织（WHO）基于妊娠滋养细胞疾病的组织学特征及其生物学的认识，将绒癌、PSTT、ETT 归类为肿瘤，侵蚀性葡萄胎归为葡萄胎妊娠（molar pregnancy）。该分类因颁布时间短临床尚未广泛应用。滋养细胞疾病绝大部分继发于妊娠，极少数来源于卵巢或睾丸生殖细胞，称为非妊娠性绒毛膜癌。本章主要讨论妊娠性滋养细胞疾病。

导入案例与思考

某女士，28 岁，葡萄胎清宫术后 6 个月，现停经 2 个月，阴道不规则流血 10 日，咳嗽、痰中带有血丝 1 周，经抗炎治疗不见好转。检查子宫增大、变软，尿 β-hCG 阳性，B 型超声显示子宫腔未见胚囊，肺部 X 线检查有棉球状阴影。

结合本案例，你认为：

1. 该病人最可能的诊断是什么？

2. 诊断该病人主要治疗原则是什么？

3. 简述针对该病人的护理要点。

第一节　葡萄胎

葡萄胎是妊娠后胎盘绒毛滋养细胞增生、间质水肿变性，形成大小不一的水泡，水泡间借蒂相连成串形如葡萄而得名，也称水泡状胎块（hydatidiform mole，HM）。葡萄胎是一种滋养细胞的良性病变，可分为完全性葡萄胎和部分性葡萄胎两类。完全性葡萄胎表现为宫腔内充满水泡状组织，没有胎儿及其附属物。发生完全性葡萄胎的相关因素包括地域差异、年龄、营养状况、社会经济因素等多种因素，还包括既往葡萄胎史、流产和不孕等因素。部分性葡萄胎表现为有胚胎，胎盘绒毛部分水泡状变性，并有滋养细胞增生。部分性葡萄胎的发病率远低于完全性葡萄胎，迄今为止对部分性葡萄胎的高危因素了解的比较少，可能相关的因素有口服避孕药和不规则月经等。此外，葡萄胎的发生还可能与遗传基因有关。

【病理】

完全性葡萄胎大体检查水泡状物形如串串葡萄，大小自直径数毫米至数厘米不等，其间由纤细的纤维相连，常混有血块及蜕膜碎片。水泡状物占满整个宫腔，无胎儿及其附属物或胎儿痕迹。镜下为弥漫性滋养细胞增生，绒毛间质水肿呈水泡样，间质内胎源性血管消失。部分性葡萄胎仅部分绒毛变为水泡，常合并胚胎或胎儿组织，胎儿多已死亡，合并足月儿极少，且常伴发育迟缓或多发性畸形。镜下见部分绒毛水肿，绒毛大小及水肿程度明显不一，绒毛呈显著的扇贝样轮廓，局限性滋养细胞增生，间质内可见胎源性血管。

【临床表现】

1. 完全性葡萄胎　由于诊断技术的进展，越来越多的病人在未出现症状或仅有少量阴道流血时已作出诊断并治疗，所以症状典型的葡萄胎病人已少见，典型症状有：

（1）停经后阴道流血：为最常见的症状。一般在停经 8～12 周左右开始出现不规则阴道流血，时出时停，量多少不定，若母体大血管破裂可造成大量出血，导致休克甚至死亡，有时在血中可发现水泡状物。若出血时间长又未及时治疗，可导致贫血和感染。

（2）子宫异常增大、变软：约半数以上病人的子宫大于停经月份，质地极软，并伴血清 hCG 水平异常升高，其原因为葡萄胎迅速增长及宫腔内积血所致。约 1/3 病人的子宫大小与停经月份相符，子宫小于停经月份的只占少数，其原因可能与水泡退行性变、停止发展有关。

（3）妊娠呕吐：多发生于子宫异常增大和 hCG 水平异常升高者，出现时间较正常妊娠早，症状严重且持续时间长。发生严重呕吐未及时纠正者可导致水电解质紊乱。

（4）子痫前期征象：多发生于子宫异常增大者，可在妊娠 24 周前出现高血压、蛋白尿和水肿，而且症状严重，但子痫罕见。

（5）卵巢黄素化囊肿：大量绒毛膜促性腺激素（hCG）刺激卵巢卵泡内膜细胞发生黄素化而形成囊肿，称为卵巢黄素化囊肿（theca lutein ovarian cyst）。常为双侧性，也可单侧，大小不等，囊壁薄，表面光滑。一般无症状，偶可发生扭转。黄素化囊肿在水泡状胎块清除后 2～4 个月自行消退。

（6）腹痛：为阵发性下腹痛，由于葡萄胎增长迅速和子宫过度快速扩张所致。常发生在阴道流血前，一般不剧烈，可忍受。如黄素化囊肿扭转或破裂时则可出现急性腹痛。

（7）甲状腺功能亢进征象：约 7% 病人出现轻度甲状腺功能亢进，表现为心动过速、皮肤潮湿和震颤，但突眼少见。

2. 部分性葡萄胎 除阴道流血外，病人常没有完全性葡萄胎的典型症状，子宫大小与停经月份多数相符或小于停经月份，妊娠呕吐少见并较轻，多无子痫前期症状，常无腹痛及卵巢黄素化囊肿。易误诊为不全流产或过期流产，需对流产组织进行病理学检查方能确诊。

【处理原则】

葡萄胎一经临床诊断应及时清除子宫腔内容物，一般选用吸刮术。由于清宫时出血多，子宫大而软，容易穿孔，所以应在手术室进行，在输液、备血准备下，充分扩张宫颈管，选用大号吸管吸引，待大部分葡萄胎组织吸出、子宫明显缩小后，改用刮匙轻柔刮出。为了减少出血和预防子宫穿孔，推荐在充分扩张宫颈管和开始吸宫后使用缩宫素。对于子宫大于妊娠 12 周或术中感到一次刮净有困难者，可于一周后行第二次刮宫。卵巢黄素化囊肿在葡萄胎清宫后会自行消退，一般不需处理。

【护理评估】

（一）健康史

询问病人的月经史、生育史；本次妊娠早孕反应发生的时间及程度；有无阴道流血等。若有阴道流血，应询问阴道流血的量、质、时间，是否伴有腹痛，并询问是否有水泡状物质排出。询问病人及其家族的既往疾病史，包括滋养细胞疾病史。

（二）身心状况

病人往往有停经后反复不规则阴道流血症状，出血多又未得到适当的处理者可有贫血和感染的症状，急性大出血可出现休克。多数病人子宫大于停经月份，质软，扪不到胎体，无自觉胎动。病人因子宫快速增大可有腹部不适或阵发性隐痛，发生黄素囊肿急性扭转时则有急腹痛。有些病人可伴有水肿、蛋白尿、高血压等子痫前期征象。

一旦确诊，病人及家属可能会担心孕妇的安全、是否需进一步治疗、此次妊娠对今后生育的影响，并表现出对清宫手术的恐惧。对妊娠滋养细胞疾病知识的缺乏及预后的不确定性会增加病人的焦虑情绪。

（三）辅助检查

1. 超声检查 是诊断葡萄胎的重要辅助检查方法，采用经阴道彩色多普勒超声效果更好。完全性葡萄胎的典型超声图像表现为子宫内无妊娠囊或胎心搏动，宫腔内充满不均质密集状或短条状回声，呈"落雪状"，若水泡较大形成大小不等的回声区，则呈"蜂窝状"。常可测到一侧或双侧卵巢囊肿。部分性葡萄胎宫腔内见水泡状胎块引起的超声图像改变及胎儿或羊膜腔，胎儿常合并畸形。

2. 人绒毛膜促性腺激素（hCG）测定 血清 hCG 测定是诊断葡萄胎的另一项重要辅助检查。病人的血、尿 hCG 处于高值范围且持续不降或超出正常妊娠水平。

3. 其他检查 DNA 倍体分析，母源表达印迹基因检测、X 线胸片等。

【常见护理诊断／问题】

1. 焦虑 与担心清宫手术及预后有关。

2. 自我认同紊乱 与分娩的期望得不到满足及对将来妊娠担心有关。

3. 有感染的危险 与长期阴道流血、贫血造成免疫力下降有关。

【护理目标】

1. 病人能掌握减轻焦虑的技能，积极配合刮宫手术。

2. 病人能接受葡萄胎及流产的结局。

3. 病人能陈述随访的重要性和具体方法。

【护理措施】

1. 心理护理 详细评估病人对疾病的心理承受能力，鼓励病人表达不能得到良好妊娠结局的悲伤，对疾病、治疗手段的认识，确定其主要的心理问题。向病人及家属讲解有关葡萄胎的疾病知识，说明尽快清宫手术的必要性，让病人以较平静的心理接受手术。

2. 严密观察病情 观察和评估腹痛及阴道流血情况，流血过多时，密切观察血压、脉搏、呼吸等生命体征。观察每次阴道排出物，一旦发现有水泡状组织要送病理检查，并保留消毒会阴垫，以评估出血量及流出物的性质。

3. 做好术前准备及术中护理 清宫前首先完善全身检查，注意有无休克、子痫前期、甲状腺功能亢进及贫血表现，遵医嘱对症处理，稳定病情。术前嘱病人排空膀胱，建立有效的静脉通路，备血，准备好缩宫素、抢救药品及物品，以防大出血造成的休克。术中严密观察血压、脉搏、呼吸，有无休克征象，注意观察有无羊水栓塞的表现如呼吸困难、咳嗽等。术后注意观察阴道出血及腹痛情况；由于组织学检查是葡萄胎的最终诊断依据，每次刮宫的刮出物，必须送组织学检查；对合并子痫前期者做好相应的治疗配合及护理。

4. 健康教育 让病人和家属了解坚持正规的治疗和随访是根治葡萄胎的基础，懂得监测 hCG 的意义。饮食中缺乏维生素 A 及其前体胡萝卜素和动物脂肪者发生葡萄胎的概率明显增高，因此指导病人摄取高蛋白、富含维生素 A、易消化饮食；适当活动，保证充足的睡眠时间和质量，以改善机体的免疫功能；保持外阴清洁和室内空气清新，每次刮宫手术后禁止性生活及盆浴 1 个月以防感染。

5. 预防性化疗 不常规推荐。对于年龄大于 40 岁、刮宫前 hCG 值异常升高、刮宫后 hCG 值不进行性下降、子宫比相应的妊娠月份明显大或短期内迅速增大、黄素化囊肿直径 >6cm、滋养细胞高度增生或伴有不典型增生、出现可疑的转移灶或无条件随访的病人可采用预防性化疗，但不能替代随访。

6. 随访指导 葡萄胎病人清宫后必须定期随访，可早期发现妊娠滋养细胞肿瘤并及时处理。随访内容包括：①血清 hCG 定量测定，葡萄胎清宫后，每周随访一次，直至连续 3 次正常，以后每个月一次共 6 个月，然后再 2 个月一次共 6 个月，自第一次阴性后共计 1 年；②询问病史，应注意月经是否规则，有无阴道异常流血，有无咳嗽、咯血及其他转移灶症状；③妇科检查，必要时作盆腔 B 型超声、胸部 X 线摄片或 CT 检查。

7. 避孕指导 葡萄胎病人随访期间应可靠避孕 1 年，hCG 成对数下降者阴性后 6 个月可以妊娠，但对 hCG 下降缓慢者，应延长避孕时间。避孕方法可选用避孕套或口服避孕药，一般不选用宫内节育器，以免穿孔或混淆子宫出血的原因。如再次妊娠，应早期做 B 型超声和 hCG 检查，以明确是否正常妊娠，产后也需 hCG 随访至正常。

【结果评价】

1. 病人和家属能理解清宫手术的重要性，配合医护人员顺利完成清宫术。

2. 病人情绪稳定，焦虑减轻，治愈疾病的信心增加。

3. 病人和家属了解随访的重要性，并能正确地参与随访全过程。

第二节　妊娠滋养细胞肿瘤

妊娠滋养细胞肿瘤（gestational trophoblastic tumor，GTT）是滋养细胞的恶性病变，组织学分类上包括侵蚀性葡萄胎（invasive mole）、绒毛膜癌（choriocarcinoma）、胎盘部位滋养细胞肿瘤和上皮样滋养细胞肿瘤。在临床上，由于侵蚀性葡萄胎和绒癌在临床表现、诊断和处理等方面基本相同，故又将两者合称为妊娠滋养细胞肿瘤；但胎盘部位滋养细胞肿瘤和上皮样滋养细胞肿瘤是起源于胎盘种植部位的一种特殊类型的滋养细胞肿瘤，在临床表现、发病过程及处理上与上两者不同，临床罕见，因此分别单列。本节主要讨论侵蚀性葡萄胎和绒毛膜癌。

妊娠滋养细胞肿瘤 60% 继发于葡萄胎，30% 继发于流产，10% 继发于足月妊娠或异位妊娠。其中，侵蚀性葡萄胎全部继发于葡萄胎妊娠，绒癌可继发于葡萄胎妊娠，也可继发于流产、足月妊娠、异位妊娠。侵蚀性葡萄胎恶性度低，预后较好。绒毛膜癌恶性程度极高，早期就可通过血运转移至全身，破坏组织或器官，在化疗药物问世以前死亡率高达 90%。如今随着诊断技术的进展及化学治疗的发展，绒毛膜癌病人的预后已经得到极大的改善。

【病理】

侵蚀性葡萄胎的大体检查可见子宫肌壁内有大小不等、深浅不一的水泡状组织。当侵蚀病灶接近子宫浆膜层时，子宫表面可见紫蓝色结节，侵蚀较深时可穿透子宫浆膜层或阔韧带。镜下可见侵入子宫肌层的水泡状组织的形态与葡萄胎相似，可见绒毛结构及滋养细胞增生和分化不良，绒毛结构也可退化仅见绒毛阴影。

绒毛膜癌多原发于子宫，肿瘤常位于子宫肌层内，也可突入宫腔或穿破浆膜，单个或多个，无固定形态，与周围组织分界清，质地软而脆，剖视可见癌组织呈暗红色，常伴出血、坏死及感染。镜下表现为滋养细胞不形成绒毛或水泡状结构，极度不规则增生，排列紊乱，广泛侵入子宫肌层及血管，周围大片出血、坏死。肿瘤不含间质和自身血管，瘤细胞靠侵蚀母体血管获取营养。

【临床表现】

1. 无转移滋养细胞肿瘤　多数继发于葡萄胎后。

（1）不规则阴道流血：葡萄胎清除后、流产或足月产后出现不规则阴道流血，量多少不定，也可表现为一段时间的正常月经后再停经，然后又出现阴道流血。长期流血者可致继发贫血。

（2）子宫复旧不全或不均匀增大：葡萄胎排空后 4～6 周子宫未恢复正常大小，质软，也可因子宫肌层内病灶部位和大小的影响表现为子宫不均匀性增大。

（3）卵巢黄素化囊肿：由于 hCG 持续作用，在葡萄胎排空、流产或足月产后，卵巢黄素化囊肿可持续存在。

（4）腹痛：一般无腹痛，若肿瘤组织穿破子宫，可引起急性腹痛和腹腔内出血症状。黄素化囊肿发生扭转或破裂时也可出现急性腹痛。

（5）假孕症状：由于肿瘤分泌 hCG 及雌、孕激素的作用，表现为乳房增大，乳头、乳晕着色，甚至有初乳样分泌，外阴、阴道、宫颈着色，生殖道质地变软。

2. 转移性妊娠滋养细胞肿瘤　更多见于非葡萄胎妊娠后或为经组织学证实的绒毛膜癌，主要经血行播散，转移发生较早而且广泛。最常见的转移部位是肺（80%），其次是阴道（30%）、盆腔（20%）、肝（10%）、脑（10%）等。由于滋养细胞的生长特点之一是破坏血管，所以各转移部位症状的共同特点是局部出血。

（1）肺转移：常见症状为咳嗽、血痰或反复咯血、胸痛及呼吸困难。常急性发作，少数情况下，可因肺动脉滋养细胞瘤栓形成造成急性肺梗死，出现肺动脉高压和急性肺功能衰竭。当转移灶较小时也可无任何症状。

（2）阴道转移：转移灶常位于阴道前壁。局部表现紫蓝色结节，破溃后引起不规则阴道流血，甚至大出血。

（3）肝转移：预后不良，多同时伴有肺转移，表现为上腹部或肝区疼痛，若病灶穿破肝包膜可出现腹腔内出血，导致死亡。

（4）脑转移：预后凶险，为主要死亡原因。按病情进展可分为三期：①瘤栓期：表现为一过性脑缺血症状，如暂时性失语、失明、突然跌倒等；②脑瘤期：瘤组织增生侵入脑组织形成脑瘤，表现为头痛、喷射性呕吐、偏瘫、抽搐直至昏迷；③脑疝期：瘤组织增大及周围组织出血、水肿，表现为颅内压升高，脑疝形成压迫生命中枢而死亡。

（5）其他转移：包括脾、肾、膀胱、消化道、骨等，症状视转移部位而异。

【临床分期】

采用国际妇产科联盟（FIGO）妇科肿瘤委员会制定的临床分期，该分期包含了解剖学分期和预后评分系统两个部分（表16-1、表16-2）。其中预后评分 ≤ 6 分者为低危，≥ 7 分者为高危。预后评分是妊娠滋养细胞肿瘤治疗方案制订和预后评估的重要依据，而解剖学分期有助于明确肿瘤进展和各医疗单位之间比较治疗效果。

表 16-1 滋养细胞肿瘤解剖学分期（FIGO，2000 年）

分期	病变范围
Ⅰ期	病变局限于子宫
Ⅱ期	病变扩散，但局限于生殖器官（附件、阴道、阔韧带）
Ⅲ期	病变转移至肺，有或无生殖系统病变
Ⅳ期	所有其他转移

表 16-2 改良 FIGO 预后评分系统（FIGO，2000 年）

评分	0	1	2	4
年龄（岁）	<40	≥ 40	—	
前次妊娠	葡萄胎	流产	足月产	
距前次妊娠时间（月）	<4	4 ~ <7	7 ~ <13	≥ 13
治疗前血 hCG（IU/ml）	$<10^3$	$10^3 ~ <10^4$	$10^4 ~ <10^5$	$≥ 10^5$
最大肿瘤大小（包括子宫）	—	3 ~ <5cm	≥ 5cm	
转移部位	肺	脾、肾	肠道	肝、脑
转移病灶数目	—	1 ~ 4	5 ~ 8	>8
先前失败化疗	—	—	单药	两种或两种以上联合化疗

【处理原则】

治疗原则是以化疗为主，手术和放疗为辅的综合治疗。

1. 化疗　常用一线化疗药物有甲氨蝶呤（MTX）、氟尿嘧啶（5-Fu）、放射菌素 D（Act-D）或国产放射菌素 D（更生霉素，KSM）、环磷酰胺（CTX）、长春新碱（VCR）、依托泊苷（VP-16）。化疗方案的选择原则是低危病人选择单一药物，高危病人选择联合化疗，其中联合化疗首选 EMA-CO 方案或氟尿嘧啶为主的联合化疗方案。

2. 手术　对控制大出血等各种并发症、切除耐药病灶、减少肿瘤负荷和缩短化疗疗程方面有一定的作用。

3. 放射治疗　应用较少，主要用于肝、脑转移和肺部耐药病灶的治疗。

【护理评估】

（一）健康史

采集个人及家属的既往史，包括滋养细胞疾病史、药物使用史及药物过敏史；若既往曾患葡萄胎，应详细了解第一次清宫的时间、水泡大小、吸出组织物的量等；以后清宫次数及清宫后阴道流血的量、质、时间，子宫复旧情况；收集血、尿 hCG 随访的资料；肺部 X 线检查结果。采集阴道不规则流血的病史，询问生殖道、肺部、脑等转移的相应症状的主诉，是否用过化疗及化疗的时间、药物、剂量、疗效及用药后机体的反应情况。

（二）身心状况

大多数病人有阴道不规则流血，量多少因人而异。当滋养细胞穿破子宫浆膜层时则有腹腔内出血及腹痛；若发生转移，要评估转移灶症状，不同部位的转移病灶可出现相应的临床表现。若出血较多，病人可有休克表现。

由于不规则阴道流血，病人会有不适感、恐惧感，若出现转移症状，病人和家属会担心疾病的预后，害怕化疗药物的毒副作用，对治疗和生活失去信心。有些病人会感到悲哀、情绪低落，不能接受现实，因为需要多次化疗而发生经济困难，表现出焦虑不安。若需要手术，生育过的病人因为要切除子宫而担心女性特征的改变；未生育过的病人则因为生育无望而产生绝望，迫切希望得到丈夫及家人的理解、帮助。

（三）辅助检查

1. 血清 hCG 测定　hCG 水平是妊娠滋养细胞肿瘤的主要诊断依据。对于葡萄胎后滋养细胞肿瘤，凡符合下列标准中的任何一项且排除妊娠物残留或再次妊娠即可诊断为妊娠滋养细胞肿瘤：hCG 测定 4 次呈平台状态（±10%），并持续 3 周或更长时间；hCG 测定 3 次升高（>10%），并至少持续 2 周或更长时间。非葡萄胎妊娠后滋养细胞肿瘤的诊断标准：足月产、流产和异位妊娠后 hCG 多在 4 周左右转为阴性，若超过 4 周血清 hCG 仍持续高水平，或一度下降后又上升，在除外妊娠物残留或再次妊娠后可作出诊断。

2. 胸部 X 线摄片　是诊断肺转移的重要检查方法。肺转移的最初 X 线征象为肺纹理增粗，以后发展为片状或小结节阴影，典型表现为棉球状或团块状阴影。

3. 影像学检查　B 型超声检查是诊断子宫原发病灶最常用的方法。CT 主要用于发现肺部较小病灶和肝、脑部位转移灶。MRI 主要用于脑和盆腔病灶诊断。

4. 组织学检查　组织学检查对滋养细胞肿瘤的诊断不是必需的，但有组织学证据时应根据组织学作出诊断。在子宫肌层内或子宫外转移灶组织中若见到绒毛或退化的绒毛阴影则诊断为侵蚀性葡萄胎；若仅见成片滋养细胞浸润及坏死出血，未见绒毛结构则诊断为绒癌。

【常见护理诊断/问题】

1. 自我认同角色紊乱　与较长时间住院和接受化疗有关。

2. 潜在并发症：肺转移、阴道转移、脑转移。

【护理目标】

1. 病人能主动参与治疗护理活动。

2. 病人适应角色改变。

【护理措施】

1. 心理护理　评估病人及家属对疾病的心理反应，让病人宣泄痛苦心理及失落感；对住院者做好环境、病友及医护人员的介绍，减轻病人的陌生感；向病人提供有关化学药物治疗及其护理的信息，以减少恐惧及无助感；帮助病人分析可利用的支持系统，纠正消极的应对方式；详细解释病人所担心的各种疑虑，减轻病人的心理压力，帮助病人和家属树立战胜疾病的信心。

2. 严密观察病情　严密观察病人腹痛及阴道流血情况，记录出血量，出血多时除密切观察病人的血压、脉搏、呼吸外，配合医师做好抢救工作，及时做好手术准备。动态观察并记录血β-hCG 的变化情况，识别转移灶症状，发现异常立即通知医师并配合处理。

3. 做好治疗配合　接受化疗者按化疗病人的护理常规护理（见本章第三节），手术治疗者按妇科手术前后护理常规实施护理。

4. 有转移灶者，提供对症护理

（1）阴道转移病人的护理：禁止做不必要的检查和阴道窥器检查，尽量卧床休息，密切观察阴道转移灶有无破溃出血。配血备用，准备好各种抢救器械和物品（输血、输液用物、长纱条、止血药物、照明灯及氧气等）。若发生破溃大出血时，应立即通知医师并配合抢救，用长纱条填塞阴道压迫止血。保持外阴清洁，严密观察阴道出血情况及生命体征，同时观察有无感染及休克。填塞的纱条必须于 24～48 小时内如数取出，取出时必须做好输液、输血及抢救的准备。若出血未止，可用无菌纱条重新填塞，记录取出和再次填入纱条数量，给予输血、输液。按医嘱用抗生素预防感染。

（2）肺转移病人的护理：卧床休息，有呼吸困难者给予半卧位并吸氧。按医嘱给予镇静剂及化疗药物。大量咯血时有窒息、休克甚至死亡的危险，应立即让病人取头低患侧卧位并保持呼吸道的通畅，轻击背部，排出积血。同时迅速通知医师，配合医师进行止血抗休克治疗。

（3）脑转移的护理：让病人尽量卧床休息，起床时应有人陪伴，以防瘤栓期的一过性症状发生时造成意外损伤。观察颅内压增高的症状，记录出入量，观察有无电解质紊乱的症状，一旦发现异常情况立即通知医师并配合处理。按医嘱给予静脉补液，给予止血剂、脱水剂、吸氧、化疗等，严格控制补液总量和补液速度，防止颅内压升高。采取必要的护理措施预防跌倒、咬伤、吸入性肺炎、角膜炎、压疮等发生。做好 hCG 测定、腰穿等项目的检查配合。昏迷、偏瘫者按相应的护理常规实施护理，提供舒适环境，预防并发症的发生。

5. 健康教育　鼓励病人进食，向其推荐高蛋白、高维生素、易消化的饮食，以增强机体的抵抗力。注意休息，不过分劳累，有转移灶症状出现时应卧床休息，待病情缓解后再适当活动。注意外阴清洁，防止感染，节制性生活，做好避孕指导。出院后严密随访，警惕复发。第一次在出院后 3 个月，然后每 6 个月 1 次至 3 年，此后每年 1 次至 5 年，以后可以每 2 年 1 次。随访内容同葡萄胎。随访期间需严格避孕，应于化疗停止 ≥ 12 个月方可妊娠。

【结果评价】

1. 病人能理解并信任所采取的治疗方案和护理措施，配合治疗，树立战胜疾病的信心。
2. 病人获得一定的化疗自我护理知识、技能。
3. 能较好处理与家人的关系，诊治过程中表现出积极的行为。

第三节　化疗病人的护理

化学药物治疗（简称化疗）恶性肿瘤已取得了肯定的功效，目前化疗已成为恶性肿瘤的主要治疗方法之一。滋养细胞疾病是所有肿瘤中对化疗最为敏感的一种，随着化疗的方法学和药物学的快速进展，绒毛膜癌病人的死亡率已大为下降。

【化疗药物作用机制】

化疗药物的主要作用机制为：①影响去氧核糖核酸（DNA）的合成；②直接干扰核糖核酸（RNA）的复制；③干扰转录、抑制信使核糖核酸（mRNA）的合成；④阻止纺锤丝的形成；⑤阻止蛋白质的合成。

【常用化疗药物种类】

1. **烷化剂**　是细胞周期非特异性药物。临床上常用邻脂苯芥（抗瘤新芥）和硝卡芥（消瘤芥），一般以静脉给药为主，副作用有骨髓抑制，白细胞下降。

2. **抗代谢药物**　能干扰核酸代谢，导致肿瘤死亡，属细胞周期特异性药物，常用的有甲氨蝶呤及氟尿嘧啶。甲氨蝶呤为抗叶酸类药，一般经口服、肌内、静脉给药；氟尿嘧啶口服不吸收，需静脉给药。

3. **抗肿瘤抗生素**　是由微生物产生的具有抗肿瘤活性的化学物质，属细胞周期非特异药物。常用的有放线菌素 D，即更生霉素。

4. **抗肿瘤植物药**　此类药物有长春碱及长春新碱。长春碱类属细胞周期特异性药物，一般经静脉给药。

5. **铂类化合物**　属细胞周期非特异性药物，妇科肿瘤化疗中常用的有顺铂和卡铂。顺铂的主要副作用有恶心、呕吐等胃肠道反应和肾毒性，还可导致神经毒性包括周围神经炎和高频区听力缺损；卡铂的主要副作用为骨髓抑制，为剂量限制性毒性。

【化疗药物的常见毒副反应】

1. **骨髓抑制**　主要表现为外周血白细胞和血小板计数减少，多数化疗药物骨髓抑制作用最强的时间约为化疗后 7～14 日，恢复时间多为之后的 5～10 日，但存在个体差异性。服药期间血细胞计数虽有下降，在停药后多可自然恢复。目前，化疗后骨髓抑制的分度普遍采用 WHO 抗癌药物急性及亚急性毒性反应分度标准（表 16-3）。

表 16-3　WHO 骨髓造血毒性分度标准

	0	I	II	III	IV
血红蛋白（g/L）	≥ 110	95 ~ 109	80 ~ 94	65 ~ 79	<65
白细胞（×10⁹/L）	≥ 4.0	3.0 ~ 3.9	2.0 ~ 2.9	1.0 ~ 1.9	<1.0
中性粒细胞（×10⁹/L）	≥ 2.0	1.5 ~ 1.9	1.0 ~ 1.4	0.5 ~ 0.9	<0.5
血小板（×10⁹/L）	≥ 100	75 ~ 99	50 ~ 74	25 ~ 49	<25

2. 消化系统损害　最常见的表现为恶心、呕吐，多数在用药后 2 ~ 3 日开始，5 ~ 6 日后达高峰，停药后逐步好转，一般不影响继续治疗。如呕吐过多可造成离子紊乱，出现低钠、低钾或低钙症状，病人可有腹胀、乏力、精神淡漠及痉挛等。有些病人会有腹泻或便秘，还有消化道溃疡，以口腔溃疡多见，多数是在用药后 7 ~ 8 日出现，一般于停药后能自然消失。氟尿嘧啶有明显的胃肠道反应，包括恶心、呕吐、腹泻和口腔溃疡，严重时可发生假膜性肠炎。

⊙ **知识链接**　化疗所致恶心、呕吐的发生机制及常用止吐药物

化疗所致恶心、呕吐（chemotherapy-induced nausea and vomiting, CINV）是临床肿瘤化疗不容忽视的问题。恶心常为呕吐的前驱感觉，主要表现为上腹部的特殊不适感，常伴有头昏、流涎、面色苍白、冷汗、心动过速和血压降低等迷走神经兴奋症状。干呕是横膈和腹肌的痉挛性运动所致，发生在恶心时，常引发呕吐。呕吐是胃内容物和（或）一部分小肠内容物，经食管反流出口腔的一种复杂反射动作。化疗药物诱导恶心、呕吐的机制非常复杂，目前认为包括三个方面：①化疗药物损伤消化道上皮黏膜，刺激肠道嗜铬细胞释放神经递质，与相应受体结合，由迷走神经和交感神经传入呕吐中枢导致呕吐。②化疗药物及其代谢产物直接刺激化学感受器触发区，进而传递至呕吐中枢引发呕吐。③心理精神因素直接刺激大脑皮质通路导致呕吐。止吐药物通过阻断介导呕吐的神经递质发挥作用，具体分为以下几类：①5- 羟色胺（5-HT）受体拮抗剂：昂丹司琼、格雷司琼、帕洛诺司琼；②糖皮质激素类：地塞米松；③NK-1（P 物质）受体拮抗剂：阿瑞匹坦、福沙匹坦；④多巴胺受体拮抗剂：甲氧氯普胺；⑤精神类镇静药：氟哌啶醇、奥氮平、劳拉西泮、阿普唑仑；⑥吩噻嗪类抗胆碱能药和抗组胺药：氯丙嗪、异丙嗪、苯海拉明。

3. 神经系统损害　长春新碱对神经系统有毒性作用，表现为指、趾端麻木，复视等。氟尿嘧啶大剂量用药可发生小脑共济失调。

4. 药物中毒性肝炎　主要表现为用药后血转氨酶值升高，偶见黄疸。一般在停药后一定时期恢复正常，但未恢复时不能继续化疗。

5. 泌尿系统损伤　环磷酰胺对膀胱有损害，某些药如顺铂、甲氨蝶呤对肾脏有一定的毒性，肾功能正常者才能应用。

6. 皮疹和脱发　皮疹最常见于应用甲氨蝶呤后，严重者可引起剥脱性皮炎。脱发最常见于应用放线菌素 D（更生霉素）者，1 个疗程即可全脱，但停药后均可生长。

【护理评估】

（一）健康史

采集病人既往用药史，尤其是化疗史及药物过敏史。记录既往接受化疗过程中出现的药物不良反应及应对情况。询问有关造血系统、肝脏、消化系统及肾脏疾病史，了解疾病的治疗经过及病程。采集病人的肿瘤疾病史、发病时间、治疗方法及效果，了解总体和本次治疗的化疗方案，目前的病情状况。

（二）身心状况

测量体温、脉搏、呼吸、血压、体重，了解病人一般情况（意识状态、发育、营养、面容与表情）；了解病人的日常生活规律（饮食形态、嗜好、睡眠形态、排泄状态及自理程度），观察皮肤、黏膜、淋巴结有无异常；了解原发肿瘤的症状和体征，了解每日进食情况，本次化疗的副作用等，以便为护理活动提供依据。

病人往往对化疗的不良反应有恐惧，尤其是具有化疗经历的病人更明显，了解病人对化疗的感受，病人通常会对疾病的预后及化疗效果产生焦虑、悲观情绪，也可因长期的治疗产生经济困难而显得闷闷不乐或烦躁。对化疗有充分思想准备的病人，一般能承受化疗的不适，因而增强了战胜疾病的信心；没有思想准备的病人，往往表现出畏惧、退缩的言行，丧失了与病魔斗争的决心。

（三）辅助检查

测血常规、尿常规、肝肾功能等，化疗前如有异常则暂缓治疗。密切观察血常规的变化趋势，每日或隔日检查，为用药提供依据。如果在用药前白细胞低于 $4.0 \times 10^9/L$，血小板低于 $50 \times 10^9/L$ 者不能用药；病人在用药过程中如白细胞低于 $3.0 \times 10^9/L$ 需考虑停药；用药后一周继续监测各项化验指标，如有异常及时处理。对于妊娠滋养细胞肿瘤病人，每个疗程化疗结束后 18 日内，检测血 hCG 下降情况。

【常见护理诊断/问题】

1. **营养失调：低于机体需要量** 与化疗所致的消化道反应有关。
2. **体像紊乱** 与化疗所致头发脱落有关。
3. **有感染的危险** 与化疗引起的白细胞减少有关。

【护理目标】

1. 病人能满足机体的营养需要。
2. 病人能接受自己形象的改变。
3. 病人未发生严重感染。

【护理措施】

（一）心理护理

让病人和家属与同病种的、治疗效果满意的病人相互交流，认真倾听病人诉说恐惧、不适及疼痛，关心病人以取得信任。提供国内外及本科室治疗滋养细胞疾病的治愈率及相关信息，增强病人战胜疾病的信心。鼓励病人克服化疗不良反应，帮助病人度过脱发等所造成的心理危险期。

（二）健康教育

1. **讲解化疗护理的常识** 包括化疗药物的类别，不同药物对给药时间、剂量浓度、滴速、用法的不同要求；有些药物需要避光保存及应用；化疗药物可能发生的毒副作用的症状；出现口腔溃疡或恶心、呕吐等消化道不适时仍需坚持进食的重要性；化疗造成的脱发并不影响生命器官，化疗结束后就会长出秀发。

2. 教会病人化疗时的自我护理 进食前后用生理盐水漱口，用软毛牙刷刷牙，若有牙龈出血，改用手指缠绕纱布清洁牙齿；化疗时和化疗后二周内是化疗反应较重的阶段，不宜吃损伤口腔黏膜的坚果类和油炸类食品；为减少恶心呕吐，避免吃油腻的、甜的食品，鼓励病人少量多餐，每次进食以不吐为度，间隔时间以下次进食不吐为准；与家属商量根据病人的口味提供高蛋白、高维生素、易消化饮食，保证所需营养的摄取及液体的摄入。对于化疗期间出现腹泻的病人，应进食低纤维素、高蛋白食物，避免进食对胃肠道有刺激的食物，同时补充足够的液体，维持水电解质平衡，必要时使用洛哌丁胺等止泻药。由于白细胞下降会引起免疫力下降，特别容易感染，指导病人应经常擦身更衣，保持皮肤干燥和清洁，在自觉乏力、头晕时以卧床休息为主，尽量避免去公共场所，如非去不可应戴口罩，加强保暖。若白细胞低于 $1.0 \times 10^9/L$，则需进行保护性隔离，告知病人和家属保护性隔离的重要性，使其理解并能配合治疗。

（三）用药护理

1. 准确测量并记录体重 化疗时应根据体重来正确计算和调整药量，一般在每个疗程的用药前及用药中各测一次体重，应在早上、空腹、排空大小便后进行测量，酌情减去衣服重量。若体重不准确，用药剂量过大，可发生中毒反应，过小则影响疗效。

2. 正确使用药物 根据医嘱严格三查七对，正确溶解和稀释药物，并做到现配现用，一般常温下不超过 1 小时。如果联合用药应根据药物的性质排出先后顺序。放线菌素 D（更生霉素）、顺铂等需要避光的药物，使用时要用避光罩或黑布包好；环磷酰胺等药物需快速进入，应选择静脉推注；氟尿嘧啶、阿霉素等药物需慢速进入，最好使用静脉注射泵或输液泵给药；顺铂对肾脏损害严重，需在给药前后给予水化，同时鼓励病人多饮水并监测尿量，保持尿量每日超过2500ml。腹腔内化疗时应注意变动体位以增强效果。

3. 合理使用静脉血管并注意保护 遵循长期补液保护血管的原则，有计划地穿刺，用药前先注入少量生理盐水，确认针头在静脉中后再注入化疗药物。一旦怀疑或发现药物外渗应重新穿刺，遇到局部刺激较强的药物，如氮芥、长春新碱、放线菌素 D（更生霉素）等外渗，需立即停止滴入并给予局部冷敷，同时用生理盐水或普鲁卡因局部封闭，以后用金黄散外敷，防止局部组织坏死、减轻疼痛和肿胀。化疗结束前用生理盐水冲管，以降低穿刺部位拔针后的残留浓度，起到保护血管的作用。对经济条件允许的病人建议使用 PICC 及输液港等给药，以保护静脉减少反复穿刺的痛苦。

（四）病情观察

经常巡视病人，观察体温以判断有否感染；观察有无牙龈出血、鼻出血、皮下淤血或阴道活动性出血等倾向；观察有无上腹疼痛、恶心、腹泻等肝脏损害的症状和体征；如有腹痛、腹泻，要严密观察次数及性状，并正确收集大便标本；观察有无尿频、尿急、血尿等膀胱炎症状；观察有无皮疹等皮肤反应；观察有无如肢体麻木、肌肉软弱、偏瘫等神经系统的副作用。如有上述发现，应即刻报告医师。

（五）药物毒副反应护理

1. 口腔护理 应保持口腔清洁，预防口腔炎症。若发现口腔黏膜充血疼痛，可局部喷射西瓜霜等粉剂；若有黏膜溃疡，则做溃疡面分泌物培养，根据药敏试验结果选用抗生素和维生素 B_{12} 液混合涂于溃疡面促进愈合；使用软毛牙刷刷牙或用清洁水漱口，进食前后用消毒溶液漱口；给予温凉的流食或软食，避免刺激性食物；如因口腔溃疡疼痛难以进食时，可在进食前15分钟给予丁卡因（地卡因）溶液涂敷溃疡面；进食后漱口并用甲紫（龙胆紫）、锡类散或冰硼散等局部涂抹。鼓励病人进食促进咽部活动，减少咽部溃疡引起的充血、水肿、结痂。

2. **止吐护理** 在化疗前后给予镇吐剂，合理安排用药时间以减少化疗所致的恶心、呕吐；选择适合病人口味的食物，鼓励进食清淡、易消化、高热量、高蛋白、富含维生素饮食，少吃甜食和油腻食物，少量多餐，同时避免在化疗前后2小时内进食、创造良好的进餐环境等；对不能自行进餐者主动提供帮助，按病人的进食习惯喂食；病人呕吐严重时应补充液体，以防电解质紊乱。护士还可采用指压按摩、音乐疗法、渐进性肌肉放松训练、催眠疗法等心理行为干预技术帮助病人缓解恶心、呕吐症状。

3. **骨髓抑制的护理** 按医嘱定期测定白细胞计数，若低于 $3.0 \times 10^9/L$，应与医师联系考虑停药。白细胞或中性粒细胞计数处于I度骨髓抑制一般不予以处理，复测血常规；II度和III度骨髓抑制需进行治疗，遵医嘱皮下注射粒细胞集落刺激因子；IV度骨髓抑制除给予升白细胞治疗，还需使用抗生素预防感染，同时给予保护性隔离，尽量谢绝探视。血小板计数 $<50 \times 10^9/L$，可引起皮肤或黏膜出血，应减少活动，增加卧床休息时间；血小板计数 $<20 \times 10^9/L$ 有自发性出血可能，必须绝对卧床休息，遵医嘱输入血小板浓缩液。

4. **动脉化疗并发症的护理** 动脉灌注化疗后有些病人可出现穿刺局部血肿甚至大出血，主要是穿刺损伤动脉壁或病人凝血机制异常所造成。术后应密切观察穿刺点有无渗血及皮下淤血或大出血。用沙袋压迫穿刺部位6小时，穿刺肢体制动8小时，卧床休息24小时。若有渗出应及时更换敷料，出现血肿或大出血者立即对症处理。

【结果评价】

1. 病人能坚持进食，保证摄入量，未发生水电解质紊乱。
2. 病人能以平和的心态接受自己形象的改变。
3. 病人住院期间未出现严重感染，病情好转或治愈。

☆ **本章小结** ··························

　　葡萄胎是妊娠后胎盘绒毛滋养细胞增生、间质水肿，形成的水泡状胎块，分为完全性葡萄胎和部分性葡萄胎，两者最重要的鉴别要点是前者缺失可确认的胚胎或胎儿组织，后者存在。停经后阴道流血和子宫异常增大是最常见临床症状，超声和血hCG是重要的临床诊断依据，一经诊断，应及时清宫并送检。治疗后必须定期随访。

　　侵蚀性葡萄胎和绒癌在临床上统称为滋养细胞肿瘤，侵蚀性葡萄胎病理特征为水泡状组织侵入子宫肌层，绒癌在镜下可见细胞滋养细胞和合体滋养细胞广泛侵入子宫肌层，但不形成绒毛或水泡样结构。无转移滋养细胞肿瘤主要表现为异常阴道流血，转移性滋养细胞肿瘤最常见转移部位为肺。血hCG异常升高是主要诊断依据。化疗是主要治疗方法。护理重点包括心理护理和化疗药物毒副反应护理。

（朱　秀）

◇ **护理学而思** ‧‧

某女士，23岁，停经86日，近1周有不规则阴道出血。检查子宫底位于脐耻之间，质软，hCG阳性，超声见密集雪片状亮点。

请思考：

（1）该病人最可能的临床诊断是什么？

（2）为该病人进行清宫术时，护士为其配血的主要原因是什么？

（3）该病人治疗后出院时，护士应告知其一般要随访多长时间？

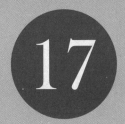

第十七章
腹部手术病人的护理

通过本章学习，学生能够：

1. 描述本章所列疾病的临床表现、处理原则、可能存在的护理诊断及护理措施。

2. 概述影响宫颈癌发病的主要因素。

3. 简述宫颈癌及癌前病变的预防和筛查策略。

4. 识别妇产科腹部手术病人术后常见并发症，并提出相关预防及处理措施。

5. 运用所学知识对本章所列疾病病人进行围治疗期护理及健康教育。

▶ 子宫肌瘤、子宫内膜异位性疾病、子宫颈癌、子宫内膜癌、卵巢肿瘤均为妇科常见疾病，手术是治疗这些疾病的重要手段，同时也是一个创伤的过程。为保证手术治疗的安全性，护理人员需认真为受术者做好术前准备并为其提供精心的术后护理。有关手术病人的护理已在《外科护理学》教材中详尽介绍，因此可在复习《外科护理学》相关内容的基础上进一步理解和掌握妇产科腹部手术病人的一般护理内容。这些疾病的预防、治疗和护理常常各有其特殊性，护理人员在掌握基本的围手术护理同时，必须对这些疾病的特殊性有全面的了解，才能在实践中应用护理程序为这些病人提供个性化的整体护理。

导入案例与思考

朱某，50 岁，平时月经规律，$14\frac{5\sim6}{28\sim30}$，量中，轻度痛经。病人 15 日前出现同房后阴道流血，量少。妇科检查见宫颈 3 点处外突菜花样肿块，直径 1cm，触之出血。行阴道镜下宫颈活检术，术后病理：宫颈外生性乳头状鳞状细胞癌伴局灶性间质浸润。HPV16（＋）。入院后完善相关检查后，拟全麻下实施腹腔镜下广泛全子宫切除＋双附件切除＋盆腔淋巴结清扫术。

结合本案例，你认为：

1. 责任护士应如何对该病人进行术前准备？

2. 该病人可能存在哪些护理问题？

3. 针对病人可能存在的护理问题，应采取哪些相应护理措施？

第一节　腹部手术病人的一般护理

手术既是治疗的过程也是创伤的过程，始终存在风险，要保证手术顺利进行，促进病人术后快速康复，则需要充分的术前准备和精心的术后护理。

【妇产科腹部手术种类】

按手术急缓程度可分为择期手术、限期手术和急诊手术。按手术范围区分主要有剖宫产术、剖腹探查术、全子宫切除术、次全子宫切除术、附件切除术、全子宫及附件切除术、次全子宫及附件切除术、广泛性全子宫切除术及盆腔淋巴结清扫术、卵巢癌的肿瘤细胞减灭术等。子宫、附件切除术也可经由阴道施行。

如今手术辅助技术发展迅速，腹腔镜手术得以大量开展，机器人手术也逐渐实施，手术更加精准、微创。手术室护士必须学习这些新技术，更好地配合手术；病房护士同样需了解这些微创手术的益处，做好宣教和术后护理工作。

【手术适应证】

子宫本身及其附件有病变，或因附件病变而不能保留子宫者，性质不明的下腹部肿块，诊断不清的急腹症以及困难的阴道分娩等。

【手术前准备】

一般手术准备内容与外科腹部手术相同，详见《外科护理学》。妇产科病人有其特殊的方面，因此要求护士提供专业性指导，使病人术前保持良好的身心状态。

（一）手术前常规准备

1. 心理支持　当确定有手术必要时，病人已开始了术前的心理准备，与所有受术者一样会担心住院使其失去日常习惯的生活方式，手术会引起疼痛，或恐惧手术有夺去生命的危险。部分病人会担心身体的过度暴露，更顾虑手术可能会使自己丧失某些重要的功能，以致改变自己的生活方式。一些妇女视子宫为保持女性特征的重要器官，错误地认为切除子宫会引起早衰、影响夫妻关系等。因此，子宫切除术对病人及其家属都会造成精神压力。针对这些情况，护士需要应用医学专业知识，采用通俗易懂的语言耐心解答病人的提问，为其提供相关的信息、资料等，使病人相信在医院现有条件下，她将得到最好的治疗和照顾，能顺利度过手术全过程。部分受术者会因为丧失生育功能产生失落感，护士应协助她们度过哀伤过程。

2. 术前指导　与外科手术病人一样，术前需对病人进行全面评估，同时提供针对性的指导。术前指导可以采用团体形式进行，以便相互间分享感受。也可采用个别会谈方式，这样更能深入了解病人的感受和问题。

（1）术后并发症的预防：积极处理术前合并症，例如贫血、营养不良等内科合并症的治疗，纠正病人的身心状况。同时，认真进行预防术后并发症的宣传指导工作，包括床上使用便器，术后的深呼吸、咳嗽、翻身、收缩和放松四肢肌肉的运动等。要求病人在指导、练习后独立重复完成，直至确定病人完全掌握为止。让病人及其家属理解术后尽早下床活动可促进肠功能恢复，预防坠积性肺炎和深静脉栓塞等并发症。老年病人各重要脏器趋于老化，修复能力降低，耐受性差，术前应全面评估，并进行必要的处理，为手术创造条件，尽可能地预防术后并发症的发生。

（2）术前营养和膳食指导：术前营养状况直接影响术后康复过程，护士应根据病人具体营养状况和膳食习惯指导病人饮食。尤其老年人，需与营养师共同协商调整饮食结构，安排合理的食谱，以保证机体处于术前最佳的营养状况。

（3）拟实施手术的介绍：用通俗易懂的语言向病人介绍手术名称及过程，解释术前准备的内容及各项准备工作所需时间、必要的检查程序等，包括如何接受检查、可能出现的不适感觉等。使病人了解术后所处的环境状况：当自手术室来到恢复室时，可能需要继续静脉输液、必要时吸氧、留置引流管、安置监护设施等。同时让病人家属了解：护士经常地观察、记录病情是术后护理常规，目的在于能及时发现异常情况，因此不必紧张。术前要使子宫切除病人了解术后不再出现月经、卵巢切除的病人会出现停经、潮热、阴道分泌物减少等症状。即使保留一侧卵巢，也会因术中影响卵巢血运，暂时性引起体内性激素水平波动而出现停经。症状严重者，可咨询医师进行雌激素补充治疗。

研究资料表明：术前接受过系统指导并有充分心理准备、表现镇静的受术者，更能耐受麻醉的诱导，较少出现术后恶心、呕吐及其他并发症。

（二）手术前一日护理

手术前一日，护士应认真核对手术相关医嘱，确认已取得病人或家属正式签字的手术同意书，并规范完成所需要的术前准备内容。

1. 皮肤准备　受术者于术前一日完成沐浴更衣等个人卫生后，进行手术区域皮肤的准备。通常以顺毛、短刮的方式进行手术区剃毛备皮，其范围是上自剑突下，下至两大腿上 1/3 处及外阴部，两侧至腋中线。备皮完毕用温水洗净、拭干，以消毒治疗巾包裹手术野。美国疾病感染控制中心发表的有关伤口部位感染的预防资料提示：手术病人不必常规去除毛发，除非毛发密集在切口或周围干扰手术进行时才需要，并建议采用脱毛剂或剪毛器去除毛发，以避免刮毛、剃毛时损伤皮肤，增加感染机会。还有资料表明，备皮时间越接近手术时间感染率越低，即术前即刻备皮者的伤口感染率明显低于手术前 24 小时备皮者。所以，尽可能使用无损伤性去毛方式备皮，备皮时间尽量靠近手术开始时间。对于腹腔镜辅助手术的病人，应注意脐孔的清洁，因手术器械将通过脐孔进入腹腔，若脐孔清洁不良，则可能把未清除的污物带入腹腔。

2. 肠道准备　妇科手术虽涉及肠道不多，但由于手术部位位于盆腔，与肠道毗邻，肠道准备可以防止术中由于肠管膨胀而致误伤；可以防止术中麻醉引起肛门括约肌松弛，导致病人可能排便于手术台上而影响手术；还有一些手术直接涉及肠道。最理想的肠道准备应安全、有效，不良反应小，病人乐于接受。

（1）肠道准备的方法：包括饮食管理和机械性肠道准备，有时也会根据手术要求及个体情况给予肠道抑菌药物。饮食管理包括无渣饮食、流质饮食以及术前禁食禁饮。禁食禁饮的主要原因之一是为了防止麻醉插管引起逆流窒息；且手术中因牵拉内脏容易引起恶心、呕吐反应；禁食禁饮也使术后肠道得以休息，促使肠功能恢复。随着麻醉医学的发展，术前禁食禁饮的时间也有所改变。术前最短禁食时间为：术前 2 小时开始禁食清淡流质，6 小时开始禁食清淡饮食，8 小时开始禁食肉类、油炸和高脂饮食。机械性肠道准备包括口服导泻剂（顺行）和灌肠（逆行）。常用的导泻剂有番泻叶、50% 硫酸镁、20% 甘露醇、复方聚乙二醇电解质散、磷酸钠盐。其中复方聚乙二醇电解质散效果最好，已被临床广泛应用。灌肠法是由肛门经直肠灌入液体，达到软化粪块、刺激肠蠕动、促进排便和清洁肠道的目的。常用溶液有 0.1% ～ 0.2% 肥皂水、甘油灌肠剂、等渗盐水、清水。

（2）肠道准备的个体化选择：医务人员应根据麻醉手术方式、病人身体状况、疾病特点等多因素综合考虑，选择最适合病人的个体化肠道准备方法。病人有腹部手术史、子宫内膜异位症或妇科恶性肿瘤（例如卵巢癌有肠道转移者）预计手术可能涉及肠道时，肠道准备应从术前 1~3 日开始，并按医嘱给予肠道抑菌药物；术前一天下午口服导泻剂。若病人口服导泻剂效果不好，可视情况给予灌肠。对于涉及肠道极少的子宫附件手术，国内外证据不推荐使用机械性肠道准备。

3. 镇静剂 为减轻病人的焦虑程度，保证病人充足睡眠，完成手术前准备后，按医嘱可给病人适量镇静剂，如异戊巴比妥（阿米妥）、地西泮（安定）等。手术前一日晚间要经常巡视病人，注意说话低声、动作轻巧，避免影响其休息。如有必要，可第二次给镇静剂，但应在手术前用药之前 4 小时，以减少这些药物的协同作用，防止出现呼吸抑制状况。护士需为病人提供安静、舒适、有助于保证病人获得充分休息和睡眠的环境。

4. 其他 与外科手术病人一样，护士要认真核对受术者生命体征、药物敏感试验结果、交叉配血情况等；必要时应与血库取得联系，保证术中血源供给；全面复习各项辅助检查报告，发现异常及时与医师联系。确保病人术前处于最佳身心状态。

（三）手术日护理

手术日晨，护士宜尽早看望受术者，核查体温、血压、脉搏、呼吸等，询问病人的自我感受。一旦发现月经来潮、表现为过度恐惧或忧郁的病人，需及时通知医师；若非急诊手术，应协商重新确定手术时间。

送病人去手术室前应允许家属或亲友有短暂探视时间。取下病人可活动的义齿、发夹、首饰及贵重物品交家属或护士长保管。长发者应梳成辫子，头戴布帽以防更换体位时弄乱头发或被呕吐物污染。需认真核对病人姓名、住院号、床号等病历资料，正确无误地完成受术者由病房到手术室的交接过程，并签字确认。

术前常规安置导尿管并保持引流通畅，以避免术中伤及膀胱、术后尿潴留等并发症。女性尿道长约 4cm，短且直，导尿时必须严格执行无菌操作规程以防上行感染。合理固定导尿管，防止脱落，目前已有医院常规使用硅胶弗勒尿管代替普通橡皮尿管，以防止尿管脱落、因反复插管增加病人不适和尿路感染的机会。近年来逐渐实行在手术室待病人实施麻醉后放置导尿管，此时病人全身松弛，无痛苦且便于操作。

对于拟行全子宫切除术、广泛性全子宫切除术、卵巢癌细胞减灭术的病人，为了防止微生物经阴道侵入手术部位，需清洁和消毒阴道和宫颈。可于手术前一日行阴道冲洗，在手术室于手术前再用消毒液消毒宫颈、阴道，消毒时注意宫颈穹隆部，消毒后用大棉签拭干。

根据麻醉师医嘱于术前半小时给基础麻醉药物，常用苯巴比妥和阿托品或地西泮、山莨菪碱等，目的在于缓解病人的紧张情绪并减少唾液腺分泌，防止支气管痉挛等因麻醉引起的副交感神经过度兴奋的症状。

病房护士根据病人手术种类及麻醉方式铺好麻醉床，准备好术后监护用具及急救用物，等待病人术后返回病房。

【手术后护理】

术后护理内容详见《外科护理学》。妇产科护士要充分认识到术后护理恰当与否直接关系到手术的效果、机体的康复。手术后应以 Orem 理论为指导，运用护理程序，根据病人的具体情况，为病人分别提供全补偿系统、部分补偿系统或辅助教育系统的护理内容，帮助病人尽早摆脱"病人"角色，由病人自己满足自理的需要。在术后观察、护理过程中，发现任何病情变化都应及时与医师联系，以便及时采取相应措施。

（一）在恢复室

1. 床边交班 手术完毕病人被送回恢复室时，值班护士应向手术室护士及麻醉师详尽了解术中情况，包括麻醉类型、手术范围、用药情况、有无特殊护理注意事项等；及时为病人测量血压、脉搏、呼吸；观察病人的呼吸频率与深度，检查输液、腹部伤口、阴道流血情况、背部麻醉管是否拔除等，认真做好床边交班，详尽记录观察资料。

2. 体位 按手术及麻醉方式决定病人的术后体位。采用全身麻醉的病人在尚未清醒前应有专人守护，平卧，头侧向一旁，以免呕吐物、分泌物呛入气管，引起吸入性肺炎或窒息，麻醉清醒后可取低半卧位，头颈部垫枕并抬高头部 15°～30°。硬膜外麻醉者，术后可睡软枕平卧，观察 4～6 小时，生命体征平稳后即可采取半卧位。蛛网膜下腔麻醉者（又称腰麻），去枕平卧 4～6 小时，以防头痛；由于腰麻穿刺留下的针孔约需 2 周方能愈合，蛛网膜下腔的压力较硬膜外间隙高，脑脊液有可能经穿刺孔不断流出，致使颅内压力降低而引起头痛；平卧时，封闭针孔的血凝块不易脱落，可减少脑脊液流失量减缓头痛。近年来研究指出，随着腰麻技术的提高，穿刺器具的改良以及麻醉药品的精纯，腰麻术后病人的头痛发生率明显降低，为了提高病人的舒适度，建议术后垫枕平卧。病情稳定的病人，术后次日晨取半卧位，有助于腹部肌肉松弛，降低腹部切口张力，减轻疼痛；也利于深呼吸，增加肺活量，减少肺不张情况的发生。同时，半卧位有利于腹腔引流，减少渗出液对膈肌和脏器的刺激。

护士要经常巡视病人，保持床单清洁、平整，协助病人维持正确的平卧姿势。鼓励病人活动肢体，每 15 分钟进行一次腿部运动，防止下肢静脉血栓形成；每 2 小时翻身、咳嗽、做深呼吸一次，有助于改善循环和促进良好的呼吸功能。老年病人的卧床时间、活动方式及活动量需根据具体情况进行调整。注意防止老年人因体位变化引起血压不稳定、突然起床时发生跌倒的情况，随时提供必要的扶助，特别需要耐心重复交代相关事项，直到确定其完全掌握为止，例如呼唤开关的使用等。

3. 观察生命体征 需依手术大小、病情，认真观察并记录生命体征。通常术后每 15～30 分钟观察一次血压、脉搏、呼吸并记录，直到平稳后改为每 4 小时一次，持续 24 小时后病情稳定者可改为每日 4 次测量并记录体温、血压、脉搏、呼吸，直至正常后 3 日。病人手术后 1～2 日体温稍有升高，但一般不超过 38℃，此为手术后正常反应。术后持续高热，或体温正常后再次升高则提示可能有感染存在。

4. 观察尿量 在子宫颈外侧约 2cm 处，子宫动脉自外侧向内跨越输尿管前方。在子宫切除术中有可能伤及输尿管，术中分离粘连时牵拉膀胱、输尿管将会影响术后排尿功能。为此，术后应注意保持尿管通畅，并认真观察尿量及性质。术后病人每小时尿量至少 50ml 以上，若每小时尿量少于 30ml，伴血压逐渐下降、脉搏细数、病人烦躁不安或诉说腰背疼痛、肛门处下坠感等，应考虑有腹腔内出血可能，需及时通报医师。拔除尿管后要协助病人排尿，以观察膀胱功能恢复情况。留置尿管期间应擦洗外阴，保持局部清洁，防止发生泌尿系统感染。

5. 缓解疼痛 虽然术后疼痛是常见的问题，但一般情况下妇产科手术病人术后疼痛并不严重。腹式子宫切除术后疼痛和不适通常集中在切口处，其他还可能有下背部和肩膀，多因在手术台上的体位所致。腹腔镜手术后可出现上腹部及肩部疼痛，是由于 CO_2 气腹对膈肌刺激所致，术后数日症状可减轻。病人在麻醉作用消失后会感到伤口疼痛，通常手术后 24 小时内最为明显。持续而剧烈的疼痛会使病人产生焦虑、不安、失眠、食欲缺乏甚至保持被动体位，拒绝翻身、检查和护理。护士应牢记：病人只有在不痛的情况下才能主动配合护理活动，进行深呼吸、咳嗽和翻身。为此，应根据病人具体情况及时给予止痛处理。按医嘱术后 24 小时内可用哌替啶（度冷丁）等止痛药物充分止痛；采用止痛泵者则根据医嘱或病人的痛感调节泵速，保证病人舒适并得到充分休息。止痛剂的使用应在术后48小时后逐渐减少。

有关伤口的护理、术后饮食及止痛护理等内容与外科术后病人一样，其中要特别注意老年病人的特殊情况。经过一段时间的精心护理，病人各种生命体征稳定，呼吸、循环功能已适合转入病房，此时与病房联系将病人转入。

（二）在病房

护士在病人返回病房之前要做好全面准备。病房护士了解病人在手术室及恢复室的情况后需重新全面评估病人，继续执行恢复室的观察与护理，为促进病人尽早康复、预防并发症、增强自理能力制订护理计划。

1．切口的观察与护理 在观察切口有无渗血、渗液，发现异常及时联系医师。采用腹带包扎腹部，必要时用1～2kg沙袋压迫腹部伤口6～8小时，可以减轻切口疼痛，防止出血。

2．留置引流管的护理 部分术后病人需要在腹腔或盆腔留置引流管，引流管可经腹部或经阴道放置，术后注意合理固定引流管，保持引流管通畅。同时观察引流物的量、颜色及性状。一般引流液不超过200ml，性状应为淡血性或浆液性，引流量逐渐减少，而且颜色逐渐变淡。

3．导尿管的护理 在病人自主排尿没有恢复前，必须保留导尿管。护士应保持导尿管通畅，观察并记录尿量、颜色和性状，以期尽早发现输尿管或膀胱损伤，这种损伤在较大的妇科手术中容易发生。一般在术后第一日或第二日即可拔除导尿管。但是治疗宫颈癌、卵巢癌等疾病的手术范围较大，神经损伤难以短期恢复，影响膀胱功能，导尿管常需保留7日或更长时间。拔除导尿管后，护理人员应注意病人第一次排尿的时间和量。有时在第一次排尿后需做残余尿检查。若残余尿量超过100ml，必须重新插入导尿管。

4．会阴护理 子宫全切术后病人阴道残端有伤口，应注意观察阴道分泌物的性质、量、颜色，以便判断阴道残端伤口的愈合情况。由于受阴道残端缝线反应的影响，术后有少许浆液性阴道分泌物属正常现象。使用清洁棉球进行会阴护理，建议每日两次。会阴护理不仅使病人清洁、舒适，而且可防止微生物在导尿管周围的积聚，防止感染。

（三）术后常见并发症及护理

手术后主要的护理目标就是预防并发症。无论手术大小都有发生术后并发症的危险，并发症可能在术后立即发生，也可能在稍后的时间发生，为了预防术后并发症，护士必须熟知常见并发症的临床表现。

1．腹胀 术后腹胀多因术中肠管受到激惹使肠蠕动减弱所致。病人术后呻吟、抽泣、憋气等可咽入大量不易被肠黏膜吸收的气体，加重腹胀。通常术后48小时恢复正常肠蠕动，一经排气，腹胀即可缓解。如果术后48小时肠蠕动仍未恢复正常，应排除麻痹性肠梗阻、机械性肠梗阻的可能。刺激肠蠕动、缓解腹胀的措施很多，例如采用生理盐水低位灌肠、"1、2、3"灌肠、热敷下腹部等。在肠蠕动已恢复但仍不能排气时，可针刺足三里、肛管排气或按医嘱皮下或肌内注射新斯的明等。术后早期下床活动可改善胃肠功能，预防或减轻腹胀。如腹胀因炎症引起，需按医嘱给予抗生素治疗，形成脓肿者则应尽早切开引流；若因缺钾引起，则按医嘱补钾。

2．泌尿系统问题

（1）尿潴留：是盆腔内和经阴道手术后常见的并发症之一，也是发生膀胱感染的重要原因之一。多数病人因不习惯于卧位排尿而致尿潴留；术后留置尿管的机械性刺激或因麻醉性止痛剂的使用减低了膀胱膨胀感等也是尿潴留的主要原因。为了预防尿潴留的发生，根据病人的具体情况可采用不同措施，如术后鼓励病人定期坐起来排尿，增加液体入量，通过听流水声等方法帮助病人建立排尿反射；拔除留置尿管前，注意夹管定时开放以训练膀胱恢复收缩力等。如上述措施无效则应导尿，一次导尿量不要超过 1000ml，以免病人因腹压骤然下降引起虚脱，宜暂时留置尿管，每 3 ~ 4 小时开放 1 次，逐渐恢复膀胱功能。若手术范围较大导致膀胱功能恢复需更长时间，则要长期保留尿管。

（2）尿路感染：尿潴留者多需留置尿管，尽管严格执行无菌操作技术也难免发生细菌上行性感染。老年病人、术后必须长期卧床者以及过去有尿路感染史的病人都容易发生泌尿系统感染。护士需嘱咐留置尿管的病人多饮水，并保持会阴部清洁。术后出现尿频、尿痛、并有高热等症状者，应按医嘱做尿培养，确定是否有泌尿道感染。

3．切口血肿、感染、裂开　妇产科手术切口多数是清洁封闭创口，能迅速愈合，甚少形成瘢痕。如果创口上没有引流物，直到拆线都无需更换敷料。切口出血甚多，或压痛明显、肿胀、检查有波动感，应考虑为切口血肿。血肿极易感染，常为伤口感染的重要原因。遇到异常情况，护士应及时报告医师，协助处理。少数病人，尤其年老体弱或过度肥胖者，可出现伤口裂开的严重并发症。此时病人自觉切口部位轻度疼痛，有渗液从伤口流出；更有甚者腹部敷料下可见大网膜、肠管脱出。护士在通知医师的同时应立即用无菌手术巾覆盖包扎，并送手术室协助处理。

4．下肢深静脉血栓　是妇科术后较为严重的并发症之一，静脉血流缓慢、血液呈高凝状态、血管内膜损伤是下肢深静脉血栓形成的三大重要因素。其中，高龄、肥胖、高血压或糖尿病及其他心脑血管疾病、既往有血栓史、盆腔恶性肿瘤手术时间长、口服避孕药及雌激素、应用止血药等是术后深静脉血栓形成的高危因素。血栓脱落，随血流运行，引起栓塞，最危险的是肺栓塞，可危及生命。因此，责任护士需通过评估筛查出高危病人，做好术前宣教，让病人了解深静脉血栓形成的相关因素、常见症状、危险性及预防措施。对于术前长期禁食、清洁灌肠、年老体弱排泄多者，应及时补充水分及电解质，防止体液丢失过多，血液浓缩。病人术后注意保暖，防止冷刺激引起静脉痉挛造成血液淤积。腹带的使用应松紧适宜，避免过紧，增加下肢静脉回流阻力。术后尽早活动双下肢，病人感觉未恢复前，以被动运动为主，护士或家属帮助病人做趾屈和背屈运动、足内外翻运动、足踝的"环转"运动。病人感觉恢复，督促其进行膝关节屈伸运动和踝关节自主运动，并鼓励早期下床活动。对于高危病人，卧床期间可穿着压力梯度弹力袜或使用充气压力泵促进静脉回流，同时严密观察双下肢有无色泽改变、水肿，询问病人有无酸胀感，检查小腿腓肠肌有无压痛。遵医嘱使用抗凝药物，临床上常用低分子肝素皮下注射预防下肢深静脉血栓。

【出院准备】

术后快速康复已成为一种趋势，手术病人的住院时间逐渐缩短。所以出院前需要为病人提供详尽的出院计划，其目标是使个人自我照顾能力达到最大程度。为此，需要评估病人所拥有的支持系统，如亲属参与照顾的能力和程度、个案学习自我护理的能力，按病人的不同情况提供相应的出院指导，尽可能将家属纳入个案健康教育计划内。健康教育内容应包括自我照顾技巧、生活形态改变后的适应、环境调整及追踪照顾的明确指导；还要提供饮食、运动、药物使用、可能的并发症及转介指导。为了保证效果，宜列出具体内容的细目单，例如子宫切除术病人的出院前教育主要包括以下内容：

1．指导术后病人执行腹部肌肉增强运动，以加强因手术而影响的肌肉。

2．术后 2 个月内避免提举重物，防止正在愈合的腹部肌肉用力，并应逐渐加强腹部肌肉的力量。

3. 避免从事会增加盆腔充血的活动，如跳舞、久站等，因盆腔组织的愈合需要良好的血液循环。

4. 未经医师同意，避免阴道冲洗和性生活，否则会影响阴道伤口愈合并引起感染。

5. 出现阴道流血、异常分泌物时应及时报告医师。

6. 按医嘱如期返院接受追踪检查。

7. 及时澄清病人及家属的疑问。

【急诊手术病人的护理要点】

遇到急诊手术病人则要求护士动作敏捷，在最短时间内扼要、重点地了解病史，问清医师准备实施的手术类型，医护密切配合使工作有条不紊。

1. **提供安全环境**　在病人对病情一无所知的情况下，护士通过实施娴熟技术使病人确信自己正被救治中。配合医师向家属耐心解说病情，解答提问，并告知一些注意事项，让家属了解目前正为病人进行的各种术前准备工作。在条件许可的情况下允许家属陪伴，避免病人初到新环境的孤独感。

2. **迅速完成术前准备**　急诊病人通常病情危重，处于极度痛苦、衰竭甚至休克状态。病人到来后，护士需立即观察病情，记录体温、血压、脉搏、呼吸等。遇到失血性休克病人，除抢救休克外，手术前准备力求快捷。如用肥皂水擦洗腹部；常规备皮后不必灌肠；若情况允许，刚进食者手术可推迟 2～3 小时进行；阴道准备可与手术准备同时进行；麻醉前也不必常规给药等。

总之，术前准备的全过程要保证病人在舒适的环境中获得心理安全感。医护人员要以熟练的专业技巧在最短时间内完成腹部手术准备，并取得病人和家属的信任和配合，使救治和护理工作有序、高效进行。

第二节　子宫颈肿瘤

子宫颈肿瘤包括良性肿瘤与恶性肿瘤。子宫颈良性肿瘤以肌瘤为主，恶性肿瘤最常见的是宫颈癌，起源于宫颈上皮内瘤变。

一、子宫颈上皮内瘤变

子宫颈上皮内瘤变（cervical intraepithelial neoplasia，CIN）是与子宫颈浸润癌密切相关的一组子宫颈病变。大部分低级别病变可自然消退，但高级别病变具有癌变潜能，可能发展成浸润癌，被视为宫颈癌的癌前病变。通过筛查发现宫颈病变，及时治疗高级别病变，是预防宫颈癌的有效措施。

【病因】

一种或多种高危型人乳头瘤病毒（HPV）的持续感染是子宫颈上皮内瘤变和宫颈鳞癌的主要致病因素。HPV 是最常见的性传播病毒，分型很多，但大部分和宫颈癌及其癌前病变无关，属低危型，最常见的高危型为 HPV16 和 HPV18，流行病学调查显示 70% 的宫颈癌和这两种亚型有关。

HPV感染在有性生活的男性和女性中均很常见，但大部分是暂时的，一般两年内均可自然消失。只有少数妇女会有持续性的高危型HPV感染，其中更少部分能继续发展成CIN和宫颈癌。促进HPV感染的因素均可成为CIN和宫颈鳞癌的危险因素，如多个性伴侣、早年性生活、早年分娩、多次分娩史、与高危男子（阴茎癌、前列腺癌病人或其性伴侣曾患子宫颈癌）性接触等。青春期子宫颈发育尚未成熟，对致癌物较敏感。分娩次数增多，子宫颈创伤几率增加。另外，免疫力下降、慢性感染、合并其他性传播疾病、吸烟等可为协同因素。流行病学调查显示：地理位置、种族、经济状况不同，CIN和宫颈癌发病率亦不同。

【发病机制】

　　子宫颈上皮由子宫颈阴道部的多层鳞状上皮和子宫颈管内的单层高柱状上皮组成。子宫颈鳞状上皮与柱状上皮交界部，又称为鳞-柱状交界部或鳞-柱交界（squamocolumnar junction, SCJ）。鳞-柱状交界部会随着妇女年龄、性激素分泌状态、分娩情况和避孕药使用情况等而不停变换位置。胎儿期的原始鳞-柱状交界部位于宫颈外口附近。青春期后，在雌激素作用下，宫颈发育增大，子宫颈管柱状上皮及其间质到达子宫颈阴道部，使得原始鳞-柱状交界部外移。在阴道酸性环境下，外移的柱状上皮被鳞状上皮替代，由此形成新的鳞-柱状交界部，即生理鳞-柱状交界部。原始鳞-柱状交界部和生理鳞-柱状交界部之间的区域称为转化区（transformation zone），也称移行带，见图17-1。绝经后雌激素水平下降，宫颈萎缩，原始鳞-柱状交界部退回至宫颈管内。

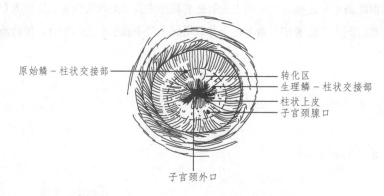

原始鳞-柱状交接部　　　　　转化区
　　　　　　　　　　　　　　生理鳞-柱状交接部
　　　　　　　　　　　　　　柱状上皮
　　　　　　　　　　　　　　子宫颈腺口

子宫颈外口

图17-1　生育年龄妇女宫颈移行带示意图

　　转化区表面覆盖的柱状上皮被鳞状上皮替代的机制有两种：①鳞状上皮化生（squamous metaplasia）：暴露于子宫颈阴道部的柱状上皮受阴道酸性影响，柱状上皮下未分化的储备细胞开始增殖，并逐渐转化为鳞状上皮，继之柱状上皮脱落，被复层鳞状细胞所代替。②鳞状上皮化（squamous epithelization）：子宫颈阴道部鳞状上皮直接长入柱状上皮与其基底膜之间，直至柱状上皮完全脱落而被鳞状上皮替代。多见于宫颈糜烂愈合过程中。

　　转化区是宫颈癌及其癌前病变的好发部位。转化区成熟的化生鳞状上皮对致癌物的刺激相对不敏感，但未成熟的化生鳞状上皮却代谢活跃，在人乳头瘤病毒等的刺激下，发生细胞异常增生、分化不良、排列紊乱、细胞核异常、有丝分裂增加，最后形成CIN。

【病理学诊断和分级】

　　CIN分为3级（图17-2）：

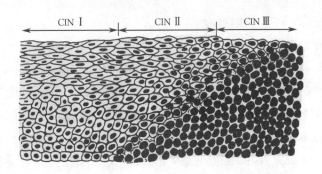

图 17-2　CIN 分级

Ⅰ级：即轻度不典型增生。上皮下 1/3 层细胞核增大，核染色稍加深，核分裂象少，细胞极性正常。

Ⅱ级：即中度不典型增生。上皮下 1/3 ~ 2/3 层细胞核明显增大，核质比例增大，核深染，核分裂象较多，细胞极性尚存在。

Ⅲ级：即重度不典型增生和原位癌。病变细胞几乎或全部占据上皮全层，细胞核异常增大，核形不规则，核质比例显著增大，染色较深，核分裂象增多，细胞排列紊乱，极性消失。原位癌的基本特点是癌细胞仅限于上皮内，基底膜完整，无间质浸润。

CIN Ⅰ属于低级别病变，转换为宫颈癌的风险较低，而 CIN Ⅱ和 CIN Ⅲ则属于高级别病变，是真正意义的宫颈癌前病变。

【宫颈癌的预防和筛查策略】

由于 HPV 的持续感染是导致宫颈癌发生的主要因素，目前全球范围内已在开展宫颈癌及其癌前病变的预防，包括一级预防和二级预防。一级预防的主要措施是对青少年女性接种预防性 HPV 疫苗，从源头控制宫颈癌的发生。尽管 HPV 疫苗在我国大陆地区尚未使用，但是已被社会人群广泛关注。

⊙ **知识链接**　　　WHO 关于 HPV 疫苗接种的主要建议

世界卫生组织（WHO）2014 年发表关于 HPV 疫苗的立场文件：WHO 高度重视已成为全球公共卫生问题的宫颈癌和其他 HPV 相关疾病，建议具备条件的国家引入 HPV 疫苗常规接种。HPV 疫苗应作为预防宫颈癌和其他 HPV 相关疾病综合策略的一部分，HPV 疫苗的引入不应该影响宫颈癌的筛查策略。由于高危型 HPV 亚型不仅限于 HPV16/18，故接种疫苗后，仍需要接受宫颈癌筛查。WHO 推荐 9 ~ 13 岁女性应常规接种 HPV 疫苗。凡是 15 岁之前接种了第一剂 HPV 疫苗的女性，可以采用两剂接种方案，两剂疫苗的接种间隔为 6 个月。没有规定两剂疫苗的接种最长时间间隔，但是建议间隔时间不要超过 12 ~ 15 个月。免疫功能低下者（包括 HIV 感染）和 15 岁及以上年龄的女性同样需要接种 HPV 疫苗，并且需要三剂接种方案（分别在 0 个月、1 ~ 2 个月、6 个月接种）以得到充分保护。

二级预防即开展宫颈病变的筛查，目的是为了早期发现、及时治疗高级别病变，从而阻断子宫颈癌的发生。主要的筛查方法如下：

1. 宫颈细胞学检查 是宫颈病变筛查的基本方法。相对 HPV DNA 检测，细胞学检查特异性高，但敏感性较低。可选用传统巴氏涂片或液基细胞学（liquid-based cytology，LBC）。宫颈细胞学检查的报告形式主要有巴氏分类法和 TBS 分类系统（the Bethesda system）。近年来更推荐应用 TBS 分类系统，该系统较好地结合了细胞学、病理学和临床处理方案。一般来说，低度鳞状上皮内病变（low-grade squamous intraepithelial lesions，LSIL）对应 CIN Ⅰ；高度鳞状上皮内病变（high-grade squamous intraepithelial lesions，HSIL）对应于 CIN Ⅱ 和 CIN Ⅲ，两者的临床处理方法不同。鳞状上皮内病变分类变化详见表 17-1。

表 17-1 鳞状上皮内病变分类变化

传统分类	2003 年 WHO 分类	2014 年 WHO 分类
轻度非典型增生	CIN Ⅰ	LSIL
中度非典型增生	CIN Ⅱ	HSIL
重度非典型增生	CIN Ⅲ	HSIL

2. HPV DNA 检测 HPV 感染是导致 CIN 和宫颈癌最主要的因素，目前国内外已将高危型 HPV DNA 检测作为常规的宫颈癌筛查手段，可与细胞学检查联合应用于宫颈癌筛查。相对于宫颈细胞学检查，HPV 检测敏感性较高，但特异性较低。

3. 醋酸染色肉眼观察法（visual inspection with acetic acid，VIA） 异常宫颈组织被涂以 2%～5% 的醋酸后 1～2 分钟，会暂时变白，肉眼即可立即判断正常与否，无需放大。在资源缺乏的地区建议使用。此方法仅可用于整个宫颈转化区可见的妇女，不适合绝经后妇女，因为转化区已退至宫颈管内，阴道窥器检查时肉眼无法看见。

目前宫颈癌被认为是可预防的癌症。通过筛查和对癌前病变及时有效的治疗可以预防大部分的宫颈癌。各个国家和地区可根据当地具体情况决定筛查的年龄、频率和方法。

根据世界卫生组织（WHO）推荐，30～65 岁的妇女应进行宫颈癌及其癌前病变的筛查，有 HIV 感染、器官移植、长期应用皮质醇激素的高危妇女筛查的起始年龄应提前。由于 HPV 感染在年轻女性中普遍存在，且大多为暂时性的，可自行消除，所以对年轻女性特别是青春期女孩不推荐 HPV 检测作为筛查方法。在 30～65 岁无高危因素的妇女中，若细胞学及 HPV 检测均为阴性，筛查间隔时间可为 5 年，若仅行宫颈细胞学检查，则筛查间隔时间为 3 年。有高危因素的妇女则可根据具体情况增加筛查频次。既往无 CIN Ⅱ 或更高病变的全子宫切除术的妇女不再需要进行筛查。

【CIN 的诊断方法】

CIN 的诊断方法和宫颈癌基本相同。

1. 阴道镜检查 若宫颈细胞学检查结果是 ASC-US 伴高危型 HPV DNA 阳性，或 LSIL 及以上病变，应做阴道镜进一步检查。可放大宫颈，观察上皮层细胞的排列和周围血管情况。

2. 子宫颈活组织检查 是确诊 CIN 和宫颈癌的可靠方法。任何肉眼可见病灶均应做单点或多点活检。使用醋酸或碘染色（碘试验）可帮助发现宫颈异常。正常宫颈阴道部鳞状上皮含丰富糖原，可被碘液染成棕色。宫颈管柱状上皮、瘢痕、宫颈糜烂部位及异常鳞状上皮区均无糖原，故不着色。采用碘试验或醋酸染色法，在碘不着色区或醋酸白区取材行活检可提高诊断率。若无明显病变，可选择在宫颈转化区 3、6、9、12 点处取材活检。阴道镜辅助可提高确诊率。

3．**子宫颈管内膜刮取术**　如果宫颈刮片细胞学检查阳性但阴道镜检查宫颈无异常或宫颈活检为阴性时，病变可能位于宫颈管。需用小刮匙搔刮宫颈管将刮出物送检。

4．**宫颈锥切术**　适用于宫颈细胞学检查多次阳性而宫颈活检阴性者；或宫颈活检为 CIN Ⅱ及以上病变需要确切了解病灶浸润情况者。可采用冷刀切除等方法行宫颈锥切，切除组织送连续病理切片检查。

【处理原则】

1．**CIN Ⅰ**　约 60%CIN Ⅰ会自然消退，若细胞学检查为 LSIL 及以下病变，可仅观察随访。若在随访过程中病变发展或持续存在 2 年，宜进行治疗。

2．**CIN Ⅱ和 CIN Ⅲ**　约 20% CIN Ⅱ会发展为 CIN Ⅲ，5% 发展成浸润癌。故所有的 CIN Ⅱ和 CIN Ⅲ均需要治疗。阴道镜检查满意的 CIN Ⅱ可用物理治疗或子宫锥切术。阴道镜检查不满意的 CIN Ⅱ和所有 CIN Ⅲ通常采用子宫颈锥切术，包括子宫颈环行电切除术（loop electrosurgical excision procedure，LEEP）和冷刀锥切术。经子宫颈锥切确诊、年龄较大、无生育要求、合并有其他手术指征的妇科良性疾病的 CIN Ⅲ也可行全子宫切除术。治疗后 1 年均需随访。

二、子宫颈癌

子宫颈癌（cervical cancer）简称宫颈癌，在发展中国家是最常见的妇科恶性肿瘤。高发年龄为 50～55 岁，近年来发病有年轻化趋势。自 20 世纪 50 年代以来，由于宫颈细胞学筛查的普遍应用，使宫颈癌及癌前病变得以早期发现和治疗，宫颈癌发病率和死亡率已有明显下降。越来越多证据显示：大部分宫颈癌是可以预防的。

【病因】

同"子宫颈上皮内瘤变"。

【发病机制】

CIN 形成后随着病变继续发展，癌细胞突破上皮下基底膜并浸润间质则形成宫颈浸润癌（图 17-3）。

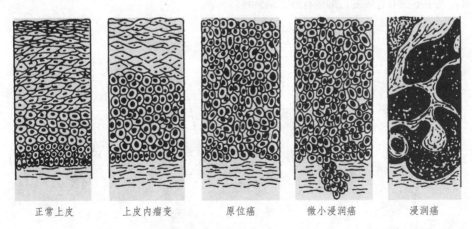

正常上皮　　　上皮内瘤变　　　原位癌　　　微小浸润癌　　　浸润癌

图 17-3　子宫颈正常上皮 - 上皮内瘤变 - 浸润癌

【病理】

（一）鳞状细胞浸润癌

占宫颈癌的 75%～80%，以具有鳞状上皮分化（即角化）、细胞间桥，而无腺体分化或黏液分泌为病理要点。多数起源于移行带区的非典型增生上皮和原位癌。

1.巨检　微小浸润癌经肉眼观察无明显异常，或类似宫颈柱状上皮异位。随着病程的发展，表现为以下 4 种类型（图 17-4）。

（1）外生型：又称菜花型，此型最常见。癌组织向外生长，最初呈息肉样或乳头状隆起，继而发展为向阴道内突出的菜花样赘生物，质脆易出血。癌瘤体积大，常累及阴道，较少浸润宫颈深部组织及宫旁组织。

（2）内生型：又称浸润型。癌组织向宫颈深部组织浸润，宫颈肥大、质硬，表面光滑或仅有表浅溃疡，整个宫颈段膨大如桶状；常累及宫旁组织。

（3）溃疡型：不论外生型或内生型病变进一步发展，癌组织坏死脱落，可形成溃疡或空洞，形如火山口。

（4）颈管型：癌灶发生在子宫颈管内，常侵入宫颈管及子宫峡部的供血层，并转移到盆腔淋巴结。

2.显微镜检

（1）镜下早期浸润癌：指在原位癌的基础上镜检发现小滴状，锯齿状癌细胞团突破基底膜浸润间质。

（2）宫颈浸润癌：癌灶浸润间质的范围已超过镜下早期浸润癌，多呈网状或团块浸润间质。根据细胞分化程度可分为：Ⅰ级，高分化鳞癌（角化性大细胞型）；Ⅱ级，中分化鳞癌（非角化性大细胞型）；Ⅲ级，低分化鳞癌（小细胞型）。

（二）腺癌

近年来腺癌的发病率有上升趋势，占到宫颈癌的 20%～25%。

1.巨检　来自宫颈管内，浸润管壁；或自颈管内向颈管外口突出生长，常可侵犯宫旁组织。病灶向宫颈管内生长时宫颈外观可正常，但因宫颈管膨大形如桶状。

2.显微镜检　主要有两种组织学类型。

（1）黏液腺癌：最常见，来源于宫颈管柱状黏液细胞，镜下见腺体结构，腺上皮细胞增生呈多层，异型性明显，可见核分裂象，癌细胞呈乳突状突入腺腔，可分为高、中、低分化腺癌。

（2）恶性腺瘤：又称微偏腺癌，属于高分化宫颈管黏膜腺癌。腺上皮细胞无异型性，但癌性腺体多，大小不一形态多变，常伴有淋巴结转移。

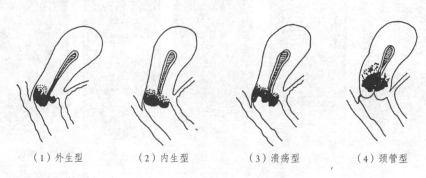

（1）外生型　　　（2）内生型　　　（3）溃疡型　　　（4）颈管型

图 17-4　子宫颈癌类型（巨检）

（三）腺鳞癌

少见，占宫颈癌 3%～5%，是由储备细胞同时向腺细胞和鳞状细胞分化发展而成，癌组织中含有腺癌和鳞癌两种成分。

（四）其他

非常少见，如神经内分泌癌、未分化癌、混合性上皮／间叶肿瘤、间叶肿瘤、黑色素瘤、淋巴瘤等。

【转移途径】

以直接蔓延和淋巴转移为主，血行转移极少见。

1. 直接蔓延　是最常见的转移途径。癌组织直接侵犯邻近组织，向下波及阴道壁；向上由宫颈管累及宫腔，向两侧可扩散至子宫颈旁及阴道旁组织，甚至延伸至骨盆壁；晚期向前、后蔓延，可侵犯膀胱或直肠，甚至造成生殖道瘘。

2. 淋巴转移　癌组织局部浸润后侵入淋巴管形成癌栓，随淋巴液引流到达局部淋巴结，并在淋巴管内扩散。淋巴转移一级组包括宫旁、宫颈旁、闭孔、髂内、髂外、髂总、骶前淋巴结；二级组为腹股沟深浅淋巴结、腹主动脉旁淋巴结。

3. 血行转移　极少见，晚期可转移至肺、肝或骨骼。

【临床分期】

根据国际妇产科联盟（Federation International of Gynecology and Obstetrics，FIGO）2009 年的分期标准（表 17-2、图 17-5），临床分期应在治疗前进行，治疗后不再更改。

表 17-2　子宫颈癌的临床分期（FIGO，2009 年）

期别	肿瘤范围
Ⅰ期	癌灶局限于宫颈
ⅠA	肉眼未见病变，仅在显微镜下可见浸润癌
ⅠA1	间质浸润深度 ≤ 3mm，宽度 ≤ 7mm
ⅠA2	间质浸润深度 >3mm 且 <5mm，宽度 ≤ 7mm
ⅠB	肉眼可见癌灶局限于宫颈，或显微镜下可见病变 > ⅠA2
ⅠB1	肉眼可见癌灶最大直径 ≤ 4cm
ⅠB2	肉眼可见癌灶最大直径 >4cm
Ⅱ期	癌灶已超越宫颈，但未达盆壁。癌累及阴道，但未达阴道下 1/3
ⅡA	癌灶侵犯阴道上 2/3，无宫旁浸润
ⅡA1	肉眼可见癌灶最大直径 ≤ 4cm
ⅡA2	肉眼可见癌灶最大直径 >4cm
ⅡB	有宫旁浸润，但未达盆壁
Ⅲ期	癌灶扩散盆壁和（或）累及阴道下 1/3，导致有肾盂积水或肾无功能者
ⅢA	癌累及阴道下 1/3，但未达盆壁
ⅢB	癌已达盆壁和（或）引起肾盂积水或无功能肾
Ⅳ期	癌播散超出真骨盆或癌浸润膀胱黏膜或直肠黏膜
ⅣA	癌灶侵犯邻近的盆腔器官
ⅣB	有远处转移

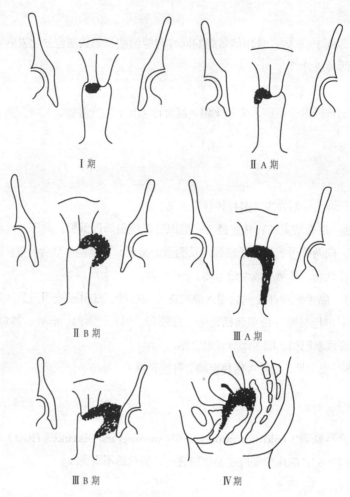

I 期   II A 期

II B 期   III A 期

III B 期   IV 期

图 17-5　子宫颈癌临床分期示意图

【临床表现】

早期病人常无明显症状和体征，随着病变发展可出现以下表现：

1. 阴道流血　早期多为接触性出血，即性生活或妇科检查后阴道流血；后期则为不规则阴道流血。出血量多少与病灶大小、侵及间质内血管情况有关，若侵蚀大血管可引起大出血。年轻病人也可表现为经期延长、周期缩短、经量增多等；老年病人常诉绝经后不规则阴道流血；子宫颈癌合并妊娠者常因阴道流血而就医。一般外生型癌出血较早、量多；内生型癌出血较晚。

2. 阴道排液　多数病人有白色或血性、稀薄如水样或米泔样排液，伴有腥臭味。晚期癌组织坏死继发感染时则出现大量脓性或米泔样恶臭白带。

3. 晚期症状　根据癌灶累及范围出现不同的继发性症状。病变累及盆壁、闭孔神经、腰骶神经等，可出现严重持续性腰骶部或坐骨神经痛；侵犯膀胱或直肠，可出现尿频、尿急、便秘等；癌肿压迫或累及输尿管时，可引起输尿管梗阻、肾盂积水及肾功能衰竭；当盆腔病变广泛时，可因静脉和淋巴回流受阻，导致下肢肿痛。晚期还可有贫血、恶病质等全身衰竭症状。

【处理原则】

根据临床分期、病人年龄、生育要求和全身情况等综合分析后给予个体化的治疗方案。一般采用手术和放疗为主、化疗为辅的综合治疗方案。

1. **手术治疗**　主要适用于 ⅠA～ⅡA 的早期病人，无严重内外科合并症，无手术禁忌证者。根据病情选择不同术式，如筋膜外全子宫切除术、改良广泛性子宫切除术或广泛性子宫切除术及盆腔淋巴结切除术，必要时行腹主动脉旁淋巴结清扫或取样。对于未生育的年轻病人可根据病情选择子宫颈锥形切除术或广泛性子宫颈切除术及盆腔淋巴结清扫术。手术治疗的优点是使年轻的病人可以保留卵巢和阴道的功能。

2. **放射治疗**　适用于部分 ⅠB2 期和 ⅡA2 期及 ⅡB～ⅣA 期病人；全身情况不适宜手术的早期病人；宫颈局部病灶较大者术前放疗；手术后病理报告显示存在高危因素需辅助放疗者。放疗包括腔内照射和体外照射。早期病例以局部腔内照射为主，体外照射为辅；晚期病人则以体外照射为主，腔内照射为辅。放疗的优点是疗效高，危险少；缺点是个别病人对放疗不敏感，并能引起放射性直肠炎、膀胱炎等并发症。

3. **化学药物治疗**　主要用于宫颈癌灶 >4cm 的手术前新辅助化疗；与放疗同步化疗，增强放疗的敏感性；不能耐受放疗的晚期或复发转移病人的姑息治疗。常采用以铂类为基础的联合化疗，常用的药物有顺铂、卡铂、紫杉醇、吉西他滨、托泊替康。

【护理评估】

一般认为，子宫颈癌有较长癌前病变阶段，通常从 CIN 发展为浸润癌需要 10～15 年，子宫颈癌病人在发生浸润前几乎可以全部治愈。因此，在全面评估基础上，力争早期发现、早期诊断、早期治疗是提高病人 5 年存活率的关键。

（一）健康史

在询问病史中应注意病人的婚育史、性生活史以及与高危男子有性接触的病史。聆听有关主诉，如年轻病人可诉说月经期和经量异常；老年病人常主诉绝经后不规则阴道流血。注意识别与发病有关的高危因素及高危人群。详细记录既往妇科检查发现、子宫颈刮片细胞学检查结果及处理经过。

（二）身心状况

早期病人一般无自觉症状，多由普查中发现异常的子宫颈刮片报告。病人随病程进展出现典型的临床症状，表现为点滴样出血或因性交、阴道灌洗、妇科检查而引起接触性出血，出血量增多或出血时间延长可致贫血；恶臭的阴道排液使病人难以忍受；当恶性肿瘤穿透邻近器官壁时可形成瘘管；晚期病人则出现消瘦、贫血、发热等全身衰竭症状。

通过双合诊或三合诊进行盆腔检查可见不同临床分期病人的局部体征：宫颈上皮内瘤样病变、镜下早期浸润癌及极早期宫颈浸润癌病人局部无明显病灶，宫颈光滑或与慢性宫颈炎无明显区别。随着宫颈浸润癌的生长发展，根据不同类型，宫颈局部表现不同。外生型癌可见宫颈表面有呈息肉状或乳头状突起的赘生物向外生长，继而向阴道突起形成菜花状赘生物；合并感染时表面有灰白色渗出物，触之易出血。内生型则表现为宫颈肥大、质硬、宫颈管膨大如桶状，宫颈表面光滑或有表浅溃疡。晚期病人因癌组织坏死脱落，宫颈表面形成凹陷性溃疡或被空洞替代，伴恶臭。癌灶浸润阴道壁时，局部见有赘生物；宫旁组织受侵犯时，妇科检查可扪及宫旁双侧增厚，结节状，质地与癌组织相似；浸润盆腔者形成冰冻骨盆。

早期宫颈癌病人在普查中发现报告异常时会感到震惊和疑惑，常激发进一步确诊的多次就医行为。确诊后病人会产生恐惧感，会害怕疼痛、被遗弃和死亡等。与其他恶性肿瘤病人一样会经历分别称之为否认、愤怒、妥协、忧郁、接受期等心理反应阶段。

（三）辅助检查

宫颈癌的诊断方法基本同宫颈上皮内瘤变，早期病例的诊断应采用子宫颈细胞学检查和（或）高危 HPV DNA 检测、阴道镜检查、子宫颈活组织检查的"三阶梯"诊断程序，组织学诊断为确诊依据。详见"子宫颈上皮内瘤变"。同时，根据病人具体情况进行胸部 X 线摄片、静脉肾盂造影、膀胱镜及直肠镜检查、超声检查以及 CT、MRI、PET-CT 等影像学检查评估病情。

【常见护理诊断／问题】

1. **恐惧**　与确诊宫颈癌需要进行手术治疗有关。
2. **排尿障碍**　与宫颈癌根治术后影响膀胱正常张力有关。

【护理目标】

1. 病人住院期间，能接受与本疾病有关的各种诊断、检查和治疗方案。
2. 病人适应术后生活方式。

【护理措施】

1. **协助病人接受各种诊治方案**　评估病人目前的身心状况及接受诊治方案的反应，利用挂图、实物、宣传资料等向病人介绍有关宫颈癌的医学常识；介绍各种诊治过程、可能出现的不适及有效的应对措施。为病人提供安全、隐蔽的环境，鼓励病人提问与护理对象共同讨论健康问题，解除其疑虑，缓解其不安情绪，使病人能以积极态度接受诊治过程。

2. **鼓励病人摄入足够的营养**　评估病人对摄入足够营养的认知水平、目前的营养状况及摄入营养物的习惯。注意纠正病人不良的饮食习惯，兼顾病人的嗜好，必要时与营养师联系，以多样化食谱满足病人需要，维持体重不继续下降。

3. **以最佳身心状态接受手术治疗**　按腹部、会阴部手术护理内容，认真执行术前护理活动，并让病人了解各项操作的目的、时间、可能的感受等，以取得主动配合。尤其注意于手术前 3 日选用消毒剂或氯己定等消毒宫颈及阴道。菜花型癌病人有活动性出血可能，需用消毒纱条填塞止血，并认真交班、按医嘱及时取出或更换。手术前夜认真做好清洁灌肠，保证肠道呈清洁、空虚状态。发现异常及时与医师联系。

4. **协助术后康复**　宫颈癌根治术涉及范围广，病人术后反应也较一般腹部手术者大。为此，更要求每 15~30 分钟观察并记录 1 次病人的生命体征及出入量，平稳后再改为每 4 小时 1 次。注意保持导尿管、腹腔引流管通畅，认真观察引流液性状及量。通常按医嘱于术后 48~72 小时取出引流管，术后 7~14 日拔除尿管。拔除尿管前 3 日开始夹管，每 2 小时开放一次，定时间断放尿以训练膀胱功能，促使恢复正常排尿功能。病人于拔管后 1~2 小时自行排尿 1 次；如不能自解应及时处理，必要时重新留置尿管。拔尿管后 4~6 小时测残余尿量 1 次，若超过 100ml 则需继续留置尿管；少于 100ml 者每日测 1 次，2~4 次均在 100ml 以内者说明膀胱功能已恢复。对于有条件的医院，可采用生物电反馈治疗仪预防和治疗宫颈癌术后尿潴留，促进膀胱功能恢复。指导卧床病人进行床上肢体活动，以预防长期卧床并发症的发生。注意渐进性增加活动量，包括参与生活自理。术后需接受放疗、化疗者按有关内容进行护理。

5. **做好出院指导**　护士要鼓励病人及家属积极参与出院计划的制订过程，以保证计划的可行性。凡接受手术治疗的病人，必须见到病理报告单才可决定出院日期。根据病理报告中显示的高危因素决定后续是否需要接受放疗和（或）化疗。向出院病人说明按时随访的重要性，一般认为，出院后 1 个月行首次随访，治疗后 2 年内每 3 个月复查 1 次；3～5 年内，每半年复查 1 次；第 6 年开始，每年复查 1 次。随访内容包括盆腔检查、阴道涂片细胞学检查和高危型 HPV 检测、胸片、血常规及子宫颈鳞状细胞癌抗原（SCCA）等。护士注意帮助病人调整自我，协助其重新评价自我能力，根据病人具体状况提供有关术后生活方式的指导，包括根据机体康复情况，逐渐增加活动量和强度，适当参加社会交往活动或恢复日常工作。性生活的恢复需依术后复查结果而定，护士应认真听取病人对性问题的看法和疑虑，提供针对性帮助。

【结果评价】

1. 病人住院期间能以积极态度配合诊治全过程。
2. 病人能掌握出院后的自我护理内容和康复计划。

第三节　子宫肌瘤

子宫肌瘤（myoma of uterus）是女性生殖器官中最常见的良性肿瘤，多见于育龄妇女。据尸检统计，30 岁以上的妇女约 20% 患有子宫肌瘤，但因病人多无或少有临床症状，所以临床报道的子宫肌瘤发病率远低于实际发病率。

【病因】

确切的发病因素尚不清楚，一般认为其发生和生长可能与女性性激素长期刺激有关。雌激素能使子宫肌细胞增生肥大，肌层变厚，子宫增大；雌激素还通过子宫肌组织内的雌激素受体起作用。近年来发现，孕激素也可以刺激子宫肌瘤细胞核分裂，促进肌瘤生长。细胞遗传学研究显示25%～50% 子宫肌瘤存在细胞遗传学的异常，包括 12 号和 14 号染色体易位、7 号染色体部分缺失等。分子生物学研究结果提示，子宫肌瘤是由单克隆平滑肌细胞增殖而成，多发性子宫肌瘤则由不同克隆细胞形成。此外，由于卵巢功能、激素代谢均受高级神经中枢的调节控制，故有人认为神经中枢活动对肌瘤的发病也可能起作用。

【分类】

按肌瘤生长部位可分为子宫体部肌瘤和子宫颈部肌瘤，前者尤为常见，约占 90%。根据肌瘤与子宫肌壁的不同关系，可分为以下 3 类（图 17-6）。

1. **肌壁间肌瘤**（intramural myoma）　肌瘤位于子宫肌壁间，周围均为肌层包绕，为最常见的类型，约占总数的 60%～70%。

2. **浆膜下肌瘤**（subserous myoma）　肌瘤向子宫浆膜面生长，并突出于子宫表面，由浆膜层覆盖，约占总数的 20%。若浆膜下肌瘤继续向浆膜面生长，基底部形成细蒂与子宫相连时称为带蒂的浆膜下肌瘤，营养由蒂部血管供应，若血供不足，肌瘤可变性坏死。若肌瘤向阔韧带两叶腹膜间伸展，则形成阔韧带肌瘤。

3. **黏膜下肌瘤**（submucous myoma）　肌瘤向宫腔方向生长，突出于宫腔，表面由子宫黏膜层覆盖，称为黏膜下肌瘤，约占总数 10%～15%。黏膜下肌瘤容易形成蒂，在宫腔内生长犹如异物

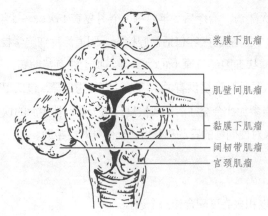

图 17-6　子宫肌瘤分类示意图

刺激引起子宫收缩，肌瘤可被挤出宫颈外口而突入阴道。

子宫肌瘤常为多发性，有时几种类型的肌瘤可以同时发生在同一子宫上，称为多发性子宫肌瘤。

【病理】

1. 巨检　多为球形实质性包块，表面光滑，质地较子宫肌层硬；单个或多个，大小不一。肌瘤外表有被压缩的肌纤维束和结缔组织构成的假包膜（pseudocapsule）覆盖。肌瘤切面呈灰白色，可见漩涡状或编织状结构。肌瘤的颜色和硬度则与所含纤维组织的多少有关。

2. 镜检　可见肌瘤主要由梭形平滑肌细胞和不等量的纤维结缔组织相互交织而成，细胞大小均匀，排列成漩涡状或棚状，核为杆状。极少情况下有特殊的组织学类型，如富细胞性、奇异型、核分裂活跃、上皮样平滑肌瘤及静脉内和播散性腹膜平滑肌瘤。

【肌瘤变性】

肌瘤变性是指肌瘤失去原有的典型结构。常见的变性包括：

1. 玻璃样变　也叫透明变性，最为常见。肌瘤剖面漩涡状结构消失，代之以均匀透明样物质。

2. 囊性变　玻璃样变继续发展，肌细胞坏死液化即可发生囊性变。此时子宫肌瘤变软，内部出现大小不等的囊腔，内含清亮液体，或呈胶冻状。

3. 红色变性　常发生于妊娠期或产褥期，是一种特殊类型的坏死，发生机制不清，可能与肌瘤内小血管退行性变引起血栓和溶血、血红蛋白渗入肌瘤有关。病人可发生剧烈腹痛伴恶心呕吐、发热，白细胞计数升高，检查可发现肌瘤迅速增大，有压痛。

4. 肉瘤样变　肌瘤恶变成肉瘤非常少见。对于绝经后妇女的肌瘤增大，需要警惕恶变的可能。

5. 钙化　多见于蒂部细小、血供不足的浆膜下肌瘤以及绝经后妇女的肌瘤。

【临床表现】

多数病人无明显症状，仅在体检时偶然发现。症状与肌瘤部位、有无变性相关，与肌瘤大小、数目关系不大。常见症状有：

1. 经量增多及经期延长　是子宫肌瘤最常见的症状。多见于大的肌壁间肌瘤及黏膜下肌瘤，肌瘤使宫腔及内膜面积增大，影响子宫收缩可有经量增多、经期延长症状。黏膜下肌瘤伴坏死感染时，可有不规则阴道流血或脓血性排液等。长期经量过多可继发贫血。

2. 下腹部肿块　肌瘤较小时在腹部摸不到肿块，当肌瘤逐渐增大致使子宫超过3个月妊娠大小时，可于下腹正中扪及肿块，实性、可活动、无压痛。巨大的黏膜下肌瘤脱出阴道外时，病人会因外阴脱出肿物就医。

3. 白带增多　肌壁间肌瘤使宫腔面积增大，内膜腺体分泌增加，并伴盆腔充血致白带增多；脱出于阴道内的黏膜下肌瘤表面极易感染、坏死，可产生大量脓血性排液或有腐肉样组织排出，伴有恶臭的阴道溢液。

4. 压迫症状　子宫前壁下段肌瘤可压迫膀胱引起尿频、尿急；宫颈肌瘤可引起排尿困难、尿潴留；子宫后壁肌瘤可引起下腹坠胀、便秘等症状。阔韧带肌瘤或宫颈巨型肌瘤向侧方发展嵌入盆腔内压迫输尿管，可形成输尿管扩张甚至发生肾盂积水。

5. 其他　包括腰酸背痛、下腹坠胀，经期加重。浆膜下肌瘤发生蒂扭转时可出现急性腹痛；肌瘤红色样变时有急性下腹痛，并伴发热、恶心；黏膜下肌瘤由宫腔向外排出时也可引起腹痛；黏膜下和引起宫腔变形的肌壁间肌瘤可引起不孕或流产。

【处理原则】

根据病人的年龄、症状、肌瘤大小和数目、生长部位及对生育功能的要求等情况进行全面分析后选择处理方案。

（一）保守治疗

1. 随访观察　肌瘤小、症状不明显，或已近绝经期的妇女，可每3~6个月随访一次，若肌瘤明显增大或出现症状可考虑进一步治疗。

2. 药物治疗　适用于症状不明显或较轻者，尤其近绝经期或全身情况不能手术者，在排除子宫内膜癌的情况下，可采用药物对症治疗。常用雄激素如丙酸睾酮注射液用以对抗雌激素，促使子宫内膜萎缩；直接作用于平滑肌，使其收缩而减少出血。还可选用促性腺激素释放激素类似物，通过抑制FSH和LH的分泌作用，降低体内雌激素水平，以缓解症状并抑制肌瘤生长使其萎缩，但停药后又逐渐增大到原来大小。米非司酮可作为术前用药或提前绝经使用，但不宜长期使用，因其拮抗孕激素后，子宫内膜长期受雌激素刺激，增加子宫内膜增生的风险。此外，某些中药制剂也可用于子宫肌瘤的药物治疗，如桂枝茯苓胶囊、宫瘤消胶囊等。

（二）手术治疗

手术仍然是目前子宫肌瘤的主要治疗方法。适应证包括：月经过多致继发贫血，药物治疗无效；严重腹痛、性交痛或慢性腹痛、有蒂肌瘤扭转引起的急性腹痛；有膀胱、直肠压迫症状；能确定肌瘤是不孕或反复流产的唯一原因者；肌瘤生长较快，怀疑有恶变者。

手术途径可经腹、经阴道或采用宫腔镜及腹腔镜进行，术式有：

1. 肌瘤切除术　年轻又希望保留生育功能的病人，术前排除子宫及宫颈的癌前病变后可考虑经腹或腹腔镜下切除肌瘤，保留子宫。

2. 子宫切除术　肌瘤大、个数多、临床症状明显者，或经保守治疗效果不明显、又无需保留生育功能的病人可行全子宫切除术或次全子宫切除术。术前应行常规检查排除宫颈恶性病变；术中根据具体情况决定是否保留附件。

3. 其他　随着医学科学的发展，目前出现了许多新的微创治疗手段，例如：冷冻疗法、射频消融技术、高强度聚焦超声、子宫动脉栓塞术等，各有优缺点，疗效还不确实。

【护理评估】

（一）健康史

追溯病史应注意既往月经史、生育史，是否有（因子宫肌瘤所致的）不孕或自然流产史；评估并记录是否存在长期使用女性性激素的诱发因素；发病后月经变化情况；曾接受的治疗经过、疗效及用药后机体反应。同时，注意收集因子宫肌瘤压迫所伴随其他症状的主诉，并排除因妊娠、内分泌失调及癌症所致的子宫出血。虽然子宫肌瘤恶变的机会极少，但当肌瘤迅速增大或停经后仍有症状出现者应排除其他可能。

（二）身心状况

多数病人无明显症状或没有自觉症状，仅在妇科检查时偶然发现。当肌瘤大到使腹部扪及包块时，病人会有"压迫"感，尤其是浆膜下肌瘤病人下腹部可扪及包块，清晨膀胱充盈时尤为显著。肌瘤长大向前方突起压迫膀胱可致排尿困难、尿潴留；向后方突起压迫直肠可致排便困难。病人因长期月经量过多导致继发性贫血，并伴有倦怠、虚弱和嗜睡等症状。

通过双合诊/三合诊发现，不同类型子宫肌瘤有相应的局部体征。检查时可发现子宫为不规则或均匀增大，表面呈结节状，质硬、无压痛。黏膜下肌瘤突于宫颈口或阴道内，呈红色，表面光滑；伴有感染时表面则有渗出液覆盖或形成溃疡。

当病人得知患有子宫肌瘤时，首先害怕患了恶性肿瘤，随之会为如何选择处理方案而显得无助，或因接受手术治疗而恐惧、不安，迫切需要咨询指导。

（三）辅助检查

B型超声可区分子宫肌瘤与其他盆腔肿块；MRI可准确判断肌瘤大小、数目和位置；宫腔镜、腹腔镜等内镜检查以及子宫输卵管造影，可协助明确诊断。

【常见护理诊断/问题】

1. **知识缺乏**：缺乏子宫切除术后保健知识。

2. **应对无效**　与选择子宫肌瘤治疗方案的无助感有关。

【护理目标】

1. 病人将能陈述子宫肌瘤的性质、出现症状的诱因。

2. 病人将能确认可利用的资源及支持系统。

【护理措施】

（一）提供信息，增强信心

通过连续性护理活动与病人建立良好的护患关系，讲解有关疾病知识，纠正其错误认识。使病人确信子宫肌瘤属于良性肿瘤，并非恶性肿瘤的先兆，消除其不必要的顾虑，增强康复信心。为病人提供表达内心顾虑、恐惊、感受和期望的机会与环境，帮助病人分析住院期间及出院后可被利用的资源及支持系统，减轻无助感。

（二）积极配合治疗，缓解病人不适

出血多需住院治疗者，应观察并记录其生命体征，评估出血量。按医嘱给予止血药和子宫收缩剂；必要时输血，纠正贫血状态。

巨大肌瘤病人出现局部压迫致尿、便不畅时应予导尿，或用缓泻剂软化粪便，或番泻叶2～4g冲饮，以缓解尿潴留、便秘症状。若肌瘤脱出阴道内，应保持局部清洁，防止感染。

需接受手术治疗者，按腹部及阴道手术病人的护理常规进行护理。肌瘤切除术的病人术后常需要滴注缩宫素帮助子宫收缩。需保证正确滴速，并告知病人及其家属腹痛的原因是缩宫素所致，消除疑虑和紧张情绪。

（三）提供随访及出院指导

护士要努力使接受保守治疗的病人明确随访的时间、目的及联系方式，主动配合按时接受随访指导。

向接受药物治疗的病人讲明药物名称、用药目的、剂量、方法、可能出现的不良反应及应对措施。例如，选用雄激素治疗者，丙酸睾酮注射液 25mg 肌注，每 5 日 1 次，每月总量不宜超过300mg，以免男性化。促性腺激素释放激素类似物，一般应用长效制剂，每月皮下注射 1 次，常用药物有亮丙瑞林每次 3.75mg 或戈舍瑞林每次 3.6mg，用药 6 个月以上可产生绝经综合征、骨质疏松等副作用，故长期用药受到限制。

应该使受术者了解术后 1 个月返院检查的内容、具体时间、地点及联系人等，病人的性生活、日常活动恢复均需通过术后复查、评估后确定。出现不适或异常症状需及时就诊。

（四）子宫肌瘤合并妊娠者的护理

子宫肌瘤合并妊娠约占肌瘤病人的 0.5% ~ 1%，占妊娠 0.3% ~ 0.5%，肌瘤小且无症状者常被忽略，因此实际发生率高于报道。黏膜下肌瘤可影响受精卵着床导致早期流产；较大的肌壁间肌瘤因宫腔变形或内膜供血不足等可引起流产；肌瘤也可影响胎先露正常下降，导致胎位异常、产道梗阻等情况。子宫肌瘤合并妊娠者应该及时就诊，主动接受并配合医疗指导。子宫肌瘤合并中晚期妊娠者需要定期接受孕期检查，多能自然分娩，不需急于干预；但要警惕妊娠期及产褥期肌瘤容易发生红色变性的临床表现，同时应积极预防产后出血；若肌瘤阻碍胎先露下降或致产程异常发生难产时，应按医嘱做好剖宫产术前准备及术后护理。

【结果评价】

1. 病人在诊疗全过程表现出积极行为。
2. 病人能列举可利用的资源及支持系统。
3. 病人出院时生活完全自理。

第四节　子宫内膜癌

子宫内膜癌（endometrial carcinoma）是发生于子宫体内膜层的一组上皮性恶性肿瘤，以来源于子宫内膜腺体的腺癌最为常见，其前驱病变为子宫内膜增生过长和子宫内膜不典型性增生。该病占女性生殖道恶性肿瘤的 20% ~ 30%，占女性全身恶性肿瘤的 7%，是女性生殖道常见三大恶性肿瘤之一。平均发病年龄为 60 岁。在发达国家和地区子宫内膜癌是最常见的女性生殖器官恶性肿瘤，近年来在我国该病的发生率也明显上升。

【病因】

确切病因不明。目前认为可能有以下两种发病类型：

1. **雌激素依赖型**（estrogen-dependent）（Ⅰ型）　其发生的主要原因被认为是长期无孕激素拮抗的雌激素刺激导致子宫内膜增生症，继而癌变。该类型占子宫内膜癌的大多数，均为内膜样腺癌，肿瘤分化较好，雌、孕激素受体阳性率高，预后好。病人较年轻，常伴有肥胖、高血压、糖尿病、不孕或不育及绝经延迟。大约有 5% 的子宫内膜癌的发生与林奇综合征（Lynch syndrome）有关，也称遗传性非息肉结直肠癌综合征（hereditary non-polyposis colorectal cancer syndrome，HNPCC），是一种常染色体显性遗传病，由错配修复基因突变所引起。

2. **非雌激素依赖型**（estrogen-independent）（Ⅱ型）　发病与雌激素无明确关系。该类子宫内膜癌的病理形态属于少见类型，如透明细胞癌、黏液腺癌、腺鳞癌等，病人多为老年体瘦妇女。在癌灶的周围可以是萎缩的子宫内膜，肿瘤恶性程度高、分化差，雌孕激素受体多呈阴性，预后不良。

【病理】

（一）巨检

不同组织类型的内膜癌肉眼表现无明显区别，大体分为以下两种：

1. **弥散型**　子宫内膜大部或全部为癌组织侵犯并突向宫腔，常伴有出血、坏死，但较少浸润肌层。晚期癌灶可侵犯深肌层或宫颈，堵塞宫颈管时可导致宫腔积脓。

2. **局灶型**　癌灶局限于宫腔的一小部分，多见于子宫底或宫角部，早期病灶很小，呈息肉或菜花状，易浸润肌层。

（二）镜检

1. **内膜样腺癌**　约占 80%~90%，镜下见内膜腺体异常增生、上皮复层并形成筛孔状结构。癌细胞异型明显，核大、不规则、深染，核分裂活跃，分化差的癌则腺体少，腺结构消失，成为实性癌块。按腺癌分化程度分为 3 级：Ⅰ级为高度分化癌，Ⅱ级为中度分化癌，Ⅲ级为低度分化或未分化癌。分级愈高，恶性程度愈高。

2. **腺癌伴鳞状上皮分化**　腺癌组织中含有鳞状上皮成分，伴化生鳞状上皮成分者称为棘腺癌（腺角化癌）；伴鳞癌者称为鳞腺癌；介于两者之间称腺癌伴鳞状上皮不典型增生。

3. **浆液性腺癌**　又称子宫乳头状浆液性腺癌，占 1%~9%。癌细胞异型性明显，多为不规则复层排列，呈乳头状或簇状生长。恶性程度高，易有深肌层浸润和腹腔、淋巴及远处转移，预后极差。无明显肌层浸润时也可能发生腹腔播散。

4. **黏液性癌**　较少见，肿瘤半数以上由胞质内充满黏液的细胞组成，大多腺体结构分化良好，病理行为与内膜样癌相似，预后较好。

5. **透明细胞癌**　癌细胞呈实性片状、腺管状或乳头状排列。癌细胞胞质丰富、透明，核呈异型性，或由靴钉状细胞组成，恶性程度较高，易早期转移。

【转移途径】

多数子宫内膜癌生长缓慢，病变局限于子宫内膜或在宫腔内时间较长。部分特殊病理类型（浆液性乳头状腺癌、鳞腺癌）和低分化癌可发展很快，短期内出现转移。主要扩散途径有 3 种：

1. **直接蔓延**　病灶沿子宫内膜生长扩散并向肌层浸润，经子宫浆肌层蔓延至输卵管、卵巢，并可广泛种植于盆腔腹膜、直肠子宫陷凹及大网膜，也可直接向下侵犯子宫颈及阴道。

2. **淋巴转移**　是内膜癌的主要转移途径。当癌肿侵犯至深肌层或扩散到宫颈管，或癌组织分化不良时，易发生淋巴转移。淋巴转移途径与癌灶生长部位有关，按癌灶所在部位可分别转移至腹股沟浅、深淋巴结，髂淋巴结及腹主淋巴结，有的可达卵巢，也可通过淋巴逆流至阴道及尿道周围淋巴结。

3. 血行转移 晚期病人经血行转移到全身各器官，常见部位为肺、肝、骨等。

【临床分期】

目前，临床广泛采用国际妇产科联盟（FIGO）2014年修订的手术 – 病理分期（表17-3）。

表17-3 子宫内膜癌手术 – 病理分期（FIGO，2014年）

期别	肿瘤范围
I期	肿瘤局限于子宫体
I A	肿瘤浸润深度 <1/2 肌层
I B	肿瘤浸润深度 ≥ 1/2 肌层
II期	肿瘤侵犯宫颈间质，但无宫体外蔓延
III期	肿瘤局部和（或）区域扩散
III A	肿瘤累及浆膜层和（或）附件
III B	阴道和（或）宫旁受累
III C	盆腔淋巴结和（或）腹主动脉旁淋巴结转移
III C1	盆腔淋巴结转移
III C2	腹主动脉旁淋巴结转移伴（或不伴）盆腔淋巴结转移
IV期	肿瘤累及膀胱和（或）直肠黏膜；（或）远处转移
IV A	肿瘤累及膀胱和（或）直肠黏膜
IV B	远处转移，包括腹腔内转移和（或）腹股沟淋巴结转移

【临床表现】

1. 异常子宫出血 是子宫内膜增生过长和子宫内膜癌最常见的临床表现。绝经后阴道出血为绝经后子宫内膜癌病人的主要症状，90% 以上的病人有阴道出血症状。尚未绝经者可表现为经量增多、经期延长或月经紊乱。

2. 阴道异常排液 多为血性或浆液性分泌物，合并感染有脓性或脓血性排液，有恶臭。

3. 下腹疼痛及其他症状 下腹疼痛可由宫腔积脓或积液引起，晚期则因癌肿扩散或压迫神经所致腰骶部疼痛；病人还可出现贫血、消瘦及恶病质等体征。

【处理原则】

目前子宫内膜癌的治疗方法为手术、放疗、化疗和孕激素治疗。根据肿瘤累及范围和组织学类型，结合病人年龄及全身情况制订适宜的治疗方案。早期病人以手术为主，术后根据高危因素选择辅助治疗；晚期病人则采用手术、放疗、药物等综合治疗方案。

1. 手术治疗 是首选的治疗方法，通过手术切除病灶，同时进行手术 – 病理分期。根据病情选择手术方案，如全子宫切除术及双侧附件切除术；或行广泛子宫切除术及双侧附件切除术，同时行盆腔及腹主动脉旁淋巴结清扫术；或肿瘤细胞减灭手术等。

2. 放射治疗 是治疗子宫内膜癌有效方法之一，适用于已有转移或可疑淋巴结转移及复发的内膜癌病人。根据病情需要于术前或术后加用放射治疗提高疗效。

3. 药物治疗

（1）孕激素：适用于晚期或癌症复发者，不能手术切除或年轻、早期、要求保留生育功能者，以高效、大剂量、长期应用为宜。

（2）抗雌激素制剂：他莫昔芬（tamoxifen，TMX）是一类非甾体类抗雌激素药物，亦有弱雌激素作用，适应证与孕激素相同，与孕激素配合使用可望增加疗效。

（3）化学药物：适用于晚期不能手术或治疗后复发者。常用的化疗药物有顺铂、阿霉素、紫杉醇等，多联合应用，还可与孕激素合并应用。

【护理评估】

子宫内膜癌的早期症状不明显，多数病人的病程较长、发生转移较晚，早期病例的疗效好，护士在全面评估的基础上，有责任加强对高危人群的指导管理，力争及早发现，增加病人的生存机会。

（一）健康史

收集病史时应高度重视病人的高危因素，如老年、肥胖、绝经期推迟、少育、不育以及停经后接受雌激素补充治疗等病史；询问近亲家属中是否有乳腺癌、子宫内膜癌、林奇综合征等病史；高度警惕育龄期妇女曾用激素治疗效果不佳的月经失调史。全面复习围绝经期月经紊乱者进一步检查的记录资料。对确诊为子宫内膜癌者，需详细询问并记录发病经过、有关检查治疗及出现症状后机体反应等情况。

（二）身心状况

多数病人在普查或因其他原因作检查时偶尔发现。不规则的阴道出血最为多见，也最能引起病人的警觉。绝经后阴道流血则是最典型的症状，通常出血量不多，绝经后病人可表现为持续或间歇性出血。约有 25% 病人因阴道排液异常就诊。晚期癌病人常伴全身症状，表现为贫血、消瘦、恶病质、发热及全身衰竭等情况。

早期病人妇科检查时无明显异常。随病程进展，妇科检查可发现子宫大于其相应年龄应有大小，质稍软；晚期偶见癌组织自宫颈口脱出，质脆，触之易出血。合并宫腔积脓者，子宫明显增大，极软，触痛明显。癌灶向周围浸润时子宫固定，在宫旁或盆腔内可扪及不规则结节样物。

当病人出现症状并需要接受各种检查时，面对不熟悉的检查过程充满恐惧和焦虑，担心检查结果以及检查过程带来的不适。当得知患子宫内膜癌时，与宫颈癌病人一样，不同个案及其家庭会出现不同的心理反应。

（三）辅助检查

1. 分段诊断性刮宫 是目前早期诊断子宫内膜癌最常用且最有价值的诊断方法。分段诊断性刮宫的优点是能鉴别子宫内膜癌和子宫颈管腺癌；同时可以明确子宫内膜癌是否累及宫颈管，为制订治疗方案提供依据。该方法通常要求先环刮宫颈管后探宫腔，再行宫腔搔刮内膜，标本分瓶做好标记送病理检查。病理检查结果是确诊子宫内膜癌的依据。

2. 细胞学检查 采用特制的宫腔吸管或宫腔刷放入宫腔，吸取分泌物做细胞学检查，供筛选检查用。

3. 宫腔镜检查 可直接观察子宫腔及宫颈管内有无病灶存在、了解病灶的生长情况，并在直视下取可疑病灶活组织送病理检查。可减少对早期病人的漏诊，但有促进癌组织扩散的可能。

4. B型超声检查　经阴道B型超声检查可了解子宫大小、宫腔形状、宫腔内有无赘生物、子宫内膜厚度、肌层有无浸润及深度等，为临床诊断及处理提供参考。

【常见护理诊断／问题】

1. **焦虑**　与住院、需接受的诊治方案有关。
2. **知识缺乏**：缺乏术前常规、术后锻炼及活动方面的知识。
3. **睡眠型态紊乱**　与环境（住院）变化有关。

【护理目标】

1. 住院期间，病人将能主动参与诊断性检查过程。
2. 手术前，病人将能示范手术后锻炼、呼吸控制等活动技巧。
3. 病人能叙述影响睡眠因素，并列举应对措施。

【护理措施】

1. 普及防癌知识　大力宣传定期进行防癌检查的重要性，中年妇女应每年接受一次妇科检查，注意子宫内膜癌的高危因素和人群。严格掌握雌激素的用药指征，加强用药期间的监护、随访措施。督促围绝经期、月经紊乱及绝经后出现不规则阴道流血者，进行必要检查以排除子宫内膜癌的可能，并接受正规治疗。对大多数女性，不建议进行子宫内膜癌的常规筛查。林奇综合征女性罹患子宫内膜癌的风险显著增加，应进行子宫内膜癌筛查以及最终行子宫切除术来降低风险。

2. 提供疾病知识，缓解焦虑　评估病人对疾病及有关诊治过程的认知程度，鼓励病人及其家属讨论有关疾病及治疗的疑虑，耐心解答增强治病信心。针对个案需求及学习能力，采用有效形式向护理对象介绍住院环境、诊断性检查、治疗过程、可能出现的不适及影响预后的有关因素，以求得主动配合。为病人提供安静、舒适的睡眠环境，减少夜间不必要的治疗程序；教会病人应用放松等技巧促进睡眠，必要时按医嘱使用镇静剂，保证病人夜间连续睡眠7～8小时。

3. 协助病人配合治疗

（1）为需要接受手术治疗的病人提供腹部及阴道手术病人的护理活动；将手术切除标本及时送交进行常规病理学检查，癌组织还需要进行雌、孕激素受体检测，以作为术后进行辅助治疗的依据。病人术后6～7日阴道残端羊肠线吸收或感染时可致残端出血，需严密观察并记录出血情况；此期间病人应减少活动。

（2）使病人了解孕激素治疗的作用机制可能是直接作用于癌细胞并与孕激素受体结合形成复合物进入细胞核，延缓DNA复制和RNA转录过程，从而抑制癌细胞的生长。常用各种人工合成的孕激素制剂有醋酸甲羟孕酮、己酸孕酮等。孕激素以高效、大剂量、长期应用为宜，至少应用12周以上方能评定疗效，病人需要具备配合治疗的耐心和信心。用药的不良反应为水钠滞留、药物性肝炎等，但停药后即好转。

（3）注意观察孕激素药物的副作用。他莫昔芬（TMX）与雌激素竞争受体，抑制雌激素对内膜的增生作用，并可提高孕激素受体水平，大剂量可抑制癌细胞有丝分裂。用药后的不良反应有潮热、急躁等类似围绝经期综合征的表现；轻度的白细胞、血小板计数下降等骨髓抑制表现；还可有头晕、恶心、呕吐、不规则少量阴道流血、闭经等。需要注意的是 TMX 既有抗雌激素作用（乳腺组织）又有微弱的雌激素作用（子宫内膜组织及骨骼）；应用 TMX 后子宫内膜癌的发生风险将随着用药时间延长而增加，为此根据多年来临床的观察研究结果，国内外学者认为 TMX 联合孕激素对于治疗子宫内膜癌有效，但不主张单独使用。

（4）晚期病例及考虑化疗者，按第十六章第三节化疗病人的护理中的内容提供相应护理。

（5）使接受放疗的病人理解术前放疗可缩小病灶为手术创造条件；术后放疗是子宫内膜癌病人最主要的术后辅助治疗方法，可以降低局部复发，提高生存率，取得病人配合。接受盆腔内放疗者，事先灌肠并留置导尿管，以保持直肠、膀胱空虚状态，避免放射性损伤。腔内置入放射源期间，保证病人绝对卧床，但应进行床上肢体运动，以免出现因长期卧床而出现的并发症。取出放射源后，鼓励病人渐进性下床活动并承担生活自理项目。

4. 出院指导 病人完成治疗后应定期随访，及时发现异常情况，确定处理方案；同时建议恢复性生活的时间及体力活动的程度。随访时间为：术后 2～3 年内每 3 个月 1 次，3 年后每 6 个月 1 次，5 年后每年 1 次。随访内容包括详细病史（包括新的症状）、盆腔检查、阴道细胞学检查、胸部 X 线摄片、血清 CA125 检测等，必要时可作 CT 及 MRI 检查。子宫根治术后、服药或放射治疗后，病人可能出现阴道分泌物减少、性交痛等症状，需要为病人提供咨询指导服务，例如指导病人局部使用水溶性润滑剂等以增进性生活舒适度。

【结果评价】

1. 住院期间，病人主动参与治疗过程并表现出积极配合的行为。
2. 出院时，病人如期恢复体能并承担生活自理。

第五节　卵巢肿瘤

卵巢肿瘤（ovarian tumor）是常见的妇科肿瘤，可发生于任何年龄。卵巢肿瘤可以有各种不同的形态和性质：单一型或混合型、一侧或双侧性、囊性或实质性；又有良性、交界性和恶性之分。约 20%～25% 卵巢恶性肿瘤病人有家族史；卵巢癌的发病还可能与高胆固醇饮食、内分泌因素有关，此为卵巢肿瘤发病的高危因素。由于卵巢位于盆腔深部，而且早期无症状，又缺乏完善的早期诊断和鉴别方法，一旦出现症状往往已属晚期病变。晚期病变疗效不佳，故死亡率高居妇科恶性肿瘤之首，已成为严重威胁妇女生命和健康的主要肿瘤。

【组织学分类】

卵巢体积虽小，卵巢肿瘤组织形态的复杂性却居全身各器官之首。分类方法很多，目前最常用的是世界卫生组织（WHO）制订的卵巢肿瘤组织学分类法（表 17-4）。

【常见的卵巢肿瘤及病理特点】

（一）卵巢上皮性肿瘤（epithelial ovarian tumor）

占原发性卵巢肿瘤 50%～70%，其恶性类型占卵巢恶性肿瘤 85%～90%，是最常见的卵巢肿瘤。

表 17-4　卵巢肿瘤组织学分类（WHO，2014 年，部分内容）

一、上皮性肿瘤
　　（一）浆液性肿瘤
　　（二）黏液性肿瘤
　　（三）子宫内膜样肿瘤
　　（四）透明细胞瘤　　　　　　　　　良性、交界性、恶性
　　（五）勃勒纳瘤
　　（六）浆黏液性肿瘤
　　（七）未分化癌
二、间叶性肿瘤：低级别子宫内膜样间质肉瘤、高级别子宫内膜样间质肉瘤
三、混合性上皮性和间叶性肿瘤：腺肉瘤、癌肉瘤
四、性索间质肿瘤
　　（一）单纯间质肿瘤：纤维瘤、细胞型纤维瘤、泡膜瘤、硬化性腹膜炎相关的黄素化泡膜瘤、纤维肉瘤、硬化间质
　　　　　瘤、印戒间质瘤、微囊性间质瘤、Leydig 细胞瘤、类固醇细胞瘤、恶性类固醇细胞瘤
　　（二）单纯性索肿瘤：成人型颗粒细胞瘤、幼年型颗粒细胞瘤、Sertoli 细胞瘤、环管状性索瘤
　　（三）混合性性索 - 间质瘤：Sertoli-Leydig 细胞瘤、非特异性性索 - 间质瘤
五、生殖细胞肿瘤
　　（一）无性细胞瘤
　　（二）卵黄囊瘤
　　（三）胚胎癌
　　（四）非妊娠性绒癌
　　（五）成熟畸胎瘤
　　（六）未成熟畸胎瘤
　　（七）混合性生殖细胞瘤
六、单胚层畸胎瘤及与皮样囊肿有关的体细胞肿瘤：卵巢甲状腺肿、类癌、神经外胚层肿瘤、皮脂腺肿瘤、其他罕见
　　单胚层畸胎瘤等
七、生殖细胞性索间质瘤：性母细胞瘤、混合性生殖细胞性索间质肿瘤
八、其他各种肿瘤：卵巢网肿瘤、小细胞癌、Wilms 肿瘤、副神经节瘤、实性假乳头状瘤
九、间皮组织肿瘤：腺瘤样瘤、间皮瘤
十、软组织肿瘤：黏液瘤、其他
十一、瘤样病变：滤泡囊肿、黄体囊肿、大的孤立性黄素化滤泡囊肿、高反应性黄素化、妊娠黄体瘤、间质增生、间
　　　质泡膜增生症、纤维瘤样增生、卵巢广泛水肿、Leydig 细胞增生等
十二、淋巴瘤和髓样肿瘤：淋巴瘤、浆细胞瘤、髓样肿瘤
十三、继发肿瘤

　　卵巢上皮性肿瘤有良性、交界性和恶性之分。交界性肿瘤的上皮细胞增生活跃并有核异型，表现为上皮细胞层次增加但无间质浸润，是一种低度潜在恶性肿瘤，生长慢，转移率低，复发迟。临床观察发现：多见于中老年妇女，少发生于青春期前和婴幼儿；未产、不孕、初潮早、绝经迟等是卵巢癌的高危因素；多次妊娠、哺乳和口服避孕药是其保护因素。

　　1. 浆液性肿瘤

　　（1）浆液性囊腺瘤（serous cystadenoma）：较为常见，约占卵巢良性肿瘤的 25%。多为单侧，圆球形，大小不等，表面光滑，囊内充满淡黄清澈浆液。分为单纯性及乳头状两型，前者囊壁光滑，多为单房；后者有乳头状物向囊内突起，常为多房性，偶尔向囊壁外生长。镜下见囊壁为纤维结缔组织，内衬单层立方形或柱状上皮，间质见砂粒体。

　　（2）交界性浆液性囊腺瘤（borderline serous cystadenoma）：约占卵巢浆液性囊腺瘤的 10%。中等大小，多为双侧，较少在囊内乳头状生长，多向囊外生长。镜下见乳头分支纤细而密，上皮复层不超过 3 层，细胞核轻度异型，无间质浸润，预后好。

　　（3）浆液性囊腺癌（serous cystadenocarcinoma）：是最常见的卵巢恶性肿瘤，占卵巢上皮性癌的

75%。多为双侧，体积较大，半实质性，囊壁有乳头生长，囊液混浊，有时呈血性。镜下见囊壁上皮明显增生，复层排列。癌细胞为立方形或柱状，细胞明显异型，并向间质浸润。肿瘤生长速度快，预后差。

2. 黏液性肿瘤

（1）黏液性囊腺瘤（mucinous cystadenoma）：约占卵巢良性肿瘤的20%，恶变率为5%～10%，是人体中生长最大的一种肿瘤。多为单侧多房性，肿瘤表面光滑，灰白色，囊液呈胶冻样。癌壁破裂，黏液性上皮种植在腹膜上继续生长，并分泌黏液，形成腹膜黏液瘤（myxoma peritonei）。镜下见囊壁为纤维结缔组织，内衬单层高柱状上皮，产生黏液。

（2）交界性黏液性囊腺瘤（borderline mucinous cystadenoma）：一般大小，多为单侧，表面光滑，常为多房。切面见囊壁增厚，有实质区和乳头状形成。镜下见细胞轻度异型性，细胞核大、深染，有少量核分裂，增生上皮向腔内突出形成短粗乳头，上皮细胞不超过3层，无间质浸润。

（3）黏液性囊腺癌（mucinous cystadenocarcinoma）：约占卵巢恶性肿瘤的10%，多为单侧，瘤体较大，囊壁可见乳头或实质区，囊液混浊或为血性。镜下见腺体密集，间质较少，腺上皮超过3层，细胞明显异型，并有间质浸润。

3. 卵巢子宫内膜样肿瘤（ovarian endometrioid tumor） 良性肿瘤及交界性瘤较少见。卵巢子宫内膜样癌占卵巢恶性肿瘤的10%～24%，肿瘤单侧多，中等大，囊性或实性，有乳头生长。镜下特点与子宫内膜癌极相似，多为高分化腺癌或腺棘皮癌，常并发子宫内膜异位症和子宫内膜癌，不易鉴别何者为原发或继发。

4. 透明细胞肿瘤（clear cell tumor） 来源于苗勒氏管上皮，良性罕见，交界性上皮由1～3层多角形靴钉状细胞组成，常合并透明细胞癌存在。透明细胞癌占卵巢癌5%～11%，病人均为成年妇女，平均年龄48～58岁，10%合并高血钙症。常合并子宫内膜异位症（25%～50%）。呈囊实性，单侧多，较大。镜下瘤细胞质丰富或呈泡状，含丰富糖原，排列成实性片、索状或乳头状，核异型性明显，深染，有特殊的靴钉细胞附于囊内及管状结构。

（二）卵巢生殖细胞肿瘤（ovarian germ cell tumor）

好发于青少年及儿童，青春期前病人占60%～90%，绝经后期病人仅占4%。

1. 畸胎瘤（teratoma） 由多胚层组织构成，偶见只含一个胚层成分。肿瘤组织多数成熟，少数不成熟。无论肿瘤质地呈囊性或实质性，其恶性程度均取决于组织分化程度。

（1）成熟畸胎瘤（mature teratoma）：又称皮样囊肿（dermoid cyst），属于卵巢良性肿瘤，占卵巢肿瘤的10%～20%、生殖细胞肿瘤的85%～97%、畸胎瘤的95%以上。可发生于任何年龄，以20～40岁居多。多为单侧、单房、中等大小，表面光滑，壁厚，腔内充满油脂和毛发，有时可见牙齿或骨质。任何一种组织成分均可恶变、形成各种恶性肿瘤。恶变率为2%～4%，多发生于绝经后妇女。

（2）未成熟畸胎瘤（immature teratoma）：是恶性肿瘤，占卵巢畸胎瘤的1%～3%。多发生于青少年，平均年龄11～19岁，其转移及复发率均高。多为单侧实性瘤，可有囊性区域，体积较大。肿瘤恶性程度与未成熟组织所占比例、分化程度及神经上皮含量有关。

2. 无性细胞瘤（dysgerminoma） 属中等恶性的实性肿瘤，占卵巢恶性肿瘤的5%，主要发生于青春期及生育期妇女。多为单侧，右侧多于左侧，中等大小，包膜光滑。镜下见圆形或多角形大细胞，核大，胞质丰富，瘤细胞呈片状或条索状排列，间质中常有淋巴细胞浸润。对放疗特别敏感。

3. 卵黄囊瘤（yolk sac tumor） 又名内胚窦瘤（endodermal sinus tumor），占卵巢恶性肿瘤1%，

属高度恶性肿瘤，多见于儿童及青少年。多数为单侧、体积较大，易发生破裂。镜下见疏松网状和内胚窦样结构，瘤细胞扁平、立方、柱状或多角形，并产生甲胎蛋白（AFP），故测定病人血清中 AFP 浓度可作为诊断和治疗监护时的重要指标。该肿瘤生长迅速，易早期转移，预后差，但对化疗十分敏感，既往平均生存时间仅 1 年，现经手术及联合化疗后预后有所改善。

（三）卵巢性索间质肿瘤（ovarian sex cord stromal tumor）

占卵巢肿瘤 4.3% ~ 6%，该类肿瘤常有内分泌功能，故又称为卵巢功能性肿瘤。

1. 颗粒细胞瘤（granulosa cell tumor） 是最常见的功能性肿瘤，成人型颗粒细胞瘤占 95%，可发生在任何年龄，45 ~ 55 岁为发病高峰，属于低度恶性肿瘤。肿瘤能分泌雌激素，故有女性化作用。青春期前的病人可出现性早熟；育龄期病人出现月经紊乱；绝经后病人则有不规则阴道流血，常合并子宫内膜增生过长甚至发生癌变。肿瘤表面光滑，圆形或椭圆形，多为单侧性，大小不一。镜下见瘤细胞呈小多边形，偶呈圆形或圆柱形，胞质嗜淡酸或中性，细胞膜界限不清，核圆，核膜清楚。一般预后较好，5 年生存率达 80% 以上，但仍有远期复发倾向。

2. 卵泡膜细胞瘤（theca cell tumor） 属良性肿瘤，多为单侧，大小不一，质硬，表面光滑。由于可分泌雌激素，故有女性化作用，常与颗粒细胞瘤合并存在。镜下见瘤细胞呈短梭形，胞质富含脂质，细胞交错排列呈漩涡状。常合并子宫内膜增生，甚至子宫内膜癌。恶性卵泡膜细胞瘤较少见，可见瘤细胞直接浸润邻近组织，并发生远处转移，但预后较卵巢上皮性癌好。

3. 纤维瘤（fibroma） 为较常见的卵巢良性肿瘤，占卵巢肿瘤的 2% ~ 5%，多见于中年妇女。肿瘤多为单侧性，中等大小，表面光滑或结节状，切面灰白色，实性，坚硬。镜下见由胶原纤维的梭形瘤细胞组成，排列呈编织状。偶见纤维瘤病人伴有腹水或胸腔积液，称为梅格斯综合征（Meigs syndrome），手术切除肿瘤后胸腔积液、腹水自行消失。

4. 支持细胞 - 间质细胞瘤（sertoli leydig cell tumor） 也称睾丸母细胞瘤（androblastoma），多发生于 40 岁以下妇女，罕见。单侧，较小，实性，表面光滑。镜下见由不同分化程度的支持细胞及间质细胞组成。高分化者属于良性，中低分化者为恶性，肿瘤具有男性化作用；少数无内分泌功能，雌激素升高呈现女性化，雌激素由瘤细胞直接分泌或由雄激素转化而来。有 10% ~ 30% 呈恶性行为，5 年生存率为 70% ~ 90%。

（四）卵巢转移性肿瘤

体内任何部位的原发性癌均可能转移到卵巢，乳腺、胃、肠、生殖道、泌尿道等是常见的原发肿瘤器官。库肯勃瘤（Krukenberg tumor）是一种特殊的卵巢转移性腺癌，其原发部位是胃肠道，肿瘤为双侧性，中等大小，多保持卵巢原状或呈肾形；一般无粘连，切面为实性、胶质样。镜下见典型的印戒细胞，能产生黏液，周围是结缔组织或黏液瘤性间质。大部分卵巢转移性肿瘤的治疗效果不佳，恶性程度高，预后极差。

【卵巢瘤样病变】

属卵巢非赘生性肿瘤，是卵巢增大的常见原因。有时表现为下腹压迫感、盆腔一侧胀痛、月经不规则等。如果症状不严重，一般追踪观察 1 ~ 2 个月，无需特殊治疗，囊肿会自行消失。常见有以下几种：

1. 滤泡囊肿 在卵泡发育过程中，因停滞以致不成熟或成熟但不排卵、卵泡液潴留而形成。囊壁薄，滤泡液清，囊肿直径常小于 5cm。

2. 黄体囊肿 因黄体持续存在所致，一般少见。直径 5cm 左右，可使月经后延。

3. 黄素囊肿 在滋养细胞疾病中出现。由于滋养细胞显著增生，产生大量 hCG，刺激卵巢颗粒细胞及卵泡膜细胞，使之过度黄素化所致，直径 10cm 左右。可为双侧性，表面光滑，黄色。黄素囊肿本身无手术指征。

4. 多囊卵巢 与内分泌功能紊乱、丘脑下部 – 垂体平衡失调有关。双侧卵巢均匀增大，为正常卵巢的 2～3 倍，表面光滑，呈白色，包膜厚，切面有多个囊性卵泡。病人常有闭经、多毛、不孕等多囊卵巢综合征。

5. 卵巢子宫内膜异位囊肿 又称卵巢巧克力囊肿。卵巢组织内因异位的子宫内膜存在致反复出血形成单个或多个囊肿，直径 5～6cm 以下，囊内液为暗褐色糊状陈旧性血液。

【卵巢恶性肿瘤的转移途径】

主要通过直接蔓延、腹腔种植及淋巴转移。癌细胞可直接侵犯包膜累及邻近器官，并广泛种植于腹膜及大网膜表面。由于卵巢有丰富的淋巴引流，瘤栓脱落后可随其邻近淋巴管扩散到髂区及腹主动脉旁淋巴结。因此，淋巴转移也是重要的转移途径，横膈为转移的好发部位，血行转移者少见。

表 17-5 原发性卵巢恶性肿瘤的手术 – 病理分期（FIGO，2013 年）

期别	肿瘤范围
Ⅰ期	肿瘤限于卵巢
Ⅰ A	肿瘤限于一侧卵巢，表面无肿瘤，包膜完整；腹水或腹腔冲洗液未见癌细胞
Ⅰ B	肿瘤限于双侧卵巢，表面无肿瘤，包膜完整；腹水或腹腔冲洗液未见癌细胞
Ⅰ C	肿瘤限于一侧或双侧卵巢，并伴有如下任何一项：
Ⅰ C1	手术导致包膜破裂
Ⅰ C2	手术前肿瘤包膜已破裂或卵巢表面有肿瘤
Ⅰ C3	腹水或腹腔冲洗发现癌细胞
Ⅱ期	肿瘤累及一侧或双侧卵巢，伴有盆腔内扩散（在骨盆入口平面以下）
Ⅱ A	肿瘤蔓延或种植到子宫和（或）输卵管
Ⅱ B	肿瘤蔓延到其他盆腔内组织
Ⅲ期	肿瘤累及一侧或双侧卵巢，伴有细胞学或组织学证实的盆腔外腹膜转移或证实存在腹膜后淋巴结转移
Ⅲ A1	仅有腹膜后淋巴结阳性（细胞学或组织学证实）
Ⅲ A1（ⅰ）	淋巴结转移最大直径 ≤ 10mm
Ⅲ A1（ⅱ）	淋巴结转移最大直径 >10mm
Ⅲ A2	显微镜下盆腔外腹膜受累，伴或不伴腹膜后阳性淋巴结
Ⅲ B	肉眼盆腔外腹膜转移，病灶最大直径 ≤ 2cm，伴或不伴腹膜后阳性淋巴结
Ⅲ C	肉眼盆腔外腹膜转移，病灶最大直径 >2cm，伴或不伴腹膜后阳性淋巴结（包括肿瘤蔓延至肝包膜和脾，但未转移到脏器实质）
Ⅳ期	超出腹腔外的远处转移
Ⅳ A	胸水中发现癌细胞
Ⅳ B	腹腔外器官实质转移（包括肝实质转移和腹股沟淋巴结和腹腔外淋巴结转移）

【卵巢恶性肿瘤的临床分期】

卵巢恶性肿瘤临床分期现多采用 FIGO2013 年手术－病理分期（表 17-5），用以估计预后和评价疗效。

【临床表现】

1. 卵巢良性肿瘤　初期肿瘤较小，病人多无症状，常在妇科检查时偶然发现。当肿瘤增长至中等大小时，病人可感腹胀或扪及肿块。较大的肿瘤占满盆腔时可出现压迫症状，如尿频、便秘、气急、心悸等。

2. 卵巢恶性肿瘤　早期多无自觉症状，出现症状时往往病情已属晚期。由于肿瘤生长迅速，短期内可有腹胀、腹部出现肿块及腹水。症状轻重取决于肿瘤大小、位置、侵犯邻近器官程度、有无并发症及组织学类型。若肿瘤向周围组织浸润或压迫神经则可引起腹痛、腰痛或下腹疼痛；压迫盆腔静脉可出现下肢水肿；患功能性肿瘤者可出现不规则阴道流血或绝经后阴道流血症状。晚期病人呈明显消瘦、贫血等恶病质现象。

【并发症】

1. 蒂扭转　为妇科常见的急腹症，约 10% 卵巢肿瘤发生蒂扭转。蒂扭转好发于瘤蒂长、活动度大、中等大小、重心偏于一侧的肿瘤，如畸胎瘤。病人体位突然改变或向同一方向连续转动时、妊娠期或产褥期由于子宫大小、位置的改变均易促发蒂扭转（图 17-7）。卵巢肿瘤的蒂由骨盆漏斗韧带、卵巢固有韧带和输卵管组成。发生急性蒂扭转后静脉回流受阻，瘤内极度充血，致瘤体迅速增大，后因动脉血流受阻瘤体发生坏死变为紫黑色，可破裂和继发感染。病人的典型症状为突然发生一侧下腹剧痛，常伴恶心、呕吐甚至休克，系腹膜牵引绞窄所致。盆腔检查可触及张力较大的肿物，压痛以瘤蒂处最剧，并有肌紧张。若为不全扭转者有时可自然复位，腹痛也随之缓解。蒂扭转一经确诊应尽快手术。

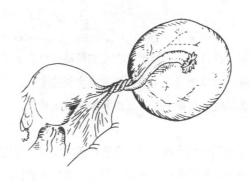

图 17-7　卵巢肿瘤蒂扭转

2. 破裂　约有 3% 卵巢肿瘤发生破裂，有外伤性破裂及自发性破裂两种。外伤性破裂可因腹部受重击、分娩、性交、穿刺、盆腔检查等所致；自发性破裂则因肿瘤过速生长所致，多数为恶性肿瘤浸润性生长穿破囊壁引起。症状轻重取决于囊肿的性质及流入腹腔的囊液量，轻者仅感轻度腹痛，重者表现为剧烈腹痛、恶心、呕吐以致腹膜炎及休克。妇科检查可发现腹部压痛、腹肌紧张，可有腹水征，原有的肿块摸不到或扪及缩小的低张性肿块。怀疑肿瘤破裂时应立即剖腹探查。

3. **感染**　较少见，多由肿瘤扭转或破裂后与肠管粘连引起，也可来源于邻近器官感染灶如阑尾脓肿扩散。病人表现为发热、腹痛、肿块、腹部压痛、反跳痛、肌紧张及白细胞计数升高等腹膜炎征象。发生感染者应先用抗生素抗感染，后手术切除肿瘤，若短期内不能控制感染则宜即刻手术。

4. **恶变**　肿瘤迅速生长尤其双侧性应考虑有恶变可能，诊断后应尽早手术。

【处理原则】

卵巢肿瘤一经确诊，首选手术治疗。手术范围及方式取决于肿瘤性质、病变累及范围和病人年龄、生育要求、对侧卵巢情况以及对手术的耐受力等。

1. **良性肿瘤**　年轻、单侧良性卵巢肿瘤者应行患侧卵巢肿瘤剥出术或卵巢切除术，保留患侧正常卵巢组织和对侧正常卵巢；双侧良性肿瘤者应行肿瘤剥出术。绝经后期妇女宜行子宫及双侧卵巢切除术，术中需判断卵巢肿瘤的良恶性，必要时作冰冻切片组织学检查，明确肿瘤的性质以确定手术范围。

2. **交界性肿瘤**　主要采用手术治疗。年轻希望保留生育功能的Ⅰ期病人，可以保留正常的子宫和对侧卵巢。

3. **恶性肿瘤**　以手术为主，辅以化疗、放疗等综合治疗方案。晚期卵巢癌病人行肿瘤细胞减灭术，其目的是切除所有原发灶，尽可能切除所有转移灶，使残余肿瘤直径越小越好。

4. **卵巢肿瘤并发症**　属急腹症，一旦确诊须立即手术。怀疑卵巢瘤样病变且囊肿直径小于5cm者可进行随访观察。

【护理评估】

（一）健康史

早期病人多无特殊症状，通常于妇科普查中发现盆腔肿块而就医。注意收集与发病有关的高危因素，根据病人年龄、病程长短及局部体征初步判断是否为卵巢肿瘤、有无并发症，并对良恶性作出初步判断。

（二）身心状况

体积小的卵巢肿瘤不易早期诊断，尤其肥胖者或妇科检查时腹部不放松的病人很难发现。被确定为卵巢肿块者，在定期追踪检查过程中应重视肿块生长速度、质地、伴随出现的腹胀、膀胱直肠等压迫症状，以及营养消耗、食欲下降等恶性肿瘤的临床特征；当出现并发症时，病人将出现相应的临床症状和体征。

随着卵巢肿瘤增大，通过妇科双合诊/三合诊检查通常发现：阴道穹隆部饱满，可触及瘤体下极，子宫体位于肿瘤的侧方或前后方；子宫旁一侧或双侧扪及囊性或实性包块；表面光滑或高低不平；活动或固定不动。通过盆腔检查可以评估卵巢肿块的质地、大小、单侧或双侧、活动度、肿瘤与子宫及周围组织的关系，初步判断有无恶性可能。

病人及其家属在等待确定卵巢肿瘤性质期间，是一个艰难而又恐惧的时段，护理对象迫切需要相关信息支持，并渴望尽早得到确切的诊断结果。当病人得知自己患有可能致死的疾病、该病的治疗有可能改变自己的生育状态及既往生活方式时会产生极大压力，需要护士协助应对这些压力。

（三）辅助检查

诊断困难时通常需借助以下常用的方法：

1. **B型超声检查**　可检测肿瘤的部位、大小、形态及性质，从而对肿块来源作出定位；并能鉴别卵巢肿瘤、腹水和结核性包裹性积液。临床诊断符合率 >90％，但直径 <1cm 的实性肿瘤不易测出。

2. 腹腔镜检查 可直视肿物的大体情况，必要时在可疑部位进行多点活检，抽吸腹腔液行细胞学检查。

3. 细胞学检查 通过腹水、腹腔冲洗液和胸腔积液找癌细胞，有助于进一步确定 I 期病人的临床分期及选择治疗方案。

4. 细针穿刺活检 用长细针（直径 0.6mm）经阴道或直肠直接刺入肿瘤，在真空情况下作抽吸，边抽边退出穿刺针，将抽得的组织或液体立即作涂片或病理切片检查明确诊断。

5. 放射学诊断 卵巢畸胎瘤行腹部平片检查，可显示牙齿及骨质等。淋巴造影可判断有无淋巴道转移，通过 CT 检查能清晰显示肿块。

6. 肿瘤标志物 通过免疫学、生物化学等方法测定病人血清中的肿瘤标志物，用于辅助诊断及病情监测。但目前尚无任何一种肿瘤标志物属于某肿瘤所特有，各种类型卵巢肿瘤可具有相对较特殊的标志物，可用于辅助诊断及病情监测。

（1）血清 CA125：敏感性较高，特异性较差。80% 卵巢上皮性癌病人血清 CA125 水平升高；90% 以上病人 CA125 水平与病情缓解或恶化相关，因此可以用于监测病情。

（2）血清 AFP：对卵黄囊瘤有特异性诊断价值，对未成熟畸胎瘤、混合性无性细胞瘤中含卵黄囊成分者有协助诊断意义。

（3）hCG：对原发性卵巢绒毛膜癌有特异性。

（4）性激素：颗粒细胞瘤、卵泡膜细胞瘤产生较高水平雌激素，浆液性、黏液性囊腺瘤等有时也可分泌一定量雌激素。

（5）人附睾蛋白 4（HE4）：是一种新的卵巢癌肿瘤标志物，可用于卵巢癌的早期检测、鉴别诊断、治疗监测及预后评估，目前推荐其与 CA125 联合应用诊断卵巢癌。

（6）CA199 和癌胚抗原（CEA）：在卵巢上皮癌病人中会升高，尤其对卵巢黏液性癌的诊断价值较高。

【常见护理诊断／问题】

1. 营养失调：低于机体需要量 与癌症、化疗药物的治疗反应等有关。

2. 体像紊乱 与切除子宫、卵巢有关。

3. 焦虑 与发现盆腔包块有关。

【护理目标】

1. 病人将用语言表达对丧失子宫及附件的看法，并积极接受治疗过程。

2. 病人将能说出影响营养摄取的原因，并列举应对措施。

3. 病人将能描述自己的焦虑，并列举缓解焦虑程度的方法。

【护理措施】

1. 提供支持，协助病人应对压力

（1）为病人提供表达情感的机会和环境。经常巡视病房，用一定时间（至少 10 分钟）陪伴病人，详细了解病人的疑虑和需求。

（2）评估病人焦虑的程度以及应对压力的技巧；耐心向病人讲解病情，解答病人的提问。安排访问已康复的病友，分享感受，增强治愈信心。

（3）鼓励病人尽可能参与护理活动，接受病人无破坏性的应对压力方式，以维持其独立性和生活自控能力。

（4）鼓励家属参与照顾病人，为他们提供单独相处的时间及场所，增进家庭成员间互动作用。

2．协助病人接受各种检查和治疗

（1）向病人及家属介绍将经历的手术经过、可能施行的各种检查，取得主动配合。

（2）协助医师完成各种诊断性检查，如为放腹水者备好腹腔穿刺用物，协助医师完成操作过程。在放腹水过程中，严密观察、记录病人的生命体征变化、腹水性质及出现的不良反应；一次放腹水3000ml左右，不宜过多，以免腹压骤降，发生虚脱，放腹水速度宜缓慢，后用腹带包扎腹部。发现不良反应及时报告医师。

（3）使病人理解手术是卵巢肿瘤最主要的治疗方法，解除病人对手术的种种顾虑。按腹部手术病人的护理内容认真做好术前准备和术后护理，包括与病理科联系快速切片组织学检查事项，以助术中识别肿瘤的性质，确定手术范围；术前准备还应包括应付必要时扩大手术范围的需要。同时需要为巨大肿瘤病人准备沙袋加压腹部，以防腹压骤然下降出现休克。

（4）需化疗、放疗者，为其提供相应的护理措施。

3．做好随访工作

（1）卵巢非赘生性肿瘤直径<5cm者，应定期（3~6个月）接受复查并详细记录。

（2）手术后病人根据病理报告结果配合治疗：良性者术后1个月常规复查；恶性肿瘤病人常需辅以化疗，按照组织类型制订不同化疗方案，疗程多少因个案情况而异。早期病人常采用静脉化疗3~6个疗程，疗程间隔4周。晚期病人可采用静脉腹腔联合化疗或静脉化疗6~8个疗程，疗程间隔3周。老年病人可用卡铂或紫杉醇单药化疗。护士应配合家属督促、协助病人克服实际困难，努力完成治疗计划以提高疗效。

（3）卵巢癌易于复发，病人需长期接受随访和监测。随访时间：术后1年内，每月1次；术后第2年，每3个月1次；术后3~5年视病情每4~6个月1次；5年以上者，每年1次。随访内容包括临床症状与体征、全身及盆腔检查、B型超声检查等，必要时作CT或MRI检查；根据病情需要测定血清CA125、AFP、hCG等肿瘤标志物。

4．加强预防保健意识

（1）大力宣传卵巢癌的高危因素，提倡高蛋白、富含维生素A的饮食，避免高胆固醇饮食，高危妇女宜预防性口服避孕药。

（2）积极开展普查普治工作，30岁以上妇女每年应进行一次妇科检查，高危人群不论年龄大小最好每半年接受一次检查，必要时进行B型超声检查和检测血清CA125等肿瘤标志物。

（3）卵巢实性肿瘤或囊性肿瘤直径>5cm者应及时手术切除。盆腔肿块诊断不清或治疗无效者宜及早行腹腔镜检或剖腹探查。

（4）凡乳腺癌、子宫内膜癌、胃肠癌等病人，术后随访中应定期接受妇科检查，以确定有无卵巢转移癌。

5．妊娠合并卵巢肿瘤病人的护理　妊娠合并卵巢肿瘤的病人比较常见，其危害性较非孕期大，恶性肿瘤者很少妊娠。

（1）合并良性肿瘤者：早孕者可等待孕12周后手术，以免引起流产；妊娠晚期发现肿瘤者可等待至妊娠足月行剖宫产术，同时切除卵巢。需为病人提供相应的手术护理。

（2）合并恶性肿瘤者：诊断或考虑为恶性肿瘤者，应及早手术并终止妊娠，其处理和护理原则同非孕期。

【结果评价】

1. 病人在住院期间，能与同室病友交流并积极配合各种诊治过程。
2. 病人在治疗期间，能努力克服化疗药的治疗反应，摄入足够热量，维持化疗前体重。
3. 病人能描述造成压力、引起焦虑的原因，并表示用积极方式面对现时健康问题。

附　子宫内膜异位性疾病

子宫内膜异位性疾病包括子宫内膜异位症和子宫腺肌病，两者均由具有生长功能的子宫内膜异位所致，常可并存。当子宫内膜腺体和间质出现在子宫体以外的部位时，称为子宫内膜异位症（endometriosis，EMT），简称内异症。当子宫内膜腺体和间质侵入子宫肌层时，称子宫腺肌病（adenomyosis）。两者的发病机制和组织发生学不尽相同，临床表现也有差异，可看成两种不同疾病，但在护理上差异不大。异位内膜可侵犯全身任何部位，最常见的种植部位是盆腔内生殖器及其邻近器官的腹膜，故又称为盆腔子宫内膜异位症。其中以侵犯卵巢及宫骶韧带者最常见，其次是子宫浆膜、子宫直肠陷凹、子宫后壁下段等，异位内膜也可出现在手术切口、脐、外阴、肺等部位。

近年来，子宫内膜异位症的发病率呈上升趋势，已成为妇科常见病。一般发生于育龄期妇女，以 25～45 岁多见，发病率为 10%～15%。妇科手术中发现有 5%～15% 病人存在内异症；25%～35% 的不孕病人与内异症有关。绝经后或双侧卵巢切除后异位内膜组织可逐渐萎缩吸收；妊娠或使用性激素抑制卵巢功能，可暂时阻止病情发展，故内异症是激素依赖性疾病。子宫内膜异位症虽为良性病变，但却具有类似恶性肿瘤的远处转移和种植、浸润生长及复发等恶性行为，但极少恶变。子宫腺肌病多发生在 30～50 岁经产妇，约 15% 合并内异症，约半数合并子宫肌瘤。子宫肌腺症与子宫内膜异位症病因不同，但均受雌激素的调节。

【病因】

子宫内膜异位的病因及发病机制至今尚未完全阐明，目前主要有下列学说。

1. 种植学说　是目前较为公认的重要学说。该学说认为，经血中所含的子宫内膜细胞可随着经血逆流进入盆腔，种植于卵巢和邻近的盆腔腹膜，并在此处继续生长和蔓延，形成盆腔子宫内膜异位症。临床资料显示先天性阴道闭锁或宫颈狭窄等致经血逆流者，常发生子宫内膜异位症。剖宫取胎术后继发腹壁切口的子宫内膜异位症及阴道分娩后会阴切口出现子宫内膜异位症的事实均支持这一学说。但种植学说无法解释多数育龄妇女都有经血逆流、但仅有少数妇女发病这一现象。

2. 体腔上皮化生学说　19 世纪著名的病理学家 Robert Meyer 认为，盆腔腹膜或卵巢表面上皮都是由具有高度化生潜能的体腔上皮分化而来的，在炎症或卵巢激素的持续刺激下，均可被激活转化为子宫内膜样组织而形成子宫内膜异位症。但该学说尚缺乏充分的临床及实验室依据。

3. 诱导学说　诱导形成子宫内膜异位症的理论认为，种植的内膜释放某种未知物质，诱导未分化的间充质形成子宫内膜异位组织。实际上该学说是体腔上皮化生学说的延伸，在动物实验中已被证实，而在人类尚无证据。

虽然有关子宫内膜异位症发病机制的学说甚多，但仍无一种可以解释全部子宫内膜异位症的发病，不同部位的子宫内膜异位症可能有不同的发病机制。有人认为子宫内膜异位症的发生和发展可能与病人免疫力低下、清除盆腔活性子宫内膜细胞能力减低有关。因此，子宫内膜异位症的发病很可能是包括免疫、遗传在内多种因素共同作用的结果。

子宫腺肌病病人部分子宫肌层中的内膜病灶与宫腔内膜直接相连，故认为内异灶由基底层子宫内膜侵入肌层生长所致。多次妊娠和分娩、人工流产、慢性子宫内膜炎等造成子宫内膜基底层损伤，与腺肌病发病密切相关。由于内膜基底层缺乏黏膜下层，内膜直接和肌层接触，缺乏子宫黏膜下层的保护，使得在解剖结构上子宫内膜易于侵入肌层。腺肌病常合并子宫肌瘤和子宫内膜增生，提示高水平雌孕激素刺激，也可能是促进内膜向肌层生长的原因之一。

【病理】

子宫内膜异位症的基本病理变化为异位种植的子宫内膜在卵巢激素作用下发生周期性出血，病灶局部反复出血和缓慢吸收导致周围组织增生、粘连，在病变部位形成紫褐色斑点或小泡，最后发展成为大小不等的实质性瘢痕结节或形成囊肿。病变特点可因部位、程度不同而有所差异。卵巢最易被异位内膜侵犯，约80%病变累及一侧卵巢，50%双侧卵巢均受累。病变可以是位于卵巢表面的紫褐色斑点或小囊，也可随病情发展，形成单个或多个大小不一的囊肿型的典型病变，称为卵巢子宫内膜异位囊肿。囊肿的直径一般为5~6cm；大者直径可达25cm左右。囊肿内含暗褐色黏稠的陈旧血性液体，似巧克力样糊状，故又称卵巢巧克力囊肿，常需手术治疗。囊肿在月经期内反复出血，囊腔内压力增高，囊壁厚薄不均，易反复形成微小破口，破裂后内容物刺激局部腹膜发生局部炎症反应和组织纤维化，导致卵巢与周围组织紧密粘连，使卵巢固定在盆腔活动受限。宫颈韧带、直肠子宫陷凹和子宫后壁下段也是内异症的好发部位，可能因处于盆腔后部较低处，与经血中的内膜碎屑接触较多有关。

子宫腺肌病的异位内膜在肌层多呈弥漫性生长，故子宫均匀性增大，一般不超过12周妊娠子宫大小。剖面子宫肌壁厚硬，无漩涡状结构。少数病灶在肌层呈局限性生长形成结节或团块，似肌壁间肌瘤，称为子宫腺肌瘤（adenomyoma），但与周围肌层无明显界限，手术难以剥除。

【临床表现】

内异症病人的临床表现因病变部位不同而多种多样，症状特征与月经周期密切相关。约25%的病人无任何症状。

1. 症状

（1）痛经和下腹痛：约半数以上病人以痛经为主要症状，其特点为继发性痛经且进行性加重；典型的痛经常于经前1~2日开始，经期第一日最重，以后逐渐减轻并持续至整个月经期。疼痛的部位多为下腹深部和腰骶部，并可向会阴、肛门、大腿放射。疼痛严重程度与病灶大小不平行，粘连严重的卵巢异位囊肿可能并无任何疼痛，而盆腔内单个微小病灶也可引起难以忍受的疼痛。也有腹痛时间与月经期不同步者。直肠子宫陷凹处的子宫内膜异位症者，可因出血致纤维增生，使子宫与周围器官发生粘连，表现为性交不适、性交痛、腰骶部疼痛或肛门坠痛。少数病人长期下腹痛，形成慢性盆腔痛，至经期加剧。但也有27%~40%的病人无痛经。

（2）不孕：内异症病人中不孕率可高达40%，引起不孕的原因复杂，可以是盆腔粘连、子宫后倾、输卵管粘连闭锁或蠕动减弱等机械性因素，也可能是盆腔微环境改变、卵巢功能异常等内分泌原因。

（3）月经失调：约有15%~30%的病人有经量增多、经期延长、月经淋漓不尽或经前期点滴出血。可能与病灶破坏卵巢组织、影响卵巢的内分泌功能导致排卵障碍和黄体功能不良等有关。

（4）其他：①盆腔外任何部分有异位内膜种植生长时，均可在局部出现周期性疼痛、出血和肿块，并出现相应的症状。肠道内异症可出现腹痛、腹泻、便秘或周期性少量便血等。脐部、腹壁切口瘢痕等处的内异症，可在月经期明显增大，并有周期性局部疼痛。肺部、膀胱等处内异症，可发生周期性咯血、血尿等症状。②较大的卵巢子宫内膜异位囊肿发生破裂时囊内液流入盆腹腔，病人可出现突发性剧烈腹痛，伴恶心、呕吐和肛门坠胀，引起急腹症。

子宫腺肌病主要症状是经量过多、经期延长和逐渐加重的进行性痛经。疼痛位于下腹正中，常于经前一周开始，直至月经结束。有35%的病人无典型症状。月经过多的发生率为40%～50%，主要与子宫内膜面积增加、子宫肌层纤维增生使子宫肌层收缩不良、子宫内膜增生因素有关。

2. 体征　可在腹壁或会阴瘢痕子宫内膜异位症切口附近触及结节状肿块；部分病人下腹部可有轻度压痛，囊肿破裂时可有腹膜刺激征；妇科检查时可扪及与子宫粘连的肿块，有触痛；典型的盆腔子宫内膜异位症病人在进行妇科检查时，可发现子宫被粘连，致使后倾、活动受限甚至固定。子宫正常大小或略大饱满并有轻压痛；一侧或双侧附件区可扪及与子宫相连的不活动囊性包块，囊肿一般<10cm，有轻压痛；子宫骶韧带、子宫后壁或直肠子宫陷凹处可触及不规则的硬结节，触痛明显。若阴道直肠受累，可在阴道后穹隆部扪及甚至看到突出的紫蓝色结节。

【辅助检查】

1. B型超声检查　阴道和腹部B型超声检查可以确定卵巢子宫内膜异位囊肿的位置、大小和形状，并可发现盆腔检查时未能扪及的包块。其诊断敏感性和特异性均很高，是诊断内异症及其病灶部位的重要方法。

2. CA125测定　中、重度子宫内膜异位症病人血清CA125值可能升高，但变化范围较大，另外在其他疾病如卵巢癌、子宫内膜癌、盆腔炎症时血清CA125也会增高，所以其诊断内异症的特异性和敏感性均较低。但CA125水平可用于动态监测异位内膜病变活动情况，有助于评价疗效、追踪随访。

3. 腹腔镜检查　是目前国际公认的诊断子宫内膜异位症的最佳方法，特别是对不明原因不育或腹痛者更是首选。腹腔镜下看到典型病灶或对可疑病变进行活体组织检查即可确诊。如今腹腔镜辅助下手术也是治疗子宫内异症最常用的方法。

【治疗与处理】

治疗子宫内膜异位性疾病的根本目的在于减灭病灶、缓解症状、改善生育功能、减少和避免复发，因此治疗以手术为主，药物为重要的辅助治疗手段。治疗时应依据病人年龄、症状、病变部位及范围、对生育的要求等加以全面考虑，制订个体化治疗方案。原则上症状轻微者采用非手术治疗，可定期随访；症状和病变严重且无生育要求者可考虑根治性手术。

1. 定期随访　适用于盆腔病变不严重、无明显症状者。一般可每3～6个月随访并做盆腔检查一次。对希望生育的病人，需要做不孕的各项检查，促使尽早受孕。一般在妊娠期间，病变组织多坏死、萎缩，分娩后症状可缓解甚至于消失。随访期间，如发现症状或体征加剧时应改用其他治疗方法。

2. 药物治疗　鉴于无排卵性月经者往往无痛经，故可采用性激素抑制排卵以达到缓解痛经的目的。性激素治疗的主要目的是抑制雌激素合成，使异位种植的子宫内膜萎缩或阻断下丘脑－垂体－卵巢轴的刺激和出血周期。

（1）口服避孕药：适用于轻度内异症病人，目前临床上常用低剂量高效孕激素和炔雌醇的复合片，病人长期连续服用避孕药6～12个月造成类似妊娠的人工闭经称假孕疗法。药物可直接作用于子宫内膜和异位内膜使其蜕膜化和萎缩，达到缓解痛经和减少经量的治疗目的。

（2）孕激素类药物：其作用机制是通过抑制垂体促性腺激素分泌，并直接作用于异位内膜和子宫内膜，最初引起子宫内膜的蜕膜化，继而导致子宫内膜萎缩和闭经。临床上常用醋酸甲羟孕酮（醋酸甲孕酮）、甲地孕酮或炔诺酮等，一般连续使用半年。药物不良反应主要为体内吸收不稳定而致阴道不规则点滴出血；其他有恶心、轻度抑郁、水钠潴留等，病人停药数月后痛经缓解，月经恢复正常。

（3）孕三烯酮（gestrinone）：是19-去甲睾酮甾体类药物，具有雄激素、抗孕激素和中度抗雌激素作用。通过抑制FSH、LH峰值并减少LH均值，使体内雌激素水平下降，异位内膜萎缩、吸收，也是一种假绝经疗法。治疗后50%~100%病人发生闭经，症状缓解率达95%以上。

（4）米非司酮（mifepristone）：为孕激素受体调节剂，具有抗黄体酮和抗糖皮质激素作用，能抑制排卵，干扰子宫内膜的完整性。用药治疗后造成闭经使病灶萎缩，但长期疗效有待证实。

（5）达那唑（danazol）：为合成的17α-炔孕酮衍生物，能抑制FSH、LH峰，从而抑制卵巢甾体激素生成能力，直接抑制和竞争子宫内膜的雌、孕激素受体，最终导致子宫内膜萎缩出现闭经。因FSH、LH呈低水平又称假绝经疗法，适用于轻度及中度内异症痛经明显的病人。常见的药物不良反应有恶心、体重增加、痤疮、多毛、潮热、性欲减退、情绪不稳定等，停药后多可恢复。该药在肝脏代谢，肝功能受损者不宜使用。近年的研究结果表明该药可引起高密度脂蛋白降低，长期应用有引起动脉粥样硬化性心脏病的危险。也不适用于高血压、心力衰竭、肾功能不全者。

（6）促性腺激素释放激素激动剂（GnRH-a）：为人工合成的十肽类化合物，其作用与天然的GnRH相同，能促进垂体细胞释放LH和FSH，且活性较天然的GnRH高数十倍至百倍。抑制垂体分泌促性腺激素，导致卵巢激素水平明显下降，出现暂时性闭经，此疗法又称为"药物性卵巢切除"。病人一般用药后第2个月开始闭经，可使痛经缓解，停药后短期内可恢复排卵。不良反应主要为雌激素过低所引起的潮热、阴道干燥、性欲减退及骨质丢失等绝经症状。连续用药3个月以上者，需反向添加小剂量雌激素和孕激素，辅以钙剂，以防止骨质丢失。

3. **手术治疗** 适用于药物治疗后症状不缓解、局部病变加重或未能怀孕者，以及卵巢子宫内膜异位囊肿直径>5~6cm且迫切希望生育者。对于年青或希望生育的子宫腺肌瘤的病人可行病灶挖除术，但术后易复发。腹腔镜手术是子宫内膜异位性疾病的首选治疗方法，目前认为以腹腔镜确诊、手术联合药物治疗是内异症治疗的金标准。手术方式有以下三种。

（1）保留生育功能手术：适用于药物治疗无效、年轻和有生育要求者。手术切除病灶，保留子宫、一侧或双侧卵巢。该术式的术后复发率约40%，术后尽早妊娠或补充药物治疗有助于降低复发率。

（2）保留卵巢功能的手术：即切除病灶及子宫，至少保留一侧卵巢或部分卵巢，适用于年龄45岁以下且无生育要求的重症病人，术后复发率约5%。

（3）根治性手术：即切除子宫、双侧附件及所有病灶。适用于重症病人，特别是盆腔粘连严重和45岁以上的病人，术后几乎不复发。

4. **手术与药物联合治疗** 单纯手术治疗和单纯药物治疗均有其局限性，如发生严重粘连时病灶难以彻底切除；单纯药物治疗对于大的病灶无效，疗效个体差异，停药后复发等。因此手术前给药可使异位病灶缩小、软化，利于缩小手术范围、便于手术操作；手术后加用药物治疗，有利于巩固手术的疗效。

【护理要点】

1. **预防** 子宫内膜异位性疾病病因不清，不可能完全预防，并且复发的可能性较高。但可根据可能的病因和流行病学结果从以下几个方面预防。

（1）预防经血逆流：妇女经期需注意休息，避免吃生冷食物。及时治疗容易引起经血逆流的疾病，如先天性生殖道畸形、闭锁、狭窄和继发性宫颈粘连、阴道狭窄等。

（2）妊娠和药物避孕：口服避孕药可抑制排卵，促进子宫内膜萎缩。因此对于需要避孕的子宫内膜异位症病人，可推荐使用药物避孕，避免使用宫内节育器。鼓励已属婚龄或婚后痛经的妇女及时婚育。鼓励母乳喂养。若政策允许，短期内重复妊娠有预防复发的作用。

（3）防止医源性异位内膜种植：尽量避免多次宫腔手术操作。进入宫腔内的经腹手术，特别是孕中期剖宫取胎术，手术护士均应用纱布垫保护好子宫切口周围手术野，以防宫腔内容物进入腹腔或种植腹壁切口。缝合子宫壁时应避免缝线穿过子宫内膜层。经宫颈及阴道手术均不宜在月经前进行。人工流产吸宫术时，宫腔内负压不宜过高，避免突然将吸管拔出，使宫腔血液和内膜碎片随负压被吸入腹腔。经期一般不做盆腔检查。

2. 心理护理　子宫内膜异位性疾病应被视为需要制订长期治疗计划的慢性疾病。其所导致的疼痛、性交痛和不孕症常常影响病人的家庭幸福和生存质量。另外，除根治性手术外，其复发率较高。所以在治疗和随访的过程中需观察病人及其家庭的心理反应和应激状况。针对病人急需解决的不同问题给予相应治疗会产生良好的心理缓解作用。应根据病人及其家庭的需求，个性化地制订治疗和护理方案。例如：为了缓解中、重度的盆腔痛或性交痛，可优先选择 GnRH 激动剂治疗。但药物治疗难以提高生育能力，对于不孕病人，则更适宜手术治疗。给病人希望，同时也给病人配偶希望，使病人可从配偶处获得有效的社会支持。

3. 药物治疗病人的护理　药物治疗的主要目的是缓解症状，延缓复发。病人必须对药物治疗的效果有正确的认识，对复发有一定的心理准备。耐心解答病人的具体问题，使其掌握，从而提高病人的控制感，增加依从性，坚持治疗。同时需告知病人定期门诊随访，如有异常及时与医生联系，以便修正治疗方案。

目前，治疗子宫内膜异位症的药物种类较多，不同的药物作用机制不同，治疗持续时间较长，不良反应亦各有不同，有必要向病人讲解药理知识，使其了解药物的治疗作用，明确使用剂量、服用时间、不良反应及注意事项。孕激素的副作用相对较轻，易耐受，常见的有乳房胀痛，水钠潴留，食欲增加和体重增加等。睾酮类衍生物（达那唑）一般需连续使用六个月，副作用较明显，但一般可耐受，主要为男性化表现，如毛发增多，皮肤痤疮等，偶有肝功能损害，所以要定期随访肝功能。已有肝功能损伤者不宜使用。停药后四到六周后可恢复月经和排卵，副作用大部分可随之消失。促性腺激素释放激素激动剂的副作用主要是雌激素水平低下造成的类似围绝经期综合征的一些表现，如潮热，阴道干燥，骨质疏松等。停药后大部分症状可缓解或消失，但骨质疏松恢复较慢，需向病人强调并防止意外骨折。

4. 手术病人的护理　详见本章第一节。对于希望妊娠的病人，在其手术治疗后，应向其宣教尽早妊娠的好处，并鼓励尽快妊娠。手术后两年内不能妊娠者，以后妊娠机会非常小。可告知适合的辅助生育技术供其考虑。

☆ 本章小结　　···

　　　　　宫颈癌是最常见的妇科恶性肿瘤，高危型 HPV 的持续感染是引起子宫颈癌前病变和宫颈癌的主要因素，宫颈细胞学检查联合 HPV 检测的筛查，可及时发现宫颈上皮内病变，从而阻断宫颈癌的发生。宫颈癌早期典型症状表现为接触性阴道出血。治疗以手术、放疗为主，化疗为辅。

子宫肌瘤是最常见的妇科良性肿瘤。按肌瘤与肌壁的位置关系分为肌壁间肌瘤、黏膜下肌瘤和浆膜下肌瘤。临床常见症状为经量增多及经期延长。治疗应根据病人症状及肌瘤部位、年龄、生育要求等综合考虑。

子宫内膜癌以内膜样腺癌最常见，分为雌激素依赖型和非雌激素依赖型。绝经后阴道流血是典型临床表现。早期手术治疗，预后较好。

卵巢恶性肿瘤死亡率居妇科恶性肿瘤首位，早期常无症状，晚期主要表现为腹胀、腹部肿块及腹水。一经确诊，首选手术治疗，化疗是主要的辅助治疗。护理重点包括心理护理、围术期护理及化疗护理。卵巢癌容易复发，应长期随访和监测。

子宫内膜异位性疾病包括子宫内膜异位症和子宫腺肌病，前者主要为继发性痛经，且进行性加重，多伴不孕；后者以经量增多、经期延长、逐渐加剧的进行性痛经和子宫增大为主要临床表现。药物和手术为主要治疗方法。

（丁　焱）

◇ 护理学而思　···

1. 李某，52岁，宫颈浸润性鳞状细胞癌ⅠB1期。在全麻下行腹腔镜下广泛全子宫切除＋双附件切除＋盆腔淋巴结清扫术，术中置左右腹腔负压引流管各1根，留置尿管。今为术后第一天日，病人主诉腹部伤口疼痛，腹胀，肛门尚未排气。查体：T37.9℃，P78次/分，R19次/分，BP124/80mmHg。腹软，无压痛，切口敷料干燥，腹腔引流通畅，色淡红。尿管引流通畅，尿色清。遵医嘱予以Ⅰ级护理，流质饮食，预防感染补液支持治疗。

请思考：

（1）提出现阶段可能的护理诊断？

（2）针对护理诊断提出相关护理措施？

（3）宫颈癌病人的出院指导及随访包含哪些内容？

2. 黄某，32岁，自觉下腹包块6月余，遂至我院门诊就诊。病人面色苍白，主诉月经周期规则28～30日，持续时间长，量大，无痛经。妇科检查：宫体前位，增大如孕4⁺个月大小。B型超声提示：子宫增大，形态不规则，子宫前壁肌层中低回声117mm×113mm×110mm，双侧卵巢正常。血常规示：血红蛋白74g/L。为求进一步治疗，门诊以"子宫肌瘤，中度贫血"收治入院。

请思考：

（1）针对该病人应如何进行治疗与处理？

（2）该病人可能存在的护理诊断？

（3）针对护理诊断提出相关护理措施？

第十八章
会阴部手术病人的护理

学习目标

通过本章学习，学生能够：

1. 陈述外阴鳞状细胞癌、子宫脱垂及尿瘘的病因、临床表现和处理原则。

2. 举例说明子宫托的放取方法和注意事项。

3. 为病人讲解会阴部手术术前及术后一般护理措施。

4. 应用所学知识为会阴部手术病人制订相应的护理计划。

▶ 会阴部手术在妇科应用比较广泛，可治疗的常见病包括外阴、阴道创伤，外阴鳞状细胞癌，处女膜闭锁，阴道发育异常，尿瘘，子宫脱垂等。与腹部手术相比因解剖特点及涉及身体隐私部位，有其特殊性。

导入案例与思考

女性，60岁，G_6P_5，患慢性支气管炎20年，经常咳嗽。近10年来感觉下身有块状物脱出，开始时卧床休息后块状物可消失，近5年来块状物逐渐增大，平卧后也不消失，并伴尿频、尿失禁。妇科检查：阴道前后壁重度膨出，宫颈及全部宫体脱出在阴道口外。

结合本案例，你认为：

1. 该病发生的主要原因是什么？

2. 该病人的术后护理主要有哪些？

第一节　会阴部手术病人的一般护理

会阴部手术是指女性外生殖器部位的手术，该部位血管神经丰富、组织松软，前方有尿道，后面近肛门，又涉及身体隐私处，故病人容易出现疼痛、出血、感染、自我形象紊乱、自尊低下等护理问题。

会阴部手术按手术范围区分，有外阴癌根治术、外阴切除术、局部病灶切除术、前庭大腺切开引流术、处女膜切开术、宫颈手术、陈旧性会阴裂伤修补术、阴道成形术、阴道前后壁修补术、尿漏修补术、子宫黏膜下肌瘤摘除术、阴式子宫切除术等。

一、手术前准备

（一）心理准备

会阴部手术由于涉及隐私部位会加重病人的心理负担。病人常担心手术会损伤身体的完整性、手术的切口瘢痕可能导致将来性生活的不协调。护士应理解病人，以亲切和蔼的语言耐心解答病人的疑问，让病人充分表达自己的感受，减轻病人的紧张情绪，针对具体情况给予指导，帮助病人选择积极的应对措施，使其能够主动配合手术；进行术前准备、检查时注意保护病人隐私，减轻病人的羞怯感。同时做好家属的工作，让其理解病人的感受，为病人提供心理及生活方面的支持，使病人能很好地配合治疗及护理。

（二）全身情况准备

详细了解全身重要脏器的功能，正确评估病人对手术的耐受力。若有贫血、高血压、心脏病、糖尿病等内科合并症，应给予纠正。观察病人的生命体征，注意有无月经来潮，若有异常及时通知医生。术前做药物过敏试验、配血备用等。

（三）健康教育

1. 根据病人的具体情况，向其介绍相关手术的名称及过程，解释术前准备的内容、目的、方法及主动配合的技巧等；讲解疾病的相关知识、术后保持外阴阴道清洁的重要性、方法及拆线时间等。

2. 会阴部手术病人术后卧床时间较长，护士应认真进行预防术后并发症的指导及训练，包括深呼吸、咳嗽、翻身、床上使用便器等。应让病人术前进行练习，直至确认病人完全掌握。同时对家属进行宣教，以便协助、督促病人执行。

3. 向病人讲解会阴部手术常用的体位及术后维持相应体位的重要性，教会病人床上肢体锻炼的方法，以预防术后并发症。

（四）皮肤准备

会阴部手术病人术前要特别注意个人卫生，每日清洗外阴。若外阴皮肤有炎症、溃疡，需治愈后手术。毛发稀少的部位无需常规剃毛，会阴部最好以剪毛代替剃毛，以避免皮肤的微小损伤，破坏皮肤的解剖屏障，利于细菌的定植和入侵。应把皮肤准备的重点放在皮肤清洁上。病人备皮时间离手术时间愈近愈好。

（五）肠道准备

由于会阴部手术部位与肛门解剖位置很近，术后排便易污染手术视野，因此手术前应作好肠道准备。可能涉及肠道的手术病人术前3日进少渣饮食，并按医嘱给肠道抗生素，常用庆大霉素口服，每日 3 次，每次 8 万单位。每日肥皂水洗肠一次或 20% 甘露醇 250ml 加等量水口服；术前 1 日禁食，给予静脉补液，术前日晚及术晨行清洁灌肠。若手术不涉及肠道，仅术前 1 日下午给予洗肠液洗肠。

（六）阴道准备

阴道正常情况下不是无菌环境，为防止术后感染，应在术前 3 日开始阴道准备，一般常用 2‰ 的碘伏液行阴道冲洗，每日 2 次。术日晨用消毒液行阴道消毒，消毒时应特别注意阴道穹隆，消毒后用大棉签蘸干，必要时涂甲紫。

（七）膀胱准备

嘱病人进手术室前排空膀胱，根据手术需要，术中或术后留置尿管。

（八）特殊用物准备

根据不同手术的需要做好各种用物的准备，包括软垫、支托、阴道模型、丁字带、绷带等。其他术前准备同妇科腹部手术前准备。

二、手术后护理

术后护理与腹部手术病人相似，要特别加强外阴部护理。

（一）体位与活动

根据不同手术采取相应的体位。处女膜闭锁及有子宫的先天性无阴道病人，术后采取半卧位，有利于经血的流出；外阴癌行外阴根治术后的病人应平卧位，双腿外展屈膝，膝下垫软枕，以减少腹股沟及外阴部的张力，有利于伤口的愈合；行阴道前后壁修补或盆底修补术后的病人应采取平卧位，禁止半卧位，以降低外阴阴道张力，促进伤口的愈合。

术后为防止下肢静脉血栓的形成应鼓励病人尽早进行床上四肢肌肉收缩和放松的活动，有条件者可以为病人进行物理治疗预防血栓。

⊙ **知识链接**　　　　静脉血栓栓塞症

手术后静脉血栓栓塞症以其高发生率、高致残率和高死亡率目前已成为病人围手术期死亡的主要原因之一，也是医院内非预期死亡的重要原因，妇科术后病人深静脉血栓的发生率为 15%～40%。深静脉血栓（deep vein thrombosis，VTE）作为在临床上常见而又可以预防的一种高危并发症，防大于治已是多年来临床上形成的共识。对于所有妇科大手术病人应在排除血栓情况下给予病人物理预防。主要包括鼓励病人早期离床活动、卧床病人进行四肢肌肉收缩放松锻炼、弹力袜、抗血栓压力带、间歇式气囊压力装置等。对于妇产科大手术病人，建议预防持续至病人出院，对于接受癌症手术年龄大于 60 岁或者既往有静脉血栓栓塞史等特别高危的病人，建议持续预防直至出院后 2～4 周。有效的开展 VTE 的预防，可降低其发生率，减轻医疗体系的负担并规避潜在的医疗风险。

（二）切口的护理

外阴阴道肌肉组织少、张力大，切口不易愈合，护理人员要随时观察会阴切口的情况，观察局部皮肤的颜色、温度、湿度，有无皮肤或皮下组织坏死；注意有无渗血、红肿热痛等炎性反应；注意阴道分泌物的量、性质、颜色及有无异味。嘱病人保持外阴清洁、干燥、勤更换内裤及床垫；每日行外阴擦洗 2 次，排便后用同法清洁外阴。有些外阴部手术需加压包扎或阴道内留置纱条压迫止血，外阴包扎或阴道内纱条一般在术后 12～24 小时内取出，取出时注意核对数目。若切口有炎症表现可局部行烤灯治疗，保持伤口干燥，促进血液循环，有利于伤口的愈合。若切口有渗液应进行引流，切口有感染者应通知医生进行清创及局部、全身应用抗炎药治疗。有引流的病人要保持引流通畅，严密观察引流物的量及性质。

（三）尿管的护理

会阴部手术后保留尿管时间较长，根据手术范围及病情尿管分别留置 2～10 日。术后应注意保持尿管的通畅，特别是尿漏修补术的病人，观察尿色、尿量，若发现尿管不通需及时查找原因并予以处理。长期留置尿管者拔管前应训练膀胱功能，拔除尿管后应嘱病人尽早排尿，若有排尿困难，给予诱导、热敷等措施帮助排尿，必要时重新留置尿管。

（四）肠道护理

会阴部手术的病人为防止大便对伤口的污染及排便时对伤口的牵拉，应控制首次排便的时间。涉及肠道的手术应在病人排气后抑制肠蠕动，按医嘱给予药物，常用药物为鸦片酊 5ml，加水至 100ml 口服，每日 3 次，每次 10ml。于术后第 5 日给予缓泻剂，使大便软化，避免排便困难。

（五）避免增加腹压

向病人讲解腹部压力增加会影响伤口的愈合，应避免增加腹压的动作，如长期下蹲、用力大便、咳嗽等。

（六）减轻疼痛

会阴部神经末梢丰富，对疼痛特别敏感，而疼痛会使病人焦虑、失眠、食欲减退，严重消耗病人体力及精力，使其不能很好地配合治疗及护理。护理人员应充分理解病人，在正确评估病人疼痛的基础上，针对病人的个体差异，采取不同的方法缓解疼痛，如更换体位减轻伤口的张力、分散病人的注意力、勿过多的打扰病人、遵医嘱及时给予足量止痛药物、应用自控镇痛泵等，同时注意观察用药后的止痛效果。

（七）出院指导

会阴部手术病人伤口局部愈合较慢，嘱病人回家后应保持外阴部的清洁；一般应休息 3 个月；禁止性生活及盆浴；避免重体力劳动及增加腹压，逐渐增加活动量。出院后 1 个月到门诊检查术后恢复情况，于术后 3 个月再次到门诊复查，经医生检查确定伤口完全愈合后方可恢复性生活。若有病情变化应及时就诊。

第二节　外阴、阴道创伤

【病因】

分娩是导致外阴、阴道创伤的主要原因，也可因外伤所致。创伤可伤及外阴、阴道或穿过阴道损伤尿道、膀胱或直肠。幼女受到强暴可致软组织受伤；初次性交时处女膜破裂，绝大多数可自行愈合，偶见裂口延至小阴唇、阴道或伤及穹隆，引起大量阴道流血，导致失血性贫血或休克。

【临床表现】

由于创伤的部位、深浅、范围和就诊时间不同，临床表现亦有区别，主要表现为：

1. 疼痛 为主要症状，可从轻微疼痛至剧痛，甚至出现休克。

2. 局部肿胀 为水肿或血肿，是常见的表现。由于外阴部皮肤、黏膜下组织疏松，血管丰富，局部受伤后可导致血管破裂，组织液渗出，血液、组织液在疏松结缔组织中迅速蔓延，形成外阴或阴道血肿。若处理不及时可向上扩展，形成巨大盆腔血肿。

3. 外出血 由于血管破裂可导致少量或大量的鲜血自阴道流出。

4. 其他 根据出血量多少、急缓，病人可有头晕、乏力、心慌、出汗等贫血或失血性休克的症状；合并感染时可有体温升高和局部红、肿、热、痛等表现。另外，由于局部肿胀、疼痛，病人常出现坐卧不安，行走困难等。

【处理原则】

处理原则为止血、止痛、防治感染和抗休克。

【护理评估】

（一）健康史

了解导致创伤的原因，判断是因外伤、遭强暴所致，还是分娩创伤未及时缝合所致。

（二）身心状况

评估外阴或阴道裂伤的部位、程度，观察血肿的大小、部位，局部组织有无红、肿及脓性分泌物。病人的不同损伤部位可有相应的临床表现，例如，外阴可见局部裂伤或血肿，外阴皮肤、皮下组织或阴道有明显裂口及活动性出血；形成外阴血肿时，见外阴部有紫蓝色块状物突起，压痛明显。若伤及膀胱、尿道，有尿液自阴道流出；伤及直肠，可见粪便从阴道排出。评估疼痛的程度、性质及出血量；损伤轻者，出血量少，疼痛轻微；损伤大者会有大量出血，疼痛难以忍受，病人常有休克及贫血表现；感染者体温升高，局部有红、肿、热、痛等炎性反应。

病人及家属常由于突然发生的意外事件而表现出惊慌、焦虑。护士需要评估病人及家属对损伤的反应，并识别其异常的心理反应。

（三）辅助检查

实验室检查结果显示：出血多者红细胞计数及血红蛋白值下降；有感染者，可见白细胞数目增高。

【常见护理诊断／问题】

1. 恐惧 与突发创伤事件有关。

2. 急性疼痛 与外阴、阴道创伤有关。

3. 潜在并发症：失血性休克。

【护理目标】

1. 病人恐惧程度减轻。

2. 住院期间，病人疼痛逐渐减轻。

3. 病人在治疗期间未发生失血性休克。

【护理措施】

1. 严密观察生命体征，预防和纠正休克 对于外出血量多或较大血肿伴面色苍白者立即使病人平卧、吸氧，开通静脉通路，做好血常规检查及配血输血准备；给予心电监护，密切观察病人血压、脉搏、呼吸、尿量及神志的变化。对大的外阴、阴道血肿应在抢救休克的同时，配合医生进行止血，并做好术前准备；有活动性出血者应按解剖关系迅速缝合止血。

2. 心理护理 突然的创伤常导致病人和家属恐惧、担忧，护士应在抢救休克准备手术的过程中使用亲切温和的语言安慰鼓励病人，使其积极配合治疗，同时做好家属的心理护理，使其能够为病人提供支持，更好地完成护理工作。

3. 保守治疗病人的护理 对血肿小采取保守治疗者，嘱病人采取正确的体位，保持外阴部的清洁、干燥，每日外阴冲洗3次，大便后及时清洁外阴；按医嘱及时给予止血、止痛药物；注意观察血肿的变化，24小时内冷敷，降低局部血流速度及局部神经的敏感性，减轻病人的疼痛及不舒适感；也可用棉垫、丁字带加压包扎，防止血肿扩大；24小时后可以热敷或行外阴部烤灯，以促进水肿或血肿的吸收。

4. 做好术前准备 外阴、阴道创伤较重的病人有急诊手术的可能，应作好配血、皮肤准备，嘱病人暂时禁食，充分消毒外阴及伤口，向病人及家属讲解手术的必要性、手术的过程及注意事项，取得配合。

5. 术后护理 外阴、阴道创伤手术后阴道内常填塞纱条、外阴加压包扎，病人疼痛明显，应积极止痛；阴道纱条取出或外阴包扎松解后应密切观察阴道及外阴伤口有无出血，病人有无进行性疼痛加剧或阴道、肛门坠胀等再次血肿的症状；保持外阴部清洁、干燥；按医嘱给予抗生素防治感染。

【结果评价】

1. 病人在住院期间无明显疼痛。
2. 病人在治疗24小时内，生命体征正常。
3. 住院期间病人和家属能积极配合治疗。

第三节 外阴鳞状细胞癌

外阴鳞状细胞癌（vulva squamous cell carcinoma）是最常见的外阴恶性肿瘤，占外阴恶性肿瘤的80%～90%。多发生于绝经后妇女，发病率随年龄增长而升高，近年发病率有增高趋势。

【病因】

病因尚不完全清楚。与以下因素有关：①与HPV感染和吸烟有关，有约5%～10%的外阴不典型增生者会发展成外阴癌，多发生于年轻妇女；②与慢性非瘤性皮肤黏膜病变相关，如外阴鳞状上皮增生和硬化性苔藓；③外阴的慢性长期刺激如外阴尖锐湿疣、外阴瘙痒、慢性前庭大腺炎、慢性溃疡等也可能发展成外阴癌。

【病理】

镜下见多数外阴鳞癌分化好，有角珠和细胞间桥。前庭和阴蒂的病灶倾向于分化差或未分化，常有淋巴管和神经周围的侵犯，必要时可做电镜或免疫组化染色确定组织学来源。

【临床表现】

1. **症状**　主要为不易治愈的外阴皮肤瘙痒。肿瘤合并感染或较晚期癌可出现疼痛、渗液、出血。肿瘤侵犯尿道或直肠时，可出现尿频、尿急、尿痛、血尿、便秘、便血等症状。

2. **体征**　癌灶可生长在外阴任何部位，但大多数发生于大阴唇，也可发生于小阴唇、阴蒂和会阴，表现为各种不同形态的肿物，如结节状、菜花状、溃疡状。

【转移途径】

外阴癌具有转移早、发展快的特点。转移途径以局部蔓延和淋巴扩散为主，极少血行转移。

1. **直接浸润**　癌组织可沿皮肤黏膜直接浸润尿道、阴道、肛门，晚期时可累及直肠和膀胱等。

2. **淋巴转移**　外阴淋巴管丰富，两侧互相交通形成淋巴网，外阴鳞状细胞癌几乎均通过淋巴管转移。癌灶多向同侧淋巴结转移，最初转移到腹股沟浅淋巴结，再至股深淋巴结，并经此进入盆腔淋巴结，最后转移至主动脉旁淋巴结和左锁骨下淋巴结。

3. **血行播散**　罕见，仅发生在晚期，引起肺、骨转移多见。

【临床分期】

目前采用国际妇产科联盟（FIGO，2009 年）分期法（表 18-1）。

表 18-1　外阴癌分期（2009 年）

分期	肿瘤累及范围
Ⅰ 期	肿瘤局限于外阴
Ⅰ A 期	肿瘤最大径线 ≤ 2cm，局限于外阴或会阴且间质浸润 ≤ 1mm*，无淋巴结转移
Ⅰ B 期	肿瘤最大径线 ≥ 2cm 或间质浸润 >1mm*，局限于外阴或会阴，无淋巴结转移
Ⅱ 期	任何大小的肿瘤侵犯至会阴邻近结构（下 1/3 尿道、下 1/3 阴道、肛门），无淋巴结转移
Ⅲ 期	任何大小的肿瘤，有或无侵犯至会阴邻近结构（下 1/3 尿道、下 1/3 阴道、肛门），有腹股沟 – 股淋巴结转移
Ⅲ A 期	1 个淋巴结转移（ ≥ 5mm）或 1 ~ 2 个淋巴结转移（<5mm）
Ⅲ B 期	≥ 2 个淋巴结转移（ ≥ 5mm）或 ≥ 3 个淋巴结转移（<5mm）
Ⅲ C 期	阳性淋巴结伴囊外扩散
Ⅳ 期	肿瘤侵犯其他区域（上 2/3 尿道，上 2/3 阴道），或远处转移
Ⅳ A 期	肿瘤侵犯至下列任何部位：上尿道和（或）阴道黏膜、膀胱黏膜直肠黏膜，或固定于骨盆壁；或腹股沟 – 股淋巴结出现固定或溃疡形成
Ⅳ B 期	包括盆腔淋巴结的任何远处转移

*浸润深度指从肿瘤邻近的最表浅真皮乳头的表皮 – 间质连接处至浸润最深点之间的距离

【处理原则】

以手术治疗为主，辅以放射治疗与化学药物治疗。

1. **手术治疗** 是外阴癌的主要治疗手段，手术的范围取决于临床分期、病变的部位、肿瘤细胞的分化程度、浸润的深度、病人的身体状况以及年龄等。手术治疗强调个体化，在不影响预后的前提下，最大限度地缩小手术范围，以保留外阴的解剖结构，改善生活质量。

2. **放射治疗** 由于外阴正常组织对放射线耐受性差，放疗仅属于辅助治疗。适用于不能手术或需要缩小癌灶再手术的病人、晚期病人或术后局部残留癌灶及复发癌的病人。

3. **化学药物治疗** 可作为较晚期或复发癌的综合治疗手段。

【护理评估】

（一）健康史

外阴癌一般发生在 60 岁以上的老年人，该年龄组人群常伴有高血压、冠心病、糖尿病等，应仔细评估病人各系统的健康状况。了解病人有无不明原因的外阴瘙痒史、外阴赘生物史等。

（二）身心状况

早期病人外阴部有瘙痒、烧灼感等局部刺激的症状。癌灶可生长在外阴任何部位，大阴唇最多见。注意评估外阴局部有无丘疹、硬结、溃疡、赘生物或不规则肿块，并观察其形态、涉及的范围、伴随的症状，如疼痛、瘙痒、恶臭分泌物、尿频、尿痛或排尿困难等。晚期病人主要症状是疼痛，其程度与病变的范围、深浅及发生部位有关。若癌灶已转移至腹股沟淋巴结，可扪及一侧或双侧腹股沟淋巴结增大、质硬且固定。

外阴局部的症状、分泌物的增加，常使病人烦躁、工作及参与活动能力下降。外阴癌为恶性肿瘤，病人常感到悲哀、恐惧、绝望；外阴部手术致使身体完整性受到影响等原因常使病人出现自尊低下、自我形象紊乱等心理方面的问题。

（三）辅助检查

通过外阴活体组织病理检查以明确诊断。

【常见护理诊断／问题】

1. **慢性疼痛** 与晚期癌肿侵犯神经、血管和淋巴系统有关。

2. **体像紊乱** 与外阴切除有关。

3. **有感染的危险** 与病人年龄大，抵抗力低下、手术创面大及邻近肛门等有关。

【护理目标】

1. 住院期间，病人疼痛程度逐渐减轻。

2. 手术后病人有正确的自我认识。

3. 住院治疗期间，病人无感染发生。

【护理措施】

（一）心理护理

给病人讲解外阴癌的相关知识，鼓励病人表达自己的不适，针对具体问题给予耐心的解释、帮助和支持；做好病人的术前指导，向病人讲解手术的方式、手术将重建切除的会阴等，使病人对手术充满信心，积极配合治疗。给家属讲解疾病的相关知识，得到家属的理解和支持，让病人体会到家庭的温暖。

（二）术前准备

除按一般会阴部手术病人准备以外，外阴癌病人多为老年人，常伴有高血压、冠心病、糖尿病等疾患，应协助病人作好检查，积极纠正内科合并症；指导病人练习深呼吸、咳嗽、床上翻身等；给病人讲解预防术后便秘的方法；外阴需植皮者，应在充分了解手术方式的基础上对植皮部位进行剃毛、消毒后用无菌治疗巾包裹；将病人术后用的棉垫、绷带、各种引流管（瓶）进行消毒备用。

（三）术后护理

除按一般会阴部手术病人护理以外，应给予病人积极止痛；术后取平卧外展屈膝体位，并在腘窝垫软垫；外阴癌术后病人因手术部位特殊、术后卧床时间长、年龄大，容易发生切口感染，应严密观察切口有无渗血，皮肤有无红、肿、热、痛等感染征象以及皮肤湿度、温度、颜色等移植皮瓣的愈合情况；保持引流通畅，注意观察引流物的量、色、性状等；按医嘱给予抗生素；每日行会阴擦洗，保持局部清洁、干燥；术后2日起，会阴部、腹股沟部可用红外线照射，每日2次，每次20分钟，促进切口愈合；指导病人合理进食，鼓励病人上半身及上肢活动，预防压疮；术后第5日，给予缓泻剂口服，使粪便软化。

（四）放疗病人的皮肤护理

放射线治疗者常在照射后8~10日出现皮肤的反应。护理人员应在病人放疗期间及以后的一段时间内随时观察照射皮肤的颜色、结构及完整性，根据损伤的程度进行护理。轻度损伤表现为皮肤红斑，然后转化为干性脱屑，此期在保护皮肤的基础上可继续照射；中度损伤表现为水疱、溃烂和组织皮层丧失，此时应停止放疗，待其痊愈，注意保持皮肤清洁、干燥，避免感染，勿刺破水疱，可涂1%甲紫或用无菌凡士林纱布换药；重度表现为局部皮肤溃疡，应停止照射，避免局部刺激，除保持局部清洁干燥外，可用生肌散或抗生素软膏换药。

（五）出院指导

告知病人应于外阴根治术后3个月返回医院复诊，以全面评估其术后恢复情况，医护人员与病人一起商讨治疗及随访计划。

外阴癌的预后与癌灶的大小、部位、分期、肿瘤分化、有无淋巴结转移及治疗措施等有关。其中以淋巴结转移最为重要，有淋巴结转移者5年生存率约为50%，无淋巴结转移者5年生存率约为90%。治疗后应指导病人定期随访。具体随访时间为第1年每1~2个月1次；第2年：每3个月1次；第3~4年每半年1次；第5年及以后每年1次。随访内容包括放疗的效果、副反应及有无肿瘤复发的征象等。

【结果评价】

1. 住院期间，病人诉说疼痛可以忍受。

2. 病人用语言或行为表达接受外表的改变。

3. 治疗期间，病人无感染发生。

第四节　处女膜闭锁

处女膜闭锁（imperforate hymen）又称无孔处女膜，临床较常见，系泌尿生殖窦上皮未能贯穿阴道前庭部所致。青春期少女月经来潮时经血无法排出，最初血沉积于阴道，多周期以后逐渐发展至子宫腔积血，甚至引起输卵管或腹腔积血。

【临床表现】

病人在月经来潮前无症状。绝大多数病人表现为青春期后出现进行性加重的周期性下腹部疼痛而无月经来潮。严重者可出现便秘、肛门坠胀、尿频或尿潴留等压迫症状。

【处理原则】

确诊后即应手术。先用粗针在处女膜正中膨隆部穿刺，抽出积血证实诊断后于处女膜处做"X"形切开，积血大部分排出后，剪去多余的处女膜，缝合切口边缘黏膜，保持引流通畅和防止创缘粘连，给予抗生素预防感染。

【护理评估】

（一）健康史

详细询问病人的年龄，有无月经来潮及周期性下腹部疼痛，肛门、外阴胀痛等症状。

（二）身心状况

病人有周期性下腹部疼痛或肛门、阴道胀痛症状。检查时可见处女膜向外膨隆，表面呈紫蓝色，无阴道开口。肛查阴道呈长形肿物，有囊性感，积血较多时张力大，向直肠突出并有明显的触痛。阴道积血较多时可致宫腔积血（图 18-1），在耻骨联合上可触及肿块，宫腔积血反流至输卵管可致输卵管粘连，造成输卵管血肿。

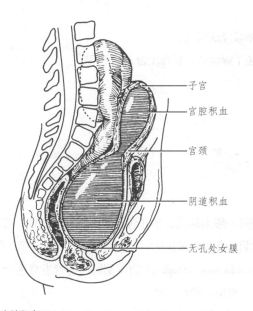

图 18-1　处女膜闭锁并阴道、宫腔积血

处女膜闭锁者多为青春期的学生，常因周期性的下腹痛而影响学习，造成情绪不稳定，因对疾病不了解而感到烦恼、恐惧。护士应注意评估病人的紧张、羞怯及对处理方案的疑虑等心理反应。

（三）辅助检查

盆腔超声检查能发现子宫及阴道内有积液。

【常见护理诊断 / 问题】

1. 慢性疼痛　与经血潴留有关。

2. 恐惧　与不了解疾病及缺乏应对能力有关。

【护理目标】

1. 住院期间病人疼痛逐渐减轻。

2. 住院后病人恐惧感逐渐消失。

【护理措施】

1. 心理支持　青春期的女性遇异常情况常表现为害怕、恐惧，护士应和蔼对待病人及家属，通过书面资料、挂图等方式给病人和家属讲解疾病的发生、发展过程，讲解手术的方法，良好的预后，让病人及家属理解，减少其紧张情绪。术后认真倾听病人的感受，肯定病人应对的能力，根据不同的心理特点进行护理。

2. 术后体位与活动　术后一般采取头高脚低或半卧位，便于积血排出；注意保持阴道引流通畅，防止创缘粘连；术后尽早离床活动。

3. 外阴护理　一般保留尿管 1～2 日；每日外阴擦洗 2 次直至积血排尽；教会病人使用消毒卫生垫的方法，按医嘱给予抗生素预防感染。

4. 出院指导　出院前，教会病人保持外阴部清洁、干燥的方法；1 个月后到门诊复查；嘱病人及家属注意下个周期月经来潮时经血是否通畅，若仍有下腹部胀痛及肛门坠胀等症状，应及时就诊。

【结果评价】

1. 术后病人自述疼痛减轻或消失。

2. 住院期间，病人能了解病情，积极配合治疗护理。

第五节　阴道发育异常

阴道发育异常青春期前一般无症状，多在青春期因原发性闭经、腹痛、婚后性生活困难等原因就医时被确诊，常见的阴道发育异常包括先天性无阴道、阴道闭锁、阴道横隔和阴道纵隔。

先天性无阴道（congenital absence of vagina）为双侧副中肾管发育不全的结果，几乎均合并先天性无子宫或只有始基子宫，卵巢一般均正常。

阴道闭锁（atresia of vagina）系因泌尿生殖窦未参与形成阴道下段。闭锁位于阴道下段，长约

2～3cm，其上多为正常阴道。

阴道横隔（transverse vaginal septum）系因两侧副中肾管会合后的尾端与泌尿生殖窦相接处未贯通或部分贯通。横隔可位于阴道内任何部位，以上中段交界处居多，其厚度约为1cm。完全性横隔较少见，多数是隔中央或侧方有一小孔，月经血自小孔排出（图18-2）。

阴道纵隔（longitudinal vaginal septum）系因双侧副中肾管会合后，其中隔未消失或未完全消失。阴道纵隔有两类，完全纵隔形成双阴道，常合并双宫颈、双子宫。有时纵隔偏向一侧形成阴道斜隔（图18-2），导致该侧阴道完全闭锁，出现因经血潴留形成阴道侧方包块。

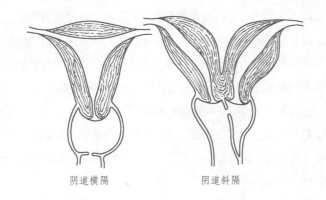

阴道横隔　　　　　　阴道斜隔

图18-2　阴道异常

【临床表现】

1. **先天性无阴道**　病人一般无症状，多数系青春期后无月经来潮或婚后性交困难而就诊。极少数病人有发育正常的子宫，表现为青春期因宫腔积血而出现周期性下腹部疼痛。

2. **阴道闭锁**　病人症状与处女膜闭锁相似，无阴道开口，但闭锁处黏膜表面色泽正常，亦不向外膨隆，直肠指诊扪及向直肠凸出的阴道积血包块，其位置较处女膜闭锁高。

3. **阴道横隔**　病人一般无症状，横隔位于上段者，常于妇科检查时发现。位置较低者少见，多因性生活不满意而就医。

4. **阴道纵隔**　绝大多数病人无症状，有些是婚后性交困难或潴留在斜隔盲端的积血继发感染后才诊断，另一些可能晚至分娩时产程进展缓慢才确诊。

【处理原则】

1. **先天性无阴道**　对准备有性生活的无子宫或只有痕迹子宫者，有短浅阴道者可先用机械扩张法。不适宜机械扩张或机械扩张无效者行人工阴道成形术。手术应在性生活开始前进行，以乙状结肠阴道成形术效果较好，其他方法包括游离皮瓣阴道成形术、羊膜阴道成形术、腹膜阴道成形术和外阴阴道成形术等。

子宫发育正常者，在初潮时即应行人工阴道成形术，同时引流宫腔积血，并将人工阴道与子宫相接以保留生育能力，子宫无法保留者应予切除。

2. **阴道闭锁**　应尽早手术。术时应先切开闭锁段阴道，并游离积血下段的阴道黏膜，再切开积血包块，排净积血后，利用已游离的阴道黏膜覆盖创面。术后定期扩张阴道以防瘢痕挛缩。

3. **阴道横隔**　一般应将横隔切开并切除其多余部分，最后缝合切缘以防粘连形成。术后短期放置模型防止瘢痕挛缩。若系分娩时发现横隔阻碍胎先露部下降，横隔薄者，当胎先露部下降至横隔处并将横隔撑得极薄时，将其切开后胎儿即能经阴道娩出；横隔厚者应行剖宫产。

4. 阴道纵隔　若斜隔妨碍经血排出或纵隔影响性交时，应将其切除，创面缝合以防粘连。若临产后发现纵隔阻碍胎先露部下降，可沿隔的中部切断，分娩后缝合切缘止血。

【护理评估】

（一）健康史

绝大多数病人的症状为青春期后无月经来潮，极少数伴有周期性下腹痛，已婚者有性生活困难及不孕史。有些病人仅因为产程进展缓慢而确诊。

（二）身心状况

病人第二性征发育正常，绝大多数病人青春期前无症状，青春期后表现为无月经来潮、周期性下腹痛、性交困难或仅有产程进展缓慢。先天性无阴道的病人无阴道口或在阴道外口处有一浅窝；肛诊时未见子宫或仅有较小的始基子宫，极少数子宫发育正常者有宫腔积血时可扪及增大有压痛的子宫。阴道闭锁的病人直肠指诊扪及向直肠突出的阴道积血包块。

病人因原发性闭经、周期性下腹部疼痛或性交困难而感到紧张、恐惧。一旦确诊后，病人会感到自卑，已婚者会对丈夫及家庭产生负疚感；家庭成员也会难以接受病人不能生育的现实。护理人员应评估病人就诊时的心情、家庭支持状况等，已婚或准备结婚者要评估丈夫对生育的态度。

（三）辅助检查

通过 B 型超声检查可发现阴道发育异常病人是否有子宫、卵巢及其发育情况。

【常见护理诊断 / 问题】

1. 急性疼痛　与宫腔积血、手术创伤或更换阴道模型有关。

2. 长期低自尊　与不能生育有关。

【护理目标】

1. 手术以后病人疼痛减轻，并逐步消失。

2. 病人能接受不能生育的现实，自尊得到恢复。

【护理措施】

1. 心理护理　某些病人及家属知道不能生育时，往往会感到绝望，护士应多与病人及家属沟通交流，讲解治疗的方式与效果，与病人、家属一起商讨手术方式，让病人、家属了解有关知识，让家属（特别是丈夫）了解疾病的发生、发展过程，积极面对现实，理解病人，并鼓励病人及家属参与手术方案的选择和制订过程。术后鼓励病人尽快恢复原来的学习和工作，积极参与集体活动，充分认识自己其他方面的才能，使其对今后的生活充满信心。

2. 教会病人机械扩张方法　对于有短浅阴道选用机械扩张方法的病人应教会其正确使用阴道模型的方法。按顺序由小到大使用阴道模型局部加压扩张，逐渐加深阴道长度，直至能满足性生活要求为止。阴道模型夜间放置，日间取出，便于工作和生活。

3. 术前特殊准备　根据病人的年龄选择适当型号的阴道模型，并为病人准备两个以上的阴道模型及丁字带，消毒后备用。对游离皮瓣阴道成形术者，应准备一侧大腿中部皮肤，皮肤进行剃毛及消毒后，用无菌治疗巾包裹，以备术中使用。对于涉及肠道的手术如乙状结肠阴道成形术者应做好肠道的准备。其他术前准备同一般会阴部手术病人。

4. 术后护理　术后一般护理与会阴部手术相同。乙状结肠阴道成形术者应观察人工阴道的血运情况，分泌物的量、性状，有无感染，并控制首次排便时间。需使用阴道模型者应教会病人更换阴道模型的方法。病人第一次更换阴道模型时疼痛明显，需在更换前半小时用止痛药。阴道模型应选择适当的型号，并在模型表面涂抹润滑剂，以减轻疼痛；阴道模型应每日消毒并更换。阴道闭锁、阴道横膈、阴道纵隔病人的术后护理同处女膜闭锁。

5. 出院指导 出院前评估病人是否掌握阴道模型的消毒及放置方法。鼓励病人出院以后坚持使用阴道模型，并每日消毒更换；青春期女性应用阴道模型至结婚有性生活为止；要求结婚者术后应到医院复查，阴道伤口完全愈合后方可有性生活。

【结果评价】

1. 手术 24 小时以后，病人自诉腹痛症状缓解。

2. 病人能积极面对现实，正确消毒、放置阴道模型。

第六节 尿 瘘

尿瘘（urinary fistula）是指生殖道和泌尿道之间形成异常通道，尿液自阴道排出，不能控制。根据尿瘘发生的部位分为膀胱阴道瘘、膀胱宫颈瘘、尿道阴道瘘、膀胱尿道阴道瘘、膀胱宫颈阴道瘘、输尿管阴道瘘及膀胱子宫瘘等（图 18-3）。临床上以膀胱阴道瘘最为常见，有时可并存两种或多种类型尿瘘。

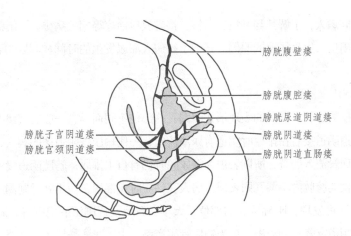

图 18-3 尿瘘

【病因】

1. 产伤 产伤曾经是引起尿瘘的主要原因，约占 90%，多因难产处理不当所致。有坏死型和创伤型两类：坏死型尿瘘是由于骨盆狭窄或头盆不称，产程过长，产道软组织受压过久，使局部组织缺血坏死脱落而成；创伤是由于产科助产手术时操作不当直接损伤所致。创伤型尿瘘远多于坏死型尿瘘。

2. 妇科手术创伤 多因手术时组织粘连或操作不细致而误伤膀胱、尿道或输尿管，造成尿瘘。

3．其他 晚期生殖系统或膀胱癌肿、膀胱结核、膀胱结石、生殖器官肿瘤放射治疗后、长期放置子宫托等也可导致生殖道瘘。

【临床表现】

1．漏尿 产后或盆腔手术后出现阴道无痛性持续性流液是最常见、最典型的临床症状。病因不同出现漏尿的时间也不同。产道软组织压迫所致的坏死型尿瘘一般在产后 3～7 日坏死组织脱落后开始漏尿；手术直接损伤者术后立即出现漏尿；放射损伤所致尿瘘发生时间晚且常合并粪瘘。漏尿的表现形式因瘘孔部位不同而有差异，可表现为持续漏尿、体位性漏尿、压力性尿失禁或膀胱充盈性漏尿等。

2．外阴瘙痒和疼痛 由于尿液长期刺激，外阴部、臀部、甚至大腿内侧常出现湿疹或皮炎，病人感到外阴瘙痒、灼痛、行走不便等。

3．尿路感染 合并尿路感染者可出现尿频、尿急、尿痛等症状。

【处理原则】

手术修补为主要治疗方法。由缺血坏死所致的产后或妇科手术后七日左右的漏尿者，一般采用较长时间留置尿管、变换体位等方法，部分病人的小瘘口偶有自愈的可能。若肿瘤、结核所致尿瘘者应积极治疗原发疾病。手术治疗要注意时间的选择。直接损伤的尿瘘应尽早手术修补；其他原因所致的尿瘘及瘘修补失败后应等待 3 个月，待组织水肿消退、局部血液供应恢复正常再进行手术；放疗所致尿瘘应 12 个月后再修补。

【护理评估】

（一）健康史

通过详细询问病人，了解其与肿瘤、结核、接受放射治疗等相关病史。了解病人有无难产及盆腔手术史，找出病人发生尿瘘的原因。详细了解病人漏尿发生的时间和漏尿的表现，评估病人目前存在的问题。

（二）身心状况

询问病人漏尿的症状，漏尿的表现形式因漏孔的部位不同而异，一般膀胱瘘孔极小者在膀胱充盈时漏尿；尿道阴道瘘者在排尿时阴道有尿液流出；一侧输尿管阴道瘘的病人，由于尿液可经另一侧正常的输尿管流入膀胱，所以表现为漏尿同时仍有自主排尿；膀胱阴道瘘者通常不能控制排尿；若是较高位的膀胱内小漏孔则表现为病人在站立时无漏尿，而平卧时则漏尿不止。大的瘘孔通过阴道检查即可发现，明确瘘孔的部位、大小、数目及周围瘢痕情况等，若检查未发现瘘孔，仅见尿液自阴道穹隆一侧流出，多为输尿管阴道瘘。由于尿液长期刺激，部分病人外阴部存在湿疹，注意湿疹面积的大小、涉及的范围、有无溃疡等。

由于漏尿影响病人正常生活，病人表现为不愿意出门、与他人接触减少，常伴有无助感，家属和周围人群的不理解加重了病人的自卑、失望等。了解病人及家属对漏尿的感受，有助于缓解护理对象的负性情感。

（三）辅助检查

1．亚甲蓝试验 目的在于鉴别膀胱阴道瘘、膀胱宫颈瘘或输尿管阴道瘘。将 3 个棉球逐一放在阴道顶端、中 1/3 处和远端。将稀释好的 300ml 亚甲蓝溶液经尿道注入膀胱，然后逐一取出棉球，根据蓝染棉球是在阴道上、中、下段估计瘘孔的位置。若蓝色液体经阴道壁小孔溢出者为膀胱阴道瘘，自宫颈口溢出为膀胱宫颈瘘，若棉球无色或黄染，说明流出的尿液来自肾脏，则属输尿管阴道瘘。

2．靛胭脂试验　将靛胭脂 5ml 注入静脉，10 分钟内若看见蓝色液体流入阴道，可确诊输尿管阴道瘘。

3．其他　膀胱镜检可看见膀胱的漏孔；输尿管镜可明确输尿管阴道瘘；肾显像、排泄性尿路造影等也可帮助尿瘘的诊断。

【常见护理诊断／问题】

1．皮肤完整性受损　与尿液刺激所致外阴皮炎有关。

2．社交孤立　与长期漏尿，不愿与人交往有关。

3．体像紊乱　与长期漏尿引起精神压力有关。

【护理目标】

1. 住院期间，病人外阴皮炎得到控制。

2. 病人逐渐恢复正常的人际交往。

3. 病人理解漏尿引起的身体变化，增强治愈的信心。

【护理措施】

1．心理护理　护士应了解病人的心理感受，耐心解释和安慰病人，不能因异常的气味而疏远病人；指导家属关心、理解病人的感受，告诉病人和家属通过手术能治愈该病，让病人和家属对治疗充满信心。

2．适当体位　对有些妇科手术后所致小漏孔的尿瘘病人应留置尿管，指导病人保持正确的体位，使小漏孔自行愈合。一般采取使漏孔高于尿液面的卧位。

3．鼓励病人多饮水　由于漏尿，病人往往自己限制饮水量，甚至不饮水，造成酸性尿液对皮肤的刺激更大。应向病人解释限制饮水的危害，并指出多饮水可以达到稀释尿液，自身冲洗膀胱的目的，从而减少酸性尿液对皮肤的刺激，缓解和预防外阴皮炎。一般每日饮水不少于3000ml，必要时按医嘱静脉输液以保证液体入量。

4．作好术前准备　除按一般会阴部手术病人准备外，应积极控制外阴炎症，为手术创造条件。方法有：术前 3～5 日每日用 1：5000 的高锰酸钾或 0.2‰ 的碘伏液等坐浴；外阴部有湿疹者，可在坐浴后行红外线照射，然后涂氧化锌软膏，使局部干燥，待痊愈后再行手术；对老年妇女或闭经者按医嘱术前半月给含雌激素的药物，如倍美力或阴道局部使用含雌激素的软膏等，促进阴道上皮增生，有利手术后伤口的愈合；有尿路感染者应先控制感染后再手术；必要时给予地塞米松促使瘢痕软化。

5．术后护理　术后护理是尿瘘修补手术成功的关键。术后必须留置导尿管或耻骨上膀胱造瘘 7～14 日，注意避免尿管脱落，保持尿管的通畅，发现阻塞及时处理，以免膀胱过度充盈影响伤口的愈合。拔管前注意训练膀胱肌张力，拔管后协助病人每 1～2 小时排尿 1 次，然后逐步延长排尿时间。应根据病人漏孔的位置决定体位，膀胱阴道瘘的漏孔在膀胱后底部者，应取俯卧位；漏孔在侧面者应健侧卧位，使漏孔居于高位。术后每日补液不少于 3000ml，达到膀胱冲洗的目的。保持外阴清洁。由于腹压增加可导致尿管脱落，影响伤口的愈合，应积极预防咳嗽、便秘，并尽量避免下蹲等增加腹压的动作。

6. 出院指导 按医嘱继续服用抗生素或雌激素药物；3个月内禁止性生活及重体力劳动；尿瘘修补手术成功者妊娠后应加强孕期保健并提前住院分娩；若手术失败，应教会病人保持外阴清洁的方法，尽量避免外阴皮肤的刺激，告之下次手术的时间，让病人有信心再次手术。

【结果评价】

1. 出院时，病人外阴、臀部的皮疹消失。
2. 病人能与其他人进行正常的沟通与交流。
3. 病人自我肯定，在治疗全过程能积极配合。

第七节 子宫脱垂

子宫脱垂（uterine prolapse）是指子宫从正常位置沿阴道下降，宫颈外口达坐骨棘水平以下，甚至子宫全部脱出阴道口以外，常伴有阴道前后壁膨出（图18-4）。

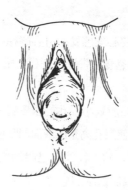

图 18-4 子宫脱垂

【病因】

1. 分娩损伤 为子宫脱垂最主要的原因。在分娩过程中，特别是阴道助产或第二产程延长者，盆底肌、筋膜以及子宫韧带均过度延伸而削弱其支撑力量。若产后过早参加重体力劳动，将影响盆底组织张力的恢复，导致未复旧的子宫有不同程度的下移。多次分娩增加盆底组织受损机会。

2. 长期腹压增加 长期慢性咳嗽，便秘，经常举重物以及盆腹腔的巨大肿瘤、腹水、腹型肥胖等，均可使腹压增加，使子宫向下移位。

3. 盆底组织发育不良或退行性变 子宫脱垂偶见于未产妇或处女，多系先天性盆底组织发育不良或营养不良所致；常伴有其他脏器（如胃等）下垂。一些年老的病人及长期哺乳的妇女体内雌激素水平下降，盆底组织萎缩退化也可导致子宫脱垂或加重子宫脱垂的程度。

【临床分度】

以病人平卧用力向下屏气时子宫下降程度，将子宫脱垂分为3度（图18-5）：

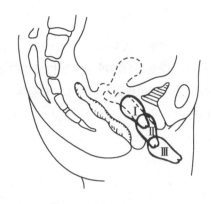

图 18-5　子宫脱垂的分度

　　Ⅰ度：轻型为宫颈外口距离处女膜缘 <4cm，但未达处女膜缘；重型为宫颈外口已达处女膜缘，在阴道口可见到宫颈。

　　Ⅱ度：轻型为宫颈已脱出阴道口外，宫体仍在阴道内；重型为宫颈及部分宫体已脱出阴道口外。

　　Ⅲ度：宫颈及宫体全部脱出至阴道口外。

【临床表现】

　　Ⅰ度病人多无自觉症状，Ⅱ、Ⅲ度病人主要有如下表现：

　　1. **腰骶部酸痛及下坠感**　由于下垂子宫对韧带的牵拉，盆腔充血所致。站立过久或劳累后症状明显，卧床休息以后症状减轻。

　　2. **肿物自阴道脱出**　常在腹压增加时，阴道口有一肿物脱出。开始时肿物在平卧休息时可变小或消失，严重者休息后亦不能回缩，需用手还纳至阴道内。若脱出的子宫及阴道黏膜水肿，用手还纳也有困难，子宫长期脱出在阴道口外，病人行动极为不便，长期摩擦可出现宫颈溃疡，甚至出血，若继发感染则有脓性分泌物。

　　3. **排便异常**　伴膀胱、尿道膨出的病人易出现排尿困难、尿潴留或压力性尿失禁等症状。若继发泌尿道感染可出现尿频、尿急、尿痛等。若合并有直肠膨出的病人可有便秘、排便困难。

【处理原则】

　　除非合并压力性尿失禁，无症状的病人不需治疗。有症状者可采用保守或手术治疗，治疗以安全简单和有效为原则。

　　（一）非手术治疗

　　1. **支持疗法**　加强营养，合理安排休息和工作，避免重体力劳动；积极治疗便秘、慢性咳嗽及腹腔巨大肿瘤等增加腹压的疾病。

　　2. **盆底肌肉锻炼**　可增加盆底肌肉群的张力。盆底肌肉（肛提肌）锻炼也称为 Kegel 锻炼，指导病人行收缩肛门运动，用力使盆底肌肉收缩 3 秒以上后放松，每次 10~15 分钟，每日 2~3 次。

　　3. **放置子宫托**　子宫托是一种支持子宫和阴道壁并使其维持在阴道内而不脱出的工具，尤其适用于病人全身状况不适宜手术、妊娠期和产后，手术前放置可促进膨出面溃疡的愈合。常用的子宫托有喇叭形、环形和球形三种。重度子宫脱垂伴盆底肌肉明显萎缩以及宫颈、阴道壁有炎症、溃疡者不宜使用，经期和妊娠期停用。

　　4. **中药和针灸**　可促进盆底肌张力恢复，缓解局部症状。

（二）手术治疗

凡非手术治疗无效或Ⅱ、Ⅲ度子宫脱垂者均可根据病人的年龄、全身状况及生育要求等采取个体化治疗。手术目的是缓解症状、恢复正常的解剖位置和脏器功能，有满意的性功能。常选择以下手术方法：阴道前后壁修补术加主韧带缩短及宫颈部分切除术—曼氏手术（Manchester手术）、经阴道全子宫切除术及阴道前后壁修补术、阴道封闭术及盆底重建手术等。

【护理评估】

（一）健康史

了解病人有无产程过长、阴道助产及盆底组织撕伤等病史。同时评估病人有无长期腹压增高情况，如慢性咳嗽、盆腹腔肿瘤、便秘等。

（二）身心状况

了解病人有无下腹部坠胀、腰骶部酸痛症状；是否有大、小便困难，是否在增加腹压时上述症状加重，卧床休息后症状减轻。注意评估脱垂子宫的程度及局部情况，长期暴露的子宫可见宫颈及阴道壁溃疡，有少量出血或脓性分泌物。嘱病人在膀胱充盈时咳嗽，观察有无溢尿，即压力性尿失禁情况。评估阴道前后壁脱垂应用单叶窥器进行检查：当压住阴道后壁，嘱病人向下用力，可显示阴道前壁膨出的程度及尿道走行的改变。同样压住阴道前壁时嘱病人向下用力，可显示阴道后壁、直肠膨出的程度及肠疝。肛门指诊是区别直肠膨出和肠疝的有效方法，同时亦可评估肛门括约肌的功能。

由于长期的子宫脱出使病人行动不便，不能从事体力劳动，大小便异常、性生活受到影响，病人常出现焦虑，情绪低落，不愿与他人交往。

（三）辅助检查

1. 子宫颈细胞学检查 用于排除CIN及早期子宫颈癌。

2. 膀胱功能检查 包括尿液感染相关的检测如尿常规、尿培养、残余尿测定、泌尿系彩超及尿流动力学测定等。

⊙ **知识链接**　　　女性盆底功能障碍性疾病

> 女性盆底功能障碍性疾病（female pelvic floor dysfunctional，FPFD）又称盆底缺陷或盆底支持组织松弛，是各种病因导致的盆底支持结构缺陷或退化、损伤及功能障碍造成的疾病，包括盆腔器官脱垂、尿失禁、粪失禁、生殖道损伤、性功能障碍、慢性盆腔痛和瘘等。这些疾病虽非致命性，却严重影响病人的生活质量。盆底作为一个器官，它参与了排便、尿控及维持正常生殖器官的位置的功能。过去的观念认为排便异常是直肠及肛门病变导致的，脱垂则主要是子宫及其韧带病变的结果。实际上这些功能的异常都不是单纯直肠、膀胱和子宫等器官的问题，而是盆底本身的功能出现障碍导致的。预防和治疗腹压增加的疾病，避免重体力劳动，提高产科质量、产后盆底康复锻炼等措施可以有效预防盆底功能障碍性疾病。随着社会经济的发展和人类对生活质量的注重，这类疾病越来越受到社会的广发关注，逐渐成为热点问题。

【常见护理诊断/问题】

1. **焦虑** 与长期的子宫脱出影响正常生活有关。

2. **慢性疼痛** 与子宫下垂牵拉韧带、宫颈，阴道壁溃疡有关。

【护理目标】

1. 病人能表达焦虑的原因，并能有效地应对，焦虑程度减轻。

2. 病人能应用减轻疼痛的方法，出院以后疼痛消失。

【护理措施】

1. **心理护理** 子宫脱垂病人由于长期受疾病折磨，往往有烦躁情绪，护士应为其讲解子宫脱垂的疾病知识和预后；做好家属的工作，让家属理解病人，协助病人早日康复。

2. **改善病人一般情况** 加强病人营养，卧床休息。积极治疗原发疾病，教会病人盆底肌肉锻炼方法。

3. **教会病人子宫托的放取方法** 以喇叭形子宫托为例，选择大小适宜的子宫托；放置前让病人排尽大小便，洗净双手，蹲下并两腿分开，一手持托柄，使托盘呈倾斜位进入阴道口，将托柄边向内推边向阴道顶端旋转，直至托盘达子宫颈，然后屏气，使子宫下降，同时用手指将托柄向上推，使托盘牢牢地吸附在宫颈上（图18-6）。放妥后，将托柄弯度朝前，对正耻骨弓后面便可。取子宫托时，手指捏住子宫托柄，上、下、左、右轻轻摇动，等负压消失后向后外方牵拉，即可自阴道滑出。在使用子宫托时应注意：①放置前阴道应有一定水平的雌激素作用。绝经后妇女可选用阴道雌激素霜剂，一般在用子宫托前4~6周开始应用，并在放托的过程中长期使用。②子宫托应每日早上放入阴道，睡前取出消毒后备用，避免放置过久压迫生殖道而致糜烂、溃疡，甚至坏死造成生殖道瘘。③保持阴道清洁，月经期和妊娠期停止使用。④上托以后，分别于第1、3、6个月时到医院检查1次，以后每3~6个月到医院检查1次。

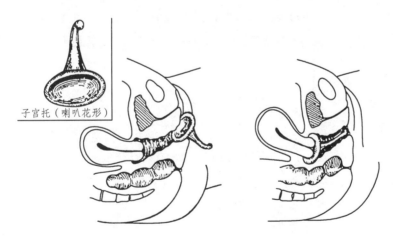

子宫托（喇叭花形）

图18-6 喇叭形子宫托及其放置

4. **做好术前准备** 术前5日开始进行阴道准备，Ⅰ度子宫脱垂病人应每日坐浴2次，一般采取1：5000的高锰酸钾或0.2‰的碘伏液；对Ⅱ、Ⅲ度子宫脱垂的病人，特别是有溃疡者，行阴道冲洗后局部涂含抗生素的软膏，并勤换内裤。注意冲洗液的温度，一般在41~43℃为宜，冲洗后戴无菌手套将脱垂的子宫还纳于阴道内，让病人平卧于床上半小时；用清洁的卫生带或丁字带支托下移的子宫，避免子宫与内裤摩擦；积极治疗局部炎症，按医嘱使用抗生素及局部涂含雌激素的软膏。

5. 术后护理　术后应卧床休息7～10日；留置尿管10～14日；避免增加腹压的动作；术后用缓泻剂预防便秘；每日行外阴擦洗，注意观察阴道分泌物的特点；应用抗生素预防感染。其他护理同一般会阴部手术的病人。

6. 出院指导　术后一般休息3个月，禁止盆浴及性生活，半年内避免重体力劳动。术后2个月到医院复查伤口愈合情况；3个月后再到门诊复查，医生确认完全恢复以后方可有性生活。

【结果评价】

1. 病人能说出减轻焦虑的措施，并能积极应用。
2. 病人自述疼痛减轻或消失。

☆ **本章小结**

....

　　会阴部手术是指女性外生殖器部位的手术，因解剖关系及涉及身体隐私处，故病人容易出现疼痛、出血、感染、自我形象紊乱、自尊低下等护理问题，与腹部手术相比有其特殊性。

　　会阴部手术在妇科应用比较广泛，可治疗的疾病包括外阴、阴道创伤、外阴癌、女性生殖器官发育异常、尿瘘、子宫脱垂等。

　　外阴鳞状细胞癌是最常见的外阴恶性肿瘤，以手术治疗为主，辅以放疗及化疗。手术病人创伤大，卧床时间长，需加强术后护理；放疗病人应做好皮肤护理；外阴癌易复发，应正确指导病人随访时间。

　　女性生殖器官发育异常病人常有心理问题，应做好心理护理。

　　尿瘘的典型症状为尿液自阴道排出，不能控制，手术修补是主要治疗方法。尿瘘及子宫脱垂等疾病常与分娩有关，绝大多数可以预防，提高产科质量，避免妇科手术损伤可减少其发生。

（潘颖丽）

◇ **护理学而思**

....

　　1. 王小姐，22岁，因骑跨伤致外阴血肿来院就诊，检查发现病人外阴部有2cm×2cm紫蓝色块状物突起，压痛明显，未伤及膀胱、尿道，无活动性出血。

　　请思考：

　　（1）该病人应采取的治疗原则是什么？

　　（2）若采用保守治疗，如何对病人进行护理？

　　2. 林女士，54岁，G_2P_1。慢性咳嗽十余年，阴道口脱出肿物2年余。妇科检查：阴道前壁膨出，宫颈脱出于阴道外，宫体仍在阴道内，子宫略小，水平位，两侧附件未触及。

　　请思考：

（1）该病人的诊断是什么？

（2）如何对该病人进行护理指导？

3. 杨女士，44岁，外阴瘙痒伴有结节肿物、分泌物增多1个月来院就诊，诊断为外阴癌。

请思考：

（1）为防止发生感染，术前给予病人药物坐浴，应选择的坐浴液体是什么？

（2）术后应留置尿管多长时间？

（3）术后如果进行红外线照射应何时开始，如何照射？

19

第十九章
妇女保健

学习目标

通过本章学习，学生能够：

1. 叙述妇女保健工作的意义、方法和内容。

2. 利用所学知识，对青春期、婚前期、围生期、绝经过渡期、老年期妇女进行保健指导。

3. 举例说明妇女保健统计的常用指标。

▶ 妇女健康水平是社会发展和文明的标志。近年来，我国妇女保健工作虽然取得了显著成绩，特别是在降低孕产妇死亡率方面提前实现了联合国千年发展目标，但仍需进一步完善，也将面临新的挑战。例如：随着我国人均期望寿命延长，老年妇女数量增长，其保健问题日益突出；2016 年 1 月我国开始实施修订后的《人口与计划生育法》，许多年龄超过 35 岁、剖宫产术后的妇女面临再生育问题。妇女保健（women's health care）是通过先进的医学科学技术、有效的防治措施及科学的管理方法对处于一生各时期的女性开展保健，其主要任务包括妇女各生理周期保健、常见疾病防治、职业劳动保健及保健信息的统计管理。

导入案例与思考

张女士是位年轻的母亲，母乳喂养，孩子刚满半岁。张女士特别热爱所从事的工作，但最近单位经常需要加班，尽管经济效益非常好，然而张女士因无法按时回家照顾孩子而导致夫妻关系紧张，张女士想跟领导提出不加班，但又担心领导拒绝。

结合本案例，你认为：

1. 张女士提出的要求合理吗？

2. 张女士这一时期应享受哪些权利？

第一节　概　述

一、妇女保健工作的目的、意义和方法

（一）妇女保健工作的目的

妇女保健工作以保障生殖健康为目的，为妇女提供连续的生理、心理服务与管理，开展贯穿女性青春期、婚前期、围生期、围绝经期及老年期的各项保健工作，降低孕产妇及围生儿死亡率，减少患病率和伤残率，消灭和控制某些疾病及遗传病的发生，控制性传播疾病的传播，满足妇女的实际健康需求，提高其生活质量。

（二）妇女保健工作的意义

妇女保健工作是我国卫生保健事业的重要组成部分。强调树立以"妇女健康为中心"的理念，坚持"以保健为中心，以保障生殖健康为目的，保健与临床相结合，面向群体、面向基层和预防为主"的工作方针，妇女保健工作的意义在于维护和促进妇女身心健康，提高人口综合素质，增进家庭幸福，有效地落实计划生育基本国策。

（三）妇女保健工作的方法

妇女保健工作应坚持政府领导，充分发挥各级妇幼保健专业机构及基层三级妇幼保健网的作用。2015 年国家卫生与计划生育委员会发布的《关于妇幼健康服务机构标准化建设与规范化管理指导意见》（以下简称《指导意见》）明确提出：妇幼健康服务机构应按照保健与临床相结合原则，根据服务人群来优化服务流程，整合服务内容，做到群体保健与临床保健相结合，防与治相结合。优化创新服务模式，有计划地组织培训和继续教育，不断提高专业队伍的业务技能水平，加强孕产保健、妇幼保健及计划生育技术服务间的功能衔接与合作，提高群众自我保健意识，为女性提供安全、便捷、温馨的服务，提高卫生服务绩效，保障妇女的合法权利。

二、妇女保健工作的组织机构

（一）行政机构

1. 国家级　卫生与计划生育委员会内设妇幼健康服务司，下设综合处、妇女卫生处、儿童卫生处、计划生育技术服务处、出生缺陷防治处，领导全国妇幼保健工作。

2. 省级　省（直辖市、自治区）卫生与计划生育委员会内设妇幼健康服务处、计划生育基层指导处、计划生育家庭发展处。

3. 市（地）级　一般与省卫生与计划生育委员会关于妇幼保健行政机构的设置保持一致，也有设立妇幼卫生处。

4. 县（市）级　县（市）级卫生与计划生育委员会内设妇幼保健/妇幼卫生科。

（二）专业机构

《指导意见》中明确要加强妇幼健康服务机构建设，根据辖区常住人口数、妇女儿童健康需求、功能定位、职责任务和区域卫生规划、医疗机构设置规划进行合理设置。规定了省、市、县三级原则上均应当设置 1 所政府举办、标准化的妇幼健康服务机构，各级妇幼健康服务机构是具有公共卫生性质、不以营利为目的的公益性事业单位。按照 2013 年《关于优化整合妇幼保健和计

划生育技术服务资源的指导意见》提出的"省选设、市县合、乡增强、村共享"的方式，积极推进妇幼保健和计划生育技术服务机构和职责整合，2015 年国家卫生与计划生育委员会发布了《关于各级妇幼健康服务机构业务部门设置指南》（以下简称《设置指南》），对妇幼健康服务机构的业务部门设置提出了具体要求。

1. 省、市级妇幼健康服务机构 省级妇幼健康服务机构承担全省妇幼保健技术中心任务，并协助卫生与计划生育行政部门开展区域业务规划、科研培训、信息分析利用、技术推广及对下级机构的指导、监督和评价等工作；地市级妇幼健康服务机构根据区域卫生规划承担妇幼保健技术分中心任务，并发挥着承上启下作用。省、市级妇幼健康服务机构主要设有 4 个部门：

（1）孕产保健部：设有孕产群体保健科、婚前保健科、孕前保健科、孕期保健科、医学遗传与产前筛查科、产科、产后保健科。此外，根据功能定位、群众需求和机构业务发展需要可增设产前诊断等科室。

（2）儿童保健部：设有儿童群体保健科、新生儿疾病筛查科、儿科、新生儿科等 13 个科室。

（3）妇女保健部：设有妇女群体保健科、青春期保健科、更老年期保健科、乳腺保健科、妇科、中医妇科。此外，根据功能定位、群众需求和机构业务发展需要可增设妇女营养科、妇女心理卫生科、不孕不育科等科室。

（4）计划生育技术服务部：设有计划生育服务指导科、计划生育咨询指导科、计划生育手术科、男性生殖健康科、避孕药具管理科。

2. 县区级妇幼健康服务机构 是三级妇幼健康服务机构的基础。侧重辖区管理、人群服务和基层指导。业务部门设置主要有：

（1）孕产保健部：设孕产保健科、产科。

（2）儿童保健部：设儿童保健科、儿科。

（3）妇女保健部：设妇女保健科、妇科。

（4）计划生育技术服务部：设计划生育指导科、计划生育技术服务科、避孕药具管理科。

此外，乡级计划生育技术服务机构与乡（镇）卫生院妇幼保健职能整合，村级卫生室和计划生育服务室同时保留。《设置指南》还明确提出省级妇幼健康服务机构应设妇幼保健科学研究中心、妇幼卫生计划生育适宜技术培训推广中心，承担科学研究和适宜技术培训推广等工作。

第二节　妇女保健工作内容

妇女保健工作内容包括：①妇女各期保健；②计划生育指导；③常见妇女病及恶性肿瘤的普查普治；④妇女劳动保护。

一、妇女各期保健

（一）青春期保健

青春期保健（adolescence health care）有利于促进女性成长发育、提高其心理素质和社会适应能力。青春期保健应重视女性健康与行为，开展三级预防：①一级预防：根据青春期女性的生理、心理和社会行为特点，开展心理卫生和性知识方面的健康教育，纠正其不良的生活习惯和行为方式，使女性知晓自我保健的重要性并掌握自我保健常识，包括合理营养、培养良好的生活习惯、劳逸结合、注意经期卫生、避免非意愿妊娠、预防性传播疾病等。②二级预防：早期发现疾病和行为偏差问题。③三级预防：及时开展疾病的治疗和康复。青春期保健以一级预防为重点。

（二）婚前保健

婚前保健（premarital health care）是指为即将婚配的妇女在其结婚登记前提供的保健服务，包括婚前医学检查、婚前卫生指导和咨询。婚前医学检查是对准备结婚的男女双方进行必要的医学检查，目的在于发现影响结婚和生育的疾病。婚前卫生指导和咨询是指为服务对象提供性保健、生育保健和避孕知识，针对婚前医学检查发现的疾病或异常情况以及服务对象提出的具体问题进行解答、提供相关信息，与服务对象开展良好、有效的沟通，提供有利于生殖健康和子代素质的医学治疗或建议，便于服务对象在知情基础上做出适宜决定。婚前保健可避免近亲及遗传性疾病病人间不适宜的婚配或生育，减少遗传性疾病儿出生，促进服务对象个人和家庭幸福，达到优生优育及计划生育的目的。

（三）围生期保健

围生期保健（perinatal health care）包括孕前期、孕期、分娩期、产褥期、哺乳期保健。

1. 孕前期保健　是指为准备妊娠的夫妇提供以健康教育与咨询、孕前医学检查、健康评估和健康指导为主要内容的保健服务。通过评估和改善计划妊娠夫妇的健康状况，指导夫妇双方计划妊娠，选择最佳的受孕时机，降低或消除导致出生缺陷等不良妊娠结局的危险因素，减少高危妊娠的发生，有利于生育健康和提高人口素质。年龄过小（<18 岁）或过大（>35 岁）的女性易发生难产、产科并发症及胎儿染色体病，是高危妊娠的危险因素。重视对年龄较大拟再生育的妇女提供咨询；长时间使用药物避孕者应停药改为工具避孕，半年后再妊娠。患有慢性疾病者应积极治疗对妊娠有影响的疾病，如病毒性肝炎、糖尿病、心脏病及甲亢等；若有不良孕产史、家族遗传病史、传染病史者，应接受产前咨询。评估孕前期女性的心理和社会环境因素十分重要，生活中的不良事件与妊娠期高血压疾病及产后抑郁症有关；夫妇应戒烟酒，避免接触有毒有害物质和放射线，以免影响胎儿正常发育。

2. 孕期保健　是指从确定妊娠之日起至临产前，为孕妇及胎儿提供的系列保健服务。目的是预防和减少孕产期并发症，开展出生缺陷产前筛查和产前诊断，及早干预，确保母儿安全。2011 年中华医学会妇产科分会发布了《孕前和孕期保健指南（第 1 版）》，推荐产前检查的时间和次数是：妊娠 6 ~ 13^{+6} 周、14 ~ 19^{+6} 周各查一次；妊娠 20 ~ 36 周，每四周查一次；37 ~ 41 周，每周查一次。有高危因素者，酌情增加检查次数。

＋新进展　　　　　《孕前和孕期保健指南》的最新解读

2006 年，世界卫生组织建议孕妇至少 4 次产前检查。2011 年，中华医学会妇产科分会发布《孕前和孕期保健指南（第 1 版）》（简称《指南》），建议产前检查 11 次。2015 年 5 月，《指南》的主要执笔人—重庆医科大学漆洪波教授对其做了最新解读：在孕期特定的时间，应系统安排不同的产前检查项目，取消传统的间隔一定时间访视的模式，孕期保健的日程安排由产前检查的目的决定。首次产前检查（妊娠 6 ~ 13^{+6} 周）：必查项目是血常规、尿常规、血型（ABO 和 Rh）、肝功能、肾功能、空腹血糖、HBsAg、梅毒螺旋体及 HIV 筛查（若孕前 6 个月已查，不必重复检查）；第二次筛查（妊娠 14～19^{+6} 周）：无必查项目；第三次检查（妊娠 24～28 周）：必查项目是 GDM 筛查（行 75g OGTT 检查，正常上限为空腹血糖 5.1mmol/L，1 小时血糖 10.0mmol/L，2 小时血糖 8.5mmol/L）；第四次检查（妊娠 30～32 周）：必查项目是血常规、尿常规、超声检查（胎儿生长、羊水量、胎位、胎盘）；第五次检查（妊娠 32～36 周）：必查项目是尿常规；第六次检查（妊娠 37～41 周）：必查项目是宫颈检查、Bishop 评分、超声检查（胎儿大小、羊水量、胎盘成熟度、胎位和脐血流等）以及 NST 检查（每周 1 次）。

（1）孕早期保健：孕早期是胚胎与胎儿发育的重要阶段，受有害因素影响，易发生胎儿畸形或流产。主要保健内容包括：加强孕妇孕期卫生、性生活、旅行、工作、饮食营养、休息与活动、心理适应等方面的健康教育，识别和预防流产的发生。首先应确诊早孕并登记建立保健卡，确定基础体重和血压。进行高危妊娠和遗传性疾病的初筛，特别是我国《人口与计划生育法》修正案实施后，对于再生育的高龄孕妇，要认真询问其既往生育史、难产史、避孕史，详细进行体格检查，开展妊娠风险评估，筛查危险因素，识别高危孕妇和新生儿。指导孕妇避免接触有毒、有害物质和宠物，慎用药物；避免高强度工作、高噪音环境和家庭暴力。改变不良生活习惯及生活方式，戒烟、酒，禁吸毒；避免精神刺激，保持心理健康，预防孕期及产后心理问题的发生。补充叶酸至孕 3 个月（0.4～0.8mg/d），有条件者可服用含叶酸的复合维生素，可降低早产、胎膜早破的发生率。

（2）孕中期保健：孕中期是胎儿生长发育较快的时期，主要的保健内容包括：开展妊娠生理知识、预防贫血和早产的健康教育，开展胎儿开放型神经管畸形和唐氏综合征的遗传筛查、妊娠期糖尿病筛查和胎儿畸形排查。仔细检查孕早期各种影响因素对胎儿是否有损伤，必要时进一步做产前诊断。指导孕妇加强营养，预防贫血，开始补充钙剂。

（3）孕晚期保健：孕晚期胎儿发育最快的时期。主要的保健内容包括：开展分娩、产褥相关知识的教育以及新生儿免疫接种指导；加强胎儿宫内生长发育的监护及孕妇胎盘功能的监测，防治妊娠并发症。定期产前检查，检测胎儿生长发育的各项指标；及早发现并纠正胎儿宫内缺氧；指导孕妇注意补充营养；做好分娩前身体、心理和物质方面的准备，知晓临产症状、分娩方式及分娩镇痛方法；做好乳房准备，纠正乳头内陷，以利产后哺乳。妊娠 ≥ 41 周或有高危因素的孕妇应遵医嘱提前住院待产。

3. 分娩期保健 提倡住院自然分娩。分娩期保健应做到"五防、一加强"，即防滞产、防感染、防产伤、防出血、防新生儿窒息，加强对高危妊娠的产时监护和产程处理，保证母儿平安，具体内容详见第五章第二节正常分娩妇女的护理。

4. 产褥期保健 产褥期是产妇全身器官恢复正常的时期，也是产妇角色适应与心理调适的重要时期。主要的保健内容包括：开展产妇营养、卫生、活动与休息、母乳喂养等健康教育，加强家庭与社会支持；预防产后出血、感染及抑郁症的发生；重视产后访视和计划生育指导。树立以家庭为中心的产科护理理念，指导产妇尽快适应新角色并建立亲子关系，鼓励家庭成员积极与产妇交流，促进家庭和谐发展；产后访视共 3 次，分别于产妇出院后 3 日内、产后 14 日和 28 日进行，若有必要，可酌情增加访视次数；产后 42 日应到医院进行产后健康检查，具体内容详见

第六章第二节产褥期妇女的护理。

5. 哺乳期保健 哺乳期是指母乳喂养婴儿的时期，一般为 12 个月。母乳中营养物质搭配最合理，且含多种免疫物质，能增加婴儿的抗病能力，是婴儿理想的营养食品。哺乳期保健的主要内容包括提倡母乳喂养，开展母乳喂养、促进母亲身心健康、计划生育及新生儿护理等方面的指导。定期访视，评估母亲身心康复情况，指导母亲饮食、休息、清洁卫生、产后运动及合理用药；重点了解哺乳的次数、是否按需哺乳、观察哺乳的姿势并给予正确指导；评估婴儿睡眠、体重增长、大小便次数及性状、母子情感交流等。哺乳期宜采取工具避孕或产后 3～6 个月放置宫内节育器的方法。母乳喂养不仅省时、省力、经济，还可促进子宫收缩，防止产后出血；增强母子感情；降低母亲患乳腺癌、卵巢癌的危险性。WHO 提出"促进母乳喂养的十项措施"：①有书面的母乳喂养政策，并常规传达到所有的保健人员。②对所有的保健人员进行必要的技术培训。③将母乳喂养的好处及有关问题的处理方法告诉所有的孕妇。④帮助母亲在产后半小时内哺乳。⑤指导母亲如何哺乳以及与婴儿分开期间如何保持泌乳。⑥除母乳外，禁止给新生儿喂任何食物和饮料，除非有医学指征。⑦实行母婴同室，使母亲与婴儿一天 24 小时在一起。⑧鼓励按需哺乳。⑨不给母乳喂养的婴儿吸吮橡皮乳头或使用奶头做安慰物。⑩促进母乳喂养支持组织的建立，并将出院的母亲转介给妇幼保健组织。

（四）绝经过渡期保健

绝经过渡期是指从卵巢功能衰退到最后一次月经的时期，卵巢功能衰退可从 40 岁开始，历时可长可短，短则 1～2 年，长则 10 余年。中国妇女平均绝经年龄在 50 岁左右。绝经过渡期女性出现的一系列躯体和精神心理症状均与卵巢功能下降导致体内性激素的减少或波动有关。以前曾采用"更年期"形容妇女这一特殊时期，1994 年世界卫生组织推荐使用"围绝经期"，是指妇女从生育期的规律月经过渡到绝经的阶段，从出现与卵巢功能下降有关的内分泌、生物学和临床特征至末次月经后 1 年内的时期。此期保健的主要内容包括：加强生活起居、食品营养、锻炼与休息、卫生及心理方面的指导，重视月经失调、绝经后阴道流血及肿瘤筛查，防治围绝经期综合征、骨质疏松、心血管疾病、生殖道脱垂及压力性尿失禁等疾病。重视蛋白质、维生素、微量元素及钙剂的补充；每 1～2 年进行 1 次妇科常见疾病及肿瘤的筛查；若妇女出现月经失调或停经超过半年以上，可适时取出宫内节育器，进行避孕指导直至月经停止 12 个月。必要时遵医嘱进行性激素补充治疗，以利身心健康，提高生命质量。

（五）老年期保健

妇女年龄在 60 岁及以后为老年期，卵巢功能衰竭，体内性激素水平很低，极易患各种身心疾病，如萎缩性阴道炎、子宫脱垂和膀胱膨出、直肠膨出、生殖器官肿瘤、脂代谢紊乱、老年性痴呆等。此期保健内容包括：指导老年人定期体检，适度参加社会活动和从事力所能及的工作，保持生活规律和合理膳食，注意劳逸结合，及时防治老年期常见病和多发病。

二、计划生育技术指导

以育龄妇女为中心，积极开展计划生育技术咨询，普及节育知识，大力推广以避孕为主的综合节育措施。指导育龄妇女选择适宜的节育方法，减少非意愿妊娠，审慎采取避孕失败后的补救措施；预防性传播疾病。严格掌握节育手术的适应证和禁忌证，减少和防止手术并发症的发生，提高节育手术质量，确保受术者的安全与健康。

WHO《妇女、儿童和青少年健康全球战略（2016—2030）》的愿景及目标

2015 年世界卫生组织希望通过实施《妇女、儿童和青少年健康全球战略（2016—2030）》来实现一个宏大愿景：到 2030 年，各种环境下的每一位妇女、儿童和青少年均能实现其身体和精神健康及幸福的权利，拥有社会和经济机会，并且完全能够参与建设繁荣、可持续的社会。这一全球战略有三大总目标：生存、繁荣与变革，同时，也提出相应具体目标：

1. 生存　终结可预防的死亡。包括降低全球孕产妇死亡率到 <70/10 万；降低各国新生儿死亡率到 ≤ 12‰；降低各国五岁以下儿童死亡率至少到 25‰ 以下；终结艾滋病毒、结核病、疟疾、被忽视的热带病和其他传染病的流行等。

2. 繁荣　确保健康和福祉。终结各种形式的营养不良；确保普遍获得性和生殖卫生保健服务（包括计划生育服务）和权利；确保所有女童和男童能实现高质量的幼儿期发展等。

3. 变革　扩大促进性环境。消灭极端贫困；确保所有女童和男童完成初等和中等教育；消除所有针对妇女和女童的有害做法、歧视和暴力等。

三、常见妇女病及恶性肿瘤的普查普治

国家卫生与计划生育委员会关于《贯彻 2011-2020 年中国妇女儿童发展纲要实施方案》中提出：对妇女开展疾病防治行动，加强乳腺癌、宫颈癌、贫血等重大疾病防治。继续实施并逐步扩大农村妇女乳腺癌、宫颈癌检查及预防艾滋病、梅毒和乙肝母婴传播等重大公共卫生服务项目。因此，应建立健全各级妇女保健网络，定期开展妇女常见病及恶性肿瘤的普查普治工作。对 35 岁以上妇女，应每 1～2 年普查 1 次，普查内容包括妇科检查、阴道分泌物检查、宫颈细胞学检查、超声检查。若发现异常，应进行阴道镜检查、宫颈活体组织检查、分段诊刮术、CT、MRI 等特殊检查，及早发现妇科肿瘤的癌前期病变，做到早期发现、早期诊断及早期治疗，提高生存率及生存质量。

四、妇女劳动保护

目前我国已经建立了较为完善的妇女劳动保护和保健的相关法律，通过采用法律手段，贯彻预防为主的方针，确保妇女在劳动工作中的安全与健康。2005 年修订的《中华人民共和国妇女权益保障法》规定妇女在经期、孕期、产期、哺乳期享受特殊保护，国家推行生育保险制度，用人单位不得在女职工妊娠期、分娩期、哺乳期降低其工资、予以辞退、解除其劳动或聘用合同。有关妇女劳动保护规定如下：

1. **月经期**　月经期妇女的劳动分配遵循调干不调湿（不下水田等）、调轻不调重（不从事重体力劳动）的原则。

2. **妊娠期**　用人单位应根据医疗机构证明，对于不能适应原劳动岗位的妊娠期女职工，予以减轻劳动量或者安排其他能够适应的劳动；对妊娠 7 个月以上的女职工，用人单位不得延长其

劳动时间或者安排夜班；并应在劳动时间内产前检查，所需时间计入劳动工时。

3.围生期 女职工生育享受 98 日产假，其中产前可以休假 15 日；难产增加产假 15 日；若生育多胞胎，每多生育 1 个婴儿，增加产假 15 日。若妊娠未满 4 个月流产者，享受 15 日产假；妊娠满 4 个月流产者，享受 42 日产假。

4.哺乳期 哺乳时间为 1 年，有未满 1 周岁婴儿的女职工，用人单位不得延长其劳动时间或安排夜班；每天的劳动时间内为哺乳期女职工安排 2 次哺乳时间（每次 30 分钟）；若生育多胞胎，则每增加 1 个婴儿，每天增加 1 小时哺乳时间。

附 妇女保健统计指标

妇女保健统计指标是客观评价妇幼保健工作的质量和反映妇女儿童健康状况最基本的指标，同时也为进一步制订妇幼保健工作规划、提高妇幼保健水平提供科学依据。

一、孕产期保健质量指标

（一）孕产期保健工作统计指标

1.产前检查率＝期内接受过 1 次及以上产前检查的产妇人数／同期活产数 ×100%

2.孕产妇建卡率＝期内由保健人员建立的孕产妇保健卡（册）人数／同期活产数 ×100%

3.住院分娩率＝期内住院分娩的活产数／期内活产数 ×100%

4.剖宫产率＝期内剖宫产活产数／期内活产数 ×100%

5.产后访视率＝期内产后接受过 1 次及以上产后访视的产妇人数／期内活产数 ×100%

6.孕产妇系统管理率＝期内孕产妇系统管理人数／活产数 ×100%

（二）孕产期保健质量指标

1.高危产妇比重＝期内高危产妇人数／期内活产数 ×100%

2.妊娠期高血压疾病发生率＝期内妊娠期高血压疾病患病人数／期内孕妇总数 ×100%

（三）孕产期保健效果指标

1.孕产妇死亡率＝期内孕产妇死亡数／期内孕产妇总数 ×10 万 /10 万

2.围生儿死亡率＝（孕满 28 周或出生体重 ≥ 1000g 的死胎、死产数 + 产后 7 日内新生儿死亡数）／活产数（孕产妇）×1000‰

3.新生儿死亡率＝期内新生儿死亡数／期内活产数 ×1000‰

4.新生儿访视率＝期内接受 1 次及以上访视的新生儿人数／期内活产数 ×100%

二、计划生育统计指标

1.人口出生率＝某年内出生人数／该年内平均人口数 ×1000‰

2.计划生育率＝符合计划生育要求的活胎数／同年活产数 ×100%

3.节育率＝落实节育措施的已婚育龄夫妇任一方人数／已婚育龄妇女数 ×100%

三、妇女病普查普治统计指标

1.妇女病检查率＝期内实际进行妇女病普查人数／期内 20～64 岁妇女数 ×100%

2.某种妇女病患病率＝期内查出某种妇女病患病人数／期内实查人数 ×100%

3.某种妇女病治疗率＝接受某种妇女病治疗人数／查出同种妇女病病人数 ×100%

☆ 本章小结

　　妇女保健工作以群体为服务对象，以生殖健康为核心，面向基层。妇女保健工作内容包括妇女各期保健、计划生育指导、常见妇女病、恶性肿瘤的普查普治及妇女劳动保护。妇女在一生中的不同时期具有不同的生理与心理特征，妇女保健要充分尊重女性，开展有针对性的系列保健服务，做好计划生育指导，定期进行妇女常见疾病和恶性肿瘤的普查、普治，做到早发现、早诊断、早治疗。同时，加强女性的自我保健，使其养成良好的生活习惯和行为方式，做好不同时期的心理调适，以适应自身的角色转变及融入社会。

（安力彬）

◇ 护理学而思

　　2015 年，我国南方某市农村进城务工的人口比例较大，其中来自流动人口的孕产妇占全市当年孕产妇比例的近 1/3，妇幼保健工作总结发现，全市孕产妇住院分娩率及产后访视率均略低于全国平均水平。

　　请思考：

　　（1）该市出现这种情况的可能原因是什么？

　　（2）作为从事妇幼保健工作的护士，今后应从哪些方面加强保健工作？

第二十章
不孕症妇女的护理

学习目标

通过本章学习，学生能够：

1. 说出不孕症的定义和分类。
2. 罗列出不孕症的病因。
3. 运用所学知识对不孕症夫妇进行护理评估。
4. 运用所学知识对不孕症的妇女进行护理及健康教育。

▶ 不孕症是一组由多种病因导致的生育障碍状态，是育龄夫妇的生殖健康不良事件。不孕症虽然不是致命性疾病，但是可以造成家庭不和及妇女个人心理创伤，也成为影响男女双方身心健康的医学和社会问题。近几十年临床实践中，体外受精和其他辅助生殖技术的应用为不孕症的成功治疗提供了更大的可能，帮助许多不孕夫妇获得后代，但因技术本身存在一些伦理和法律问题，需要严格管理和规范。

导入案例与思考

护士对一名 32 岁原发不孕、继发性闭经的妇女进行体外受精与胚胎移植的评估，其配偶精液分析正常。

结合本案例，你认为：

1. 护士应建议该女性做哪些检查？
2. 在实施 IVF-ET 前应该对该女性进行哪些信息告知？
3. 在治疗的各个周期护士对该女性提供哪些护理措施？

第一节 不孕症

女性无避孕性生活至少 12 个月而未受孕，称为不孕症（infertility）。在男性则称为不育症。不孕症可分为原发性和继发性两类，其中从未妊娠者称为原发不孕，有过妊娠而后不孕者称为继发不孕。按照不孕是否可以纠正又分为绝对不孕和相对不孕。夫妇一方有先天或后天解剖生理方面的缺陷，无法纠正而不能妊娠者称绝对不孕；夫妇一方因某种因素阻碍受孕，导致暂时不孕，一旦得到纠正仍能受孕者称相对不孕。不孕症发病率因国家、种族和地区不同存在差别，我国不孕症发病率为 7% ~ 10%。

【病因】

阻碍受孕的因素包括女方、男方、男女双方和不明原因。据多项流行病学调查，不孕属女性因素占 40% ~ 55%，属男性因素占 25% ~ 40%，属男女双方共同因素约占 20% ~ 30%，不明原因的约占 10%。

（一）女性不孕因素

受孕是一个复杂的生理过程，必须具备下列条件：卵巢排出正常的卵子；精液正常并含有正常的精子；卵子和精子能够在输卵管内相遇并结合成为受精卵，受精卵顺利地被输送进入子宫腔；子宫内膜已充分准备适合于受精卵着床。这些环节中有任何一个不正常便能阻碍受孕。所以导致女性不孕的因素包括输卵管因素、卵巢因素、子宫因素、宫颈因素和阴道因素。

1. **输卵管因素** 是不孕症最常见的因素。输卵管具有运送精子、摄取卵子和把受精卵送进宫腔的作用，任何影响输卵管功能的病变都可导致不孕，如输卵管粘连、堵塞（如衣原体、淋菌、结核菌等引起的感染，阑尾炎或产后、术后所引起的继发感染）、子宫内膜异位症（异位内膜种植于输卵管）、先天性发育不良（如输卵管肌层菲薄、纤细）、纤毛运动及管壁蠕动功能丧失等。

2. **卵巢因素** 包括排卵因素和内分泌因素。对月经周期紊乱、年龄 ≥ 35 岁、卵巢窦状卵泡计数持续减少、长期不明原因不孕的夫妇，首先要考虑排卵障碍的病因。无排卵是最严重的一种导致不孕的原因。引起卵巢功能紊乱导致持续不排卵的因素有：①卵巢病变，如先天性卵巢发育不全、多囊卵巢综合征、卵巢功能早衰、功能性卵巢肿瘤、卵巢子宫内膜异位囊肿等；②下丘脑－垂体－卵巢轴功能紊乱，包括下丘脑性无排卵、垂体功能障碍、希恩综合征引起无排卵；③全身性因素，如营养不良、压力、肥胖、甲状腺功能亢进、肾上腺功能异常、药物副作用等影响卵巢功能导致不排卵。有些排卵障碍的病因是持久存在的，有的则是动态变化的，不能作为唯一的、绝对的和持久的病因进行界定。

3. **子宫因素** 子宫具有储存和输送精子、孕卵着床及孕育胎儿的功能。子宫先天性畸形及子宫黏膜下肌瘤可造成不孕或孕后流产；子宫内膜分泌反应不良（病因可能在卵巢）、子宫内膜炎等影响精子通过，也可造成不孕；子宫内膜异位症的典型症状为盆腔痛和不孕，与不孕的确切关系和机制目前尚不完全清楚。

4. **宫颈因素** 宫颈管是精子上行的通道，其解剖结构和宫颈黏液的分泌性状与生育存在着密切关系，直接影响精子上游进入宫腔。宫颈狭窄或先天性宫颈发育异常可以影响精子进入宫腔。宫颈感染可以改变宫颈黏液量和性状，影响精子活力和进入宫腔的数量。慢性宫颈炎时宫颈黏液变稠，含有大量白细胞，不利于精子的活动和穿透，可影响受孕。

5．外阴和阴道因素　处女膜发育异常、阴道部分或者完全闭锁、阴道受机械性损伤后发生的瘢痕狭窄等均可影响正常性生活、阻碍精子进入宫颈口。严重阴道炎时，阴道 pH 发生改变，引起大量微生物和白细胞增生，降低精子的活力，缩短其存活时间甚至吞噬精子而影响受孕。

（二）男性不育因素

导致男性不育的因素主要有生精障碍和输精障碍。

1．精子生成障碍　精索静脉曲张、睾丸炎症、严重的生殖道感染均可破坏正常的生精过程；隐睾、睾丸发育不良、下丘脑 – 垂体 – 睾丸轴的功能紊乱或者身体其体内分泌系统如甲状腺疾病、肾上腺疾病或者糖尿病等亦可以影响精子发育过程；理化因素如致癌、致突变物质、放化疗、慢性酒精中毒等也可以造成精子减少甚至无精子。

2．精子运送障碍　精子运送通道异常包括先天性双侧输精管缺如、精囊缺如等，男性生殖系统外伤和手术损伤也可引起精子运送障碍；功能性病变如阳痿、逆行射精、不射精等性功能异常引起的精子排出障碍也是男性不育的常见因素。

3．精子异常　精子本身不具备受精能力，如精子顶体蛋白酶缺乏等不能穿破卵子放射冠和透明带，不能引起卵子受精。

（三）男女双方因素

1．缺乏性生活的基本知识　男女双方都缺乏性生活的基本知识，夫妇双方因为不了解生殖系统的解剖和生理结构而导致不正确的性生活。

2．精神因素　夫妇双方过分盼望妊娠，性生活紧张而出现心理压力。此外，工作压力、经济负担、家人患病、抑郁、疲乏等都可以导致不孕。

3．免疫因素　精子、精浆、透明带和卵巢这些生殖系统抗原均可产生自身免疫或同种免疫，产生相应的抗体，阻碍精子和卵子的结合导致不孕。有 3 种免疫情况影响受孕：

1）精子免疫：精子有大量特异性表达的精子抗原，可以引起男性的自身免疫反应，也可以引起女性的同种免疫反应。包括：①自身免疫：由于睾丸局部血睾屏障的存在，睾丸是人体的免疫豁免器官之一。因此任何原因的血睾屏障的破坏如输精管损伤、睾丸附睾炎症等都将导致精子的特异性抗原接触循环系统的免疫细胞产生抗精子抗体，结合于精子膜表面的抗精子抗体可引起精子的凝集现象，并影响精子的运动和受精功能。②同种免疫：宫颈上皮细胞能产生分泌型 IgA、IgG、和极少量的 IgM，当女性生殖道黏膜炎症破损或精浆中的免疫抑制物受到破坏时，精子和精浆中的抗原物质会引起女方的同种免疫反应，宫颈上皮细胞产生致敏的分泌型 IgA、IgG 与精子结合后被覆在精子表面，使精子制动，难以进入宫腔；而 IgG 可起补体固定作用，发挥直接细胞毒作用，使精子发生凝集。

2）女性体液免疫异常：女性体内可产生抗透明带抗体，改变透明带的性状或阻止受精乃至植入过程，从而导致不孕。抗心磷脂抗体可引起种植部位小血管内血栓形成，导致胚胎种植失败。

3）子宫内膜局部细胞免疫异常：子宫内膜局部存在大量的免疫细胞，它们在胚胎种植中发挥帮助绒毛实现免疫逃逸和绒毛周围组织的溶细胞作用，有利于胚胎种植。因此，子宫内膜局部的免疫细胞如 Nk 细胞、T 细胞和 B 细胞的功能异常都可能导致种植失败和不孕。

（四）不明原因不孕

指经过不孕症的详细检查，依靠现今检查方法尚未发现明确病因的不孕症，约占总不孕人群的 10%。

【处理原则】

首先要加强体育锻炼、增强体质、增进健康、保持良好乐观的生活态度，戒烟戒酒，养成良好的生活习惯。适当增加性知识，了解自己的排卵规律，性交频率适中，以增加受孕机会。同时要考虑到年龄是不孕的重要因素之一，选择恰当的治疗方案应充分估计到女性卵巢的生理年龄、治疗方案合理性和有效性。有明确病因者针对不孕症的病因进行治疗。女性不孕症的治疗技术主要包括重建输卵管正常解剖关系、促使卵细胞发育成熟、治疗排卵障碍，必要时根据具体情况采用辅助生殖技术。

【护理评估】

对不孕夫妇的检查和判定，首先应将不孕夫妇作为一个生殖整体来考虑，询问病史、身体评估、相关检查等步骤必不可少。

（一）健康史

询问健康史应从家庭、社会、性生殖等方面全面评估既往史和现病史。男女双方健康史都应该进行询问。

1．男方　男方健康史中包括询问不育时间、性生活史、性交频率和时间，有无勃起和（或）射精障碍，近期不育相关检查和治疗经过，既往发育史包括有无影响生育的疾病史及外生殖器外伤史、手术史，如有无生殖器官感染史，包括睾丸炎、腮腺炎、前列腺炎、结核病等，手术史包括疝修补术、输精管切除术等病史。了解个人生活习惯、嗜好以及个人职业、生活环境及环境暴露史。

2．女方　女方健康史询问包括年龄、生长发育史、青春发育史、生育史、同居时间、性生活状况、避孕状况、家族史（有无出生缺陷及流产史）、手术史、婚外性生活史及既往史。详细询问不孕年限、盆腹腔痛、怕热、畏寒、白带异常、盆腔炎，近期心理、情绪、进食、运动量、泌乳、多毛、痤疮、体重改变等。重点是月经史（初潮、经期、周期、经量及有无变化、痛经及严重程度等）、生殖器官炎症史（盆腔炎、宫颈炎、阴道炎）及慢性疾病史。对继发不孕，应了解以往流产或分娩情况，有无感染史等。了解个人生活习惯、嗜好以及个人职业、生活环境及环境暴露史。

3．男女双方　男女双方的相关资料包括结婚年龄、婚育史、是否两地分居、性生活情况（性交频率、采用过的避孕措施、有无性交困难）、烟酒嗜好等。家族史要询问家族中有无出生缺陷。

（二）身体评估

夫妇双方应进行全身检查以排除全身性疾病。男方检查应重点检查外生殖器，注意发育情况、是否存在炎症、有无畸形或瘢痕等。女方检查应注意检查生殖器和第二性征发育，身高体重、生长发育、多毛、溢乳等；必要时行胸片检查排除结核、MRI检查排除垂体病变等。妇科检查包括处女膜的检查，有无处女膜过厚或较坚韧，有无阴道痉挛或横膈、纵隔、瘢痕或狭窄，子宫颈或子宫有无异常，子宫附件有无压痛、增厚或肿块。

1．男方检查　除全身检查外，重点应检查外生殖器有无畸形或病变，包括阴茎、阴囊、前列腺的大小、形状等。精液常规检查必不可少。初诊时男方一般要进行2～3次精液检查，以获取基线资料。检查项目根据精液检测手册（WHO，2010年，第5版）进行。

⊙ **知识链接**　　　评《WHO 人类精液检查与处理实验室手册》（第 5 版）

　　世界卫生组织（WHO）1980 年出版了《人类精液及精子－宫颈黏液相互作用实验室检验手册》，经过 1987、1992 年出版第 2 版和第 3 版，1999 年出版了第 4 版，国内 2001 年 WHO 授权人民卫生出版社出版。2010 年初 WHO 更新改版为《WHO 人类精液检查与处理实验室手册》（以下称手册），并由国家人口和计划生育委员会科研所等单位翻译，人民卫生出版社出版。手册对精液参数参考值进行了修改，手册常用精液参数的参考下限（第 5 个百分数，95% 可信区间）为：精液量 1.5ml；精子浓度 15×10^6/ml；精子总数 39×10^6/次射精；精子前向运动（a 级 +b 级）百分率 32%；正常形态率 4%；精子存活率 58%。该手册改动包括禁欲天数、采集精液温度、分析时间、理学检查、精液体积、精液 pH 测定、精子浓度的参考值下限、每次射出精液的精子总数、精子运动分类、精子存活率、应用低渗膨胀的精子存活率试验、正常精子的概念、非精子细胞的计数方法。

　　2. 女方检查　包括体格检查和不孕特殊检查。

　　（1）体格检查：体格检查及营养状况检查，包括身高、体重、体脂分布特征、乳房及甲状腺情况等；注意有无雄激素过多体征（多毛、痤疮、黑棘皮等）；妇科检查包括外阴发育、阴毛分布、阴道和宫颈异常排液和分泌物，子宫大小、形状、位置和活动度，附件包括是否有包块和压痛，子宫直肠凹处的包块、触痛和结节，盆腔和腹壁压痛和反跳痛，盆腔包块。

　　（2）不孕特殊检查

　　1）卵巢功能检查：方法包括基础体温测定、子宫黏液评分、血清内分泌激素检测、B 型超声监测卵泡发育、月经来潮前子宫内膜活组织检查。女性激素测定包括血清 FSH、LH、E_2、P、T、PRL 等检查，了解卵巢有无排卵及黄体功能状态。

　　2）输卵管功能检查：常用的方法有子宫输卵管通液术、子宫输卵管碘油造影、B 型超声下输卵管过氧化氢溶液通液术、腹腔镜直视下行输卵管通液（美蓝液）等，有条件者也可采用输卵管镜，了解输卵管通畅情况。输卵管通液术是一种简便价廉的方法，但准确性不高。新型的光纤显微输卵管镜能直视整条输卵管是否有解剖结构的改变，黏膜是否有粘连和损坏，并可进行活检及分离粘连等，能显著改善输卵管性不孕的诊治。

　　3）宫腔镜检查：了解子宫内膜形态、内膜的色泽和厚度、双侧输卵管开口、是否有宫腔粘连、子宫畸形、内膜息肉、黏膜下肌瘤等病变。联合腹腔镜时可分别在输卵管内口插管，注射染料（亚甲蓝），以判别输卵管的通畅度。

　　4）腹腔镜检查：可与腹腔镜手术同时进行。作腹腔镜以进一步了解盆腔情况，直接观察子宫、输卵管、卵巢有无病变或粘连，并可结合输卵管通液术，直视下确定输卵管的形态、是否通畅及周围有无粘连，必要时在病变处取活检。

　　5）性交后精子穿透力试验：上述检查未见异常时进行性交后试验（postcoital test，PCT）。根据基础体温表选择在预测的排卵期进行。在试验前 3 日禁止性交，避免阴道用药或冲洗。在性交后 2～8 小时内就诊，取阴道后穹隆液检查有无活动精子，验证性交是否成功，再取宫颈黏液观察，每高倍视野有 20 个活动精子为正常。

　　6）生殖免疫检查：判断免疫性不孕的因素是男方的自身抗体因素还是女方的抗精子抗体因

素。包括精子抗原、抗精子抗体、抗子宫内膜抗体的检查，有条件者可进一步做体液免疫学检查，包括 CD50、IgG、IgA、IgM 等。

（三）心理－社会评估

在中国，由于受儒家思想的长期影响，不孕症直接影响到了家庭和社会的稳定。生育被看做是妇女基本的社会职能之一，具有生育和养育能力是女性的成功标志之一，是自我实现的具体体现。相反，不孕的诊断及其治疗给女性带来了生理和心理上的不安。生理方面的不适包括激素治疗、试管婴儿等的干预措施，同时，不孕夫妇在希望和失望之中反复受到波折而影响心理健康。与男性比较而言，女性更容易出现心理问题，严重者可导致自我形象紊乱和自尊紊乱。

需要仔细评估不孕夫妇双方的心理反应，有时需要夫妇在一起完成评估，有时要根据情况单独对不孕夫妇进行评估。

不孕症的影响可以涉及心理、生理、社会和经济等方面。

1. 心理影响　一旦妇女被确认患有不孕症之后，立刻出现一种"不孕危机"的情绪状态。曼宁（Menning）曾将不孕妇女的心理反应描述为震惊、否认、愤怒、内疚、孤独、悲伤和解脱。

（1）震惊：因为生育能力被认为是女性的自然职能，所以对不孕症诊断的第一反应是震惊。以前使用过避孕措施的女性对此诊断感到惊讶，对自己的生活向来具有控制感的女性也明显会表示出她们的惊讶。

（2）否认：这也是不孕妇女经常出现的一种心理反应，特别是被确诊为不可治疗性不孕症之后妇女的强烈反应。如果否认持续时间过久，将会影响到妇女的心理健康，因此尽量帮助妇女缩短此期反应。

（3）愤怒：在得到可疑的临床和实验结果时，愤怒可能直接向配偶发泄。尤其在经历过一系列的不孕症检查而未得出异常的诊断结果之后出现的一种心理反应，检查过程中的挫折感、失望感和困窘感会同时爆发。

（4）内疚和孤独：缺少社会支持者常常出现的一种心理反应。有时内疚感也可能来源于既往的婚前性行为、婚外性行为、使用过避孕措施或流产。仅仅为了不想让自己陷入不孕的痛苦的心理状态中，不孕妇女往往不再和以往的有了孩子的朋友、亲戚交往，和男性相比女性更多时候一个人忍受内疚和孤独。这种心理可能导致夫妇缺乏交流、降低性生活的快乐，造成婚姻的压力和紧张。

（5）悲伤：诊断确定之后妇女的一种明显的反应。悲伤源于生活中的丧失：丧失孩子、丧失生育能力等。

（6）解脱：解脱并不代表对不孕的接受，而是在检查和治疗过程当中反复忙碌以求结果。此阶段会出现一些负性的心理状态如挫败、愤怒、自我概念低下、紧张、疲乏、强迫行为、焦虑、歇斯底里、恐惧、抑郁、失望和绝望。

漫长而繁杂的不孕症的诊断检查极大地影响了妇女的生活，包括生理、精神、工作等。许多不孕症的诊断检查往往是介入性的，既引起女性的不适又花费很多的时间，所以在此期间妇女往往出现抑郁、丧失自尊、丧失性快感、丧失自信、丧失希望。

2. 生理影响　生理的影响多来源于激素治疗和辅助生殖技术治疗过程。即使不孕的原因在于男性，但大多数的介入性治疗方案（比如试管婴儿）仍由女性承担，女性不断经历着检查、服药、手术等既费时又痛苦的过程。

3. 社会和宗教的影响　社会和宗教把不孕的责任更多的归结为女性因素，而不论医学最后确诊不孕的因素是在于男方，更有一些宗教因素使人们认为婚姻的目的就是在于传宗接代。

4. 经济影响 不孕妇女不断寻求检查和治疗，此过程对妇女在生理、情感和经济方面造成很大的压力和不良影响。

【常见护理诊断/问题】

1. **知识缺乏**：缺乏解剖知识和性生殖知识；缺乏性技巧。
2. **有长期低自尊的危险** 与不孕症诊治过程中繁杂的检查、无效的治疗效果有关。

【护理目标】

1. 妇女可以表达对不孕的感受，评价其治疗效果。
2. 妇女能够寻找自我控制的方法。
3. 妇女可以正确评价自我能力。

【护理措施】

1. **向妇女解释诊断性检查可能引起的不适** 子宫输卵管碘油造影可能引起腹部痉挛感，在术后持续 1~2 小时，随后可以在当日或第 2 日返回工作岗位而不留后遗症。腹腔镜手术后 1~2 小时可能感到一侧或双侧肩部疼痛，可遵医嘱给予可待因或可待因类的药物以止痛。子宫内膜活检后可能引起下腹部的不适感如痉挛、阴道流血。若宫颈管有炎症，黏液黏稠并有白细胞时会影响性交后试验的效果。

2. **指导妇女服药** 如果妇女服用克罗米酚类促排卵药物，护士应告知此类药物的不良反应。较多见的不良反应如经间期下腹一侧疼痛、卵巢囊肿、血管收缩征兆（如潮热），少见的不良反应如乏力、头昏、抑郁、恶心、呕吐、食欲增加、体重增加、风疹、皮疹、过敏性皮炎、复视、畏光、视力下降、多胎妊娠、自然流产、乳房不适及可逆性的脱发等。采取的护理措施包括：①教会妇女在月经周期遵医嘱正确按时服药；②说明药物的作用及副作用；③提醒妇女及时报告药物的不良反应如潮热、恶心、呕吐、头疼；④指导妇女在发生妊娠后立即停药。

3. **注重心理护理** 不孕症对于不孕夫妇来说是一个生活危机，将经历一系列的心理反应，护士应对夫妇双方提供护理，可以单独进行以保证隐私，也可以夫妇双方同时进行。不孕的时间越长，夫妇对生活的控制感越差，因此应采取心理护理措施帮助他们尽快度过悲伤期。不孕的压力可以引起一些不良的心理反应如焦虑和抑郁，又将进一步影响成功妊娠的概率，因此护士必须教会妇女进行放松，如练习瑜伽、调整认知、改进表达情绪的方式方法等。当多种治疗措施的效果不佳时，护士需帮助夫妇正面面对治疗结果，帮助他们选择停止治疗或选择继续治疗，不论不孕夫妇作出何种选择，护士都应给予尊重并提供支持。

4. **教会妇女提高妊娠的技巧** 护士应教给妇女一些提高妊娠率的方法：①保持健康状态，如注重营养、减轻压力、增强体质、纠正营养不良和贫血、戒烟、戒毒、不酗酒；②与伴侣进行沟通，可以谈论自己的希望和感受；③不要把性生活单纯看做是为了妊娠而进行；④在性交前、中、后勿使用阴道润滑剂或进行阴道灌洗；⑤不要在性交后立即如厕，而应该卧床，并抬高臀部，持续 20~30 分钟，以使精子进入宫颈；⑥掌握性知识，学会预测排卵、选择适当日期性交、性交次数适当，在排卵期增加性交次数。

5. **协助选择人工辅助生殖技术** 在不孕症诊治过程中，妇女往往会考虑治疗方案的选择，医护人员要帮助不孕夫妇了解各种辅助生殖技术的优缺点及其适应证。例如，配子输卵管内移植（GIFT）、体外受精与胚胎移植（IVF-ET）等都具有较高的妊娠率，但 GIFT 可以导致异位妊娠的发生率升高，并且几乎所有的辅助生殖技术都可能引起多胎妊娠，成为高危妊娠，引起早产、胎盘功能低下等不良妊娠结局，以便合理决策。

许多因素会影响不孕夫妻的决定：①社会、文化、宗教信仰因素；②治疗的困难程度，包括危险性、不适感等可涉及生理、心理、地理、时间等方面；③妇女的年龄可以影响成功率；④经济问题：昂贵而长久的治疗费用使不孕家庭将面临经济困窘而影响辅助生殖技术选择。

6. 帮助夫妇进行交流　可以使用一些沟通交流的技巧如倾听、鼓励等方法帮助妇女表达自己的心理感受，即使有时她们的感受可能和护士想象的完全不同，护士也应予以接受，不要用简单的对或错来评价妇女的情感。同时，鼓励男方讨论他们和女性不同的心理感受，向男方解释妇女面对不孕可能比男性承受更多的压力，如果沟通不畅可能导致误解。

7. 提高妇女的自我控制感　了解不孕妇女过去处理压力的有效方法，可以把这些措施应用于对待不孕带来的压力。指导妇女可以采用放松的方式如适当的锻炼、加强营养、提出疑惑等减轻压力，获得自我控制感。

8. 降低妇女的孤独感　因为和有孩子的女性打交道常常唤起不孕妇女的痛苦，因而不孕妇女常常远离朋友和家人而缺乏社会及家庭的支持。护士应帮助不孕妇女和她们的重要家人进行沟通，提高自我评价。

9. 提高妇女的自我形象　鼓励妇女维持良性的社会活动如运动、义工，如果妇女存在影响治疗效果的行为也应及时提醒，如节食。每一个人对生育的重要性评价都不同，男性和女性比较也有差异。女性可以公开谈论她们的挫折，而男性往往把情感隐藏起来。

10. 正视不孕症治疗的结局　不孕症治疗可能的3个结局包括：①治疗失败，妊娠丧失，如果妊娠丧失是因为异位妊娠，妇女往往感到失去了一侧输卵管，此时妇女悲伤和疼痛的感触较多。②治疗成功，发生妊娠，此时期她们的焦虑并没有减少，常常担心在分娩前出现不测，即使娩出健康的新生儿，她们仍需要他人帮助自己确认事实的真实性。③治疗失败，停止治疗，一些不孕夫妇因为经济、年龄、心理压力等因素放弃治疗，可能会领养一个孩子。护士应对她们的选择给予支持。

【结果评价】

1. 不孕夫妇表示获得了正确的有关不孕的信息。
2. 不孕夫妇显示出具有良性的对待不孕症的态度。
3. 妇女表达出自己对不孕的感受，包括正性或负性的。

第二节　辅助生殖技术及护理

辅助生殖技术（assisted reproductive techniques，ART）也称为医学助孕，指在体外对配子和胚胎采用显微操作技术，帮助不孕夫妇受孕的一组方法。辅助生殖技术包括人工授精、体外受精和胚胎移植、配子输卵管移植以及在这些技术基础上演进的各种新技术。然而，由ART带来的技术本身以及社会、伦理、道德、法律等诸多方面的问题也日益突出，其应用的安全性值得深入探讨。

【辅助生殖技术】

（一）人工授精

人工授精（artificial insemination，AI）是用器械将精子通过非性交方式注入女性生殖道内，使其受孕的一种技术。可选择阴道内、宫颈管内或宫腔内。按精液来源不同分两类：①丈夫精液人工授精（artificial insemination with husband's sperm，AIH）；②供精者精液人工授精（artificial insemination by donor，AID）。按国家法规，目前 AID 精子来源一律由卫生部认定的人类精子库提供和管理。

⊙ **知识链接**　　　　《人类精子库管理办法》的规定

为了制止机构或者个人滥用人类辅助生殖技术，2001 年 2 月 20 日卫生部颁布了《人类精子库管理办法》，明确了申请设置人类精子库的医疗机构应当符合下列条件：①具有医疗机构执业许可证；②设有医学伦理委员会；③具有与采集、检测、保存和提供精子相适应的卫生专业技术人员；④具有与采集、检测、保存和提供精子相适应的技术和仪器设备；⑤具有对供精者进行筛查的技术能力；⑥应当符合卫生部制订的《人类精子库基本标准》。同时也明确了精子捐赠者的条件和捐赠精子的限制。供精者应当是年龄限制在 22～45 岁之间的健康男性，且不得具有下列情况：①遗传病家族史或者患遗传性疾病；②精神病病人；③传染病病人或者病原携带者；④长期接触放射线和有害物质；⑤精液检查不合格者；⑥其他严重器质性疾病病人。供精者只能在 1 个精子库中供精。人类精子库应当和供精者签署知情同意书，精子库采集精子后，应当进行检验和筛查。严禁精子库向医疗机构提供新鲜精子，向未经批准开展人工生殖技术的医疗机构提供精子。一个供精者的精子最多只能提供给 5 名妇女受孕。

1. 人工授精的适应证

（1）AIH 适应证：主要适用于：①男性因少精、弱精、液化异常、性功能障碍、生殖器畸形等不育；②宫颈因素不育；③生殖道畸形及心理因素导致性交不能等不育；④免疫性不育；⑤原因不明不育。

（2）AID 适应证：主要适用于：①不可逆的无精子症、严重的少精症、弱精症和畸精症；②输精管复通失败；③射精障碍；④男方和（或）家族有不宜生育的严重遗传性疾病；⑤母儿血型不合不能得到存活新生儿。

2. AID 供精者的选择　宜选择：①智商高，身体素质好，已婚已育的青壮年自愿者；②无遗传性疾病和遗传性疾病家族史；③供受精双方互相不认识；④供受精双方血型最好相同；⑤供精者外貌上，五官端正，体格健壮，最好与受方夫妇双方相似。

3. AID 的管理　由于供精者精液人工授精实施中存在很多伦理问题，所以卫生部规定实施AID 的医疗机构需要经过特殊审批后方可实施此项技术；为了防止近亲婚配，严格控制每一位供精者的冷冻精液，最多只能使 5 名妇女受孕。①建立供精者档案；②人工授精前对采集的供精者精液进行常规检查；③取精前禁欲 5～7 日，要求 24 小时内禁饮含乙醇饮料；④供精者泌尿生殖道性病检查；⑤已使受精者受孕达 5 人次时，不能再使用此供精者的精液。

4. AID 的安全性　性传播疾病是 AID 的主要危险。因为沙眼衣原体可以通过 AI 传给受精者而造成许多不良后果，如盆腔炎、异位妊娠或输卵管梗阻性不孕，因此必须对供精者尿道取材进行沙眼衣原体检查；而 HIV 感染后 3 个月血清才呈阳性反应，故美国生殖学会禁止用新鲜精液而必须采纳冷冻精子 AI 技术。

5．人工授精的禁忌证 目前尚无统一标准。一般包括：①患有严重全身性疾病或传染病；②严重生殖器官发育不全或畸形；③严重宫颈糜烂；④双侧输卵管梗阻；⑤无排卵。

6．人工授精主要步骤

（1）收集及处理精液：用干净无毒取精杯经手淫法取精。根据世界卫生组织的标准，在 Makler 精子计数器上计算精子的浓度和活动度。

（2）促进排卵或预测自然排卵的规律：排卵障碍者可促排卵治疗，单用或联合用药。预测排卵的方法包括：①月经周期史；②基础体温测定；③宫颈黏液；④B 型超声卵泡监测；⑤实验室生化检查 E_2、LH。

（3）选择 AI 时间：一般通过宫颈黏液、B 型超声、基础体温等综合判断排卵时间，于排卵前和排卵后 24 小时内各注射一次为好。

（4）方法：人工授精的妇女取膀胱截石位，臀部略抬高，妇科检查确定子宫位置，以阴道窥器暴露子宫颈，无菌棉球拭净子宫外口周围黏液，然后用 1ml 干燥无菌注射器接用于人工授精的塑料管，吸取经过洗涤处理过的精子悬浮液 0.3～0.5ml，通过插入宫腔的导管注入宫腔内受精。

7．人工授精的妊娠率 妊娠率与妇女选择、诊断标准、精液处理、授精时间、统计方法等相关。对于精子质量较好、性交时精液未能接触宫颈的 AIH，妊娠率可达到 80% 以上，而精子质量差或因宫颈因素行 AIH 者妊娠率偏低。采用新鲜精液人工授精比冷冻精液的妊娠率高，但存在感染某些疾病的危险性。

（二）体外受精与胚胎移植

体外受精与胚胎移植（in vitro fertilization and embryo transfer，IVF-ET），即试管婴儿。体外受精指从妇女体内取出卵子，放入试管内培养一个阶段与精子受精后发育成早期胚泡。胚胎移植指将胚泡移植到妇女宫腔内使其着床发育成胎儿的全过程。

1．适应证

（1）输卵管堵塞性不孕症（原发性和继发性）：为最主要的适应证。如患有输卵管炎、盆腔炎致使输卵管堵塞、积水等。

（2）原因不明的不孕症。

（3）子宫内膜异位症经治疗长期不孕者。

（4）输卵管结扎术后子女发生意外者或输卵管吻合术失败者。

（5）多囊卵巢综合征经保守治疗长期不孕者。

（6）其他如免疫因素不孕者、男性因素不孕者。

2．术前准备 详细了解和记载月经史及近期月经情况、妇科常规检查，进行 B 型超声检查、诊断性刮宫、输卵管造影、基础体温测定、女性内分泌激素测定、自身抗体检查及抗精子抗体检查、男方精液检查、男女双方染色体检查以及肝脏功能检查、血尿常规检查等。

3．体外受精与胚胎移植的主要步骤

（1）促进与监测卵泡发育：采用药物诱发排卵以获取较多的卵母细胞供使用。采用 B 型超声测量卵泡直径及测定血 E_2、LH 水平，监测卵泡发育。

（2）取卵：于卵泡发育成熟尚未破裂时，经腹或经阴道穹隆处以细针（B 型超声指引下）穿刺成熟卵泡，抽取卵泡液找出卵母细胞。

（3）体外受精：取出的卵母细胞放入培养液中培养，使卵子进一步成熟，达到与排卵时相近状态，以提高受精率与卵裂率。优化处理过的精子与卵母细胞在试管内混合受精，体外培养受精卵，受精卵体外培养 2~3 日。

（4）胚胎移植：将体外培养至 4~8 个细胞的早期胚胎送回母体子宫腔内的过程。

（5）移植后处理：卧床 24 小时，限制活动 3~4 日，肌注黄体酮治疗，移植后第 14 日测定血 β-hCG，明显增高提示妊娠成功，按高危妊娠加强监测管理。

（三）配子输卵管内移植

配子输卵管内移植（gamete intrafallopian transfer，GIFT）是直接将卵母细胞和洗涤后的精子移植到输卵管壶腹部的一种助孕技术，是继 IVF-ET 之后发展起来的比较成熟的助孕技术之一。1984 年首先由美国的 Asch 等报告成功。

1. 适应证

（1）原因不明不孕症：曾经是 GIFT 的主要适应证。不孕原因可能是精子的运输、授精能力异常、输卵管伞的拾卵功能障碍或卵泡未破裂黄素化综合征等。

（2）男性不育：大多数为少精或弱精症。

（3）免疫不孕：免疫球蛋白中的 G 抗体可抑制受精，精子数量越多，抗原越多，愈能激发免疫反应。

（4）子宫内膜异位症：药物或手术失败后均可用 GIFT 或 IVF 治疗，轻、中度子宫内膜异位症较合适，而重度子宫内膜异位症成功率低。

（5）其他因素的不孕症：如宫腔的异常、宫颈不孕和不排卵等也可用 GIFT 治疗。

2. 配子输卵管内移植的步骤

（1）诱发超排卵：方案与 IVF 相同，应根据妇女的年龄、病因和以往治疗的反应决定治疗方案和人类绝经期促性腺激素（human menopausal gonadotropin，HMG）的用量。

（2）监测卵泡：目的是观察卵巢对促性腺激素治疗的反应，以决定 HMG 的用量、注射时间等。

（3）处理精子：采卵前 2 小时取精液。

（4）采卵：采卵时间一般在注射 HMG 后 34~36 小时。

（5）移植配子：移植的卵细胞数与妊娠率有关。

3. 配子输卵管内移植的优点　　GIFT 的优点是省去了体外胚胎培养阶段，实验方法简便。

4. 配子输卵管内移植的缺点　　只适用于至少有一条正常输卵管的妇女，以及对失败病例无法确定失败原因是否归因于受精失败。此外，GIFT 有卵子受精和胚胎发育情况不明及移植配子时需全身麻醉或用腹腔镜等缺点，对受术者损伤大。同时，由于难以了解受精过程和胚胎发育情况，成功率为 20%~30%，而且费用也比 IVF-ET 要昂贵。目前已很少应用。

5. IVF 和 GIFT 的选择　　对于有一条正常输卵管的妇女可以行 IVF，也可以行 GIFT。目前认为，IVF 是主要和初步的选择，可以首先证实卵子和精子的受精能力。如果 IVF 已经证实受精成功但仍未受孕，可用 GIFT。

（四）卵细胞质内单精子注射

卵细胞质内单精子注射（intracytoplasmic sperm injection，ICSI）是在显微操作系统帮助下，在体外直接将精子注入卵母细胞浆内使其受精。

1. 适应证　　主要适用于重度少、弱、畸形精子症的男性不育病人。也适用于阻塞性或部分非阻塞性无精症病人。

2. 卵细胞质内单精子注射的主要步骤 刺激排卵和卵泡监测同 IVF 过程，经阴道超声介导下取卵，去除卵丘颗粒细胞，在高倍倒置显微镜下行卵母细胞质内单精子显微注射授精，继后胚胎体外培养、胚胎移植及黄体支持治疗同 IVF 技术。

（五）植入前胚胎遗传学诊断

植入前胚胎遗传学诊断（preimplantation genetic diagnosis，PGD）是利用现代分子生物学技术与显微操作技术，在受精卵分裂为 8 细胞左右时，取出 1～2 个细胞，进行特定的遗传学性状检测，然后据此选择合适的囊胚进行移植的技术。目前常用于某些单基因疾病、染色体数目或结构异常以及性连锁性遗传病的携带者等有可能分娩遗传性疾病后代的高危夫妇的胚胎选择。该技术的主要目的与不孕症的治疗无关，但以辅助生殖技术为基础。应用 PGD 技术，可以避免反复的选择性流产或引产和遗传性疾病患儿的出生。

（六）辅助生殖技术的发展前景

1. 卵细胞胞质置换或卵细胞核移植技术 通过与年轻女性卵细胞胞质进行置换或直接将卵细胞泡核移植到年轻女性去除生殖泡核的卵细胞胞质内，就可以使高龄不孕妇女获得自己血亲的后代。然而，此技术可能将供卵者卵细胞质中线粒体 DNA 带入受卵者细胞基因中，这是不可忽视的严重问题。在没有确切了解这项技术对人类遗传的影响之前必须慎重使用。目前我国禁止使用该项技术。

2. 生殖冷冻技术 人类精子、卵子或卵巢组织和胚胎冷冻技术等生殖冷冻技术是生殖工程技术中非常重要的一部分。人类精子和卵子包括卵巢组织冷冻获得成功，不仅可长期保存生殖细胞或生殖组织，还能为肿瘤病人和一部分暂不想生育但担心将来可能因生育能力下降而可能不孕不育的支持夫妇"储存"生育能力。胚胎冷冻可以将病人多余胚胎保存起来，以利选择合适的时机移植。

【常见并发症】

辅助生殖技术的孕产期并发症主要是由于药物刺激超排卵过程所引起，常见的有卵巢过度刺激综合征、卵巢反应不良、多胎妊娠、流产或早产，以及超排卵药物应用与卵巢和乳腺肿瘤的关系。

（一）卵巢过度刺激综合征

卵巢过度刺激综合征（ovarian hyperstimulation syndrome，OHSS）指诱导排卵药物刺激卵巢后，导致多个卵泡发育、雌激素水平过高及颗粒细胞的黄素化，引起全身血流动力学改变的病理情况。在接受促排卵药物的妇女中，约 20% 发生不同程度卵巢过度刺激综合征，重症者约 1%～4%。主要的病理改变为全身血管通透性增加，血液中水分进入体腔，血液成分浓缩，hCG 会加重发病。卵巢过度刺激综合征的发生与超排卵药物的种类、剂量、治疗方案、不孕症妇女的内分泌状态、体质以及妊娠等诸多因素有关。

根据临床表现及实验室检查，可将 OHSS 分为轻、中、重度：①轻度：症状及体征通常发生于注射 hCG 后 7～10 日，主要表现为下腹不适、腹胀或轻微腹痛，伴食欲缺乏、乏力，血 E_2 水平 ≥ 1500pg/ml，卵巢直径可达 5cm；②中度：有明显下腹胀痛、恶心、呕吐或腹泻，伴有腹围增大，体重增加 ≥ 3kg，明显腹水，少量胸水，血 E_2 水平 ≥ 3000pg/ml，双侧卵巢明显增大，直径达 5～10cm；③重度：腹胀痛加剧，病人口渴多饮但尿少，恶心、呕吐甚至无法进食，疲乏、虚弱、腹水明显增多，可因腹水而使膈肌上升或胸水致呼吸困难，不能平卧，卵巢直径 ≥ 12cm，体重增加 ≥ 4.5kg，严重者可出现急性肾功能衰竭、血栓形成及成人呼吸窘迫综合征甚至死亡。如未妊娠，月经来潮前临床表现可停止发展或减轻，此后上述表现迅速缓解并逐渐消失。一旦妊娠，OHSS 将趋于严重，病程延长。

（二）卵巢反应不足

与 OHSS 相反，卵巢反应不足（poor response）表现为卵巢在诱发超排卵下卵泡发育不良，卵泡数量或大小或生长速率不能达到药物的要求。主要表现为治疗周期应用 HMG25～45 支，但直径达到 14mm 的卵泡数量 <3 个，血 E_2 水平 <500pg/ml。

（三）多胎妊娠

促排卵药物的使用或多个胚胎的移植可导致多胎妊娠的发生。使用氯米芬后多胎妊娠率达 5%～10%，应用绝经期促性腺激素后的多胎妊娠率为 20%～40%，体外受精与胚胎移植技术后的高达 25%～50%，甚至出现较多的高序多胎妊娠（三胎以上妊娠）。多胎妊娠容易出现妊娠期高血压疾病、羊水过多、重度贫血、早破水、流产、早产等，从而增加围生儿的病死率。同时，多胎妊娠需要增加产科和新生儿科的重症监护，家庭的医疗开支增大，对孕产妇及其配偶，家庭的各种短期、长期的情感和精神压力过大，容易使人陷于沮丧。对多胎妊娠可在孕早期施行选择性胚胎减灭术。

（四）其他并发症

体外受精技术穿刺取卵时可能损伤邻近肠管、输尿管甚至血管，引起出血和感染等并发症。经辅助生殖技术治疗获得的妊娠与自然妊娠比较，其流产率、早产率、异位妊娠率、宫内外同时妊娠率均较高。

【护理要点】

1. **详细询问健康史**　包括年龄、既往不孕症治疗时的并发症病史、超排卵治疗情况（促性腺激素的剂量、卵泡数量、一次助孕治疗中卵子数量、血清雌二醇峰值、使用 hCG 的日期、取卵的日期、胚胎移植中胚胎的数量）、症状的发生、发展以及严重程度。必须要询问的表现有腹部症状、胸部症状、消化道症状、尿量、体重，并检查四肢有无凹陷性水肿。

2. **配合做好辅助检查**　包括血常规、凝血酶原时间、血电解质、肝功、肾功、阴道超声检查。如果有气促、胸痛或胸部体检异常，行胸部摄片；如有呼吸症状，必须查血氧饱和度。

3. **严密观察**　中重度 OHSS 住院病人每 4 小时测量生命体征，记录出入量，每天测量体重和腹围，每天监测血细胞比容、白细胞计数、血电解质、肾功能。防止继发于 OHSS 的严重并发症如卵巢破裂或蒂扭转、肝功能损害、肾功能损害甚至衰竭、血栓形成、成人呼吸窘迫综合征等。加强多胎妊娠产前检查的监护，要求提前住院观察，足月后尽早终止妊娠。

4. **配合治疗**　遵医嘱对中重度 OHSS 住院病人静脉滴注白蛋白、低分子右旋糖酐、前列腺素拮抗剂。对卵巢反应不足的病人可以遵医嘱使用 HMG，合用生长激素或生长激素释放激素，然后再使用诱发超排卵治疗。多胎妊娠者进行选择性胚胎减灭术。

5. **积极采取预防措施**

（1）预防 OHSS：注意超排卵药物应用的个体化原则，严密监测卵泡的发育，根据卵泡数量适时减少或终止使用 HMG 及 hCG，提前取卵。对有 OHSS 倾向者，按医嘱于采卵日给予静脉滴注白蛋白，必要时可以放弃该周期，取卵后行体外受精，但不行胚胎移植而是将所获早期胚胎进行冷冻保存，待自然周期再行胚胎移植。

（2）预防卵巢反应不足：增加外源性 FSH 的剂量，提前使用 HMG 等。

（3）预防自然流产：合理用药；避免多胎妊娠；充分补充黄体功能；移植前进行胚胎染色体

分析，防止异常胚胎的种植；预防相关疾病。

　　不孕症是一个影响到妇女生理、心理、社会健康的问题，原因可能在于女性、男性或男女双方。因为生育被看做是女性职能的一个方面，因此不孕症严重影响妇女的生活，伴随不孕出现抑郁、孤独、内疚、愤怒等情绪。不孕不仅是医学问题，而且是一个关系到社会的基本单位—家庭的稳定问题及社会问题，常有因此而引起离婚等影响家庭和社会稳定的问题。因此，积极检查治疗不孕症，为不孕症夫妇提供个体化的护理是非常必要的。辅助生殖技术因涉及伦理、法规和法律问题，需要严格管理和规范。同时新技术蓬勃发展，例如卵浆置换、核移植、治疗性克隆和胚胎干细胞体外分化等胚胎工程技术的进步，必将面临伦理和法律问题新的约束和挑战。

☆ **本章小结**　· ·

　　　　不孕症是影响到家庭和男女双方身心健康的医学和社会问题，其原因包括女方、男方和男女双方。女方因素中最常见的是输卵管因素，最严重的是无排卵。对不孕症夫妇进行护理评估时，要评估男女双方的健康史、身心状况和相关检查，评估有时需要夫妇共同完成，有些需要根据情况单独对夫妇进行评估。对不孕症妇女提供的护理措施包括身心整体护理。治疗不孕症要根据不孕症的病因进行处理，女性不孕症的治疗技术主要包括重建输卵管正常解剖关系、促使卵细胞发育成熟、治疗排卵障碍，必要时根据具体情况采用辅助生殖技术。

　　　　辅助生殖技术是利用现代生殖医学技术，人工授精或可控地促使卵细胞发育成熟，于体外完成卵细胞与精子的受精、早期囊胚的发育过程，再将囊胚输入子宫内、待其继续妊娠。目前，常用辅助生殖技术有人工授精和体外受精－胚胎移植两大类。随着生殖医学的发展，又衍生出卵细胞质内单精子注射、植入前胚胎遗传学诊断以及卵细胞胞质置换或卵细胞核移植技术等。辅助生殖技术的发展已超越了单纯治疗的范围，逐渐进入了对生命奥秘的探索和研究阶段。然而，伴随而来的是社会、伦理、法律、道德等各个方面的问题。

　　　　　　　　　　　　　　　　　　　　　　　　　　　　　　（顾　炜）

◇ **护理学而思**　· ·

　　　　1. 一对夫妇，男性，38岁，女性37岁。结婚5年未孕，前来医院检查不孕不育问题。均为初婚，婚后无避孕史、无两地分居史。

　　　　请思考：

　　　　（1）护士评估健康史，男方和女方评估的重点内容有哪些？

　　　　（2）经检查，夫妇双方均未有导致的不孕不育生理因素，护士可以为夫妇俩制订哪些护理措施？

　　　　2. 一对夫妇，婚后2年不孕，男方28岁，女方27岁。男方检查结果无异常，女方到不孕症门诊就诊。

请思考：

（1）女方将进行哪些不孕特殊检查？

（2）针对不孕特殊检查可能造成的不适，护士可以提供的护理措施有哪些？

3. 一对夫妇，婚后3年不孕，经检查，男性少精、弱精，女性患有多囊卵巢综合征。3年来不断到不同等级和特色医院就诊不孕不育，并自服过"受孕偏方"，目前感觉已经筋疲力尽，打算进行医学助孕。

请思考：

（1）护士对夫妇俩进行心理社会评估，不孕症的影响有哪些？

（2）护士如何帮助夫妇俩选择和实施辅助生殖技术？

（3）在进行辅助生殖技术前，护士提供的护理措施和健康教育内容有哪些？

21

第二十一章
计划生育妇女的护理

学习目标

通过本章学习，学生能够：

1. 根据育龄夫妇的具体情况，协助其选择最佳的计划生育措施。
2. 复述宫内节育器的种类、放置术、取出术、副作用、并发症及其护理。
3. 复述激素避孕的适应证与禁忌证、药物的副作用及处理、种类。
4. 概述输卵管绝育术的适应证、禁忌证及其护理要点。
5. 复述人工流产适应证、禁忌证、护理要点、并发症、副作用及防治。
6. 概述引产的适应证、禁忌证、注意事项及护理要点。

▶ 计划生育（family planning）是通过采用科学的方法实施生育调节，控制人口数量，提高人口素质，使人口增长与经济、资源、环境和社会发展计划相适应。我国是人口众多的国家，实行计划生育是一项基本国策。2016年1月我国开始实施修订后的《人口与计划生育法》，提倡一对夫妻生育两个子女。计划生育对妇女的生殖健康和家庭幸福有着直接的影响。本章主要介绍女性避孕的各种方法、绝育及避孕失败补救措施妇女的护理。

导入案例与思考

王女士，30岁，已婚，因停经50日来院就诊。尿妊娠试验阳性，B型超声检查于宫腔内探及妊娠囊。病人平素月经规律，周期28~30日，经期3~5日，经量适中，无痛经。2年前足月自然分娩1对双胞胎女婴，曾有2次人工流产史。既往体健，无生殖器官炎症，无血栓性疾病。平时采用安全期避孕，此次属于意外妊娠，要求行人工流产。体格检查：体温36.8℃，血压 110/65mmHg，心率 78 次 / 分，呼吸 20 次 / 分。身体检查无异常发现。

结合本案例，你认为：

1. 王女士在人工流产的过程中，护士要注意观察什么？

2. 人工流产有哪些并发症？要如何防治？

3. 王女士人工流产后，可以采取哪些方式避孕？

第一节 计划生育妇女的一般护理

计划生育措施主要包括避孕、绝育及避孕失败补救措施。避孕方法知情选择是计划生育优质服务的重要内容，实行计划生育应充分尊重夫妻双方的意愿。护士通过宣传、教育、培训、指导等途径，使育龄妇女了解常用避孕方法的相关知识，并协助育龄妇女根据自身特点选择适宜、安全、有效的避孕方法。

【护理评估】

（一）健康史

详细询问欲采取计划生育措施妇女的现病史、既往史、月经史及婚育史等，了解是否符合各种计划生育措施的适应证，有无各种计划生育措施的禁忌证，例如对欲放置宫内节育器的妇女，应了解其有无月经过多或过频、有无带器脱落史等；对欲采用药物避孕的妇女，应了解其有无严重心血管疾病（高血压病、冠心病等）、内分泌疾病（糖尿病、甲亢等）、肿瘤及血栓性疾病等；对欲行输卵管结扎术的妇女，应了解其有无感染、神经症及盆腔炎性疾病等。

（二）身心状况

全面评估欲采取计划生育措施妇女的身体状况，如有无发热及急、慢性疾病。妇科检查：外阴、阴道有无赘生物及皮肤黏膜的完整性；宫颈有无炎症、裂伤；白带性状、气味和量；子宫位置、大小、活动度、有无压痛及脱垂；附件有无压痛、肿块等。

由于缺乏计划生育相关知识，妇女对采取计划生育措施会存在一定思想顾虑和担忧，如采用药物避孕的妇女可能担心月经异常、体重增加或肿瘤发生率增高等，尚未生育、采用药物避孕的妇女会担心药物避孕损伤身体、影响以后的正常生育等；采用宫内节育器避孕的妇女害怕节育器脱落、移位及带器妊娠等；采用避孕套避孕的夫妇，担心影响性生活质量；接受输卵管结扎术的妇女常担心术中疼痛、术后出现并发症及影响性生活等。因此，护士必须全面评估拟实施计划生育妇女的生理、心理及社会状况，及时为她们提供正确、个性化的健康指导，协助其自愿采取适宜、安全、有效的计划生育措施。

（三）辅助检查

1. 血、尿常规和出凝血时间。
2. 阴道分泌物常规检查。
3. 心电图、肝肾功能及腹部、盆腔 B 型超声检查等。

应根据每位欲采取计划生育措施妇女的实际情况，选择相应的检查。

【常见护理诊断/问题】

1. **知识缺乏**：缺乏对避孕方法的了解。
2. **有感染的危险** 与腹部手术切口及子宫腔创面有关。

【护理目标】

1. 采取计划生育措施的妇女获得相关知识，焦虑减轻，能够以正常心态积极配合。
2. 采取计划生育措施的妇女不发生感染。

【护理措施】

1. 计划生育措施的选择 育龄夫妇有对避孕方法的知情选择权，护士首先要让育龄夫妇了解常用避孕方法的种类、原理、适应证、禁忌证、常见副作用、并发症及如何配合，耐心解释其提出的各种具体问题，做好其心理疏导工作、解除思想顾虑，根据每对育龄夫妇的具体情况和实际需求，协助其选择最适宜、安全及有效的避孕措施。

（1）新婚夫妇：因尚未生育，需选择使用简便、短效的避孕方法。可采用男用避孕套；也可采用短效口服避孕药或外用避孕栓、薄膜等，一般暂不选用宫内节育器。

（2）生育后夫妇：应选择长效、安全、可靠的避孕方法。可采用宫内节育器、男用避孕套、口服避孕药物、长期避孕针或缓释避孕药等各种方法。若对某种避孕方法有禁忌证，则不宜使用该方法。已生育两个或以上的妇女可采取绝育措施。

（3）哺乳期妇女：选择不影响乳汁质量和婴儿健康的避孕方法。宜选用男用避孕套、宫内节育器，不宜选用甾体激素避孕药。哺乳期放置宫内节育器，应先排除妊娠，操作注意要轻柔，防止子宫损伤。

（4）绝经过渡期妇女：仍有排卵可能，应坚持避孕。首选男用避孕套。原来采用宫内节育器无不良反应者可继续使用，至绝经后半年取出。年龄超过 45 岁的妇女一般不用口服避孕药或注射避孕针。

2. 减轻疼痛、预防感染 护士要注意减轻受术者的疼痛，对于疼痛原因要双方共同进行讨论分析，积极寻找缓解疼痛的方法。术后尽量为受术者提供舒适安静的休息环境。根据手术的需要和受术者自身身体状况，可嘱其卧床休息 2～24 小时，逐渐增加活动量。做绝育术及中期妊娠引产者需住院，住院期间应定时监测受术者的生命体征，密切观察受术者阴道流血、腹部切口及腹痛等情况。按医嘱给予镇静、止痛、抗生素等药物，以缓解疼痛、预防感染，促进康复。对于受术者放置宫内节育器后出现的疼痛，要认真了解宫内节育器的位置、大小及形态是否合适，指导其服用抗炎及解痉药物，并督促其保持外阴部的清洁。

3. 健康指导

（1）门诊可以进行宫内节育器的放置与取出术、人工流产手术等，受术者于术后稍加休息便可回家休养。护士有责任告知受术者，若出现阴道流血量多、持续时间长、腹部疼痛加重等情况需及时就诊。放置或取出宫内节育器术后应禁止性生活 2 周，人工流产手术后应禁止性生活及盆浴 1 个月。术后 1 个月到门诊复查，腹痛、阴道流血量多者，应随时就诊。

（2）告知拟行输卵管结扎术的受术者需住院，输卵管结扎术后受术者应休息 3～4 周，禁止性生活 1 个月。经腹腔镜手术者，术后静卧数小时后即可下床活动，密切观察有无腹痛、腹腔内出血或脏器损伤等征象。

（3）要教会妇女各种避孕措施的正确使用方法，告知其如何观察副作用、并发症及一般的应对措施。

【结果评价】

1. 夫妇双方获得计划生育知识，积极与医护人员共同协商采取适宜有效的计划生育措施。

2. 受术者离院时体温正常，白细胞计数及分类在正常范围内，手术切口愈合良好。

第二节　常用避孕方法及护理

避孕（contraception）是计划生育的重要组成部分，是指采用药物、器具及利用妇女的生殖生理自然规律，使妇女暂时不受孕。理想的避孕方法应符合安全、有效、简便、实用、经济的原则，对性生活及性生理无不良影响，男女双方均能接受且乐意持久使用。常用的避孕方法有放置宫内节育器及口服激素避孕药。

一、宫内节育器

宫内节育器（intrauterine device，IUD）避孕是将避孕器具放置于子宫腔内，通过局部组织对它的各种反应而达到避孕效果，是一种安全、有效、简便、经济、可逆的避孕方法，为我国育龄妇女所接受并广泛使用。

（一）种类

IUD 大致分为两大类（图 21-1）。

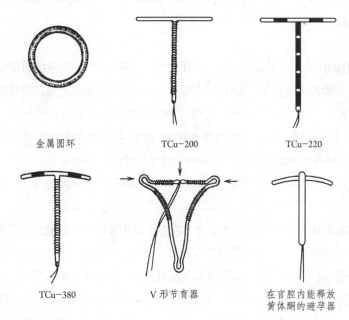

金属圆环　　　　　TCu-200　　　　　TCu-220

TCu-380　　　　　V 形节育器　　　　在宫腔内能释放
　　　　　　　　　　　　　　　　　　黄体酮的避孕器

图 21-1　常用的宫内节育器

1. 惰性 IUD（第一代 IUD）　由金属、硅胶、塑料或尼龙等惰性材料制成。由于金属单环带器妊娠和脱落率较高，已于 1993 年停止生产使用。

2. 活性 IUD（第二代 IUD）　内含活性物质，如铜离子（Cu^{2+}）、激素、药物或磁性物质等，可以提高避孕效果，减少副作用。

（1）带铜 IUD：是目前我国临床常用的 IUD。在子宫内持续释放具有生物活性的铜离子，铜离子具有较强的抗生育功能，避孕效果随铜的表面积增大而增强。带铜 IUD 从形态上分为 T 形、V 形、宫形等多种。不同形态带铜 IUD 又根据含铜表面积分为不同类型，例如 TCu-220（T 形，含铜表面积 220mm²）、TCu-380A、VCu-200 等。①含铜 T 形 IUD：按宫腔形态设计制成，以聚乙烯为支架，内含少量钡，便于 X 线下显影；纵杆上绕以铜丝，或在纵杆或横臂上套以铜管，T 形器纵杆末端系以尾丝，便于检查与取出。② 含铜 V 形 IUD：以不锈钢制成 V 形支架，在横臂及斜边上各绕以铜丝，两横臂于中间相套为中心扣，外套硅胶管，并带有尾丝。③ 含铜宫形 IUD：是将不锈钢圆环经热处理呈宫腔形状，在不锈钢丝螺旋腔内加入铜丝，分大、中、小号，无尾丝，具有带器妊娠率及脱落率低、能长期放置等优点。④ 母体乐 IUD：支架为聚乙烯，呈伞状，半月形两侧臂带有小棘，纵臂绕有铜丝，表面积 375mm²，带有尾丝。⑤ 含铜无支架 IUD（吉妮 IUD）：为 6 个铜套串在一根尼龙线上，顶端有一个结能固定于子宫肌层，悬挂在宫腔中，表面积 330mm²，有尾丝，适宜宫腔较深、宫颈口较松、有 IUD 脱落史或带器妊娠史的妇女放置。

（2）药物缓释 IUD：目前我国临床主要应用含孕激素 IUD 和含消炎痛的带铜 IUD。① 含孕激素 T 形 IUD：采用 T 形聚乙烯为支架，孕激素储存在纵杆的药管中，管外包有聚二甲基硅氧烷膜，控制药物释放。孕激素使子宫内膜变化，不利于受精卵着床，带器妊娠率较低；还可使子宫平滑肌静止，脱落率降低；并可使月经量减少，但易发生突破出血。目前研制出左炔诺孕酮（levonorgestrel，LNG）IUD，又称曼月乐（mirena），以中等量释放左炔诺孕酮（20μg/d），放置时间为 5 年，具有脱落率低、带器妊娠率低、经量少的优点。主要不良反应为点滴出血及闭经，取出 IUD 后不影响月经的恢复和妊娠。② 含消炎痛的带铜 IUD：其特点是年妊娠率、脱落率及出血率低、继续存放率高。

（二）避孕原理

目前认为 IUD 的抗生育作用体现在多个方面，主要是局部组织对异物的组织反应所致。

1. 对精子和胚胎的毒性作用 IUD 引起宫腔内局部炎性反应，主要是机械性压迫、子宫收缩时摩擦和放置 IUD 时损伤子宫内膜所致。宫内炎性细胞增多，IUD 压迫局部宫腔内膜使炎症转为慢性无菌性，巨噬细胞、淋巴细胞和浆细胞分泌物、中性粒细胞溶解产物和损伤内膜细胞溶解释放物使宫腔液有细胞毒性作用。宫腔液逆流至输卵管，影响输卵管内的精子活动度、胚泡运送速度并毒杀胚泡。含铜 IUD 释放的铜离子具有使精子头尾分离的毒性作用，使精子不能获能。

2. 干扰受精卵着床 长期异物刺激导致子宫内膜损伤及慢性炎症反应，产生前列腺素，改变输卵管蠕动，使受精卵运行速度与子宫内膜发育不同步，受精卵着床受阻。子宫内膜受压缺血及吞噬细胞的作用，激活纤溶酶原，局部纤溶酶活性增强，致使囊胚溶解吸收。含铜 IUD 释放的铜离子进入细胞核和线粒体，干扰细胞正常代谢。含孕激素 IUD 使子宫内膜腺体萎缩，间质蜕膜化，间质炎性细胞浸润，不利于受精卵着床；并改变宫颈黏液性状，使宫颈黏液稠厚，不利于精子穿透。

（三）IUD 放置术

1. 适应证 ① 育龄期妇女无禁忌证、自愿要求放置 IUD 者；② 无相对禁忌证，要求紧急避孕或继续以 IUD 避孕者。

2. 禁忌证 ① 妊娠或可疑妊娠；② 生殖器官炎症；③ 生殖器官肿瘤；④ 月经频发、月经过多或不规则阴道流血；⑤ 宫颈过松、重度裂伤、重度狭窄或重度子宫脱垂；⑥ 生殖器官畸形；⑦ 宫腔 <5.5cm 或 >9.0cm 者；⑧ 较严重的全身急、慢性疾病；⑨ 各种性病未治愈；⑩ 盆腔结核；⑪ 人工流产术后子宫收缩不良，怀疑有妊娠组织残留或感染；⑫ 产时或剖宫产时胎盘娩出后；⑬ 有铜过敏史者，禁止放置含铜 IUD。

3. 物品准备 阴道窥器 1 个，宫颈钳 1 把，子宫探针 1 个，卵圆钳 2 把，放环器 1 个，剪刀

1 把，弯盘 1 个，洞巾 1 块，无菌手套 1 副，棉球若干，宫内节育器 1 个，0.5% 聚维酮碘液。

4．操作方法　受术者排尿后取膀胱截石位，双合诊检查子宫位置、大小及附件状况。0.5% 聚维酮碘溶液消毒外阴，铺无菌洞巾，阴道窥器暴露宫颈后再次消毒，以宫颈钳钳夹宫颈前唇，用子宫探针按子宫屈向探测宫腔深度。宫颈管较紧者可用宫颈扩张器依顺序扩至 6 号。用放环器将节育器推送入宫腔底部，若放置带有尾丝的节育器，应在距宫颈外口 2cm 处将尾丝剪断。观察无出血后，可取出宫颈钳和阴道窥器。

5．护理要点

（1）IUD 大小的选择：T 形 IUD 按其横臂宽度（mm）分为 26、28、30 号 3 种。护士应协助医师根据宫腔深度为育龄妇女选择合适的节育器。通常宫腔深度 ≤ 7cm 者用 26 号，>7cm 者用 28 号。

（2）放置时间：①月经干净后 3 ~ 7 日内且无性交为宜；②产后 42 日子宫恢复正常，恶露已净，会阴切口已愈合；③剖宫产术后半年；④人工流产吸宫术和钳刮术后，中期妊娠引产术后 24 小时内或清宫术后（子宫收缩不良、出血过多或有感染可能者除外）；⑤含孕激素 IUD 在月经第 3 日放置；⑥自然流产于转经后放置，药物流产 2 次正常月经后放置；⑦哺乳期或月经延期放置时应先排除早孕；⑧紧急避孕应在性交后 5 日内。

（3）术前向受术者介绍 IUD 的避孕原理、放置术的目的和过程，使其理解并主动配合。

（4）术后健康指导：①术后休息 3 日，避免重体力劳动 1 周；②术后 2 周内禁止性生活及盆浴，保持外阴清洁；③术后 3 个月每次行经或排便时注意有无 IUD 脱落；④IUD 放置后 3、6、12 个月各复查 1 次，以后每年复查 1 次，直至取出停用；⑤术后可能有少量阴道出血及下腹不适，嘱若发热、下腹痛及阴道流血量多时，应随时就诊。

（四）IUD 取出术

1．适应证　①计划再生育者或已无性生活不再需避孕者；②放置期限已满需更换者；③拟改用其他避孕措施或绝育者；④因副作用治疗无效或出现并发症者；⑤绝经过渡期停经半年后或月经紊乱者；⑥带器妊娠者。

2．禁忌证　患生殖器官急性、亚急性炎症或严重全身性疾病，应待病情好转后再取出。

3．物品准备　基本同 IUD 放置术，将放环器换为取环钩，外加血管钳 1 把。

4．操作方法　取器前应通过查看尾丝、B 型超声、X 线检查，确定宫腔内有无 IUD 及其类型。常规外阴、阴道及宫颈消毒，有尾丝者，用血管钳夹住后轻轻牵引取出；无尾丝者，先用子宫探针探查清楚 IUD 位置，再用取环钩或长钳牵引取出。若遇取器困难，可在 B 型超声、X 线监视下或借助宫腔镜取器。

5．护理要点　取器时间以月经干净 3 ~ 7 日为宜，出血多者随时可取。带器早期宫内妊娠于人工流产同时取器。带器异位妊娠于术前诊断性刮宫时或术中、术后取器。术后休息 1 日，术后 2 周内禁止性生活和盆浴，并保持外阴清洁。

（五）IUD 的副作用及其护理

1．阴道流血　常发生于放置 IUD 最初 3 个月内。主要表现为经量过多、经期延长和少量点滴出血，一般不需处理，3 ~ 6 个月后逐渐恢复。若需药物治疗，可按医嘱给予前列腺素合成酶抑制剂，如吲哚美辛 25mg，每日 3 次口服，或抗纤溶酶原蛋白制剂氨基己酸 2g，每日 3 次口服。出血时间长者，应补充铁剂，硫酸亚铁 0.3g，每日 3 次口服，并给予抗生素。若经上述处理无效，应考虑取出 IUD，改用其他避孕方法。

2．腰腹酸胀感　IUD 与宫腔大小形态不符时，可引起子宫频繁收缩而出现腰腹酸胀感。轻者无需处理，重者应考虑更换合适的节育器。

（六）IUD 的并发症及其护理

1. **感染** 放置 IUD 时未严格执行无菌操作、IUD 尾丝过长及生殖器官本身存在感染灶等，均可导致上行性感染，引起宫腔炎症。有明确宫腔感染者，应在选用广谱抗生素治疗的同时取出 IUD。

2. **IUD 嵌顿或断裂** 由于放置 IUD 时损伤子宫壁、放置时间过长及绝经后取出 IUD 过晚，致部分器体嵌入子宫肌壁或发生断裂。一经确诊，需尽早取出。钩取时 IUD 大部分松动并将其拉至宫颈口外，将环丝拉直并将其剪断后缓慢抽出。若取出困难时，应在 X 线或 B 型超声监视下或借助宫腔镜取出。完全嵌入肌层者，需经腹手术取出。为防止 IUD 嵌顿或断裂，放置术前应注意选择合适类型、大小的 IUD；放置时操作应轻柔；绝经后应及时取出 IUD。

3. **IUD 异位** 多由于术前没有查清子宫位置和大小、术中操作不当而造成子宫穿孔，将 IUD 放于子宫外。哺乳期子宫壁薄且软，极易发生子宫穿孔，术者应慎重。当发生 IUD 异位时，应经腹（包括腹腔镜）或经阴道将 IUD 取出。

4. **IUD 脱落** 主要是由于 IUD 与宫腔大小、形态不符，放置时操作不规范，宫颈内口松弛或经量过多等原因造成。IUD 脱落容易发生在放置 IUD 后第一年，尤其是最初 3 个月。常发生在月经期，与经血一起排出，不易被察觉。

5. **带器妊娠** 多见于 IUD 嵌顿或异位者；或 IUD 小于宫腔，子宫收缩使其下移至宫腔下段，使避孕失败；或双子宫仅一侧宫腔放置 IUD，另一侧妊娠。带器妊娠容易发生流产，但也有妊娠至足月分娩者。一旦确诊，行人工流产终止妊娠。

为减少并发症的发生，应定期随访。一旦发生 IUD 并发症，护士需向病人及其家属解释病情，告知正确处理方法，取得配合；严格按医嘱用药，做好手术前准备工作。

二、激素避孕

激素避孕（hormonal contraception）是指女性应用甾体激素达到避孕效果。目前国内主要为人工合成的甾体激素避孕药，由雌激素和孕激素配伍组成。

（一）甾体激素避孕原理

甾体激素通过多个环节发挥避孕作用，主要包括抑制排卵、干扰受精和受精卵着床。

1. **抑制排卵** 避孕药中雌、孕激素通过干扰下丘脑－垂体－卵巢轴的正常功能，抑制下丘脑释放 GnRH，使垂体分泌 FSH 和 LH 减少；同时影响垂体对 GnRH 的反应，不出现排卵前 LH 高峰，因此不发生排卵。

2. **干扰受精和受精卵着床** 孕激素使宫颈黏液量减少，高度黏稠，拉丝度减小，不利于精子穿透，阻碍受精；受持续的雌、孕激素作用，输卵管的正常分泌和蠕动频率发生改变，从而影响受精卵正常的运行速度；此外，孕激素使腺体提早发生类似分泌期变化，抑制子宫内膜增生，腺体停留在发育不完全阶段，不适于受精卵着床。

（二）适应证与禁忌证

1. **适应证** 健康育龄妇女均可采用甾体激素避孕药。

2. **禁忌证** ①严重心血管疾病，避孕药中孕激素影响血脂蛋白代谢，加速冠状动脉硬化；雌激素使凝血功能亢进，增加冠状动脉硬化者心肌梗死发生率，还通过增加血浆肾素活性而升高血压，增加高血压病人脑出血的发病率；②急、慢性肝炎或肾炎；③血液病或血栓性疾病；④内分泌疾病，如糖尿病需用胰岛素控制者、甲状腺功能亢进者；⑤恶性肿瘤、癌前病变、子宫或乳房肿块者；⑥哺乳期，因雌激素可抑制乳汁分泌，影响乳汁质量；⑦月经稀少或年龄大于45岁者；⑧原因不明的阴道异常流血；⑨精神病生活不能自理病人。

（三）药物的副作用及处理

1. **类早孕反应**　服药后多有食欲减退、恶心、呕吐、困倦、头晕、乳房胀痛、白带增多等类似早孕反应，系雌激素刺激胃黏膜所致，轻者不需处理，坚持服药数日后常可自行缓解。症状严重者给予对症处理，按医嘱口服维生素 B_6 20mg、维生素 C 100mg，每日 3 次，连服 7 日，可缓解症状。

2. **不规则阴道流血**　服药期间出现不规则少量阴道流血，多因漏服、迟服（不定时服药）、服药方法错误、药片质量受损所致；或是由于个人体质不同，服药后体内激素水平不稳定，不能维持子宫内膜正常生长的完整性而发生。若点滴出血，则不需处理；若出血量稍多，可每晚加服炔雌醇 1 片（0.005mg），与避孕药同时服至 22 日停药；若阴道流血量如月经量，或流血时间接近月经期者，应停止用药，并将此次流血作为一次月经来潮，在流血第 5 日再开始下一周期用药，或更换避孕药。

3. **月经过少或停经**　月经过少者可以每日加服炔雌醇 1~2 片（0.005~0.01mg）。绝大多数停经者，在停药后月经能恢复。若停药后月经仍不来潮，不应久等，应在停药第 7 日开始服用下一周期避孕药，以免影响避孕效果。连续发生 2 个月停经，应考虑更换避孕药种类。更换药物后仍无月经来潮或连续发生 3 个月停经者，应停止服用避孕药，观察一段时间等待月经复潮，也可以按医嘱肌内注射黄体酮，每日 20mg，连续 5 日，或口服甲羟孕酮，每日 10mg，连服 5 日。通常在停药 2~7 日内出现撤药性出血，若仍无撤药性出血，应查找原因。停用避孕药期间，需采取其他避孕措施。

4. **色素沉着**　极少数妇女颜面皮肤出现蝶形淡褐色色素沉着，停药后多数可自行消退或减轻。

5. **体重增加**　少数妇女较长时间服用避孕药而出现体重增加，因避孕药中炔诺酮兼有弱雄激素活性，能促进体内合成代谢，加之雌激素使钠水潴留。这种体重增加不会导致肥胖症，不影响健康，只需注意均衡饮食，合理安排生活方式，适当减少盐分摄入，并结合进行有氧运动。

6. **其他**　偶可出现头痛、复视、皮疹、皮肤瘙痒、乳房胀痛等，可对症处理，严重者需停药作进一步检查。

（四）甾体激素避孕药种类

甾体激素避孕药包括口服避孕药、长效避孕针、缓释系统避孕药和避孕贴剂。常用药物种类见表 21-1。

表 21-1　常用甾体激素避孕药种类

类别		名称	成分		剂型	给药途径
			雌激素含量（mg）	孕激素含量（mg）		
口服避孕药	短效片	复方炔诺酮片（避孕片 1 号）	炔雌醇 0.035	炔诺酮 0.6	片	口服
		复方甲地孕酮片（避孕片 2 号）	炔雌醇 0.035	甲地孕酮 1.0	片	口服
		复方左炔诺孕酮片	炔雌醇 0.03	左炔诺孕酮 0.15	片	口服
		妈富隆（marvelon）单相片	炔雌醇 0.03	去氧孕烯 0.15	片	口服
		敏定偶（minulet）	炔雌醇 0.03	孕二烯酮 0.075	片	口服
		美欣乐	炔雌醇 0.02	去氧孕烯 0.15	片	口服
		优思明（yasmin）	炔雌醇 0.03	屈螺酮 3.0	片	口服

类别		名称	成分		剂型	给药途径
			雌激素含量（mg）	孕激素含量（mg）		
口服避孕药	短效片	去氧孕烯双相片				
		第一相（第1~7片）	炔雌醇 0.04	去氧孕烯 0.025	片	口服
		第二相（第8~21片）	炔雌醇 0.03	去氧孕烯 0.125	片	口服
		左炔诺孕酮三相片				
		第一相（第1~6片）	炔雌醇 0.03	左炔诺孕酮 0.05	片	口服
		第二相（第7~11片）	炔雌醇 0.04	左炔诺孕酮 0.075	片	口服
		第三相（第12~21片）	炔雌醇 0.03	左炔诺孕酮 0.125	片	口服
	长效片	复方炔诺孕酮二号片	炔雌醚 2.0	炔诺孕酮 10.0	片	口服
		复方炔雌醚片	炔雌醚 3.0	氯地孕酮 12.0	片	口服
		三合一炔雌醚片	炔雌醚 2.0	炔诺孕酮 6.0	片	口服
				氯地孕酮 6.0		
	探亲避孕药	炔诺酮探亲避孕片		炔诺酮 5.0	片	口服
		甲地孕酮探亲避孕片1号		甲地孕酮 2.0	片	口服
		炔诺孕酮探亲避孕片		炔诺孕酮 3.0	片	口服
		C53号避孕药		双炔失碳酯 7.5	片	口服
长效避孕针		醋酸甲羟孕酮避孕针		甲羟孕酮 150.0	针	肌注
		庚炔诺酮注射液		庚炔诺酮 200.0	针	肌注
		复方己酸孕酮	戊酸雌二醇 2.0	己酸羟孕酮 250.0	针	肌注
		复方甲地孕酮避孕针	17β-雌二醇 5.0	甲地孕酮 25.0	针	肌注
		复方庚炔诺酮避孕针	戊酸雌二醇 5.0	庚炔诺酮 50.0	针	肌注
		复方甲羟孕酮注射针	环戊丙酸雌二醇 5.0	醋酸甲羟孕酮 25.0	针	肌注
缓释系统避孕药	皮下埋植剂	Norplant Ⅰ		左炔诺孕酮 36×6	根	皮下埋植
		Norplant Ⅱ		左炔诺孕酮 75×2	根	皮下埋植
	阴道避孕环	甲地孕酮硅胶环		甲地孕酮 200.0 或 250.0	只	阴道放置
		左炔诺孕酮阴道避孕环		左炔诺孕酮 5.0	只	阴道放置
	微球和微囊避孕针	庚炔诺酮微球针		庚炔诺酮 65.0 或 100.0	针	皮下注射
		左炔诺孕酮微球针剂		左旋炔诺孕酮 50.0	针	皮下注射
		肟高诺酮微囊针剂		肟高诺酮 50.0	针	皮下注射
避孕贴剂		ovtho Evra	炔雌醇 0.75	17-去酰炔肟脂 6.0	贴片	皮肤外贴

1. **口服避孕药**（oral contraceptive，OC） 主要包括短效口服避孕药及探亲避孕药。

（1）短效口服避孕药：以孕激素为主，辅以雌激素构成的复方避孕药。根据整个周期中雌、孕激素的剂量和比例变化而分为单相片、双相片和三相片3种。整个周期中雌、孕激素剂量固定的为单相片；双相片：前7片孕激素剂量小，后14片明显增加，雌激素在整个周期中变化不大；三相片中的第一相（第1~6片）共6片，含低剂量雌激素与孕激素，第二相（第7~11片）共5片，雌激素及孕激素剂量均增加，第三相（第12~21片）共10片，孕激素剂量再增加，雌激素减至第一相水平。三相片配方合理，避孕效果可靠，控制月经周期作用良好，突破性出血和闭经发生率显著低于单相片，恶心、呕吐等副作用也少。

用法及注意事项：①单相片：自月经周期第5日起，每晚1片，连服22日不间断。若漏服必须于次晨补服。一般于停药后2~3日出现撤药性出血，类似月经来潮，于下一次月经第5日，开始下一个周期用药。若停药7日尚无阴道出血，于当晚或第2日开始第2周期服药。若服用两个周期仍无月经来潮，则应该停药，考虑更换避孕药物种类或就医诊治。②双相片：服药方法同单相片。③三相片：药盒内每一相药物颜色不同，每片药旁标有星期几，提醒服药者按箭头指示顺序服药。于月经周期第3日开始服药，每日1片，连服21日不间断。三相片应用渐趋广泛。

〇 **知识拓展** 复方口服避孕药的应用指导

复方口服避孕药（combined oral contraceptives，COC）是目前全球范围广泛使用的高效避孕方法之一，是含有低剂量雌激素和孕激素的复合甾体激素制剂，具有高效、简便、可逆等优势。合理规范地应用COC可以使避孕效果达到99%以上。目前，对激素类药物的恐惧心理，对COC的了解不足或存在偏见，是我国COC使用率甚低的主要原因之一。大量的基础和临床研究证实，COC除了避孕效果显著外，健康获益也远远大于其可能存在的风险。在应用COC时需注意高危因素，并结合个体情况具体处理，以将COC可能发生的不良反应降到最低，增加使用者的接受性和依从性。

（2）探亲避孕药：又称速效避孕药或事后避孕药。分为孕激素制剂、雌孕激素复合制剂及非孕激素制剂。探亲避孕药不受月经周期时间的限制，在任何一天开始服用均能发挥避孕作用，避孕有效率达98%以上，适用于夫妇分居两地短期探亲时避孕。主要避孕原理是改变子宫内膜形态和功能，并能够使宫颈黏液变稠，不利于精子穿透和受精卵着床。

用法及注意事项：孕激素制剂和雌孕激素复合制剂的服用方法是在探亲前1日或当日中午服用1片，以后每晚服1片，连续服用10~14日。若已服14日而探亲期未满，可改服短效口服避孕药直至探亲结束。非孕激素制剂（C53号抗孕药）的服用方法是在第一次房事后即刻服1片，次日早晨加服1片，以后每次房事后即服1片。

2. **长效避孕针** 是长效避孕方法之一。目前国内供应有单孕激素制剂和雌、孕激素复合制剂两种，有效率达98%以上。

用法及注意事项：雌、孕激素复合制剂每月肌注1次，可避孕1个月。首月应于月经周期第5日和第12日各肌内注射1支，第2个月起于每次月经周期第10~12日肌注1支，一般于注射后12~16日月经来潮。单孕激素制剂：醋酸甲羟孕酮避孕针，每隔3个月注射1针，避孕效果好。应用长效避孕针前3个月内，可能出现月经周期不规则或经量过多，可应用止血药、雌激素或短效口服避孕药进行调整。月经频发或经量过多者不宜选用长效避孕针。

3. 缓释系统避孕药 缓释系统是指控制药物释放制剂。缓释系统避孕药是将避孕药（主要是孕激素）以具备缓释性能的高分子化合物为载体，一次给药在体内持续、恒定、缓慢释放，达到长效避孕效果。

（1）皮下埋植剂：国外研制的皮下埋植避孕剂含左炔诺孕酮，商品名为 Norplant。第一代产品 Norplant Ⅰ 型系用硅胶囊，每套 6 根以硅胶为载体的棒，每根含左炔诺孕酮 36mg，总量 216mg；Norplant Ⅱ 型为第二代产品，每套有 2 根硅胶棒，每根含左炔诺孕酮 70mg，总量 140mg。我国研制的皮下埋植避孕剂为左炔诺孕酮硅胶棒 Ⅰ 型和 Ⅱ 型。埋植后，硅胶囊（棒）恒定缓慢地向血液循环中释放左炔诺孕酮，释放量为 30μg/24h。皮下埋植剂不含雌激素，不影响乳汁质量，可用于哺乳期妇女。因能随时取出，使用方便，取出后恢复生育功能迅速。

用法及注意事项：月经周期第 7 日内在上臂内侧作皮下扇形插入，放置 24 小时后即可发挥避孕作用。副作用主要有不规则少量阴道流血或点滴出血，少数闭经，一般 3～6 个月后能够逐渐减轻或消失。流血时间过长或不能耐受而又不愿终止使用者，可采用口服复方短效口服避孕药，也可采用中药止血。

（2）缓释阴道避孕环：通过载体携带甾体激素避孕药，制成环状放入阴道，阴道黏膜上皮直接吸收药物，产生避孕作用。国产的硅胶阴道环也称甲硅环，体外测定每日可释放甲地孕酮 133μg，一次放置，避孕 1 年，经期不需取出，有效率达 97.3%。

用法：月经干净后将甲硅环放入阴道后穹隆或套在宫颈上，缓释阴道避孕环具有取、放方便的优点。

（3）微球和微囊避孕针：是一种新型缓释系统避孕针，采用具有生物降解作用的高分子聚合物与甾体激素避孕药混合或包裹制成微球或微囊，将其注入皮下，每日释放恒定数量避孕药，高分子聚合物能够在体内降解、吸收，无需取出。

用法：我国研制的复方甲地孕酮微囊，每月注射 1 次，年妊娠率为 0.88%，突破性出血率为 2% 左右。该方法避孕效率高，但其可接受性有待多中心临床试验证实。

4. 避孕贴剂 是一种外用的缓释系统避孕药。贴剂中含有人工合成的雌激素及孕激素储药区，贴于皮肤后，可按一定的药物浓度和比例释放，通过皮肤吸收发挥避孕作用，效果同口服避孕药。

用法：美国批准上市的 Ortho Evra 贴片，月经周期第 1 日使用，粘附于皮肤，每周 1 贴，连用 3 周，停药 1 周。年妊娠率约为 1%。

三、其他避孕

（一）紧急避孕

紧急避孕（emergency contraception），又称房事后避孕，是指在无保护性生活或避孕失败后的几小时或几日内，妇女为防止非意愿妊娠而采取的避孕方法，包括放置宫内节育器和口服紧急避孕药。其避孕机制是阻止或延迟排卵、干扰受精或阻止受精卵着床。紧急避孕虽可减少不必要的人工流产率，但该方法只能一次性起保护作用，一个月经周期也只能用一次，不能代替常规避孕而作为常用避孕方法。护士应加强对育龄期妇女有关紧急避孕知识的宣传和指导工作。

1. 适应证

（1）避孕失败者（如阴茎套破裂或滑脱、未能做到体外排精、错误计算安全期、IUD 脱落或移位、漏服避孕药等）。

（2）性生活未采取任何避孕措施者。

（3）遭到性强暴者。

2．禁忌证　已确定为妊娠的妇女。

3．方法

（1）宫内节育器：采用含铜IUD，在无保护性生活后5日（120小时）内放置，避孕有效率达99%以上。适合希望长期避孕且无放置IUD禁忌证的妇女。

（2）紧急避孕药：主要有：①激素类：如左炔诺孕酮片，在无保护性性交后3日（72小时）内首剂1片，12小时后再服1片。②非激素类：如米非司酮，在无保护性生活后120小时内服用，单次口服25mg。

（二）外用避孕药具

1．阴茎套　也称男用避孕套，性生活前将其套在阴茎上，阻止精液进入宫腔从而达到避孕的目的。阴茎套为筒状优质薄乳胶制品，筒径（mm）有29、31、33、35四种规格，顶端呈小囊状，容量为1.8ml，射精时精液储留在小囊内。使用前选择合适型号的阴茎套，吹气检查其无漏孔，使用前排去小囊内空气，射精后在阴茎尚未软缩时即捏住套口与阴茎一起取出。事后必须检查阴茎套有无破裂，若有破裂或使用过程中发生阴茎套脱落，需采取紧急避孕措施。每次性交均应更换新的阴茎套。正确使用者，避孕成功率达95%以上。使用阴茎套还具有防止性传播疾病的作用，故应用广泛。

2．女用避孕套　是一种由聚氨酯（或乳胶）制成长15～17cm的宽松、柔软袋状物，又称阴道套。开口处连接直径为7cm的柔韧"外环"，套内有一直径6.5cm的游离"内环"。女用避孕套既能避孕，又能预防性传播疾病和艾滋病。除阴道过紧、生殖道畸形、子宫II度脱垂、生殖道急性炎症及对女用避孕套过敏外，均可使用（图21-2）。

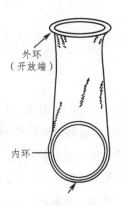

外环
（开放端）

内环

图21-2　女用避孕套

3．阴道隔膜、宫颈帽和阴道避孕囊　阴道隔膜用乳胶制成，宫颈帽和避孕囊用硅胶制成。目前国内尚无此类产品。

4．阴道杀精剂　通过阴道给药灭活精子而起到避孕作用。目前临床常用的有避孕栓剂、片剂、胶冻剂、凝胶剂及避孕薄膜等，以壬苯醇醚为主药，和惰性基质制成，具有快速高效杀精能力。片剂、栓剂和薄膜置入阴道后需等待5～10分钟，溶解后才能起效，然后开始性生活。若置入30分钟尚未发生性生活，必须再次放置。

（三）自然避孕法

也称安全期避孕法，是根据妇女的自然生理规律，不用任何避孕药物或器具，选择在月经周期中的易受孕期进行禁欲而达到避孕目的。多数育龄妇女具有正常月经周期，为28～30日，排卵多在下次月经前14日左右，成熟卵子排出后可以存活24～48小时，受精能力最强的时间是在排卵后24小时内。精子在女性生殖道中可以存活2～3日。因此，排卵前后4～5日内为易受孕期，其余时间不易受孕为安全期。采用自然避孕法者需要根据本人的月经周期，结合基础体温测量和宫颈黏液变化特点来推算安全期。育龄期妇女的基础体温可在排卵后上升0.3～0.5℃，呈双相型，基础体温升高3昼夜后为安全期。观察宫颈黏液变化也有助于推算安全期，排卵期宫颈黏液稀薄且量多，黏液拉丝度达10cm以上。需注意的是妇女排卵过程受情绪、健康状况、性生活以及外界环境等多种因素影响，可提前或推迟排卵，也可发生额外排卵，因此，自然避孕法并不可靠，失败率高，不宜推广。

（四）其他避孕法

1. 黄体生成激素释放激素类似物（luteinizing hormone releasing hormone analogues，LHRHa）**避孕** 在正常生理情况下，下丘脑释放GnRH能促进FSH、LH合成和分泌，从而促进卵泡发育和排卵，并释放性激素。当外源性非脉冲式给予大剂量LHRHa时，可能因其持续作用使垂体LHRH受体失去敏感性，不再对LHRHa产生反应，从而抑制卵泡发育和排卵。

2. 免疫避孕法 主要分为抗生育疫苗和导向药物避孕。前者是筛选生殖系统或生殖过程的抗原成分制成疫苗，通过介导机体细胞或体液免疫反应，攻击相应的生殖靶抗原，以阻断正常生殖生理过程中的某一环节，起到避孕作用。导向药物避孕是利用单克隆抗体将抗生育药物导向受精卵透明带或滋养层细胞，引起抗原抗体反应，干扰受精卵着床和抑制受精卵发育，达到避孕目的。

第三节 女性绝育方法及护理

女性通过手术或药物达到永远不生育的目的，为女性绝育（sterilization）。输卵管绝育术（tubal sterilization operation）是最普遍采用的方法，是指通过手术将输卵管结扎或用药物使输卵管腔粘连堵塞，阻断精子与卵子相遇而达到绝育目的，是一种安全、永久性节育措施，不影响受术者机体生理功能。若受术者要求生育时，可行输卵管吻合术，可逆性高。输卵管绝育术主要有经腹输卵管绝育术、经腹腔镜输卵管绝育术和经阴道穹隆输卵管绝育术，经阴道穹隆绝育术极少开展，本节重点介绍前两种方法。

一、经腹输卵管绝育术

（一）适应证

1. 夫妇双方不愿再生育、自愿接受女性绝育手术且无禁忌证者。

2. 患有严重心脏病、肝脏病等全身性疾病不宜生育者。

3. 患遗传性疾病不宜生育者。

（二）禁忌证

1. 急性生殖道和盆腔感染、腹壁皮肤感染等。

2. 24 小时内两次间隔 4 小时测量体温 ≥ 37.5℃。

3. 全身状况不良不能耐受手术者，如产后失血性休克、心力衰竭、肝肾功能不全等。

4. 严重的神经症。

5. 各种疾病的急性期。

（三）物品准备

甲状腺拉钩 2 个，中号无齿镊 2 把，短无齿镊 1 把，弯蚊式钳 4 把，12cm 弯钳 2 把，鼠齿钳 2 把，布巾钳 4 把，弯头无齿卵圆钳 1 把，有齿卵圆钳 2 把，输卵管钩（或指板）1 个，持针器 1 把，弯剪刀 1 把，刀片 2 个，刀柄 1 个，弯盘 1 个，酒杯 2 个，5ml 注射器 1 个，1 号及 4 号线各 1 团，9×24 弯三角针 1 枚，9×24 弯圆针 1 枚，6×4 弯圆针 1 枚，双层方包布 1 块，双层特大包布 1 块，腹单 1 块，治疗巾 5 块，手术衣 2 件，细纱布 10 块，粗纱布 2 块，无菌手套 3 副。

（四）麻醉

根据术式和病人情况酌情选择适当的麻醉方法，可采用腰麻 – 硬膜外联合阻滞或局部浸润麻醉。

（五）操作方法

1. 受术者排空膀胱，取臀高头低仰卧位，常规消毒手术野，铺无菌巾。

2. 切口 取下腹正中耻骨联合上两横指（4cm）处行 2cm 纵切口，产后则在宫底下 2cm 处行纵切口。依次切开皮肤、皮下脂肪、腹直肌前鞘和腹膜直至打开腹腔。

3. 提取辨认输卵管 术者先用左手示指经切口伸入腹腔，沿宫底后方宫角处滑向一侧，到达卵巢或输卵管后，右手持弯头无齿卵圆钳或指板或输卵管钩，提取输卵管。用鼠齿钳夹持输卵管系膜，再以两把短无齿镊交替使用依次夹取输卵管直至暴露出其伞端，确认输卵管无误，同时检查卵巢有无异常。

4. 结扎输卵管 主要有抽心近端包埋法和压挫结扎切断法两种方法。

（1）抽心近端包埋法：是目前我国常用的方法。选择输卵管峡部背侧浆膜下注入 0.5% 利多卡因液或 0.9% 氯化钠液 1ml，使其浆膜膨胀，再将浆膜层纵行切开，用弯蚊钳游离出该段输卵管约 2cm，再用两把弯蚊钳夹住其两端，切除其间的输卵管 1 ~ 1.5cm，用 4 号丝线分别结扎两断端，1 号丝线连续缝合浆膜，将近端包埋于输卵管系膜内，远端留在系膜外。检查无出血后，送回腹腔。同法结扎对侧输卵管。该法失败率低，血管损伤少、并发症少。

（2）压挫结扎切断法：多用于剖宫产或妊娠足月分娩后，先用鼠齿钳将输卵管峡部轻轻提起，呈双折状，在距双折顶端 1cm 处用血管钳压挫输卵管片刻后取下，然后用 4 号丝线穿过压痕间的输卵管系膜（避开血管），在压挫处结扎输卵管，并于结扎处上方切除部分输卵管。输卵管断端用 0.2% 聚维酮碘液消毒，检查无出血后，送回腹腔，同法结扎对侧输卵管。

5. 检查无出血，清点纱布、器械无误后，按层缝合腹壁关腹，结束手术，送受术者回病房休息。

（六）术后并发症及防治措施

1. **出血或血肿** 多因手术时动作粗暴，过度牵拉、钳夹而损伤输卵管或其系膜，也可因创面血管结扎不紧或漏扎而引起。因此手术时操作忌粗暴，避免损伤血管，关闭腹腔前仔细检查有无出血。一旦发生出血或血肿，要根据具体情况采取相应措施。

2. **感染** 可发生腹壁切口、盆腔与腹腔感染，甚至全身感染。体内原有感染尚未很好控制可致术后发生内源性感染；术中操作无菌观念不强、手术器械及敷料消毒不严可致术后发生外源性感染。因此，术前要严格掌握手术适应证和禁忌证，术中严格执行无菌操作规程。

3. 脏器损伤 多因操作不熟练、粗暴或解剖关系辨认不清所致膀胱及肠管损伤。一旦发生脏器损伤应立即修补，并注意术后观察。

4. 绝育失败 绝育术后再孕的情况偶有发生。主要是由于绝育方法本身缺陷、手术操作技术的误差引起。多发生宫内妊娠，也需警惕输卵管妊娠的可能。

（七）护理要点

1. 手术时间 协助医师选择好手术时间。

（1）非孕妇女以月经干净后 3～7 日为宜。

（2）人工流产或分娩后宜在 48 小时内施术；剖宫产实施同时即可作绝育术。

（3）难产或疑有产时感染者，需抗生素预防感染 3～5 日后，无异常情况可施行手术。

（4）哺乳期或闭经妇女绝育须先排除妊娠。

2. 术前准备

（1）做好受术者的思想工作，耐心回答其所提出的各种疑问，解除其顾虑与恐惧。

（2）术前详细询问病史，通过全身体格检查、妇科检查、白带常规、血常规、尿常规、出凝血时间、肝肾功能等检查，全面评估受术者。

（3）按腹部手术要求准备皮肤。

3. 术后护理

（1）除行硬膜外麻醉外，受术者不需禁食，局部浸润麻醉者静卧数小时后可下床活动。

（2）术后密切观察受术者生命体征，评估有无腹痛、内出血或脏器损伤征象等。若发生脏器损伤等，应严格执行医嘱，给予药物。

（3）保持腹部切口敷料干燥、清洁，防止感染。

（4）鼓励受术者及早排尿。

（5）告知受术者术后休息 3～4 周，禁止性生活 1 个月。

二、经腹腔镜输卵管绝育术

经腹腔镜输卵管绝育术方法简单、安全，创伤性小，术后恢复快，国内已逐渐推广选用。

（一）适应证

同经腹输卵管绝育术。

（二）禁忌证

患有腹腔粘连、心肺功能不全、膈疝等，余同经腹输卵管绝育术。

（三）物品准备

腹腔镜，气腹针，CO_2 气体，单极或双极电凝钳，电凝剪，钳夹器及套管针，弹簧夹或硅胶环 2 个，有齿卵圆钳 2 把，组织镊 2 把，持针器 1 把，缝合线，圆针，角针，刀柄 1 把，刀片，线剪刀 1 把，棉球，棉签，纱布及 0.5% 聚维酮碘液等。

（四）操作方法

采用局麻、硬膜外麻醉或全身麻醉。常规消毒腹部皮肤，于脐孔下缘作 1～1.5cm 横弧形小切口，将气腹针插入腹腔，充 CO_2 2～3L，然后插入套管针换置腹腔镜。在腹腔镜直视下用弹簧夹钳夹或硅胶环套于输卵管峡部，使输卵管通道中断。也可采用双极电凝烧灼输卵管峡部 1～2cm。

有学者统计比较上述 3 种方法的绝育失败率，电凝术最低为 1.9‰，硅胶环为 3.3‰，弹簧夹高达 27.1‰，但机械性绝育与电凝术相比，具有损毁组织少的优点，一旦受术者需要生育，输卵管再通术的成功率较高。

（五）术后护理

严密观察受术者有无发热、腹痛、内出血或脏器损伤等征象。术后静卧 4～6 小时后可下床活动。

第四节　避孕失败补救措施及护理

各种避孕措施和绝育术，均有一定的失败率。避孕失败且不愿生育者、患有遗传性疾病或其他严重疾病不宜继续妊娠者、检查发现胚胎异常者，需要终止妊娠。护士应协助妇女及早发现并及时采取适宜的避孕失败补救措施。

一、早期妊娠终止方法

人工流产（induced abortion or artificial abortion）指因意外妊娠、疾病等原因而采用人工方法终止妊娠，是避孕失败的补救方法。避孕失败后妊娠早期终止妊娠的人工流产方法包括手术流产和药物流产。人工流产对妇女的生殖健康有一定的影响，任何单位或个人均不可实施非医学需要的胎儿性别鉴定和选择性别人工终止妊娠。做好避孕工作，避免和减少意外妊娠是计划生育工作的重要内容。

（一）手术流产

手术流产是采用手术方法终止妊娠，包括负压吸引术和钳刮术。

1. 适应证

（1）妊娠 14 周内自愿要求终止妊娠而无禁忌证者。

（2）因各种疾病不宜继续妊娠者。

2. 禁忌证

（1）生殖器官急性炎症。

（2）各种急性传染病或慢性传染病急性发作期。

（3）严重的全身性疾病或全身状况不良而不能耐受手术。

（4）术前相隔 4 小时两次体温均在 37.5℃以上者。

3. 物品准备　阴道窥器 1 个，宫颈钳 1 把，子宫探针 1 个，宫颈扩张器 1 套，不同号吸管各 1 个，有齿卵圆钳 2 把，刮匙 1 把，长镊子 2 个，弯盘 1 个，洞巾 1 块，无菌手套 1 副，纱布 2 块，棉球若干，0.5% 聚维酮碘液，人工流产负压电吸引器。

4. 手术流产镇痛与麻醉　手术流产操作时间短，一般不需要麻醉，但为了减轻受术者疼痛，也可在麻醉下进行。常用的麻醉方法有：①依托咪酯静注法：是目前手术流产较常用的麻醉方法。术前禁食，将依托咪酯溶液 10ml（20mg）于 15～60 秒内静脉推注完毕，药物起效后开始手术。该麻醉方法需由麻醉师负责麻醉管理。②宫旁神经阻滞麻醉：取 1% 利多卡因于宫颈旁 4、8

点钟处各注射 2.5ml，5 分钟后开始手术。③宫腔、宫颈表面麻醉：用细导尿管分别向宫腔内和宫颈管内注入 2% 利多卡因 3ml 和 1ml，约 3 分钟后开始手术。④氧化亚氮吸入麻醉：氧化亚氮是由 50%O$_2$ 和 50%N$_2$O 组成的混合气体，受术者吸入后进入睡眠状态，开始施术。此法起效快，作用消失快，最大特点为镇痛作用强而麻醉作用弱。

5．操作方法

（1）负压吸引术：适用于妊娠 10 周以内者。

1）体位及消毒：受术者排空膀胱后取膀胱截石位，常规消毒外阴和阴道，铺无菌巾。行双合诊复查子宫位置、大小及附件情况。用阴道窥器扩张阴道、暴露宫颈并消毒。

2）探测宫腔及扩张宫颈：用宫颈钳夹持宫颈前唇，用子宫探针顺子宫屈度方向逐渐进入宫腔，探测宫腔方向及深度。用宫颈扩张器顺探明的子宫方向扩张宫颈管，自 5 号起循序渐进扩至大于准备用的吸管半号或 1 号。扩张时注意用力均匀，切忌强行进入宫腔，以免发生宫颈内口损伤或用力过猛造成子宫穿孔。

3）吸管负压吸引：根据孕周选择吸管及负压大小，压力一般控制在 400～500mmHg。吸引前，将吸管末端与消毒橡皮管相连，并连接到负压吸引器橡皮管前端接头上，进行负压吸引试验，无误后，将吸管头部缓慢送入宫底，按顺时针方向吸引宫腔 1～2 圈，当感觉子宫缩小、吸管被包紧、子宫壁有粗糙感、吸管头部移动受阻时，表示妊娠产物已被吸净，此时可捏紧折叠橡皮管，阻断负压后缓慢取出吸管。再用小刮匙轻刮宫底及两侧宫角，检查宫腔是否吸净。确认已吸净，取下宫颈钳，用棉球拭净宫颈及阴道血迹，观察无异常后取出阴道窥器，结束手术。

4）检查吸出物：用纱布过滤全部吸出物，测量血液及组织容量，仔细检查有无绒毛、胚胎组织或水泡状物，所吸出量是否与孕周相符，若肉眼未发现绒毛或肉眼见到水泡状物，需送病理检查。

（2）钳刮术：适用于妊娠 10～14 周者。由于胎儿较大，为保证钳刮术顺利进行，必须要充分扩张宫颈管。可用橡皮导尿管扩张宫颈管，将无菌 16 号或 18 号导尿管于术前 12 小时插入宫颈管内，手术前取出；也可术前口服、肌注或阴道放置扩张宫颈药物，如前列腺素制剂，能使宫颈扩张、软化；术中用宫颈扩张器扩张宫颈管。先夹破胎膜，使羊水流尽，酌情应用缩宫素。用卵圆钳钳夹胎盘与胎儿组织，必要时用刮匙轻刮宫腔一周，观察有无出血，若有出血，加用缩宫素。术后注意预防出血与感染。由于此时胎儿较大、骨骼形成，容易造成并发症，如出血过多、宫颈裂伤、子宫穿孔等，故护士应尽早告知孕妇及家属手术风险性。

6．护理要点

（1）术前应详细询问停经时间、生育史及既往病史，测量体温、脉搏和血压，根据双合诊检查、尿 hCG 检查和 B 型超声检查进一步明确早期宫内妊娠诊断，并进行血常规、出凝血时间以及白带常规等检查。协助医师严格核对手术适应证和禁忌证，签署知情同意书。

（2）术前告知受术者手术过程及可能出现的情况，解除其思想顾虑，取得更好的配合。

（3）术中陪伴受术者身边，指导其运用深呼吸减轻不适。

（4）术后受术者应在观察室卧床休息 1 小时，注意观察腹痛及阴道流血情况。

（5）遵医嘱给予药物治疗。

（6）嘱受术者保持外阴清洁，1 个月内禁止性生活及盆浴，预防感染。

（7）吸宫术后休息 3 周，钳刮术后休息 4 周。若有腹痛及阴道流血增多，随时就诊。

（8）积极实施"流产后关爱"服务，向女性和家属宣传避孕相关知识，帮助流产后女性及时落实科学的避孕方法，避免重复流产。

　　1991 年，国际项目支持与服务组织首次将流产后关爱（post-abortion care，PAC）定位为一种生殖健康保健综合服务项目，成为国际上解决意外妊娠和不安全流产问题的重要方法。2002 年，国际流产后服务联盟进一步完善 PAC 的模式，明确其五大基本要素为：流产后社区服务、流产后咨询服务、流产并发症的医疗服务、流产后计划生育服务、流产后生殖健康综合服务，旨在降低意外妊娠人工流产率和重复流产率，维护妇女的生殖健康和生命。

7. 并发症及防治

（1）人工流产综合反应：是指部分受术者在术中或手术刚结束时出现恶心呕吐、心动过缓、心律不齐、血压下降、面色苍白、头晕、胸闷、大汗淋漓，甚至出现昏厥和抽搐等迷走神经兴奋症状，也称人工流产综合征（artificial abortion syndrome），发生率为 12%～13%。多数人在手术停止后逐渐恢复。主要与宫体及宫颈受机械性刺激导致迷走神经兴奋、冠状动脉痉挛、心脏传导功能障碍等有关，也和受术者精神紧张、不能耐受宫颈过度扩张、牵拉和过高负压有关。因此，术前应做好受术者的心理护理，帮助其缓解紧张焦虑的情绪；扩张宫颈时操作要轻柔，从小号宫颈扩张器开始逐渐加大号数，切忌用力过猛；吸宫时注意掌握适当负压，进出宫颈时关闭负压，吸净宫腔后不应反复吸刮宫壁；一旦出现心率减慢，静脉注射阿托品 0.5～1mg，即可迅速缓解症状。

（2）子宫穿孔：是手术流产的严重并发症，但发生率低。多见于哺乳期子宫、瘢痕子宫、子宫过度倾屈或畸形者、术者未查清子宫位置或技术不熟练，手术器械如探针、吸管、刮匙、子宫颈扩张器及胎盘钳等均可造成子宫穿孔。若上述器械进入宫腔探不到宫底或进入宫腔深度明显超过检查时宫腔深度，提示子宫穿孔，应立即停止手术。穿孔小，无脏器损伤或内出血，手术已完成，可注射子宫收缩剂保守治疗，并给予抗生素预防感染，同时密切观察生命体征，有无腹痛、阴道流血及腹腔内出血征象。若确认胚胎组织尚未吸净，应由有经验的医师避开穿孔部位，也可在 B 型超声或腹腔镜监护下完成手术；尚未进行吸宫操作，可以等待观察 1 周后再清除妊娠产物；穿孔大、有内出血或怀疑脏器损伤，应立即剖腹探查，修补损伤的脏器。

（3）吸宫不全：是指手术流产后宫腔内有部分妊娠产物残留，是手术流产常见并发症，与术者技术不熟练或子宫位置异常有关。术后阴道流血超过 10 日，血量过多，或流血停止后再现多量流血，均应考虑为吸宫不全，B 型超声检查有助于诊断。若无明显感染征象，应尽早行刮宫术，刮出物送病理检查，术后用抗生素预防感染。若同时伴有感染，应在控制感染后再行刮宫术，术后继续抗感染治疗。

（4）漏吸或空吸：已确诊为宫内妊娠，术时未能吸出胚胎或胎盘绒毛称为漏吸。主要与孕周过小、子宫畸形、子宫过度屈曲以及术者技术不熟练等有关。一旦发现漏吸，应复查子宫位置、大小及形状，并重新探查宫腔，再行吸宫术。误诊宫内妊娠而行人工流产负压吸引术，称为空吸。若肉眼未见吸刮出的组织内有绒毛，要重复尿妊娠试验及 B 型超声检查，宫内未见妊娠囊，诊断为空吸。必须将吸刮的组织全部送病理检查，警惕异位妊娠。

（5）术中出血：多发生在妊娠月份较大、吸管过小时，妊娠产物不能迅速排出而影响子宫收缩所致。可在扩张宫颈管后注射缩宫素，并尽快钳取或吸出妊娠产物。

（6）术后感染：多因吸宫不全、术后过早性交、敷料和器械消毒不严以及术中无菌观念不强所致。初起为急性子宫内膜炎，若治疗不及时，可扩散至子宫肌层、附件及盆腔腹膜，严重时可导致败血症。主要表现为发热、下腹痛、白带混浊和不规则阴道流血。妇科检查时子宫或附件区有压痛。治疗为半卧位休息，全身支持疗法，应用广谱抗生素。宫腔内有妊娠产物残留者，应按感染性流产处理。

（7）羊水栓塞：少见，偶发于钳刮术，往往由于宫颈损伤和胎盘剥离使血窦开放，此时应用缩宫素促使了羊水进入母体血液循环而发生羊水栓塞。妊娠早、中期时羊水中有形成分极少，即使发生羊水栓塞，其症状和严重性也不如晚期妊娠发病凶猛。治疗措施详见第十二章第三节"羊水栓塞"。

（二）药物流产

药物流产（drug abortion）也称药物抗早孕，是指应用药物终止早期妊娠的方法，具有方法简便、无创伤等优点。一般适用于妊娠49日以内者。目前临床常用药物为米非司酮与米索前列醇配伍。米非司酮是黄体酮受体拮抗剂，与黄体酮的化学结构相似，其对子宫内膜孕激素受体的亲和力比黄体酮高5倍，能和黄体酮竞争结合蜕膜的孕激素受体，从而阻断黄体酮活性而终止妊娠。米索前列醇是前列腺素衍化物，具有兴奋子宫肌、扩张和软化宫颈的作用。两者协同作用既提高流产成功率，又减少用药剂量，终止早孕完全流产率达90%以上。

1. 适应证

（1）停经49日以内经B型超声证实为宫内妊娠，且胎囊最大直径≤2.5cm；本人自愿要求使用药物终止妊娠的健康妇女。

（2）手术流产的高危对象，如瘢痕子宫、多次手术流产及严重骨盆畸形等。

（3）对手术流产有疑虑或恐惧心理者。

2. 禁忌证

（1）有使用米非司酮禁忌证，如肾上腺疾病、与甾体激素相关的肿瘤及其他内分泌疾病、妊娠期皮肤瘙痒史、血液病、血管栓塞等病史。

（2）有使用前列腺素药物禁忌证，如心血管疾病、青光眼、哮喘、癫痫、结肠炎等。

（3）其他：过敏体质、带器妊娠、异位妊娠、妊娠剧吐、长期服用抗结核、抗癫痫、抗抑郁、抗前列腺素药等。

3. 用药方法

（1）顿服法：用药第1日顿服米非司酮200mg，第3日早上口服米索前列醇0.6mg。

（2）分服法：米非司酮150mg分次口服，第1日晨服50mg，8～12小时后再服25mg，第2日早、晚各服25mg，第3日上午7时再服25mg。每次服药前后至少空腹1小时。于第3日服用米非司酮1小时后，口服米索前列醇0.6mg。

4. 护理要点

（1）术前应详细询问停经时间、生育史、既往病史及药物过敏史，根据双合诊检查、尿hCG检查和B型超声检查明确早期宫内妊娠诊断，并进行血常规、出凝血时间以及白带常规等检查。协助医师严格核对孕妇药物流产的适应证和禁忌证，签署知情同意书。

（2）关注病人心理变化，介绍药物流产相关知识，陪伴病人，减轻思想顾虑。

（3）耐心详细地讲解米非司酮、米索前列醇的使用剂量、次数、用药方法及不良反应等，告知病人遵医嘱服用药物，切记不可出现漏服、少服或者多服现象，不可提前或推迟服药。

（4）向病人说明服药后排出胎囊的可能时间，大多数病人在服药6小时内会出现阴道少量流血，胎囊随之排出。个别需要更长时间，需密切观察，耐心等待，告知病人可能会出现阴道流血、小腹下坠感、腹痛等症状。

（5）协助病人如厕，指导病人使用专用便器或一次性杯收集妊娠排出物。协助医生根据排出物鉴定妊娠囊大小、是否完整。

（6）密切观察阴道流血、腹痛等情况，如若流产不全或流产失败协助医生做好清宫准备。

（7）嘱病人药物流产后注意休息，保持外阴清洁，1个月内禁止性生活及盆浴，预防感染。

（8）积极提供系统、规范的"流产后关爱"服务项目，帮助流产后女性选择合适的避孕方法，避免重复流产。

5．副作用及处理

（1）胃肠道反应：服药过程中部分病人可出现恶心、呕吐或腹泻等胃肠道症状，这是由于米非司酮和米索前列醇抑制胃酸分泌和胃肠道平滑肌收缩所致。症状轻者无需特殊处理，给予心理安慰。症状较重者，可按医嘱口服维生素 B_6 20mg 或甲氧氯普胺 10mg，必要时给予补液治疗，可缓解症状。

（2）阴道流血：出血时间长、出血多是药物流产的主要副作用。用药后应严密随访，若出血时间长、出血量较多、疑为不全流产时应及时行刮宫术，应用抗生素预防感染。值得注意的是实施药物流产前应排除异位妊娠，否则异位妊娠者误行药物流产可导致失血性休克。药物流产必须在正规有抢救条件的医疗机构开展。

二、中期妊娠终止方法

孕妇患有严重疾病不宜继续妊娠或防止先天性畸形儿出生需要终止中期妊娠，可以采取依沙吖啶（利凡诺）引产和水囊引产。

（一）适应证

1. 妊娠 13 周至不足 28 周患有严重疾病不宜继续妊娠者。

2. 妊娠早期接触导致胎儿畸形因素，检查发现胚胎异常者。

（二）禁忌证

1. 严重全身性疾病。肝、肾疾病能胜任手术者不作为水囊引产禁忌证。

2. 各种急性感染性疾病、慢性疾病急性发作期、生殖器官急性炎症或穿刺局部皮肤感染者。

3. 剖宫产术或肌瘤挖除术 2 年内。子宫壁有瘢痕、宫颈有陈旧性裂伤者慎用。

4. 术前 24 小时内体温两次超过 37.5℃。

5. 前置胎盘或腹部皮肤感染者。

（三）物品准备

1. **羊膜腔内注入法**　卵圆钳 2 把，7 号或 9 号腰椎穿刺针 1 个，弯盘 1 个，5ml 及 50ml 注射器各 1 个，洞巾 1 块，纱布 4 块，棉球若干，0.5% 聚维酮碘液，0.2% 依沙吖啶（利凡诺）液 25～50ml，无菌手套 1 副，胶布。

2. **宫腔内羊膜腔外注入法**　长镊子 2 把，阴道窥器 1 个，宫颈钳 1 把，敷料镊 2 把，橡皮导尿管 1 根，5ml 及 50ml 注射器各 1 个，洞巾 1 块，布巾钳 2 把，纱布 6 块，棉球若干，0.5% 聚维酮碘液，0.2% 依沙吖啶（利凡诺）液 25～50ml，无菌手套 1 副，药杯及 10 号丝线。

3. **水囊引产法**　阴道窥器 1 个，宫颈钳 1 把，敷料镊 2 把，宫颈扩张器 1 套，阴茎套 2 个，14 号橡皮导管 1 根，10 号丝线，棉球若干，0.5% 聚维酮碘液，0.9% 氯化钠溶液 500ml，无菌手套 1 副。将消毒后的两个阴茎套套在一起成双层来制备水囊，再将 14 号橡皮导管送入阴茎套内 1/3，用丝线将囊口缚扎于导尿管上。排空囊内空气后将导尿管末端扎紧，以备用。

（四）操作方法

1. **依沙吖啶（利凡诺）引产**　依沙吖啶是一种强力杀菌剂，将其注入羊膜腔内或羊膜外宫腔内，可使胎盘组织变性坏死，增加前列腺素的合成，促进宫颈软化、扩张，引起子宫收缩。依沙吖啶损害胎儿主要生命器官，使胎儿中毒死亡。临床常用依沙吖啶羊膜腔内注入法，引产成功率达 90%～100%。依沙吖啶引产注药 5 日后仍未临产者，应及时报告医师，遵医嘱给予处置。

（1）羊膜腔内注入法：孕妇排尿后取仰卧位，常规消毒腹部皮肤，铺无菌巾。穿刺点用 0.5% 利多卡因行局部浸润麻醉，用腰椎穿刺针垂直刺入腹壁，穿刺阻力第一次消失表示进入腹腔，继续进针又有阻力表示进入子宫壁，阻力再次消失表示进入羊膜腔。腰椎穿刺针进入羊膜腔内后，拔出针芯，见羊水溢出，接上注射器抽出少量羊水，注入 0.2% 依沙吖啶（利凡诺）液 25～50ml。拔出穿刺针，局部消毒，纱布压迫数分钟后，胶布固定。

（2）宫腔内羊膜腔外注入法：孕妇排尿后取膀胱截石位，常规消毒外阴阴道，铺无菌巾。阴道窥器暴露宫颈及阴道，再次消毒，用宫颈钳钳夹宫颈前唇，用敷料镊将无菌导尿管送入子宫壁与胎囊间，将 0.2% 依沙吖啶（利凡诺）液 25～50ml 由导尿管注入宫腔（图 21-3）。折叠并结扎外露的导尿管，放入阴道穹隆部，填塞纱布。24 小时后取出纱布及导尿管。

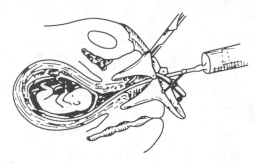

图 21-3　宫腔内羊膜腔外注入法

2. **水囊引产**　将消毒水囊放置在子宫壁和胎膜之间，囊内注入一定量 0.9% 氯化钠溶液，以增加宫腔压力和机械性刺激宫颈管，诱发子宫收缩，促使胎儿和胎盘排出。

孕妇排尿后取膀胱截石位，常规外阴阴道消毒，铺无菌巾。阴道窥器暴露宫颈，消毒阴道和宫颈，用宫颈钳钳夹宫颈前唇，用宫颈扩张器依顺序扩张宫颈口至 8～10 号。再用敷料镊将准备好的水囊逐渐全部送入子宫腔内，使其置于子宫壁和胎膜之间，缓慢向水囊内注入无菌的 0.9% 氯化钠溶液 300～500ml，并加入数滴亚甲蓝（美蓝）以利于识别羊水或注入液。折叠导尿管，扎紧后放入阴道穹隆部。

（五）注意事项

1. **依沙吖啶（利凡诺）引产**

（1）依沙吖啶通常应用剂量为 50～100mg，不超过 100mg。

（2）羊膜腔外注药时，避免导尿管接触阴道壁，防止感染。

（3）余同第二十三章第三节中"经腹壁羊膜腔穿刺术"。

2. **水囊引产**

（1）水囊注水量不超过 500ml。

（2）放置水囊后出现规律宫缩时应取出水囊。若出现宫缩乏力，或取出水囊无宫缩，或有较多阴道流血，应静脉点滴缩宫素。

（3）放置水囊不得超过2次。再次放置，应在前次取出水囊72小时之后且无感染征象。

（4）放置水囊时间不应超过48小时。若宫缩过强、出血较多或体温超过38℃，应提前取出水囊。

（5）放置水囊后定时测量体温，特别注意观察有无寒战、发热等感染征象。

（六）并发症

1. **全身反应**　偶见体温升高，一般不超过38℃，多发生在应用依沙吖啶后24～48小时，胎儿排出后体温很快下降。

2. **阴道流血**　80%受术者出现阴道流血，量少于100ml，个别妇女可超过400ml。

3. **产道裂伤**　少数受术者可有不同程度的软产道裂伤。

4. **胎盘胎膜残留**　发生率低。为避免妊娠组织残留，多主张胎盘排出后立即行刮宫术。

5. **感染**　发生率较低，但严重感染可致死亡。

（七）护理要点

1. **术前护理**　护士要认真做好孕妇身心状况评估，协助医师严格掌握适应证与禁忌证。告知受术者手术过程及可能出现的情况，取得其积极配合，签署知情同意书。指导受术者术前3日禁止性生活，依沙吖啶引产者需行B型超声检查以定位胎盘及穿刺点，做好穿刺部位皮肤准备。术前每日冲洗阴道1次。

2. **术中护理**　注意观察孕妇生命体征，识别有无呼吸困难、发绀等羊水栓塞症状，做好抢救准备。

3. **术后护理**　让孕妇尽量卧床休息，防止突然破水。注意监测受术者生命体征，严密观察并记录宫缩出现的时间和强度、胎心与胎动消失的时间及阴道流血等情况。产后仔细检查胎盘胎膜是否完整，有无软产道裂伤，若发现裂伤，及时缝合。胎盘胎膜排出后常规行清宫术。注意观察产后宫缩、阴道流血及排尿情况，若妊娠月份大的产妇引产后出现泌乳，需指导其及时采取回奶措施，保持外阴清洁，预防感染。

4. **健康指导**　引产后妇女应注意休息，加强营养。鼓励其表达内心焦虑、恐惧和孤独等情感，给予同情、宽慰、鼓励和帮助。术后6周禁止性生活及盆浴，为其提供避孕指导。若出院后出现发热、腹痛及阴道流血量多等异常情况，应及时就诊。

☆ **本章小结**

　　计划生育是以避孕为主，护士应通过宣传、教育、咨询、指导等方式使护理对象充分知情选择安全、有效、适宜的避孕措施。避孕方法主要包括器具避孕、激素避孕及自然避孕法。

　　宫内节育器为我国育龄妇女的常用避孕措施，带铜IUD应用最广泛，需严格掌握宫内节育器种类、放置术和取出术适应证、禁忌证、操作方法及护理要点。激素避孕包括口服避孕药、长效避孕针、缓释系统避孕药和避孕贴剂。正确使用阴茎套，不仅可避孕，而且可预防性传播疾病的传播。

　　输卵管绝育术是指通过手术将输卵管结扎或用药物使输卵管腔粘连堵塞，阻断精子与卵子相遇而达到永久不生育的目的，最广泛采用的是经腹输卵管抽芯包埋法。

人工流产是避孕失败后妊娠早期的补救措施，包括手术流产和药物流产两种方法。负压吸引术适用于妊娠10周以内者，钳刮术适用于妊娠10~14周者，药物流产一般适用妊娠49日之内者。临床中期妊娠终止常用的方法是依沙吖啶羊膜腔内注入法。

（何平平）

◇ **护理学而思**

1. 张女士，36岁，G_3P_2，放置IUD4年，既往月经规律，现停经50日，恶心、呕吐4日。妇科检查：外阴发育正常，已婚已产型；阴道通畅，无畸形，分泌物量少；宫体前倾前屈位，妊娠50日大小。

请思考：

（1）该女性最可能的诊断是什么？

（2）一经确诊，该如何处理？

（3）请列举相应的护理要点。

2. 刘女士，已婚，30岁，既往体健，G_1P_1，去外地丈夫处探亲10日，欲携带避孕药。

请思考：

（1）该女士适宜携带哪种避孕药？

（2）正确的药物服用方法是什么？

3. 王女士，26岁，停经50日，尿hCG试验（+），因曾误服多种药物，要求行人工流产。人工流产术中突然出现面色苍白、大汗淋漓，主诉恶心、呕吐、头晕、胸闷。查体，血压85/60mmHg，心率50次/分。

请思考：

（1）该女性目前可能出现了什么情况？

（2）其发生的原因有哪些？

（3）请问护理要点有哪些？

第二十二章
妇产科常用护理技术

学习目标

通过本章学习，学生能够：

1. 说出妇产科常用护理技术的名称。

2. 为各项妇产科常用护理技术做好物品准备。

3. 为病人正确实施各项妇产科常用护理技术。

4. 说出各项妇产科常用护理技术的护理要点。

5. 说出各项妇产科常用护理技术的适应证。

▶ 妇产科常用护理技术属于专科技术，是妇产科护理工作中常用的技术。本章主要介绍妇产科五大常用护理技术的目的、适应证、物品准备、操作方法及护理要点。实际工作中，护士应根据情况选择适宜的护理技术，达到预防感染、控制和治疗炎症、促进伤口愈合等作用，提高病人舒适度。

导入案例与思考

产妇，女，25 岁，G_1P_1，临产 12 小时后经会阴侧切分娩一足月健康男婴，经过顺利。现产后第 1 日，腹软，子宫底于脐下 1 指，恶露色红、量中等，会阴切口略红，产妇自诉会阴切口疼痛。

结合本案例，你认为：

1. 该产妇目前有无异常？

2. 需要给予该产妇何种妇产科常用护理技术？

3. 在实施该护理技术时，应注意什么护理要点？

第一节 会阴擦洗 / 冲洗

会阴擦洗 / 冲洗是利用消毒液对会阴部进行擦洗 / 冲洗的技术。女性尿道、阴道及肛门彼此相距很近且会阴部温暖、潮湿，病菌容易滋生，因此会阴部位容易感染。会阴擦洗 / 冲洗常用于局部清洁，是妇产科临床护理工作中最常用的护理技术。

【目的】

保持病人会阴及肛门部清洁，促进病人的舒适和会阴伤口的愈合；防止生殖系统、泌尿系统的逆行感染。

【适应证】

1. 妇科或产科手术后，留置导尿管者。
2. 会阴部手术术后病人。
3. 产后会阴有伤口者。
4. 长期卧床，生活不能自理的病人。
5. 急性外阴炎病人。

【物品准备】

1. 橡胶单、中单各 1 块或一次性垫巾 1 块，一次性手套 1 副。
2. 会阴擦洗盘 1 个，盘内放置消毒弯盘 2 个，无菌镊子或卵圆钳 2 把，浸有 0.02%～0.05% 聚维酮碘（碘伏）溶液或 1：5000 高锰酸钾溶液的棉球若干个，无菌干纱布 2 块。若行会阴冲洗，则应准备内盛消毒液［如 0.02% 聚维酮碘（碘伏）溶液，1：5000 高锰酸钾溶液或 0.1% 苯扎溴铵溶液等］500ml 的冲洗壶 1 个，消毒干棉球若干，水温计 1 支，便盆 1 个。

【操作方法】

1. 核对病人的床号、姓名，评估病人会阴情况，并向其说明会阴擦洗 / 冲洗的目的、方法，以取得病人的理解和配合。注意请房内多余人员暂时回避，以减轻病人心理负担。

2. 嘱病人排空膀胱，脱下一条裤腿。协助病人取屈膝仰卧位，双腿略外展，暴露外阴，给病人臀下垫橡胶单、中单或一次性垫巾，若行会阴部冲洗，应将便盆放于中单或一次性垫巾上。注意为病人保暖，屏风遮挡。

3. 操作者将会阴擦洗盘放至床边，戴一次性手套，将一个消毒弯盘置于病人会阴部。用一把无菌镊子或卵圆钳夹取干净的药液棉球，再用另一把镊子或卵圆钳夹住棉球进行擦洗。一般擦洗 3 遍。第 1 遍要求由外向内、自上而下、先对侧后近侧，按照阴阜→大腿内上 1/3→大阴唇→小阴唇→会阴及肛门的顺序擦洗，初步擦净污垢、分泌物和血迹等。第 2 遍擦洗的原则为由内向外，自上而下，先对侧后近侧，每擦洗一个部位更换一个棉球，以防止伤口、尿道口、阴道口被污染。第 3 遍顺序同第 2 遍。擦洗时均应注意最后擦洗肛门。对会阴有伤口者，需更换棉球，单独擦洗会阴伤口。必要时，可根据病人的情况增加擦洗的次数，直至擦净，最后用干纱布擦干。

若行会阴部冲洗，护士应一手持盛有消毒液的冲洗壶，另一手持镊子或卵圆钳夹住消毒棉球，一边冲刷一边擦洗，顺序同会阴擦洗。冲洗完毕，撤去便盆。

4. 操作结束后，撤去橡胶单、中单或一次性垫巾，协助病人整理衣裤及床单位。

【护理要点】

1. 擦洗或冲洗时，应注意观察会阴部及会阴伤口周围组织有无红肿、分泌物及其性质和伤口愈合情况，发现异常及时记录并向医师汇报。

2. 产后及会阴部手术的病人，每次排便后均应擦洗会阴，预防感染。

3. 对有留置导尿管者，应注意导尿管是否通畅，避免脱落或打结。

4. 注意无菌操作，最后擦洗有伤口感染的病人，以避免交叉感染。每次擦洗 / 冲洗前后，护士均需洗净双手。

第二节　阴道灌洗 / 冲洗

阴道灌洗 / 冲洗是用消毒液对阴道进行清洗的技术。通过阴道灌洗可使宫颈和阴道保持清洁，避免当子宫切除过程中阴道与盆腔相通时，细菌或病原体进入盆腔引起感染，减少术后阴道残端炎症等并发症。该操作技巧要求较高，需要病人的良好配合。

【目的】

促进阴道血液循环，减少阴道分泌物，缓解局部充血，达到控制和治疗炎症的目的；使宫颈和阴道保持清洁。

【适应证】

1. 各种阴道炎、宫颈炎。

2. 子宫切除术前或阴道手术前的常规阴道准备。

【物品准备】

1. 橡胶单、中单各 1 块或一次性垫巾 1 块，一次性手套 1 副。

2. 一次性妇科阴道冲洗器 1 个（带有控制冲洗压力和流量的调节开关），输液架 1 个，弯盘 1 个，便盆 1 个，阴道窥器 1 个，水温计 1 个，干纱布若干。

3. 灌洗溶液：常用的阴道灌洗溶液有 0.02% 聚维酮碘（碘伏）溶液；0.1% 苯扎溴铵（新洁尔灭）溶液；生理盐水；2% ~ 4% 碳酸氢钠溶液；1% 乳酸溶液；4% 硼酸溶液；0.5% 醋酸溶液；1：5000 高锰酸钾溶液等。

【操作方法】

1. 核对病人的床号、姓名，并向其说明阴道灌洗 / 冲洗的目的、方法，取得病人的理解和配合，引导病人到治疗室或检查室。

2. 嘱病人排空膀胱，协助病人上妇科检查床，取膀胱截石位，臀下垫橡胶单、中单或一次性垫巾，放好便盆。

3. 根据病人的病情配制灌洗液 500～1000ml，将装有灌洗液的一次性妇科阴道冲洗器挂于床旁输液架上，其高度距床沿 60～70cm，排去管内空气，试水温（41～43℃）适宜后备用。

4. 操作者戴一次性手套，用一手持冲洗器，打开开关，先用灌洗液冲洗外阴部，然后用另一手将小阴唇分开，将冲洗器的灌洗头沿阴道纵侧壁的方向缓缓插入阴道达阴道后穹隆部。灌洗时应边冲洗边将灌洗头围绕子宫颈轻轻地上下左右移动。阴道灌洗也可用阴道窥器暴露宫颈后再进行，冲洗时应不停地转动阴道窥器，将整个阴道穹隆及阴道侧壁冲洗干净。

5. 当灌洗液剩 100ml 左右时，关上开关，用阴道窥器者可将阴道窥器向下按，以使阴道内的液体流出。拔出灌洗头和阴道窥器，再冲洗一次外阴部，然后扶病人坐于便盆上，使阴道内残留的液体流出。

6. 灌洗 / 冲洗结束后，用干纱布擦干外阴，撤去便盆、橡胶单、中单或一次性垫巾，协助病人整理衣裤，下妇科检查床。

【护理要点】

1. 冲洗器灌洗筒距床沿的距离不应超过 70cm，以免压力过大，水流过速，使灌洗液或污物进入子宫腔或灌洗液与局部作用的时间不足。

2. 灌洗液温度以 41～43℃为宜，温度不能过高或过低。温度过低，病人不舒适，温度过高则可能烫伤病人的阴道黏膜。

3. 灌洗溶液应根据不同的灌洗目的选择。滴虫性阴道炎的病人，应用酸性溶液灌洗；外阴阴道假丝酵母菌病病人，则用碱性溶液灌洗；非特异性阴道炎者，用一般消毒液或生理盐水灌洗；术前病人可选用聚维酮碘（碘伏）溶液、高锰酸钾溶液或苯扎溴铵溶液进行灌洗。

4. 灌洗头插入不宜过深，其弯头应向上，灌洗过程中动作要轻柔，避免刺激后穹隆引起不适，或损伤局部组织引起出血。用阴道窥器灌洗时，应轻轻旋转阴道窥器，使灌洗液能达到阴道各部。

5. 产后 10 日或妇产科手术 2 周后的病人，若合并阴道分泌物混浊、有臭味、阴道伤口愈合不良、黏膜感染坏死等，可行低位阴道灌洗，冲洗器灌洗筒的高度一般不超过床沿 30cm，以避免污物进入宫腔或损伤阴道残端伤口。

6. 未婚妇女可用导尿管进行阴道灌洗，不能使用阴道窥器；月经期、产后或人工流产术后子宫颈口未闭或有阴道出血的病人，不宜行阴道灌洗，以防引起上行性感染；宫颈癌病人有活动性出血者，为防止大出血禁止灌洗，可行外阴擦洗。

第三节　会阴湿热敷

会阴湿热敷是应用热原理和药物化学反应，利用热敷溶液促进血液循环，增强局部白细胞的吞噬作用和组织活力的一种护理技术。

【目的】

促进局部血液循环，改善组织营养，增强局部白细胞的吞噬作用，加速组织再生和消炎、止痛；促进水肿吸收，使陈旧性血肿局限；促进外阴伤口的愈合。

【适应证】

1. 会阴水肿及血肿的吸收期。
2. 会阴硬结及早期感染者。

【物品准备】

1. 橡胶单、中单各 1 块或一次性垫巾 1 块，棉垫 1 块，一次性手套 1 副。
2. 会阴擦洗盘 1 个，无菌纱布数块，医用凡士林，棉签若干，热源袋如热水袋、电热宝等，红外线灯。
3. 热敷溶液　沸水，煮沸的 50% 硫酸镁、95% 乙醇。

【操作方法】

1. 核对病人的床号、姓名，并向其说明会阴湿热敷的目的、方法、效果及预后，取得病人的理解和配合。
2. 嘱病人排空膀胱，协助病人松解衣裤，暴露热敷部位，臀下垫橡胶单、中单或一次性垫巾。
3. 热敷部位先用棉签涂上一薄层凡士林，盖上干纱布，再轻轻敷上浸有热敷溶液的温纱布，外面盖上棉垫保温。
4. 一般每 3～5 分钟更换热敷垫 1 次，热敷时间约 15～30 分钟，可用热源袋放在棉垫外或用红外线灯照射以延长更换热敷垫的时间。
5. 热敷完毕，移去热敷垫，观察热敷部位皮肤，用纱布拭净皮肤上的凡士林，协助病人整理衣裤，撤去橡胶单、中单或一次性垫巾，整理好床单位。

【护理要点】

1. 会阴湿热敷应该在行会阴擦洗、外阴局部伤口的污垢清洁后进行。
2. 湿热敷的温度一般为 41～46℃。
3. 湿热敷的面积应是病损范围的 2 倍。
4. 定期检查热源袋的完好性，防止烫伤，对休克、虚脱、昏迷及术后感觉不灵敏的病人应尤为注意。
5. 热敷的过程中，护士应随时评价效果，并为病人提供一切生活护理。

第四节　阴道或宫颈上药

阴道或宫颈上药是将治疗性药物涂抹到阴道壁或宫颈黏膜上，达到局部治疗作用的一项操作，在妇产科护理中应用十分广泛。阴道和宫颈上药操作简单，既可以在医院门诊由护士操作，也可教会病人自己在家上药。

【目的】

治疗各种阴道炎和子宫颈炎。

【适应证】

各种阴道炎、子宫颈炎或术后阴道残端炎。

【物品准备】

1. 橡胶单、中单各 1 块或一次性垫巾 1 块，一次性手套 1 副。

2. 阴道灌洗用物 1 套、阴道窥器 1 个、长镊子、消毒干棉球、消毒长棉棍、带尾线的大棉球或纱布若干。

3. 药品

（1）阴道后穹隆塞药：常用甲硝唑、制霉菌素等药片、丸剂或栓剂。

（2）局部非腐蚀性药物上药：常用 1% 甲紫、新霉素或氯霉素等。

（3）局部腐蚀性药物上药：常用 20% ~ 50% 硝酸银溶液、20% 或 100% 铬酸溶液。

（4）宫颈棉球上药：有止血药、抗生素等。

（5）喷雾器上药：常用药物有土霉素、磺胺嘧啶、呋喃西林、己烯雌酚（乙蔗酚）等。

【操作方法】

1. 核对病人的床号、姓名，向其说明阴道或宫颈上药的目的、方法、效果及预后，取得病人的理解和配合。

2. 嘱病人排空膀胱，协助其上妇科检查床，取膀胱截石位，臀下垫橡胶单、中单或一次性垫巾。

3. 行阴道灌洗后，用阴道窥器暴露阴道、宫颈，用消毒干棉球拭去子宫颈及阴道后穹隆、阴道内的灌洗液、黏液或炎性分泌物，以便药物能直接接触炎性组织而提高疗效。根据病情和药物的不同性状可采用以下方法：

（1）阴道后穹隆塞药：常用于治疗滴虫性阴道炎、阴道假丝酵母菌病、萎缩性阴道炎及慢性宫颈炎等病人。护士可将药物用长镊子放至阴道后穹隆处，也可指导病人自行放置。若由病人自行用药，则护士应指导病人于临睡前洗净双手或戴指套，用一手示、中指夹持药品并用示指将药片或栓剂沿阴道后壁推进至示指完全伸入为止。为保证药物局部作用的时间，宜睡前用药。

（2）局部用药：局部所用药物包括非腐蚀性药物和腐蚀性药物，常用于治疗宫颈炎和阴道炎的病人。①非腐蚀性药物：用于治疗阴道假丝酵母菌病的病人常用 1% 甲紫，每天 1 次，7 ~ 10日为一个疗程；用于治疗急性或亚急性子宫颈炎或阴道炎的病人常用新霉素、氯霉素。给予非腐蚀性药物时可用棉球或长棉棍蘸药液直接涂擦于阴道壁或子宫颈。②腐蚀性药物：用于治疗宫颈糜烂样改变。用长棉棍蘸少许 20% 硝酸银药液或铬酸溶液涂于宫颈的糜烂面，并插入宫颈管内约 0.5cm，稍候用生理盐水棉球擦去表面残余的药液，最后用干棉球吸干。硝酸银溶液每周用药 1次，2 ~ 4 次为一疗程，铬酸溶液每 20 ~ 30 日上药 1 次，直至糜烂面完全光滑为止。

（3）宫颈棉球上药：适用于子宫颈亚急性或急性炎症伴有出血者。操作时，用阴道窥器充分暴露子宫颈，用长镊子夹持带有尾线的宫颈棉球浸蘸药液后塞压至子宫颈处，同时将阴道窥器轻轻退出阴道，然后取出镊子，防止退出窥器时将棉球带出或移动位置，将棉球线尾露于阴道口外，并用胶布固定于阴阜侧上方。嘱病人于放药 12 ~ 24 小时后牵引棉球尾线自行取出。

（4）喷雾器上药：适用于非特异性阴道炎及萎缩性阴道炎病人。各种阴道用药的粉剂如土霉素、呋喃西林、己烯雌酚（乙蔗酚）等药均可用喷雾器喷射，使药物粉末均匀散布于炎性组织表面上。

【护理要点】

1. 上非腐蚀性药物时，应转动阴道窥器，使阴道四壁炎性组织均能涂上药物。

2. 应用腐蚀性药物时，要注意保护好阴道壁及正常的宫颈组织。上药前可将纱布或干棉球衬垫于阴道后壁及阴道后穹隆，以免药液下流灼伤正常组织。药液涂好后用干棉球吸干，立即如数取出所垫纱布或棉球。

3. 棉棍上的棉花必须捻紧，涂药时应向同一方向转动，防止棉花落入阴道难以取出。

4. 阴道栓剂最好于晚上或休息时上药，避免起床后脱出，影响治疗效果。

5. 给未婚妇女上药时不用窥器，可用长棉棍涂抹或用手指将药片推入阴道。

6. 经期或子宫出血者不宜阴道给药。

7. 用药期间应禁止性生活。

第五节　坐　浴

坐浴可借助水温与药液的作用，促进局部组织的血液循环，增强抵抗力，减轻外阴局部的炎症及疼痛，使创面清洁，利于组织的恢复。

【目的】

清洁外阴，改善局部血液循环，消除炎症，利于组织修复。

【适应证】

1. 外阴、阴道手术或经阴道行子宫切除术前准备。

2. 外阴炎、阴道非特异性炎症或特异性炎症、子宫脱垂者。

3. 会阴伤口愈合但局部有硬结者。

4. 膀胱阴道松弛者。

【物品准备】

1. 消毒小毛巾 1 块。

2. 坐浴盆 1 个、30cm 高的坐浴盆架 1 个。

3. 溶液的配制

（1）滴虫性阴道炎：临床上常用 0.5% 醋酸溶液、1% 乳酸溶液或 1∶5000 高锰酸钾溶液。

（2）阴道假丝酵母菌病：一般用 2%～4% 碳酸氢钠溶液。

（3）萎缩性阴道炎：常用 0.5%～1% 乳酸溶液。

（4）外阴炎及其他非特异性阴道炎、外阴阴道手术前准备：可用 1∶5000 高锰酸钾溶液、1∶1000

苯扎溴铵（新洁尔灭）溶液、0.02% 聚维酮碘（碘伏）溶液；中成药液如洁尔阴、肤阴洁等。

【操作方法】

1. 核对病人的床号、姓名，并向其说明坐浴的目的、方法、效果，取得病人的理解和配合。

2. 根据病情需要按比例配制好足够量的溶液，溶液需够浸泡全臀和外阴部，将坐浴盆置于坐浴架上。

3. 嘱病人排空膀胱后将全臀和外阴部浸泡于溶液中，一般持续约 20 分钟。结束后用消毒小毛巾蘸干外阴部。

根据水温不同坐浴分为 3 种：①热浴：水温在 39～41℃，适用于渗出性病变及急性炎性浸润，可先熏后坐，持续 20 分钟左右。②温浴：水温在 35～37℃，适用于慢性盆腔炎、手术前准备。③冷浴：水温在 14～15℃，刺激肌肉神经，使其张力增加，改善血液循环。适用于膀胱阴道松弛、性无能等，持续 2～5 分钟即可。

【护理要点】

1. 月经期妇女、阴道流血者、孕妇及产后 7 日内的产妇禁止坐浴。

2. 坐浴溶液应严格按比例配制，浓度过高容易造成黏膜烧伤，浓度太低影响治疗效果。

3. 水温适中，不能过高，以免烫伤皮肤。

4. 坐浴前应先将外阴及肛门周围擦洗干净。

5. 坐浴时需将臀部及全部外阴浸入药液中。

6. 注意保暖，以防受凉。

☆ 本章小结 ··

　　本章主要介绍了五大妇产科常用护理操作技术，包括会阴擦洗 / 冲洗、阴道灌洗 / 冲洗、会阴湿热敷、坐浴及阴道、宫颈上药。会阴擦洗 / 冲洗时应掌握擦洗的顺序，擦洗过程中注意观察会阴伤口情况。阴道灌洗 / 冲洗可用于阴道炎、宫颈炎及术前阴道准备，灌洗溶液应根据不同的灌洗目的进行选择，灌洗液的温度应适中；会阴湿热敷时应注意既要保持热敷垫的温度，也要避免烫伤；护士指导病人自行阴道、宫颈上药时，应告知上药时间宜在晚间临睡前，药片（栓）应放置阴道后穹隆等。配制坐浴溶液时注意药物浓度不能过高，避免药物灼伤皮肤，控制热浴的水温也不能过高，避免烫伤。

（康　健）

◇ 护理学而思 ··

　　1. 刘女士，42 岁，已婚，糖尿病病史 5 年。近 1 个月外阴奇痒、灼痛、分泌物增多，呈白色豆渣样。

　　请思考：

　　（1）该病人最可能的诊断是什么？若要明确诊断，应建议病人做什么检查？

（2）该病人目前主要的护理问题是什么？

（3）若对该病人进行用药指导，内容应包括哪些？

2. 张女士，32岁，自然分娩一男婴后12日出现轻度发热，检查发现阴道黏膜充血、水肿、有较多脓性分泌物，体温38℃。

请思考：

（1）可以为该病人实施阴道灌洗吗？

（2）若可以给予阴道灌洗，请问有哪些护理要点？若不可以给予阴道灌洗，请给出理由。

3. 杨女士，30岁，自然分娩，产后1日，会阴水肿明显。

请思考：

（1）采用哪项妇产科常用护理技术可减轻水肿？

（2）在实施该护理技术时，有哪些护理要点？

第二十三章
妇产科诊疗及手术病人的护理

学习目标

通过本章学习，学生能够：

1. 说出妇产科常用诊疗技术的适应证与禁忌证。

2. 对需要进行妇产科检查或手术的病人进行准确的评估。

3. 掌握常用检查或手术的物品准备、病人准备及护理配合。

4. 运用所学知识为检查或手术后的病人进行护理和健康指导。

▶ 随着医学科学发展，妇产科疾病的检查、诊断与治疗、手术等技术也在不断更新，护士需要及时更新知识与技术，充分做好术前评估、术前准备、术中配合及术后护理，才能配合医师为病人提供优质的诊疗技术服务。

导入案例与思考

王女士，40岁，吸烟10年，性生活后阴道点滴流血2个月，妇科检查：外阴阴道正常，宫颈上唇见柱状上皮异位样改变Ⅱ度，触之易出血。

结合本案例，你认为：

1. 该病人应该做哪些检查？

2. 宫颈癌筛查应从多大年龄开始？几年复查一次？

3. 宫颈癌筛查宜在月经周期的哪个阶段做最为合适？

23章

第一节　生殖道细胞学检查

女性生殖道上皮细胞受卵巢激素的影响出现周期性变化，因此临床上既可通过检查生殖道脱落上皮细胞（包括阴道上段、宫颈阴道部、宫颈管、子宫、输卵管及腹腔的上皮细胞）反应体内性激素水平变化，又可协助诊断不同部位的恶性病变，是一种简便、经济、实用的辅助诊断方法。

【适应证】

1. 不明原因闭经。

2. 功能失调性子宫出血。

3. 流产。

4. 生殖道感染性疾病。

5. 妇科肿瘤的筛查　宫颈细胞学检查是 CIN 及早期宫颈癌筛查的基本方法，建议应在性生活开始 3 年后，或 21 岁以后开始行宫颈细胞学检查，并结合 HPV DNA 检测。

【禁忌证】

1. 生殖器急性炎症。

2. 月经期。

【检查前评估】

1. 评估护理对象心理状况，与其沟通，告知检查的目的、方法、注意事项及检查过程中可能出现的不适，取得配合。

2. 评估护理对象的检查时间，检查前 24 小时禁止性生活、阴道检查、阴道灌洗上药等。

【检查前准备】

1. 留取标本的用具必须无菌干燥。

2. 用物准备　阴道窥器 1 个、宫颈刮匙（木质小刮板）2 个或细胞刷 1 个、载玻片若干张、不同型号塑料管、0.9% 氯化钠溶液、无菌干燥棉签及棉球、装有固定液（95% 乙醇）标本瓶 1 个或新柏氏液（细胞保存液）1 瓶。

【检查中配合】

1. 体位　协助护理对象取膀胱截石位。

2. 涂片种类及采集方法

（1）阴道涂片：主要目的是了解卵巢或胎盘功能，检测下生殖道感染的病原体。

已婚者一般用木质小刮板在阴道侧壁 1/3 处轻轻刮取；无性生活妇女应签署知情同意书后，用浸湿的棉签伸入阴道，紧贴阴道侧壁卷取，薄而均匀地涂于玻片上，将其置于 95% 乙醇中固定。

（2）宫颈刮片：是筛查早期子宫颈癌的重要方法。

应在宫颈外口鳞 - 柱状上皮交界处，用木质刮板以宫颈外口为圆心，轻刮一周，均匀涂于玻片上，避免损伤组织引起出血而影响检查结果。若受检者白带过多，应先用无菌干棉球轻轻擦净黏液，再刮取标本。

（3）宫颈管涂片：用于筛查宫颈管内病变。

先将宫颈表面分泌物拭净，用小型木质刮板进入宫颈管内，轻轻刮取一周作涂片。目前临床多采用"细胞刷"刮取宫颈管上皮，将"细胞刷"置于宫颈管内，达宫颈外口上方10mm左右，在宫颈管内旋转360°后取出，旋转"细胞刷"将附着于小刷子上的标本均匀地涂于玻片上或迅速置于细胞保存液中。

（4）宫腔吸片：筛查宫腔内恶性病变，较阴道涂片及诊刮阳性率高。

选择直径1～5mm不同型号塑料管，一端连接无菌注射器，另一端送入子宫腔内达宫底部，边轻轻抽吸边上下左右转动方向，将吸出物涂片、固定、染色。停止抽吸再取出吸管，以免将宫颈管内容物吸入。或用宫腔灌洗法收集洗涤液，离心后取沉渣涂片。

3. 取脱落细胞标本时动作应轻、稳、准，避免损伤组织引起出血。若阴道分泌物较多，应先用无菌干棉球轻轻擦拭后再取标本。

4. 涂片必须均匀地向一个方向涂抹，禁忌来回涂抹，以免破坏细胞。

【检查后护理要点】

1. 评估检查后阴道流血情况，询问有无其他不适，发现异常及时通知医师。

2. 作好载玻片标记，标本应立即放入装有95%乙醇固定液标本瓶中固定并及时送检。

3. 向护理对象说明生殖道脱落细胞检查结果的临床意义，嘱其及时将病理报告结果反馈给医师，以免延误诊治。

【结果评定及临床意义】

（一）正常女性生殖道脱落细胞的种类及其在内分泌检查方面的应用

1. **鳞状上皮细胞**　阴道与宫颈阴道部被覆的鳞状上皮相仿，均为非角化性的分层鳞状上皮。上皮细胞分为底层、中层和表层，其生长与成熟受体内雌激素水平影响。细胞由底层向表层逐渐成熟，各层细胞的比例随月经周期中雌激素的变化而变化。临床上常用嗜伊红细胞指数（eosinophilic index，EI）、成熟指数（maturation index，MI）、致密核细胞指数（karyopyknotic index，KI）及角化指数（cornification index，CI）来代表体内雌激素水平。EI是计算鳞状细胞中表层红染细胞的百分率，指数越高，提示上皮细胞越成熟。MI是计算鳞状上皮3层细胞百分比，按底层/中层/表层顺序写出，在阴道细胞学卵巢功能检查中最常用。底层细胞百分率高称为左移，提示不成熟细胞增多，雌激素水平下降；表层细胞百分率高称为右移，提示成熟细胞增多，雌激素水平升高。正常情况下，育龄妇女宫颈涂片中表层细胞居多，基本无底层细胞。卵巢功能低落时出现底层细胞，若底层细胞<20%，提示轻度低落；底层细胞占20%～40%，提示中度低落；底层细胞>40%，提示高度低落。KI是指鳞状上皮细胞中表层致密核细胞的百分率，KI越高，提示上皮细胞越成熟。CI是指鳞状上皮细胞中的表层嗜伊红性致密核细胞的百分率，指数越高，提示上皮细胞越成熟。

2. **柱状上皮细胞**　分为宫颈黏膜细胞和子宫内膜细胞两种，在宫颈刮片及宫颈管涂片中均可见到。宫颈黏液细胞呈高柱状或立方状，核在底部，呈圆形或卵圆形，染色质分布均匀，细胞质内有空泡，易分解而留下裸核。子宫内膜细胞为低柱状，核圆形，核大小、形状一致，多成堆出现，细胞质少，边界不清。

3. **非上皮成分**　不属于生殖道上皮细胞，如吞噬细胞、白细胞、红细胞等。

（二）生殖道脱落细胞在妇科疾病诊断方面的应用

生殖道脱落细胞涂片有助于对闭经、功能失调性子宫出血、流产及生殖道感染性疾病等的诊断。根据细胞有无周期性变化、MI 结果和 EI 数值推断闭经病变部位、功能失调性子宫出血类型以及流产疗效评价；也可根据细胞的形态特征推断生殖道感染的病原体种类，如 HPV 感染可见典型的挖空细胞。

（三）生殖道脱落细胞在妇科肿瘤诊断方面的应用

癌细胞主要表现在细胞核、细胞形态以及细胞间关系的改变。癌细胞的细胞核增大、深染及核分裂异常等；细胞形态大小不等，形态各异，排列紊乱等。生殖道脱落细胞学诊断的报告方式有两种：一种是分级诊断，以往我国多用分级诊断，应用巴氏 5 级分类法。另一种是描述性诊断，采用 TBS（the Bethesda system）分类法，目前我国正在推广应用。

1. 巴氏 5 级分类法

（1）巴氏 I 级：未见不典型或异常细胞，为正常阴道细胞涂片。

（2）巴氏 II 级：发现不典型细胞，但无恶性特征细胞，属良性改变或炎症。

（3）巴氏 III 级：发现可疑恶性细胞，为可疑癌。

（4）巴氏 IV 级：发现不典型癌细胞，待证实，为高度可疑癌。

（5）巴氏 V 级：发现多量典型的癌细胞。

巴氏分级法存在以级别表示细胞改变的程度容易造成假象、对癌前病变缺乏客观标准及不能与组织病理学诊断名词相对应等缺点。

2. TBS 分类法及其描述性诊断内容 为使细胞学诊断与组织病理学术语一致，使细胞学报告与临床处理密切结合，1988 年美国制订宫颈／阴道 TBS 命名系统，1991 年被国际癌症协会正式采用。TBS 分类法包括标本满意度的评估和对细胞形态特征的描述性诊断。对细胞形态特征的描述性诊断内容包括：①良性细胞学改变：包括感染及反应性细胞学改变。②鳞状上皮细胞异常：包括未明确诊断意义的不典型鳞状上皮细胞、鳞状上皮细胞内病变（分低度、高度）和鳞状细胞癌。③腺上皮细胞异常：包括不典型腺上皮细胞、腺原位癌和腺癌。④其他恶性肿瘤细胞。

第二节　宫颈活组织检查

宫颈活组织检查简称宫颈活检，常用检查方法有局部活组织检查和诊断性宫颈锥形切除术。取材方法是自病变部位或可疑部位取小部分组织进行病理检查，结果常可作为诊断依据。

一、局部活组织检查

【适应证】

1. 宫颈脱落细胞学涂片检查巴氏 III 级或 III 级以上者；宫颈脱落细胞学涂片检查巴氏 II 级经反复治疗无效者。

2. TBS 分类鳞状上皮细胞异常低度鳞状上皮内病变及以上者。

3. 阴道镜检查反复出现可疑阳性或阳性者。

4. 可疑为宫颈恶性病变或宫颈特异性感染，需进一步明确诊断者。

【禁忌证】

1. 生殖道患有急性或亚急性炎症者。

2. 妊娠期、月经期或有不规则子宫出血者。

3. 患血液病有出血倾向者。

【检查前评估】

1. 评估病人心理状况，与病人沟通，告知检查的目的、方法、注意事项及检查过程中可能出现的不适，取得病人配合。

2. 评估病人生命体征并询问病史，患有阴道炎者应治愈后再取活检。

3. 评估病人检查时间，妊娠期、月经期、月经前期不做活检。

【检查前准备】

阴道窥器 1 个、宫颈钳 1 把、宫颈活检钳 1 把、长镊子 2 把、纱布卷 1 个、洞巾 1 块、棉球及棉签若干、手套 1 副、复方碘溶液、装有固定液标本瓶 4～6 个及消毒液。

【检查中配合】

1. 病人排空膀胱后取膀胱截石位，常规消毒外阴，铺无菌洞巾。

2. 当医生放置阴道窥器，充分暴露宫颈后，协助医生用干棉球擦净宫颈表面黏液，局部消毒。

3. 协助医生在宫颈外口鳞-柱交界处或特殊病变处，持宫颈活检钳取适当大小的组织。临床明确为宫颈癌，只为确定病理类型或浸润程度者可以行单点取材；可疑宫颈癌者，应按时钟位置 3、6、9、12 点 4 处钳取组织；为提高取材准确性，在阴道镜引导下取材，或在宫颈阴道部涂以复方碘溶液，选择不着色区域取材。

4. 当手术结束时协助医生以棉球或纱布卷局部压迫止血。

5. 将取出的组织分别放在标本瓶内，做好标记并及时送检。

6. 在手术过程中应及时为医生传递所需物品，观察病人反应，给予心理上的支持。

【检查后护理要点】

1. 评估病人阴道流血情况，嘱其保持会阴部清洁，12 小时后自行取出棉球或纱布卷，若出现大量阴道流血，应及时就诊。

2. 指导病人术后 1 个月内禁止性生活、盆浴及阴道灌洗。

3. 提醒病人按要求取病理报告单并及时复诊。

二、诊断性宫颈锥切术

【适应证】

1. 宫颈细胞学检查多次阳性，而宫颈活检阴性者。

2. 宫颈活检为宫颈高级别上皮内病变（HSIL，包括 CIN Ⅱ～Ⅲ、宫颈原位癌）需确诊者。

3. 可疑为早期浸润癌，为明确病变累及程度及确定手术范围者。

【禁忌证】

1. 生殖道患有急性或亚急性炎症者。

2. 妊娠期、月经期或伴有不规则子宫出血者。

3. 患血液病有出血倾向者。

【检查前评估】

1. 评估病人心理状况，与病人沟通，告知手术的目的、方法、注意事项及手术过程中可能出现的不适，取得病人配合。

2. 评估病人手术时间，用于治疗者应在月经干净后 3～7 日内进行。

【术前准备】

无菌导尿包 1 个、阴道窥器 1 个、宫颈钳 1 把、宫颈扩张器 4～7 号各 1 个、子宫探针 1 个、长镊子 2 把、尖手术刀 1 把（或高频电切仪 1 台、环形电刀 1 把、等离子凝切刀 1 把、电切球 1 个）、刮匙 1 把、肠线、持针器 1 把、圆针 1 枚、棉球及棉签若干、洞巾 1 块、无菌手套 1 副、复方碘溶液、标本瓶 1 个及消毒液。

【术中配合】

1. 在蛛网膜下腔或硬膜外麻醉下，协助病人取膀胱截石位，消毒外阴阴道后，铺无菌洞巾。

2. 用于诊断者，不宜用电刀、激光刀，以免破坏边缘组织，影响诊断。

3. 为病人导尿，协助医生放置阴道窥器，暴露宫颈，消毒阴道和宫颈。

4. 手术过程中及时递送医生所需用物。

5. 医生在切除组织 12 点处做一标记后，装入标本瓶中做好标记及时送检。

6. 手术完成后用无菌纱布卷压迫创面止血。若有动脉出血，协助医生缝扎止血，或加用吸收性明胶海绵或止血粉止血。

7. 将要行子宫切除者，手术最好在锥切术后 48 小时内进行，可行宫颈前后唇相对缝合封闭创面止血；若不能在短期内行子宫切除或无需做进一步手术者，应行宫颈成形缝合术或荷包缝合术，术毕探查宫颈管。

【术后护理要点】

1. 评估病人阴道出血情况、有无头晕及血压下降等出血反应。嘱病人注意观察阴道流血情况，若出血多及时就诊。

2. 术后保持会阴部清洁，抗生素预防感染。

3. 告知病人术后休息 3 日，2 个月内禁止性生活及盆浴。

4. 提醒病人 6 周后门诊复查，探查宫颈管有无狭窄。

第三节　常用穿刺检查

妇产科常用的穿刺检查有经腹壁腹腔穿刺、经阴道后穹隆穿刺和经腹壁羊膜腔穿刺。

一、经腹壁腹腔穿刺术

经腹壁腹腔穿刺术（abdominal paracentesis）是指在无菌条件下用穿刺针经腹壁进入腹腔抽出腹腔液体或组织，观察其颜色、性状并行化验检查、细菌培养及脱落细胞学检查等，以达到诊断、治疗目的。经腹壁腹腔穿刺术还可以用于人工气腹、腹腔积液放液及腹腔化疗等。

【适应证】

1. 协助诊断腹腔积液的性质。
2. 鉴别贴近腹壁的肿物性质。
3. 穿刺放出部分腹腔积液。
4. 穿刺注入抗癌药物进行腹腔化疗。
5. 穿刺注入二氧化碳进行气腹造影。

【禁忌证】

1. 疑有腹腔内的器官有严重粘连时，特别是晚期的卵巢癌发生盆腹腔广泛转移致肠梗阻病人。
2. 疑是巨大的卵巢囊肿病人。
3. 大量腹腔积液伴有严重电解质紊乱者。
4. 妊娠中、晚期孕妇。
5. 有弥散性血管内凝血者。

【检查前评估】

1. 评估病人心理状况，鼓励病人，缓解紧张恐惧情绪。
2. 评估病人对病情的了解程度，与病人沟通，告知腹腔穿刺目的、方法、注意事项及检查过程中配合要点。
3. 评估病人生命体征并询问病史，排除禁忌证。

【检查前准备】

1. **物品准备**　无菌腹腔穿刺包 1 个（内有洞巾 1 块、腰椎穿刺针或长穿刺针 1 个、弯盘 1 个、小镊子 2 把、止血钳 1 把），20ml 注射器 1 支，无菌手套 1 副，无菌纱布块若干，棉球若干，标本瓶，胶布，消毒液，根据需要准备无菌导管或橡胶管、引流袋、腹带。
2. **药品准备**　2% 利多卡因注射液，根据需要准备化疗药物。

【检查中配合】

1. 经腹 B 型超声引导穿刺时，膀胱需充盈；经阴道 B 型超声引导穿刺时，需排空膀胱。
2. 根据腹腔积液量的多少协助病人摆好体位，准备好所需用物，若腹腔积液较多或行囊内穿刺，应取仰卧位；若积液量较少，取半卧位或侧卧位。

3. 协助医生为病人进行穿刺皮肤的消毒，铺无菌洞巾，注意无菌操作。

4. 通常穿刺不需要麻醉，若病人精神过度紧张，可用 2% 利多卡因给予局部麻醉，协助医生准备注射器及麻醉药品等用物。

5. 行穿刺术时准备注射器或引流袋，医生按需要量抽取液体或注入药物。

6. 操作结束，拔出穿刺针。协助医生再次消毒，用无菌纱布覆盖并固定。若针眼有腹水渗出可稍加压。

【检查后护理要点】

1. 评估病人心理状况，做好心理护理。

2. 评估病人的生命体征、腹围、腹水性质及引流量并详细记录。

3. 评估引流是否通畅及引流速度，放腹水速度应缓慢，每小时不应超过 1000ml，一次放腹水不应超过 4000ml，以免腹压骤减出现休克征象。若病人出现异常，应立即停止放液，放液过程中逐渐束紧腹带或腹部加压砂袋。

4. 留取足量送检标本，腹腔积液细胞学检查需 200ml 液体，其他检查需 20ml 液体，脓性液体应作细菌培养和药物敏感试验。抽出液体标记后及时送检。

5. 注入化疗药物应指导病人变换体位，使药物充分吸收。

6. 因气腹造影而行穿刺者，X 线摄片完毕需将气体排出。

7. 告知病人术后需卧床休息 8～12 小时，遵医嘱给予抗生素预防感染。

二、经阴道后穹隆穿刺术

经阴道后穹隆穿刺术（culdocentesis）是用穿刺针经阴道后穹隆刺入直肠子宫陷凹处，抽取积血、积液、积脓进行肉眼观察及生物化学、微生物学和病理检查的方法，是妇产科常用的辅助诊断方法（图 23-1）。

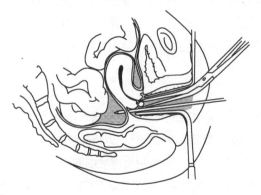

图 23-1　经阴道后穹隆穿刺术

【适应证】

1. 疑有腹腔内出血时（如异位妊娠或卵巢黄体破裂等），可协助诊断。

2. 疑盆腔内有积液、积脓时，穿刺抽液可了解积液性质；若为盆腔脓肿，可穿刺引流及注入广谱抗生素治疗。

3. 盆腔肿块位于直肠子宫陷凹内，进行穿刺抽吸或行活检可明确诊断。

4. B 型超声引导下行卵巢子宫内膜异位囊肿或输卵管妊娠部位注药治疗。

5. B 型超声引导下经阴道后穹隆穿刺取卵，用于各种辅助生殖技术。

【禁忌证】

1. 盆腔严重粘连，粘连肿块占据直肠子宫陷凹部位者。

2. 疑有子宫后壁和肠管粘连者。

3. 高度怀疑恶性肿瘤者。

4. 异位妊娠采取非手术治疗者。

【检查前评估】

1. 评估病人心理状况，鼓励病人，缓解紧张恐惧情绪。

2. 评估病人月经史、生育史及手术史，告知病人穿刺目的、方法、注意事项及检查过程中可能出现的不适，取得病人配合。

3. 评估病人生命体征，对疑有盆腹腔内出血者做好急救准备。

【检查前准备】

阴道窥器 1 个、宫颈钳 1 把、长镊子 2 把、腰椎穿刺针或 22 号长针头 1 个、20ml 注射器 1 支、无菌试管数个、洞巾 1 块、纱布块若干、棉球若干、手套 1 副，消毒液等。

【检查中配合】

1. 病人排空膀胱后取膀胱截石位，调整检查光源，准备好所需用物，常规消毒外阴、阴道，铺无菌洞巾。

2. 当医生用宫颈钳夹持宫颈后唇并向前提拉，充分暴露阴道后穹隆后，再次消毒。穿刺时嘱病人禁止移动身体，避免伤及子宫和直肠，用腰椎穿刺针或 22 号长针头接 5～10ml 注射器，于宫颈后唇与阴道后壁黏膜交界处稍下方平行宫颈管进针 2～3cm，有落空感后开始抽吸。

3. 抽吸满足标本检验量，即可拔出穿刺针，若针眼处有活动性出血，用无菌棉球压迫穿刺点片刻，协助医生及时将标本送检，止血后取出阴道窥器。

【检查后护理要点】

1. 评估病人的意识状况及生命体征并记录，重视病人的主诉。

2. 评估病人阴道流血情况，嘱其半卧位休息，保持外阴清洁。

3. 抽出液体应注明标记及时送检，做常规检查或细胞学检查，脓性液体应行细菌培养和药物敏感试验；抽出液若为血液，应放置 5 分钟观察是否凝固，出现凝固为血管内血液；或将血液滴注于纱布块上观察，出现红晕则为血管内血液；若放置 6 分钟不凝集，可诊断为腹腔内出血。

4、对准备急诊手术的病人立即做好术前准备，建立静脉通路，监测生命体征及尿量。

三、经腹壁羊膜腔穿刺术

经腹壁羊膜腔穿刺（amniocentesis）是指中晚期妊娠阶段，在无菌条件下用穿刺针经腹壁、子宫肌壁进入羊膜腔抽取羊水，进行生化和细胞学检测的方法，以了解胎儿成熟度及胎盘功能，也是胎儿先天性疾病的产前诊断及中期妊娠引产的主要手段（图 23-2）。

【适应证】

1. 产前诊断

（1）染色体、基因遗传病及先天性代谢异常的产前诊断。

（2）孕早期应用可能致畸药物或接触大量放射线以及怀疑胎儿有异常的高危孕妇等。

（3）羊水生化测定，了解宫内胎儿成熟度、胎儿血型及胎儿神经管缺陷。

2. 治疗

（1）胎儿异常或死胎需行依沙吖啶引产者。

（2）胎儿无畸形，若羊水过多，需抽出适量羊水者；若羊水过少，需羊膜腔内注入适量生理盐水者。

（3）胎儿未成熟但必须短时间内终止妊娠，需向羊膜腔内注射促进胎儿肺成熟药物者。

（4）母儿血型不合，需给胎儿输血者。

（5）胎儿无畸形而生长受限，需向羊膜腔内注入氨基酸等药物者。

【禁忌证】

1. 孕妇有流产先兆者。

2. 各种疾病的急性阶段或心、肝、肾功能严重异常者。

3. 术前 24 小时内 2 次体温 >37.5℃。

【术前评估】

1. 评估孕妇心理状态，向产妇及家属讲解手术目的及方法取得产妇的积极配合。

2. 评估孕妇的手术史、生育史、本次妊娠史、不良用药史等。

3. 评估孕妇孕周，配合医师选择合适的穿刺时间，产前诊断（羊水穿刺）宜在妊娠 16～22 周进行；胎儿异常引产宜在妊娠 16～26 周进行。

4. 评估孕妇生命体征，有发热者暂缓操作。

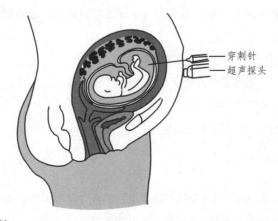

图 23-2　经腹壁羊膜腔穿刺

穿刺针
超声探头

【术前准备】

无菌腰椎穿刺针 1 个、弯盘 1 个、长镊子 2 把、洞巾 1 块，棉球若干、纱布 4 块、20ml 注射器 1 支、标本瓶 1 个，0.5% 聚维酮碘溶液、2% 利多卡因注射液 1 支，手套 1 副、胶布。

【术中配合】

1. 协助孕妇排空膀胱后取仰卧位，B 型超声下标记羊水暗区及胎盘位置，穿刺时尽量避开胎盘。
2. 常规消毒皮肤，铺无菌洞巾，局麻后用腰椎穿刺针向羊水量相对较多的暗区垂直刺入，拔出穿刺针芯，有羊水溢出，根据穿刺目的抽取羊水或注入药物。
3. 术中密切观察生命体征变化及注意孕妇有无呼吸困难、发绀等羊水栓塞征象。
4. 术中严格执行无菌操作规程。

【术后护理要点】

1. 评估穿刺部位有无液体渗出。
2. 中期引产的孕妇，一般自羊膜腔注药到胎儿、胎盘娩出需 24～48 小时，注意观察子宫收缩情况及产程进展；分娩后，保持外阴清洁，预防感染，遵医嘱给予退乳。
3. 穿刺用于产前诊断时，穿刺后严密观察胎心率和胎动变化，若有异常，立即通知医师处理。

第四节　会阴切开术

会阴切开术（episiotomy）是产科最常用的手术。经阴道分娩时，为了避免会阴严重裂伤，减少会阴阻力，以利于胎儿娩出，缩短第二产程，预防晚期盆底松弛综合征，多行会阴切开术，以初产妇多见。常用术式有会阴后 - 侧切开（postero-lateral episiotomy）和会阴正中切开（median episiotomy）两种。临床上以前者多用。有时妇科经阴道手术为扩大视野也会行会阴切开术（图 23-3、图 23-4）。

【适应证】

1. 估计会阴裂伤不可避免，如会阴坚韧、水肿或瘢痕形成，会阴体较长，持续性枕后位，耻骨弓狭窄等。
2. 需阴道助产，如产钳术、胎头吸引术及臀位助产术等。
3. 需缩短第二产程，如继发性宫缩乏力或胎儿过大导致第二产程延长者，胎儿宫内窘迫、妊娠期高血压疾病、妊娠合并心脏病等。
4. 预防早产儿因会阴阻力引起颅内出血。

【术前评估】

1. 评估产妇心理状态，向产妇及家属讲解手术目的及方法取得产妇的积极配合。
2. 评估产妇的手术史、药物过敏史，向产妇说明局部麻醉的作用，减轻其对疼痛的担心。

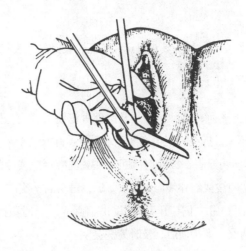

图 23-3　会阴左后－侧切开

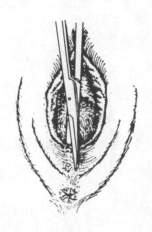

图 23-4　会阴正中切开

3. 评估产妇的宫缩情况、胎先露下降程度、会阴情况及胎心率变化情况。

4. 评估产妇生命体征情况及阴道流血、流液情况。

【术前准备】

1. 物品准备　无菌会阴切开包 1 个（内有弯盘 1 个，弯血管钳 2 把，止血钳 2 把，长镊子 2 把，组织镊 1 把，持针器 1 把，圆针、角针各 1 枚，治疗巾 4 张，1 号丝线 1 团，2/0 号可吸收线 1 根），纱布 1 包，棉球若干，消毒液。

2. 药品准备　2% 利多卡因 1 支，缩宫素注射液，止血药物。

【术中配合】

1. 协助产妇取屈膝仰卧位或膀胱截石位。

2. 常规冲洗消毒会阴并铺无菌巾，协助术者阴部神经阻滞麻醉及局部皮下浸润麻醉。

3. 会阴切开方式有会阴后－侧切开和会阴正中切开两种，多选会阴后－侧切开，协助医生选择切口位置（在会阴后联合正中偏左 0.5cm，与正中线呈 45°）及切开时机（宫缩时）。

4. 配合用纱布压迫止血。操作过程中严格执行无菌操作规程，配合术者传递所需物品及药品。

5. 密切观察宫缩情况及胎心率的变化，发现异常及时向医师汇报。

6. 建立静脉通路，根据医嘱给予缩宫素或止血药物等。

7. 分娩结束后协助术者缝合，缝合线应超出切口顶端上方 0.5～1.0cm。注意逐层缝合、对合整齐、松紧适宜，不留死腔。

8. 用温和的语言与产妇交流，教会其正确运用腹压，及时给予表扬，缓解其紧张、疼痛。

【术后护理要点】

1. 评估切口情况（有无渗血、红肿、硬结及脓性分泌物），如有异常，及时通知医生处理。会阴后－侧切伤口于术后第5日拆线，正中切开于术后第3日拆线。

2. 外阴伤口肿胀伴疼痛明显者，24小时内可用95%乙醇湿敷或冷敷，24小时后可用50%硫酸镁纱布湿热敷，或进行超短波或红外线照射1次／日，15分钟／次。

3. 评估卧位情况，会阴左后－侧切开者嘱产妇右侧卧位，及时更换会阴垫，保持外阴清洁、干燥。每日进行会阴冲洗两次，大小便后，及时清洗会阴。

第五节　胎头吸引术

胎头吸引术是利用负压吸引原理，将胎头吸引器置于胎头顶部，按分娩机制牵引胎头，配合产力，协助胎儿娩出的一项助产技术。常用的胎头吸引器有三种：锥形金属直型、牛角型空筒和金属扁圆形胎头吸引器（图23-5）。

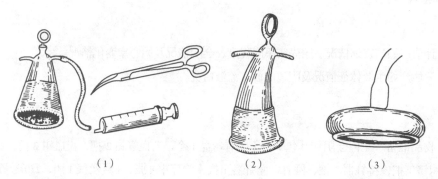

（1）　　　　　　　　　　（2）　　　　　　　　（3）

图23-5　常用的胎头吸引器
（1）直形空筒胎头吸引器；（2）牛角形空筒胎头吸引器；（3）金属扁圆形胎头吸引器

【适应证】

1. 胎儿窘迫、妊娠合并心脏病、妊娠高血压疾病子痫前期等需要缩短第二产程者。

2. 子宫收缩乏力导致第二产程延长，或胎头已拨露达半小时仍不能娩出者。

3. 有剖宫产史或瘢痕子宫，不宜屏气加压的孕妇。

【禁忌证】

1. 严重头盆不称、产道阻塞或畸形不能经阴道分娩者。

2. 胎位异常（面先露、横位、臀位）。

3. 胎头位置高或宫口未开全者。

【术前评估】

1. 评估孕妇心理状况，向家属和孕妇说明胎头吸引术助产的目的、方法及必要性，缓解孕妇紧张恐惧心理，取得孕妇及家属的同意并积极配合。

2. 评估孕妇胎头下降程度、宫颈扩张程度、会阴情况等。

3. 评估产妇宫缩情况、胎心率的变化、胎方位等。

【术前准备】

1. **物品准备** 胎头吸引器、负压吸引器、100ml注射器1个、一次性负压吸引管1根、血管钳2把、治疗巾2张、纱布4块、无菌手套、聚维酮碘消毒棉球、新生儿抢救设备等。

2. **药品准备** 新生儿抢救药品等。

【术中配合】

1. 检查吸引器有无损坏、漏气、橡皮套是否松动等，以确保吸引装置处于完好备用状态。

2. 协助孕妇取膀胱截石位或屈膝仰卧位，导尿，冲洗后消毒外阴、套脚套，铺无菌巾。

3. 阴道检查，进一步确定宫口是否开全、胎膜是否破裂及胎位情况。

4. 评估会阴情况，若会阴体较长或会阴皮肤弹性较差者，应先行会阴后－侧切开术。

5. 协助术者放置胎头吸引器，检查吸引器已与胎头顶端紧贴又无宫颈及阴道壁组织夹入，调整吸引器横柄与胎头矢状缝相一致，以便做旋转胎头的标记，开启电动负压吸引器形成负压，一般牵引负压控制在280～350mmHg，再次确认吸引器与胎头之间无组织夹入，按分娩机制缓慢牵引。

6. 牵引过程中随时监测胎心率的变化，发现异常及时报告医生。

7. 待胎头双顶径超过骨盆出口时，协助术者解除负压，取下胎头吸引器，按分娩机制娩出胎头及胎体。

【术后护理】

1. 评估产妇宫缩情况、阴道流血情况，遵医嘱给予缩宫素等。

2. 评估产妇软产道损伤情况，如有裂伤应及时缝合。保持外阴清洁，行会阴冲洗每日2次。

3. 评估产妇生命体征变化，进行严密监测，发现异常及时通知医生。

4. 密切观察新生儿有无头皮血肿及头皮损伤的发生，注意观察新生儿面色、反应、肌张力，警惕发生新生儿颅内出血；常规给予新生儿维生素 K_1 肌内注射，防止出血；24小时内避免搬动新生儿。必要时将新生儿转入新生儿科给予监护治疗。

第六节　产钳术

产钳术是利用产钳作为牵引力，牵拉胎头娩出胎儿的助产技术。根据手术时胎头所处位置分为高位、中位、低位及出口产钳术。高位产钳术和中位产钳术风险大，目前临床上已极少采用。常用产钳为短弯型，由左右两叶组成，每叶产钳又分为四个部分，即钳叶、钳胫、钳锁和钳柄（图23-6）。

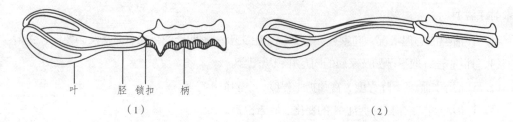

叶　　　胫　锁扣　柄

（1）　　　　　　　　　　　　　　　　　　　　　（2）

图23-6　产钳

（1）常用产钳及其结构;（2）臀位后出头产钳

【适应证】

1. 同"胎头吸引术"。

2. 胎头吸引术失败而胎儿存活者。

3. 臀先露胎头娩出困难者。

4. 剖宫产娩出胎头困难者。

【禁忌证】

1. 有明显头盆不称者。

2. 严重胎儿窘迫，估计短时间内不能结束分娩者。

3. 畸形儿、死胎，行穿颅术者。

4. 其他同胎头吸引术。

【术前评估】

1. 评估孕妇心理状况，向家属和孕妇说明产钳术助产的目的、方法及必要性，缓解孕妇紧张恐惧心理，取得孕妇及家属的同意并积极配合。

2. 评估胎头下降程度、孕妇宫颈扩张程度、会阴情况等。

3. 评估孕妇宫缩情况、胎心率的变化、胎方位等。

【术前准备】

1. **物品准备**　无菌产钳1副、正常接产包1个、会阴切开包1个、吸氧面罩1个、无菌手套2副、新生儿抢救设备等。

2. **药品准备**　麻醉药、抢救药品等。

【术中配合】

1. 协助孕妇取膀胱截石位，导尿以排空膀胱，常规消毒外阴、套脚套，戴无菌手套。

2. 阴道检查，明确胎位及施术条件。

3. 双侧阴部神经阻滞后，行会阴后-侧切开术。

4. 协助术者产钳置入，先左钳叶后右钳叶，分别放在胎头左右两侧，LOA时胎头矢状缝在两个钳叶正中，注意检查钳叶与胎头间无软组织或脐带。合拢试牵，按产轴方向向下、向后缓慢牵引，待胎头枕骨结节超过耻骨弓下方时，逐渐将产钳向前提，当胎头双顶径超过骨盆出口时，松开并取下产钳，按分娩机制娩出胎儿。

5. 手术过程中随时监测胎心率的变化，发现异常及时通知医生。

6. 术后检查宫颈、阴道壁及会阴切口情况并及时缝合。

【术后护理】

同"胎头吸引术"，特别注意观察有无血尿发生。

第七节　剖宫产术

剖宫产术（cesarean section）是经腹切开子宫取出胎儿及其附属物的手术。

【手术方式】

1. **子宫下段剖宫产术**　是目前临床上最常用的剖宫产术式。切口在子宫下段，术时出血少，伤口愈合较好，瘢痕组织少，大网膜、肠管粘连较少见，再次分娩时发生子宫破裂率低。

2. **子宫体部剖宫产术**　也称古典式剖宫产术。此法虽易掌握，但术中出血多，切口容易与大网膜、肠管、腹壁腹膜粘连，再次妊娠易发生子宫破裂，其适应证仅用于胎盘前置不能做子宫下段剖宫产术者。

3. **腹膜外剖宫产术**　此术式虽较复杂，但不进入腹腔，可减少术后腹腔感染的危险，对有宫腔感染者尤为适用。但因此术式较费时，有胎儿窘迫、胎儿巨大者，技术操作不熟练者不适用。

【适应证】

1. 产力异常、骨盆狭窄、软产道异常、头盆不称、横位、臀位、巨大儿、珍贵儿等。

2. 妊娠并发症和妊娠合并症不宜经阴道分娩者。

3. 脐带脱垂、胎儿宫内窘迫者。

【禁忌证】

死胎及胎儿畸形，不应行剖宫产术终止妊娠。

【术前评估】

1. 评估产妇心理状况，告知产妇剖宫产术的目的，耐心解答有关疑问，缓解其焦虑情绪。

2. 评估并记录产妇生命体征及胎心率的变化。

3. 评估产妇的手术史、药物过敏史等。

4. 评估产妇的宫缩情况、胎先露下降程度、会阴情况等。

【术前准备】

1. **物品准备**　剖宫产手术包1个，内有25cm不锈钢盆1个，弯盘1个，卵圆钳6把，1、7号刀柄各1把，解剖镊2把，小无齿镊2把，大无齿镊1把，18cm弯血管钳6把，10cm、12cm、

14cm 直血管钳各 4 把，组织钳 4 把，持针器 3 把，吸引器头 1 个，阑尾拉钩 2 个，腹腔双头拉钩 2 个，刀片 3 个，双层剖腹单 1 块，手术衣 6 件，治疗巾 10 块，纱布垫 4 块，纱布 20 块，手套 6 副，1、4、7 号丝线各 1 个，可吸收缝线若干包。

2．产妇准备

（1）做药物过敏试验、交叉配血试验、备血（估计在术中出血超过 1500ml）等准备。

（2）腹部准备同一般开腹手术。

（3）术前禁用呼吸抑制剂，以防发生新生儿窒息。

（4）作好新生儿保暖和抢救工作，如气管插管、氧气、急救药品等。

（5）协助产妇取左侧卧位倾斜 10°～15°，防止仰卧位低血压综合征的发生。

【术中配合】

1. 密切观察并记录产妇生命体征及胎心音的变化。

2. 若因胎头入盆太深致取胎头困难，助手可在台下戴无菌手套自阴道向宫腔方向上推胎头。

3. 建立静脉通路、遵医嘱使用缩宫素等。

4. 麻醉后行留置导尿，观察并记录尿液颜色、性状及量。

5. 当刺破胎膜时，应注意产妇有无咳嗽、呼吸困难等症状，预防羊水栓塞的发生。

6. 配合进行新生儿抢救与护理。

【术后护理】

1. 密切观察并记录产妇生命体征变化。

2. 评估产妇子宫收缩及阴道流血状况，术后 24 小时产妇取半卧位，以利恶露排出。

3. 评估手术切口有无红肿、渗出。

4. 留置导尿管 24 小时，拔管后指导产妇自行排尿。

5. 鼓励产妇勤翻身并尽早下床活动，6 小时后进流食，根据肠道功能恢复情况指导饮食。

6. 指导产妇进行母乳喂养。

7. 指导产妇出院后保持外阴部清洁；落实避孕措施，至少应避孕 2 年；鼓励符合母乳喂养条件的产妇坚持母乳喂养；做产后保健操，促进骨盆肌及腹肌张力恢复；若出现发热、腹痛或阴道流血过多等，及时就医；产后 42 日去医院做健康检查。

第八节　人工剥离胎盘术

人工剥离胎盘术是指胎儿娩出后，用人工的方法使胎盘剥离并取出的手术。

【适应证】

1. 胎儿经阴道娩出后 30 分钟，胎盘尚未娩出者。

2. 剖宫产，胎儿娩出 5～10 分钟，胎盘仍未娩出者。

3. 胎盘部分剥离，引起子宫大量出血者。

【术前评估】

1. 评估产妇心理状况，向产妇说明行人工剥离胎盘术的目的及必要性，取得配合。

2. 评估产妇生命体征情况，发现异常及时通知医师。

3. 评估产妇的宫缩情况、阴道流血情况、宫颈条件及宫颈口闭合情况。

【术前准备】

1．物品准备　无菌手套 1 副，无菌手术衣 1 件，导尿管 1 根，会阴消毒包 1 个，无菌洞巾 1 个，0.5% 聚维酮碘溶液 1 瓶，5ml 注射器，抢救车。

2．药品准备　阿托品 0.5mg 及哌替啶 50mg，缩宫素注射剂，麦角新碱，抢救药品。

【术中配合】

1. 产妇保持膀胱截石位或屈膝仰卧位，导尿以排空膀胱。

2. 重新消毒外阴，铺无菌洞巾，术者更换无菌手术衣及无菌手套。

3. 术者一手五指并拢，沿脐带伸入宫腔，找到胎盘边缘，掌心向上，以手掌尺侧缘钝性剥离胎盘，另一手在腹壁协助按压子宫底（图 23-7）。待胎盘全部剥离，手握胎盘取出，若无法剥离，应考虑胎盘植入，切忌强行或暴力剥离。

4. 胎盘取出后应仔细检查是否完整，若有缺损应再次徒手伸入宫腔清除残留胎盘及胎膜，必要时行刮宫术。

5. 胎盘取出后立即测量出血量，遵医嘱给予止血剂。

6. 手术的全过程密切观察产妇的生命体征，必要时备血、输血。

7. 手术过程中严格执行无菌操作。

【术后护理要点】

1. 密切观察产妇生命体征。

2. 评估产妇子宫收缩及出血情况，宫缩不佳时应按摩子宫，并遵医嘱给予缩宫素或麦角新碱等。

3. 评估产妇宫颈、阴道、会阴是否有裂伤，发现裂伤及时缝合。

4. 评估产妇体温有无升高、下腹有无疼痛及阴道分泌物是否正常。遵医嘱应用抗生素预防感染。

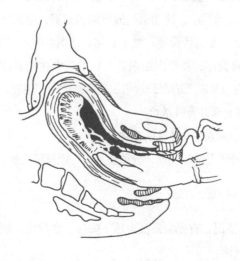

图 23-7　协助胎盘胎膜娩出

第九节　诊断性刮宫术

诊断性刮宫术（diagnostic curettage）是刮取宫腔内容物行病理学检查的一种诊断方法，简称诊刮。临床上分为一般诊断性刮宫和分段诊断性刮宫。

【适应证】

1. 异常子宫出血，或阴道排液病人，需进一步诊断者。

2. 排卵障碍性子宫出血、闭经、不孕症病人为进一步了解子宫内膜变化及有无排卵等情况，可行一般诊断性刮宫。

3. 怀疑同时有宫颈病变时，应对宫颈管及宫腔行分段诊刮。

4. 宫腔内残留组织的清除。

【禁忌证】

1. 急性生殖器官炎症。

2. 体温超过 37.5℃。

【检查前评估】

1. 评估病人心理状况，与病人沟通，告知诊刮的目的、方法、注意事项及手术过程中可能出现的不适，取得病人配合。

2. 评估病人检查时间，不同诊断目的的检查时间不同。

【检查前物品准备】

无菌刮宫包 1 个（内有阴道窥器 1 个、宫颈钳 1 把、卵圆钳 1 把、宫颈扩张器 4～7 号各 1 个、子宫探针 1 个、长镊子 2 把、大小刮匙各 1 把、取环器 1 个、洞巾一块），棉球及棉签若干、无菌手套 1 个、复方碘溶液、标本瓶 2～3 个及 0.5% 聚维酮碘溶液。

【检查中配合】

1. 协助病人排空膀胱后取膀胱截石位，双合诊查清子宫位置、大小及子宫屈向。

2. 消毒外阴阴道，铺无菌洞巾，协助医生放置阴道窥器，暴露宫颈，消毒阴道和宫颈。宫颈钳钳夹宫颈前唇，用探针探测宫腔深度，按子宫屈向逐渐扩张宫颈管，用刮匙刮取宫腔前壁、侧壁、后壁、宫底和两侧宫角部，将刮出组织装入标本瓶中送检。行分段诊刮时，先不探及宫腔，先用小刮匙刮取宫颈内口及以下的宫颈管组织，再刮取宫腔内膜组织，并将宫颈管和宫腔组织分开装入标本瓶中，做好记录并及时送检。

3. 检查过程中密切观察病人生命体征的变化。

4. 检查中让病人做深呼吸等放松动作，分散注意力，以减轻疼痛。

【检查后护理要点】

1. 评估病人阴道出血情况、有无头晕及血压下降等出血反应。嘱病人注意观察阴道流血情况，若出血量大，应及时就诊。

2. 术后保持会阴部清洁，给予抗生素预防感染。

3. 告知病人 2 周内禁止性生活及盆浴，按时间取病理检查结果后复诊。

第十节　妇产科内镜诊疗技术

内镜检查（endoscopy）是利用连接于摄像系统和冷光源的内镜窥察人体体腔及脏器的一种诊疗技术。妇产科常用的内镜检查有阴道镜、宫腔镜和腹腔镜。

一、阴道镜诊疗技术

阴道镜（colposcope）是一种双目立体放大镜式的光学窥镜，将被观察的局部放大 10～40 倍以便于观察外阴、阴道和宫颈上皮结构及血管形态，从而发现肉眼看不到的微小病变，指导可疑病变部位的活组织检查，以明确诊断。

【适应证】

1. 宫颈细胞学检查巴氏 Ⅱ 级以上，或 TBS 提示上皮细胞异常或 HPV DNA 检测 16 或 18 型阳性者。

2. 有接触性出血，肉眼观察宫颈无明显病变者。

3. 妇科检查怀疑宫颈病变者。

4. 宫颈锥切术前确定切除范围。

5. 对可疑外阴、阴道、宫颈病变处进行指导性活检。

6. 对外阴、阴道和宫颈病变的诊断、治疗和效果评估。

【禁忌证】

阴道镜检查无绝对禁忌证，其相对禁忌证有：

1. 急性阴道、宫颈、盆腔炎症未经治疗。

2. 大量阴道流血。

【检查前评估】

1. 评估病人心理状况，鼓励病人，缓解紧张恐惧情绪。

2. 评估病人对阴道镜的了解程度，与病人沟通，告知检查目的、方法及注意事项，取得病人配合。

3. 评估病人并询问病史、月经史等，确定合适的检查时间。

【检查前准备】

1. 病人准备

（1）检查前 24 小时内避免性交及阴道、宫腔操作，术前 48 小时内禁止阴道、宫颈用药。宜在月经干净后 3～4 日进行。

（2）急性阴道、宫颈炎症病人治疗后再行检查。

（3）嘱病人排空膀胱。

2. 药品准备 生理盐水，3% 醋酸溶液，复方碘溶液（碘试验用），40% 三氯醋酸、0.25%～0.5% 的碘伏等。

3. 物品准备 阴道镜，阴道窥器 1 个，宫颈活检钳 1 把，卵圆钳 1 把，尖手术刀 1 把，阴道上下叶拉钩，棉球及长杆棉签若干，弯盘 1 个，标本瓶 4 个，纱布 4 块等。

【检查中配合】

1. 检测系统 检查电视系统、镜头、光源是否处在正常工作状态。

2. 体位 协助病人取膀胱截石位。

3. 常规消毒 用 0.25%～0.5% 的碘伏消毒外阴阴道后，用阴道窥器暴露宫颈，用干棉球轻轻擦去宫颈表面分泌物。

4. 操作配合 协助医生调整阴道镜和检查台至合适的高度，将镜头放置距外阴 10cm 的位置，将镜头对准宫颈，打开光源，连接好监视器，调节焦距。必要时加用绿色滤光镜片使光线柔和，加用红色滤光镜片进行精密血管的观察，检查过程中及时递送医生所需物品。检查结束前清点敷料和器械，检查结束后清洗和消毒器械。

5. 病理标本 将需活检的组织用相应溶液固定、标记并及时送检。

【检查后护理】

1. 观察病人生命体征及阴道出血情况，若有异常及时通知医生。

2. 活检后阴道有纱布填塞者，指导病人 24 小时后自行取出。

3. 注意观察出血量，有情况随时复诊。

4. 指导病人 2 周内禁止性生活、盆浴，保持外阴清洁，预防感染。

5. 一个月后复查，效果评估。

二、宫腔镜诊疗技术

宫腔镜诊疗技术（hysteroscopy）是应用膨宫介质扩张宫腔，通过插入宫腔的光导玻璃纤维窥镜直视观察宫颈管、宫颈内口、子宫内膜及输卵管开口的生理与病理变化，并通过摄像系统将所见图像显示在监视屏幕上放大观看，对病变组织直观准确取材并送病理检查；同时也可在宫腔镜下直接手术治疗。

【适应证】

1. 异常子宫出血者。

2. 原因不明的不孕症或反复流产者。

3. 疑宫腔异常者，如宫腔粘连、子宫畸形、内膜息肉、占位病变等。

4. 宫内异物（如节育器、流产残留物等）的定位及取出。

5. 子宫内膜切除或子宫黏膜下肌瘤及部分突向宫腔的肌壁间肌瘤的切除。

6. 宫腔镜引导下输卵管通液、注液及绝育术。

【禁忌证】

1. 严重心肺功能不全者。

2. 严重血液系统疾病。

3. 急性、亚急性生殖道感染。

4. 近3个月内有子宫手术或子宫穿孔史者。

5. 宫颈瘢痕、宫颈裂伤或松弛者，为相对禁忌证。

【术前评估】

1. 评估病人心理状况，鼓励病人，缓解紧张恐惧情绪，积极配合手术。

2. 评估病人对宫腔镜的了解程度，告知目的、方法及注意事项。

3. 全面评估病人的健康状况，包括既往史、现病史、生命体征、异常检查检验结果等。

4. 评估病人宫颈情况、肠道及皮肤准备情况。

5. 评估病人有无腹痛、排尿困难。

【术前准备】

1. 病人准备

（1）术前检查，肠道准备同妇科腹部手术。

（2）术前放置宫颈扩张棒，放置时间依据扩张棒的种类或遵医嘱。

2. 物品准备 宫腔镜、窥阴器1个、宫颈钳1把、卵圆钳1把、3～6号扩宫棒1套、无齿镊1把、探针1把、弯盘1个、纱布棉球若干。

3. 药品准备 5%葡萄糖液1000ml（糖尿病病人应选用5%甘露醇液）、庆大霉素8万U1支、地塞米松5mg1支。

【术中配合】

1. 系统检测 检查电视系统、摄像、光源、电刀、膨宫机是否处于正常工作状态。连接好摄像、电源线、膨宫液管、电刀电缆线、负极板回路垫。加入灌流液，铺好负极板回路垫后，打开开关，调节电切电流功率和电凝电流功率。

2. 体位 协助病人取膀胱截石位。

3. 常规消毒 协助医生碘伏消毒外阴阴道后，铺治疗巾。

4. 操作配合 接通电源后，将光学视管、电切环、滚球、电切手柄、闭孔器摄像头、光缆线、膨宫管连接，协助医生连接好镜头，调节镜头的清晰度，调整电切功率、宫腔压力。保持容器内有足够的灌流液，防止空气栓塞，记录出入量，当入量超过出量时，及时报告医生。配合医师控制宫腔总灌流量，葡萄糖液体进入病人血液循环量不应超过1L，否则易发生低钠水中毒。

5. 病理标本 管理好术中取出的病理标本，按要求及时送检。

【术后护理】

1. 评估病人术后心理状况，做好心理护理。

2. 评估病人生命体征、阴道流血情况。

3. 评估病人有无与腹痛、过度水化综合征等相关的并发症。

4. 讲解宫腔镜诊疗后注意事项，2周内禁止性交及盆浴。

宫腔镜器械及设备的保养

（1）器械的保养：光学视管需单独放置，避免受压。光学系统用脱脂棉蘸上酒精与乙醚混合液轻拭，忌用硬质布料擦拭，防止划痕损伤镜片。所有宫腔镜器械每月一次进行除锈、润滑保养。各轴节部位用注射器滴入液状石蜡，注意打开关节、通道、弹簧、活塞、螺帽等部位。

（2）宫腔镜设备的保养：高频电流发生器定期检测。更换氙气灯泡前冷却15分钟以上避免烫伤。冷光源使用后，亮度调到最小再关机，用湿软布擦干净机身，下次开机使用时亮度调节从小到大逐渐增大，以免损坏灯泡，关机后应待灯泡完全冷却后使用，两次开机要间隔15分钟以上。主机放置在宽敞通风、阴凉处。

三、腹腔镜诊疗技术

腹腔镜诊疗（laparoscopy）是将接有冷光源照明的腹腔镜经腹壁插入腹腔，连接摄像系统，通过视屏观察盆、腹腔内脏器的形态及有无病变，完成对疾病的诊断或对疾病进行手术治疗。20世纪80年代后期，腹腔镜设备、器械不断更新，手术范畴逐渐扩大，国际妇产科联盟（FIGO）提出在21世纪应有60%以上妇科手术在内镜下完成。

【适应证】

1. 子宫内膜异位症的诊断和治疗。
2. 不明原因的急、慢性腹痛与盆腔痛。
3. 不孕症病人明确或排除盆腔疾病，判断输卵管通畅程度，观察排卵状况。
4. 卵巢及输卵管疾病的诊断和治疗。
5. 子宫肌瘤手术。
6. 早期子宫内膜癌和宫颈癌的手术治疗。
7. 计划生育手术及并发症的治疗。

【禁忌证】

1. 严重心肺功能不全者。
2. 腹腔内大出血病人。
3. 弥漫性腹膜炎或怀疑盆腔内广泛粘连者。
4. 大的腹壁疝或膈疝者。
5. 凝血功能障碍者。

【术前评估】

1. 评估病人心理状况，鼓励病人缓解紧张恐惧情绪，积极配合手术。
2. 评估病人对腹腔镜的了解程度，告知目的、方法及注意事项。
3. 全面评估病人的健康状况，包括既往史、现病史、生命体征、异常检查检验结果等。
4. 评估肠道及皮肤准备情况。

【术前准备】

1. 病人准备

（1）术前检查、肠道、阴道准备：同妇科腹部手术。

（2）皮肤准备：备皮范围同妇科腹部手术，特殊注意脐孔清洁。

2. 物品准备 腹腔镜1台、充气装置、气腹针、套管穿刺针、转换器、举宫器、阴道拉钩、分离器、剪刀、夹持钳、子宫探针、持针器、缝合器、窥阴器、带有刻度的拔棒、缝线、缝针、刀片、刀柄、棉球、纱布、敷贴、注射器等。

3. 药品准备 0.9% 氯化钠 1000ml、2% 利多卡因 2 支。

【术中配合】

1. 检测系统 连接好各内镜附件，打开各设备电源开关，确认腹腔镜处于完好备用状态。

2. 体位 病人先取平卧位，人工气腹阶段当充气 1L 后，放低床头倾斜 15°～25°，调整至头低臀高位。

3. 常规消毒 协助医生常规消毒腹部、外阴及阴道，留置导尿管，放置举宫器（有性生活史者）。

4. 操作配合 连接刀头与手柄，用扭力扳手加固，连接主机电源线，连接脚踏开关，连接主机和手柄，开机系统自检，刀头自检。接通各设备电源，接通二氧化碳气源，气腹机自检，设定好气腹压力，连接各设备管线，超声刀、高频电刀自检，放好脚踏开关；按下气腹机开始（start）键，协助医生建立人工气腹；打开监视器、摄像主机、光源开关，根据医嘱调整各设备参数。协助医生将腹腔镜与冷光源、电视摄像系统、录像系统、打印系统连接，经鞘管插入腹腔。术毕协助医生用 0.9% 氯化钠冲洗盆腔，检查有无出血及内脏损伤。术毕清点敷料和器械。

5. 病理标本 管理好术中取出的病理标本，按要求及时送检。

【术后护理】

1. 评估病人术后心理状况，做好心理护理。

2. 评估病人生命体征、切口有无渗出、引流液的性状及量。

3. 评估病人有无与气腹相关的并发症，如皮下气肿、上腹不适及肩痛等。

4. 术后常规留置导尿 24 小时，留置期间做好护理。

5. 术后指导病人平卧 24～48 小时，可在床上翻身活动，避免过早站立导致 CO_2 上移刺激膈肌引起上腹部不适及肩痛。

⊙ **知识链接** 腹腔镜器械的消毒方法

腹腔镜术后将器械拆开，擦净血迹、浸泡、用清水冲洗干净，内芯前端锷部齿槽及关节处用软毛刷清洗，管腔用高压冲洗枪反复冲洗；放入烤箱烤干或用吹风机吹干；刀头采用低温等离子或环氧乙烷灭菌；金属内芯表面涂上润滑油；各类主机表面清洁擦拭；摄像导线、接头采用低温等离子、环氧乙烷等低温灭菌方式；腔镜硬镜部分、器械，可采用高温高压、浸泡、低温等离子、环氧乙烷等低温灭菌方式消毒；腔镜软镜部分，光导纤维、单双极导线，采用低温等离子、环氧乙烷等低温灭菌方式消毒，不可采用高温高压、浸泡消毒。

第十一节　输卵管通畅检查

输卵管通畅检查是了解宫腔和输卵管腔的形态及输卵管的通畅程度的检查方法，包括输卵管通液术（hydrotubation）、子宫输卵管造影术（hysterosalpingography，HSG）。近年来随着内镜技术的临床应用，普遍采用腹腔镜直视下输卵管通液检查、宫腔镜下经输卵管口插管通液检查和腹腔镜联合检查等方法。

【适应证】

1. 原发性或继发性不孕，疑有输卵管阻塞者。
2. 输卵管造口术或粘连分离术后检查手术效果。
3. 输卵管结扎、堵塞等绝育术后检查手术效果。
4. 输卵管再通术后，检查效果，并可防止吻合口粘连。
5. 轻度输卵管阻塞的治疗。

【禁忌证】

1. 生殖器官急性炎症或慢性炎症急性或亚急性发作者。
2. 月经期或有不规则阴道流血者。
3. 可疑妊娠者。
4. 体温 >37.5℃者。
5. 碘过敏者不能做子宫输卵管造影术。

【检查前评估】

1. 评估病人心理状况，告知检查的目的、方法、注意事项及检查过程中可能出现的不适，消除病人紧张、焦虑心理，取得病人配合。
2. 评估病人生命体征并询问病史，排除禁忌证。
3. 评估病人此次月经史，检查时间宜在月经干净后 3～7 日，术前 3 日禁止性生活。

【检查前准备】

1．病人准备

（1）嘱病人排空膀胱。

（2）为保持子宫正常位置，便秘者应行清洁灌肠。

（3）行造影术前，应询问其过敏史并做碘过敏试验，试验阴性者方可造影。

（4）必要时在行子宫输卵管造影术，检查前半小时肌内注射阿托品 0.5mg，解除痉挛。

2．物品准备　阴道窥器 1 个，通液器 1 个，弯盘 1 个，长弯钳 1 把，卵圆钳 1 把，宫颈钳 1 把，子宫探针 1 根，宫颈扩张器 1 套，纱布 6 块，治疗巾、孔巾各一张，棉签、棉球若干，20ml 注射器 1 支，氧气等。

3．药品准备　输卵管通液术需 0.9% 氯化钠 20ml、庆大霉素 8U、地塞米松 5mg、透明质酸酶 15 000U；子宫输卵管造影术需：40% 碘化钠造影剂 1 支或 76% 泛影葡胺 1 支等。

【检查中配合】

1. 嘱病人排空膀胱后，协助取膀胱截石位，行双合诊检查了解子宫大小及位置。

2. 常规消毒外阴及阴道，铺无菌巾，放置阴道窥器，充分暴露宫颈，再次消毒阴道及宫颈。

3. 用宫颈钳钳夹宫颈前唇，协助医生置入Y形管，连接通液器，缓慢推注，压力不超过160mmHg。同时观察推注时阻力，有无液体回流及病人有无下腹疼痛等情况。所推注液体温度宜加温至接近体温，以免引起输卵管痉挛。

4. 行子宫输卵管造影术应将造影剂注满通液器，排出空气，缓慢注入，在X线透视下观察造影剂流经输卵管及宫腔情况并摄片，并观察腹腔内有无游离造影剂。应在注射后立即摄片，10~20分钟后再次摄片。若在注入造影剂后子宫角圆钝而输卵管不显影，应考虑输卵管痉挛，可保持原位，肌内注射阿托品0.5mg，20分钟后再透视、摄片；或停止操作，下次摄片前先使用解痉挛药物。

5. 在注射造影剂过程中严密观察病人生命体征，警惕造影剂栓塞，若病人出现呛咳，需立即停止注入，取出造影管，必要时按肺栓塞处理。

6. 检查过程中及时递送医生所需物品，检查结束后取出通液器及宫颈钳，再次消毒宫颈、阴道，取出阴道窥器。

【检查后护理要点】

1. 再次核对病人信息，并协助病人整理好衣服。

2. 评估病人心理状况，做好心理护理。

3. 告知病人2周内禁止性生活和盆浴，遵医嘱应用抗生素。

☆ 本章小结

本章主要介绍了妇产科常用检查、诊断及治疗技术的适应证、禁忌证、操作前评估、操作中配合及护理要点，其中生殖道细胞学检查、宫颈活组织检查、常用穿刺检查、诊断性刮宫术的学习重点是术后注意事项及检查结果的临床意义；会阴切开术、胎头吸引术、产钳术、剖宫产术、人工剥离胎盘术的重点是术中配合和术后护理；常用内镜检查及输卵管通畅检查应注意的内容是术中、术后并发症的发生及处理。

（殷艳玲）

◇ 护理学而思

1. 张女士，42岁，常规体检，宫颈液基细胞学检查结果显示高度鳞状上皮内瘤变，妇科检查宫颈表面欠光滑，阴道镜检查宫颈后唇醋酸白实验阳性，碘着色差。病理回报：宫颈不典型增生Ⅲ级，未累及腺体。

请思考：

（1）应如何选择该病人宫颈活检的部位？

（2）护士应对宫颈活检后病人做哪些健康宣教？

2. 王女士，33岁，月经规律，生育史1-0-0-1。人流术后7日，突发下腹部疼痛，急诊入院。血压115/75mmHg，心率98次/分，体温38℃，白细胞11×10^9/L，B型超声示盆腔积液4cm，宫腔见不均质回声团块。双合诊提示：宫颈举痛、摇摆痛，阴道后穹隆饱满，左侧附件区压痛。妇科彩超提示盆腔积液。

请思考：

（1）若要进行盆腔积液性质判定，最简便的方法是什么？该检查有哪些禁忌证？

（2）护士应对该病人实施哪些护理措施？

3. 孙女士，25岁，妊娠足月，阵发性腹痛2小时入院，10小时后经会阴后-侧切分娩一男婴，经过顺利。现产后第1日，腹软，子宫底脐下一指，恶露色红，量中等，会阴切口略红，产妇自述会阴切口疼痛。

请思考：

（1）护士应如何指导该产妇产后的卧位？

（2）该产妇可能出现的护理诊断有哪些？

（3）护士如何对该产妇实施护理措施和健康宣教？

中英文名词对照索引

J

M

参考文献

1 ········ 安力彬.实用妇产科护理学.北京：人民军医出版社，2009.

2 ········ 安力彬，张新宇.妇产科护理学.第 2 版，北京：人民卫生出版社，2015.

3 ········ 曹泽毅.中华妇产科.第 3 版.北京：人民卫生出版社，2014.

4 ········ 姜梅.产科临床护理思维与实践.北京：人民卫生出版社，2013.

5 ········ 李和，李继承.组织学与胚胎学.第 3 版.北京：人民卫生出版社，2015.

6 ········ 罗碧如.产科护理手册.北京：科学出版社，2011.

7 ········ 沈铿，马丁.妇产科学.第 3 版.北京：人民卫生出版社，2015.

8 ········ 王席伟.助产学.北京：人民卫生出版社，2011.

9 ········ 谢幸，苟文丽.妇产科学.第 8 版.北京：人民卫生出版社，2013.

10 ········ 熊庆，王临虹.妇女保健学.第 2 版，北京：人民卫生出版社，2014.

11 ········ 张宏玉，王爱华，徐鑫芬.助产学.北京：科学技术文献出版社，2015.

12 ········ 郑修霞.妇产科护理学.第 5 版.北京：人民卫生出版社，2013.

32格